临床用药技巧丛书

LINCHUANG YONGYAO JIQIAO CONGSHU

肾脏疾病
临床治疗与合理用药

主 编 苗里宁

副主编 许钟镐 罗 萍

科学技术文献出版社

Scientific and Technical Documents Publishing House

北 京

(京)新登字 130 号

内 容 简 介

本书对肾脏疾病,如原发性肾小球疾病、免疫介导的继发性肾小球疾病、代谢及全身性疾病的肾损害、肾小管间质疾病、药物导致的肾损害、尿路感染、急性肾功能衰竭、慢性肾功能衰竭等的治疗方法进行了详细阐述,内容侧重临床实际工作需要,并尽量反映国内外在该领域的最新研究成果和发展方向,方便读者更新专业知识,与国外保持同步。

本书对肾内科医师、中青年医师提高临床治疗水平会有较大帮助。

科学技术文献出版社是国家科学技术部系统惟——家中央级综合性科技出版机构,我们所有的努力都是为了使您增长知识和才干。

编委会

主　编

苗里宁　吉林大学第二医院肾病内科

副主编

许钟镐　吉林大学第二医院肾病内科

罗　萍　吉林大学第二医院肾病内科

编　者（以姓氏笔画为序）

马俐儒　长春市中心医院肾病内科

马福哲　吉林大学第二医院肾病内科

卢雪红　吉林大学第二医院肾病内科

田淑霞　吉林大学第二医院肾病内科

刘庆鑫　吉林大学第二医院肾病内科

刘声茂　吉林大学第二医院肾病内科

孙　晶　吉林大学第二医院肾病内科

孙广东　吉林大学第二医院肾病内科

李　兵　吉林大学第二医院肾病内科

远　航　吉林大学第二医院肾病内科

吴　曼　吉林大学第二医院肾病内科

陈　瑛　延边大学附属医院肾病内科

周文华　吉林大学第二医院肾病内科

张冬梅　吉林大学第二医院肾病内科

张晓暄　吉林大学第四医院肾病内科

张　睿　吉林省人民医院肾病内科

贾　冶　吉林大学第二医院肾病内科

徐　锋　吉林大学第二医院肾病内科

崔英春　吉林大学第二医院肾病内科

崔文鹏　吉林大学第二医院肾病内科

常晓敏　吉林大学第二医院肾病内科

郭桥艳　吉林大学第二医院肾病内科

前　言

近年来,生命科学,特别是分子生物学和医学边缘学科迅速发展,其影响也必定涉及肾脏病学。医学分科细致,研究日渐深入,观念不断更新,这是现代医学发展的一个特点。经过几十年的努力,许多肾脏疾病的治疗已有了较为标准的治疗原则。因此,及时总结出完整有效的治疗规范成为临床工作者的共识。临床肾病内科学的进步,很大程度上依赖于现代药学的发展,其为临床医生提供了大量疗效可靠药物。肾脏病治疗中,尤其要强调个体化的重要性,用药技巧是合理用药的组成部分。

为了帮助肾脏病学科医师扩大知识面,进行知识更新,能在较短时间内了解各种肾脏疾病与治疗之间的关系,掌握近几年肾脏病学治疗的新进展,我们组织了吉林大学肾病内科的骨干撰写了这部《肾脏疾病临床治疗与合理用药》。本书主要对原发性肾小球疾病、免疫介导的继发性肾小球疾病、代谢及全身性疾病的肾损害、肾小管间质疾病、药物导致的肾损害、尿路感染、急性肾功能衰竭、慢性肾功能衰竭的治疗手段方面做了较为详尽的阐述,对肾病内科医师,尤其是提高中青年医师的临床治疗水平会有较大的帮助。

书中的内容侧重临床实际工作及实用价值,这样可使读者从不同角度更深入掌握内容的精华,并尽量反映国内外在该领域近年来的最新研究成果和发展趋势,方便读者了解肾脏病学的前沿进展,更新医学知识,与国外保持同步。本书的完成凝聚了众多专家的智慧和辛劳,在此一并致谢。

由于时间仓促,加之编写人员能力有限,书中不尽如人意之处恳请同仁批评指正。谨以本书献给国内肾脏病和内科学界的同道们。

苗里宁

目　录

临床用药
技巧丛书

第 1 章

概　论

泌尿系统主管机体尿液的生成和排泄,由肾脏、输尿管、膀胱、尿道及有关的血管、神经等组成。肾脏不仅是人体主要的排泄器官,也是一个重要的内分泌器官,对维持机体内环境的稳定起着重要的作用。泌尿系统疾病临床表现多种多样。

一、病　因

(一)原发性泌尿系统疾病

1. 免疫反应

免疫反应包括体液免疫和细胞免疫。体液免疫主要指循环免疫复合物(CIC)和原位免疫复合物,这在肾炎发病机制中的作用已得到公认,细胞免疫在某些类型肾炎中的重要作用也引起了广泛重视。

2. 炎症反应

始发的免疫反应需引起炎症反应,才能导致肾小球损伤及临床症状。炎症介导系统可分为炎症细胞和炎症介质两大类,炎症细胞可产生炎症介质,炎症介质又可趋化、激活炎症细胞,各种炎症介质又相互促进或制约。

3. 非免疫机制作用

免疫介导性炎症在肾小球病致病中起主要作用和(或)启始作用,在慢性进展过程中存在着非免疫机制参与,有时成为病变持续、恶化的重要因素。剩余的健存肾单位可产生血流动力学改变,促进肾小球硬化。另外,大量蛋白尿可作为一个独立的致病因素参与肾脏病变过程。此外,高脂血症也是加重肾脏损害的重要因素。

(二)继发性泌尿系统疾病

高血压、糖尿病、系统性红斑狼疮、慢性乙型肝炎、血管炎等累及到肾脏时也都出现相应的临床表现。部分患者因长期口服药物导致肾脏损害。少数肿瘤患者后期也可累及到肾脏,出现相应的临床表现。

二、治 疗

肾脏疾病依据其病因、发病机制、病变部位、病理诊断和临床诊断的不同,选择不同的治疗方案。其治疗原则包括去除病因、一般治疗、抑制免疫及炎症反应、防止并发症、延缓肾脏疾病进展和肾脏替代治疗。

(一)一般治疗

1. 肾病患者的健康教育

健康教育充分调动患者的主观能动性,积极配合治疗,让患者了解肾脏疾病的基础知识和治疗控制要求,在医务人员的指导下长期坚持合理治疗并达标,坚持随访,按需要调整治疗方案。生活制度应规律,戒烟和戒酒、适度运动、防止超重、讲究个人卫生、预防各种感染。

2. 饮食治疗

合理搭配糖类、脂肪及蛋白质的比例,满足患者每日热量需求。不同患者根据病情不同严格限制钠盐及蛋白质摄取。

(二)药物治疗

1. 肾上腺糖皮质激素

肾上腺糖皮质激素因其有药物副作用,使用前应排除各种禁忌证。针对不同病因分别采用小剂量、中剂量,甚至大剂量的激素冲击治疗。

2. 免疫抑制剂

最近 20 余年,由于新型免疫抑制剂的不断问世和发展,对疾病的治疗特别是与免疫相关疾病的治疗取得了巨大的进步。在器官移植领域,由于新型免疫抑制剂的应用,其近期效果取得了突飞猛进的发展。常见免疫抑制剂有硫唑嘌呤、神经钙蛋白抑制剂、霉酚酸酯、咪唑立宾、来氟米特、雷帕霉素、蛋白类免疫抑制剂。

3. 降压治疗

因为肾脏疾病常常伴有高血压,慢性肾脏疾病患者 90% 会出现高血压。持续存在的高血压是加速肾功能恶化的重要原因之一,积极控制高血压在肾脏疾病各阶段治疗中都十分重要。在情况允许的情况下主张选用既具有降压作用又具有抑制 RAS 系统的血管紧张素转化酶抑制剂(ACEI)及血管紧张素受体拮抗剂(ARB)。

4. 降尿蛋白治疗

白蛋白尿不仅是预示心血管疾病及肾脏疾病危险的标识,而且也是一项有用的治疗目标。因此对肾脏疾病蛋白尿不仅要重视病因学治疗以减少尿蛋白,也要重视对症治疗,直接减少尿蛋白排泄。

5. 刺激红细胞生成药物、活性维生素 D 和降磷药物等

刺激红细胞生成药物、活性维生素 D 和降磷药物等的广泛应用,已使慢性肾衰竭并发症的防治取得了明显改善。他汀类药物降脂药及抗炎作用在一些肾脏疾病治疗中也显示其独特的作用。

6. 肾衰竭替代治疗

近年来提出了适时开始透析和一体化治疗,以提高终末期肾衰竭患者生活质量。肾脏替代治疗包括腹膜透析、血液透析、肾脏移植。

7. 中西医结合治疗

中药大黄、雷公藤多苷、黄芪等药物在治疗肾病中也显现一些药物作用。

8. 其他

继发性肾脏疾病以治疗原发病为主。

总之,对于一个患者的治疗要取得良好的疗效,需要医生有良好的责任心,精湛的医技和渊博的知识,全面了解患者的病情,掌握疾病的特点,熟知药物的药代、药效动力学、治疗的适应证和禁忌证,尤其激素和免疫抑制剂。同时要做好与患者及其家属的交流和沟通,使患者具有良好的依从性。

（苗里宁）

参 考 文 献

1　黎磊石,刘志红,秦卫松．肾脏病药物治疗学．见:黎磊石,刘志红主编．中国肾脏病学．第1版．北京:人民军医出版社,2008,1830～1917

2　李燕,崀金萍．肾脏病时的药物代谢动力学特点．见:王海燕主编．肾脏病学．第3版．北京:人民卫生出版社,2008,2180～2183

3　刘刚．糖皮质激素．见:王海燕主编．肾脏病学．第3版．北京:人民卫生出版社,2008,2191～2199

4　赵明．免疫抑制剂．见:王海燕主编．肾脏病学．第3版．北京:人民卫生出版社,2008,2204～2213

第 2 章

肾脏病常用药物

第 1 节 抗高血压药物

高血压(hypertension)是以体循环动脉压增高为主要表现的临床综合征。1999 年世界卫生组织/国际高血压联盟(WHO-ISH)高血压治疗指南中制定了成人高血压诊断标准和分级(表 2-1)。WHO-ISH 指南强调,患者血压增高是否应予降压治疗,不仅需要根据其血压水平,还要根据其危险因素的数量与程度决定,轻度高血压是与重度血压升高相对而言的,并不意味着预后必然良性。

表 2-1　成人高血压诊断标准和分级

类　别	收缩压(mmHg)	舒张压(mmHg)
理想血压	<120	<80
正常血压	<130	<85
正常高值	130～139	85～89
1 级高血压(轻度)	140～159	90～99
亚组:临界高血压	140～149	90～94
2 级高血压(中度)	160～179	100～109
3 级高血压(重度)	≥180	≥110
单纯收缩性高血压	≥140	<90
亚组:临界高血压	140～149	<90

一、肾性高血压的分类

高血压与肾脏关系非常密切,持久的高血压可作为病因直接造成肾脏损害;而肾脏疾病本身也可以导致高血压,加剧肾功能的恶化,形成恶性循环。通常由各种肾脏疾病引起的高血压称为肾性高血压。根据发病机制的不同,分为肾血管性高血压和肾实质性高血压。

1. 引起肾血管性高血压的病因

肾血管性高血压包括肾动脉本身的病变以及受压迫而导致的高血压。通常在儿童多由先天性肾动脉异常所致;青少年时期常由肾动脉纤维组织增生、非特异性大动脉炎引起;而对于年龄超过 50 岁的患者,肾动脉粥样硬化是导致高血压的最常见病因。可以导致肾血管性高血压的病因包括以下几种:

(1)肾动脉本身病变

①动脉内膜粥样硬化瘢块;

②肾动脉纤维组织增生;

③非特异性大动脉炎;

④先天性肾动脉异常;

⑤肾动脉瘤,获得性或先天性;

⑥结节性动脉周围炎;

⑦肾动脉周围栓塞;

⑧肾动脉或迷走肾动脉血栓形成;

⑨梅毒性肾动脉炎;

⑩血栓性肾动脉炎;

⑪肾动脉损伤,外伤或手术创伤;

⑫肾蒂扭曲;

⑬肾动静脉瘘;

⑭腹主动脉缩窄伴或不伴肾动脉梗阻。

(2)肾动脉受压迫

①腹主动脉瘤;

②其他机械因素,如肿瘤、囊肿、血肿、纤维素带、主动脉旁淋巴结炎和肾动脉周围组织慢性炎症等。

2. 引起肾实质性高血压的病因

无论单侧或双侧肾实质疾患,几乎每一种肾脏病都可引起高血压的发生。通常肾小球肾炎、狼疮性肾炎、多囊肾、先天性肾发育不全等疾病,在病变较广泛并伴有血管病变或肾缺血较广泛的情况下,伴发高血压的几率较高。例如弥漫性增殖性肾炎常因病变广泛、肾缺血严重,使高血压极为常见;反之,微小病变、局灶性增殖性肾炎很少发生高血压。肾结核、肾结石、肾淀粉样变性、肾盂积水、单纯的肾盂肾炎、肾髓质囊肿病以及其他主要表现为肾小管间质性损坏的病变产生高血压的机会较少。但这些疾病一旦发展到影响肾小球功能时常出现高血压。因此肾实质性高血压的发生率与肾小球的功能状态关系密切。肾小球功能减退时，血压趋向升高，终末期肾衰高血压的发生率可达83％。常见的引起肾实质性高血压病的病因包括以下几种：

(1)原发性肾小球肾炎，如急性肾炎、急进性肾炎、慢性肾炎；

(2)继发性肾小球肾炎中狼疮性肾炎多见；

(3)多囊肾；

(4)先天性肾发育不全；

(5)慢性肾盂肾炎；

(6)放射性肾炎；

(7)肾结核；

(8)巨大肾积水；

(9)肿瘤；

(10)肾结石；

(11)肾淀粉样变；

(12)肾髓质囊肿病。

二、肾性高血压发病机制

肾性高血压的发生机制主要包括：①容量依赖性机制：主要由肾脏排泄钠、水的能力减退，出现水钠潴留，导致血容量增加，血压增高。②肾素依赖性机制：肾实质病变引起的肾缺血可刺激肾小球旁细胞分泌大量肾素，通过肾素-血管紧张素-醛固酮系统(RAS)使血管收缩、水钠潴留，血压升高。

三、肾性高血压的鉴别诊断

高血压是严重危害人类健康的常见病，世界各国人群高血压的发病率高达15％～20％，其中病因不明的原发性高血压达到60％以上。除了肾脏疾病外，包括内分泌性疾病以及血管因素均可导致高血压的发生。

肾性高血压需与以下疾病相鉴别：

1. 内分泌性高血压

内分泌疾患中皮质醇增多症、嗜铬细胞瘤、原发性醛固酮增多症、甲状腺功能亢进症和绝经期等均有高血压发生。但一般可根据内分泌的病史、特殊临床表现及内分泌试验检查作出相应诊断。

2. 血管病

先天性主动脉缩窄、多发性大动脉炎等可引起高血压。可根据上、下肢血压不平行以及无脉症等加以鉴别。

3. 颅内病

某些脑炎或肿瘤、颅内高压等常有高血压出现,这些患者神经系统症状常较突出,通过神经系统的详细检查可明确诊断。

4. 其他继发性高血压

如妊娠中毒症以及一些少见的疾病可以出现高血压,如肾素分泌瘤等。

5. 原发性高血压

发病年龄较迟,可有家族史,在排除继发高血压后可作出诊断。

四、肾性高血压的治疗

由于引起肾性高血压的发病原因不同,治疗上选择的方法也有区别。在肾性高血压患者中,肾实质性高血压占有大部分比例,采用的治疗包括非药物治疗和药物治疗。

(一)非药物治疗

非药物治疗包括提倡健康的生活方式,消除不利于心理和身体健康的行为和习惯,达到减少高血压及其他心血管疾病发生的危险。调整生活习惯、戒烟、节制饮酒、正确对待环境压力、保持正常心态。对于终末期肾衰竭接受透析的患者,首先要调整水、盐的摄入量,达到理想干体重。注意低钠、低脂。低钠不仅可有效控制钠、水潴留,并可增加血管紧张素转化酶抑制剂(ACEI)及钙离子通道阻滞剂(CCB)的降压效果。

(二)药物治疗

目前临床上常用于肾性高血压的药物种类与使用方法见表2-2。常以阻断肾素-血管紧张素系统(RAS)为首选方法。目前临床上使用的阻断RAS药物有两大类:血管紧张素转换酶抑制剂(ACEI)和AngⅡ受体拮抗药。用药原则上应避免肾损害药物、低剂量开始、联合用药。常用的降压药物包括利尿剂、钙拮抗剂、受体阻断剂、ACEI等。

表2-2　降压药物的分类、剂量、用法

药物分类	药物名称	剂　量	用法(每日)
利尿剂	氢氯噻嗪(Hydrochlorothiazide)	12.5mg	1~2次
	氯噻酮(Chlorthalidone)	25~50mg	1次
	螺内酯(Spironolactone)	20~40mg	1~2次
	氨苯蝶啶(Triamterene)	50mg	1~2次

药物分类	药物名称	剂　量	用法(每日)
	阿米洛利(Amiloride)	5～10mg	1次
	呋塞米(Furosemide)	20～40mg	1～2次
	吲达帕胺(Indapamide)	1.25～2.5mg	1次
β-受体阻滞剂	普萘洛尔(Propranolol)	10～20mg	2～3次
	美托洛尔(Metoprolol)	25～50mg	2次
	阿替洛尔(Atenolol)	50～100mg	1次
	倍他乐克(Betaxolol)	10～20mg	1次
	比索洛尔(Bisoprolol)	5～10mg	1次
	卡维洛尔(Carvedilol)	12.5～25mg	1～2次
	拉贝洛尔(Labetalol)	100mg	2～3次
α-受体阻滞剂	哌唑嗪(Prazsin)	2～5mg	2～3次
	特拉唑嗪(Terazosin)	1～5mg	1次
	多沙唑嗪(Doxazosin)	1～2mg	1次
钙通道阻滞剂	硝苯地平(Nifedipine)	5～10mg	3次
	硝苯地平控释片(Nifedipine)	30～60mg	1次
	尼卡地平(Nicardipine)	40mg	2次
	尼群地平(Nitredipine)	10mg	2次
	非洛地平缓释剂(Felodipine)	5～10mg	1次
	氨氯地平(Amlodipine)	5～10mg	1次
	拉西地平(Lacidipine)	4～6mg	1次
	乐卡地平(Lercanidipine)	10～20mg	1次
	维拉帕米缓释剂(Verapamil)	240mg	1次
	地尔硫䓬(Verapamil)	90～180mg	1次
血管扩张药	肼屈嗪(Hydralazine)	10～50mg	4次
	硝普钠(Nitroprusside)	30～60mg	1次
	米诺地尔(Minoxidil)	10～40mg	1～2次
	二氮嗪(Diazoxide)	150mg	1次
中枢降压药	甲基多巴(Methyldopa)	0.5～2g	2～4次
	可乐定(Clonidine)	0.1～0.2mg	2～4次
	利美尼定(Rilmenidine)	1mg	1～2次
	莫索尼定(Moxonidine)	0.2～0.4mg	1～2次

药物分类	药物名称	剂　量	用法(每日)
血管紧张素转换酶抑制剂	卡托普利(Captopril)	12.5～50mg	2～3 次
	依那普利(Enalapril)	10～20mg	2 次
	贝那普利(Benazepril)	10～20mg	1 次
	赖诺普利(Lisinopril)	10～20mg	1 次
	福辛普利(Fosinopril)	10～20mg	1 次
	西拉普利(Cilazpril)	2.5～5mg	1 次
	培哚普利(Perindopril)	4～8mg	1 次
血管紧张素Ⅱ受体阻滞剂	氯沙坦(Losartan)	50～100mg	1 次
	缬沙坦(Valsartan)	80～160mg	1 次
	厄贝沙坦(Irbesartan)	150～300mg	1 次
	替米沙坦(Telmisartan)	40～80mg	1 次
	坎地沙坦(Candesartan)	8～16mg	1 次
	奥美沙坦(Olmesartan)	20～40mg	1 次

1. 利尿剂

利尿剂仍是最有价值的抗高血压药物之一。血液容量能显著影响心排血量与总外周阻力,在血压的长期调节中起重要作用。神经体液因素调节水盐的摄入与排出,保持正常的体液容量而维持循环稳定。限制 Na^+ 摄入能预防高血压,因此利尿药通过改变体内 Na^+ 平衡,是早期治疗高血压的措施之一。利尿药有噻嗪类、袢利尿剂和保钾利尿剂三种,临床治疗高血压以噻嗪类利尿药为主,其中,氢氯噻嗪最为常用。排钾利尿剂包括以呋塞米为代表的高效袢利尿剂和以氢氯噻嗪为代表的中效噻嗪类利尿剂,适用于肾病时水钠潴留,但有低血钾症、高尿酸血症、高血糖的倾向。以螺内酯为代表的醛固酮受体阻断剂属保钾利尿剂,抑制醛固酮作用利尿亦降压,又可减轻醛固酮对心血管系统的损害,因其有保钾作用,肾功能不全患者慎用。吲哚帕胺具有利尿和钙拮抗作用,尤适用轻中度高血压。作用持久,降压平稳,且不引起糖、脂质和尿酸代谢的紊乱。下面以氢氯噻嗪为例进行介绍。

(1)药理作用与机制:利尿药降低动脉压的确切机制尚不清楚。初期降压作用可能是通过排钠利尿,减少细胞外液和血容量,导致心排出量降低。长期应用利尿药,虽然血容量和心排出量可逐渐恢复至用药前水平,但外周血管阻力和血压仍持续降低。利尿药长期使用降低外周血管阻力并非直接作用,因为肾切除患者及动物不产生降压作用。利尿药长期降压作用可能因排钠而降低血管平滑肌内 Na^+ 的浓度,进而通过 Na^+-Ca^{2+} 交换机制,使胞内 Ca^{2+} 减少,从而降低血管平滑肌细胞表面受体对血管收缩物质的亲和力与反应性,增强对舒张血管物质的敏感性。利尿药降低动脉血管壁钠、水含量,从而减轻因细胞内液过度积聚所致的管腔狭窄。在对肾血流动力学和肾小球滤过功能的影响方面,由于肾小管对水、Na^+ 重吸收减少,肾小管内压升高,以及流经远曲小管的水、Na$^+$增多,刺激致密斑通过管-球反射,使肾内肾素、血管紧张素分泌增加,引起肾血管收缩,肾血流量下降,肾小球入球和出球小动脉收缩,肾小球滤过率也下降。

(2)药代动力学:口服吸收迅速但不完全,进食能增加吸收量,可能与药物在小肠的滞留时间延长有关。部分与血浆蛋白结合,另部分进入红细胞内。口服 2 小时起作用,达峰时间为 4 小时,作用持续时间为 6～12 小时。半衰期为 15 小时,肾功能受损者延长。

(3)临床应用:①水肿性疾病排泄体内过多的钠和水,减少细胞外容量,消除水肿。常见的包括充血性心力衰竭、肝硬化腹水、肾病综合征、急慢性肾炎水肿、慢性肾功能不全衰竭早期、肾上腺皮质激素和雌激素治疗所致的钠、水潴留。②原发性高血压,常与其他降压药合用以增强疗效。

(4)不良反应与注意事项:利尿药应用可降低血钾、引起高尿酸血症、糖尿病或糖耐量降低、通风、血脂改变、过敏反应,以及肾功能不全者不宜应用利尿剂,伴高脂血症者慎用。利尿剂的副作用与计量密切相关,故宜采用小剂量。

2. 钙拮抗剂(CCB)

CCB 主要通过扩张外周阻力血管而降压,治疗剂量下对容量血管无扩张作用。钙通道阻滞剂根据药物核心分子结构和作用于 L 型钙通道不同的亚单位,分为二氢吡啶类和非二氢吡啶类,前者以硝苯地平为代表,后者有维拉帕米。根据药物作用持续时间,钙通道阻滞剂又可分为短效和长效。长效钙通道阻滞剂包括长半衰期药物,例如氨氯地平;脂溶性膜控型药物,例如拉西地平和乐卡地平;缓释或控释制剂,例如非洛地平、硝苯地平控释片。目前推荐使用长效或缓释型制剂,其短效制剂可引起血压较大波动以及糖、脂代谢紊乱、蛋白尿加重,已不推荐使用。由于钙拮抗剂可减低肾小球毛细血管压力,减少大分子物质在肾小球系膜区沉积,抑制系膜细胞及基质的增殖来减少肾小球硬化的发展,从而具有肾保护作用。下面以硝苯地平为例进行介绍。

(1)药理作用与机制:降压作用主要通过抑制心肌及血管平滑肌细胞膜钙贮存部位的贮钙能力或钙结合力的能力,使细胞外钙离子经电压依赖 L 型钙通道进入血管平滑肌细胞内的量减少,减弱兴奋-收缩偶联,降低阻力血管的收缩反应性,表现为血管平滑肌松弛、外周小动脉扩张、周围阻力降低、血压下降等。钙通道阻滞剂还能减轻血管紧张素 II 和 α$_1$ 肾上腺素能受体的缩血管效应,减少肾小管钠重吸收。

(2)药代动力学:口服易吸收,经肝脏代谢后约 45%～68% 进入体循环,血药浓度达峰时间有较大个体差异,半衰期为 3～4 小时,药物主要在肝脏代谢,少量以原形药经肾排除。

(3)临床应用:用于治疗轻、中、重度高血压,尤其适用于低肾素性高血压,老年患者及嗜酒的患者也有显著降压作用。可单用或与利尿剂、β-受体阻断药、血管紧张素转换酶抑制药合用。短效钙通道阻滞药血药浓度波动大,缓释与控释剂型钙通道阻滞药使用方便,不良反应较少,适用于高血压长期治疗。

(4)不良反应与注意事项:常见不良反应有头痛、颜面潮红、眩晕、心悸、踝部水肿等;个别病例出现男性乳房增大、视物模糊、肝损害,严重主动脉狭窄、肝或肾功能不全患者须慎用,对乙酰水杨酸和其他合成前列腺素抑制剂过敏反应者慎用。

3. 受体阻断剂

(1)β-受体阻断药:β-受体阻断药虽在脂溶性、β_1 受体的选择性、内在拟交感活性以及膜稳定作用等方面差异很大,但这类药物抗高血压作用相当。无内在拟交感活性的 β-受体阻断药初用可致心排出量降低,引起外周血管阻力反射性增高,但持续用药使心排出量保持低水平,并降低总外周阻力,从而产生降压效应;有内在交感活性的药物对心率和心排出量影响较小,可使外周阻力降低,血压即时下降。短期应用 β-受体阻断药大多可致肾血流量减少,非选择性β-受体阻断药可致肾血流量和肾小球滤过率持续轻度降低,但长期应用很少引起肾功能受损。此外,对血脂的影响也存在差异,无内在拟交感活性的 β-受体阻断药可升高血浆三酰甘油浓度,降低 HDL-胆固醇,而又内在交感活性的药物对血脂影响较小。用于治疗高血压的 β-受体阻断药有普萘洛尔、纳多洛尔、美托洛尔、阿替洛尔等。下面以普萘洛尔为例进行介绍。

药理作用与机制:该药物的降压作用是其阻断 β-受体所继发,可能与下述机制有关:①阻断心脏 β_1 受体,降低心排出量。然而不少证据不支持此学说,如口服与静脉给予普萘洛尔均可降低心排出量,但仅口服给药方能降低血压;②阻断肾小球旁器的 β_1 受体,减少肾素分泌,从而抑制肾素-血管紧张素系统活性;③普萘洛尔能通过血脑屏障进入中枢,阻断中枢 β-受体,使外周交感神经活性降低;④阻断外周去甲肾上腺素神经末梢突触前膜 β_2 受体,抑制正反馈调节作用,减少去甲肾上腺素的释放;⑤促进前列腺环素的生成。

药代动力学:口服后胃肠道吸收较完全,1~1.5 小时血药浓度达高峰,但进入全身循环前即有大量被肝代谢而失活,生物利用度为 30%,与血浆蛋白的结合率很高,半衰期为 2~3 小时,经肾脏排泄,不能经透析排除。

临床应用:普萘洛尔以高肾素活性、高血流动力学的青年高血压患者更为适宜。每日用药2 次可维持满意的降压效应,但老年人一般效果较差,吸烟者服用效果差。一般不引起钠水潴留,与利尿剂合用可加强降压作用,β-受体阻断药、利尿药与扩血管药联合应用能有效治疗重度或顽固性高血压。

不良反应与注意事项:①可升高三酰甘油水平,降低 HDL-胆固醇;②长期应用该药物突然停药,可加重冠心病症状,并可使血压反跳超过治疗前水平;③延缓用胰岛素后血糖水平的恢复,不稳定型糖尿病和经常低血糖反应患者应慎用;④禁用于严重左心功能不全、窦性心动过缓、房室传导阻滞及支气管哮喘患者;⑤不良反应持续存在时,须格外警惕的有四肢冰冷、腹泻、倦怠、眼口或皮肤干燥、恶心、指趾麻木、异常疲乏等;⑥该药物可通过胎盘进入胎儿体内,分娩时无力造成难产,新生儿可产生低血压、低血糖、呼吸抑制及心率减慢。

(2)α-受体阻断药:α-受体阻断药能阻断儿茶酚胺对血管平滑肌的收缩作用,使收缩状态的小动脉舒张,产生降压效应。非选择性 α-受体阻断药可反射性激活交感神经和肾素-血管紧张素系统,不良反应较多,长期降压效果差,除用于控制嗜铬细胞瘤患者的高血压危象外,不作为抗高血压药应用。选择性 α_1 受体阻断药使用初期,因降低动脉阻力和静脉容量,使交感神经活性反射性增高,引起心率加快和血浆肾素活性增高。长期使用时,产生持久的扩血管作用,心排出量、心率和血浆肾素活性可能恢复正常,亦不影响肾血流和肾小球滤过率。现用于临床的该类药物有哌唑嗪、特拉唑嗪、多沙唑嗪等,代表药物哌唑嗪。

药理作用与机制:哌唑嗪为选择性突触后 α_1-受体阻滞药,能同时舒张小动脉和静脉,对立位和卧位血压均有降低作用。对突触前 α_2-受体无明显作用,故不引起反射性心动过速及肾素分泌增加等作用。对肾血流量及肾小球滤过率均无明显影响。长期使用还可降低血浆三酰甘油、总胆固醇、LDL-胆固醇的浓度,升高 HDL-胆固醇浓度,对尿酸、血钾及糖代谢无不良作用,对哮喘发作有轻度缓解作用。

药代动力学:哌唑嗪口服吸收,2 小时血药浓度达峰值,生物利用度为 60%,半衰期为 2.5~4 小时,但降压作用可维持 10 小时,血浆蛋白结合率约 90%,主要在肝脏代谢,10% 的原形药经肾脏排泄。充血性心力衰竭者哌唑嗪半衰期明显延长。

临床应用:单用于治疗轻、中度高血压,重度高血压合用利尿药和 β-受体阻断药可增强降压效果。尤适于血脂升高的高血压患者,可用于治疗慢性充血性心力衰竭。对良性前列腺肥大、变异型心绞痛、哮喘、雷诺现象及门脉高压等均有一定疗效。

不良反应与注意事项:①哌唑嗪首次给药可致严重的直立性低血压、晕厥、心悸等,称"首剂现象",多见于首次用药 90 分钟内,发生率高达 50%,尤其已用利尿剂或 β-受体阻断药者更易发生;②长期用药可致水钠潴留,加服利尿药可维持其降压效果;③少量患者出现排尿失控、手足麻木。

(3)总结:α、β-受体阻滞剂是一种新型的降压药物,具有促进肾小球毛细血管内皮细胞释放一氧化氮,致使细胞内 ATP 流出,从而使肾小球微血管松弛扩张,改善微循环。如 Arotinolol 和 Carvedilol,联合钙离子拮抗剂,不仅显示了有效的降压作用,还能有效缓解肾功能的进一步减退和心血管并发症的发生。此外,α、β-受体阻滞剂大多有较高的蛋白结合率,透析病人亦无需调整给药剂量或方式。但由于卡维地洛阻断 β_1 和 β_2 受体的作用是非选择性的。应注意其糖代谢和呼吸系统疾病方面的副作用。

4. 血管紧张素转化酶抑制剂(ACEI)

ACEI 能够阻断血管紧张素 II 的生成,减少醛固酮合成,从降低血管阻力和血容量两方面降低系统血压。另外,ACEI 还可以作用于肾脏组织局部的 RAS,扩张肾小球出、入球小动脉,且扩张出球小动脉的作用强于入球小动脉,改善肾小球内高跨膜压、高滤过、高灌注现象,延缓肾脏损害的进程;改善肾小球滤过膜对白蛋白的通透性,降低尿蛋白;减少肾小球细胞外基质的蓄积,减轻肾小球硬化。目前认为 ACEI 在降压药物中保护肾脏的效果最肯定,常用的ACEI 类药物有卡托普利、依那普利、苯那普利、雷米普利、福辛普利等。其中苯那普利对肾组织渗透力强,代谢产物部分经胆汁排泄,仅在肌酐清除率(Ccr)少于 30ml/min 时才需减量;而福辛普利是所有 ACEI 药物中从胆汁排泄比例最大的,即使肾功能减退也无须调整剂量。老年病人可能存在肾动脉粥样硬化,对 ACEI 降压会格外敏感。对于双侧肾动脉狭窄、孤立肾肾动脉狭窄的患者使用 ACEI 可能导致急性肾功能衰竭,应禁用。终末期肾病(ESRD)患者应用ACEI 有较多副作用,如高血钾,中性粒细胞减少,过敏反应,慢性咳嗽,肾功能损害等。ACEI 与 EPO 并用有可能影响 EPO 疗效,建议加大 EPO 剂量。下面以卡托普利为代表进行介绍。

(1)药理作用与机制:卡托普利具有与 ACEI 活性部位相结合的三个基团,分别为脯氨酸的末端羧基与酶的正电荷部位呈离子键结合;肽键的羰基与酶的供氢部位呈氢键结合;巯基与酶中锌离子结合。其降压机制包括:①抑制血浆与组织中 ACEI,将少 AngⅡ 的生成,降低循环与组织中 AngⅡ,减弱 AngⅡ 的收缩血管作用,降低外周血管阻力;②减慢缓激肽降解,升高缓激肽水平,继而促进一氧化碳和前列环素生成,产生输血管效应;③减弱 AngⅡ 对交感神经末梢突触前膜 AT 受体的作用,减少去甲肾上腺素释放,并能抑制中枢 RAS,降低中枢交感神经活性,使外周交感神经活性降低,降低外周血管阻力;④抑制心肌与血管组织 ACEI 活性,阻止 AngⅡ 促平滑肌细胞、成纤维细胞增殖与心肌细胞肥大,以及抑制 AngⅡ 促心肌细胞凋亡作用;⑤减少肾脏组织中 AngⅡ,减弱 AngⅡ 的抗利尿作用;减少醛固酮分泌,促进水钠排泄,减轻水钠潴留;⑥改善血管内皮功能。高血压常伴有血管内皮功能不全,而血管内皮功能不全是促进高血压发展和并发症发生的重要原因。

(2)药代动力学:该药物口服后吸收迅速,吸收率在 75% 以上,但胃肠道内有食物存在可使该药物的吸收减少 30%～40%,故宜在餐前 1 小时服药。血循环中该药物的 25%～30% 与蛋白结合。用于降压,口服后 15 分钟开始起效,1～1.5 小时达高峰,持续 6～12 小时,其时间长短与剂量相关。降压作用为进行性,约数周达最大治疗作用。半衰期小于 3 小时,肾功能衰竭时延长。在肝内代谢为二硫化物等。经肾脏排泄,约 40%～50% 以原形排出,其余为代谢物,可在血液透析时被清除。该药物不能通过血脑屏障。

(3)临床应用:使用卡托普利时要从小剂量开始,逐渐加量将血压控制在满意范围。一般认为血清肌酐(Scr)265μmol/L 以下可安全使用,若用药后 Scr 增高不超过 50%,且不停药能在 2 周内恢复,则为正常反应;若 Scr 增幅超过 50% 或绝对值超过 133μmol/L,服药 2 周未见下降时,即为异常反应,应停药。老年病人可能存在肾动脉粥样硬化,对卡托普利的降压会格外敏感。对于双侧肾动脉狭窄、孤立肾肾动脉狭窄的患者使用 ACEI 可能导致急性肾功能衰竭,应禁用。

(4)不良反应与注意事项:①高血钾:肾功能正常者一般较少出现高血钾;肾功能受损时或与保钾利尿剂、非甾体抗炎药、β-受体阻断药合用易致高血钾;②咳嗽:为刺激性干咳,多见于用药开始几周内;③血管性水肿:见于面部及手脚;④皮疹:可伴有瘙痒、发热,常发生于治疗 4 周内,呈斑丘疹或荨麻疹,停药或给予抗组胺药后消失;⑤心悸、心动过速、胸痛、眩晕、头痛、晕厥等;⑥白细胞与粒细胞减少,白细胞减少与剂量相关,治疗开始后 3～12 周出现,10～30 天最显著。如出现上述情况应立即停药,成人可血透清除;⑦在妊娠早期,该药物无致畸胎作用,但妊娠中后期长期应用可引起胎儿畸形、胎儿发育不全甚至死胎,故孕妇禁用。

5. 血管紧张素Ⅱ受体拮抗剂(ARB)类

AngⅡ 的生成除通过 ACEI 代谢途径外,相当部分的 AngⅡ 是通过非 ACEI 途径(糜酶途径)形成。循环中 RAS 以 ACEI 途径为主,而组织中的 RAS 则以糜酶为主,如在心脏左心室有 80%,血管有 70% 的 AngⅡ 为糜酶催化形成。血管紧张素转换酶抑制剂不能抑制糜酶途径,而血管紧张素受体阻滞剂能特异性与 AT_1 受体结合,阻断不同代谢途径生成的 AngⅡ 作用于 AT_1 受体,从而抑制 AngⅡ 的心血管作用。它具有高选择性的阻断 AT_1 和增加 AT_2 作用,代表药物有氯沙坦、缬沙坦等。与 ACEI 不同,ARB 类高血钾和咳嗽发生率低,不减少肾脏血流量,其疗效不受 ACEI 基因多态性的影响;可抑制非 ACEI 催化产生的 Ang Ⅱ 的各种效应,部分还可降低血尿酸(如氯沙坦)。ARB 类适用和禁用对象与 ACEI 相同。最初发现的血管紧张素受体阻滞剂为沙拉新,因其属肽类不能口服,且作用时间短以及部分激动活性,限制了其临床应用。非肽类血管紧张素受体阻滞剂包括氯沙坦、厄贝沙坦、缬沙坦等,具有受体亲和力高、选择性强、口服有效、作用时间长、无激动作用等优点。下面以氯沙坦为例进行介绍。

(1)药理作用与机制:氯沙坦为第一个用于临床的 AT_1 受体阻断药,在体内转化为活性产物 E3174,后者与 AT_1 受体结合更牢固,拮抗 AT_1 受体的作用强于母药 15~30 倍。氯沙坦的效应是其与代谢物 E3174 的共同作用,以后者为主。选择性的阻断 AT_1 受体后,Ang Ⅱ 的缩血管作用及增强交感神经活性作用受到抑制,导致血压降低。长期降压作用可能还与调节水、盐平衡,抑制心血管肥厚有关。此外,当 AT_1 受体被阻断后,反馈性增加肾素活性,导致 Ang Ⅱ 浓度升高,Ang Ⅱ 仅能激活 AT_2 受体,产生抗增殖作用。

(2)药代动力学:氯沙坦口服吸收迅速,首过消除明显,生物利用度约为 33%,半衰期约 2 小时,血浆蛋白结合率大于 98%。在肝脏由 CYP2C9 与 CYP3A4 代谢为活性更强的 E3174,E3174 半衰期为 6~9 小时。大部分随胆汁排泄,部分随尿排出,动物试验发现可经乳汁排泄。每日服药 1 次,降压作用可维持 24 小时。

(3)临床应用:与血管紧张素转换酶抑制剂基本相同。

(4)不良反应与注意事项:不良反应较 ACEI 少。①不良反应为高血钾、眩晕、腹泻、充血、肾功能障碍、低血压等。由于该药不会增强缓激肽的作用,故不引起干咳。②肝功能不全或循环不足时,应减少起始剂量。③孕妇禁用。

6. 中枢降压药

中枢降压药有甲基多巴、可乐定、利美尼定、莫索尼定等。其中甲基多巴通过激动孤束核 α_2 肾上腺素受体产生降压作用,但由于不良反应较重,现已少用;可乐定的降压作用除 α_2 肾上腺素受体介导以外,还与激动延髓嘴端腹外侧区咪唑啉受体有关;利美尼定、莫索尼定主要作用于咪唑啉受体。下面以可乐定为例进行介绍。

(1)药理作用与机制:动物实验证明,静脉给予可乐定先出现短暂的血压升高,随后产生持久的血压下降。微量可乐定注入椎动脉或小脑延脑池可产生显著降压作用,但等量静脉给药并无降压效应,这表明可乐定作用部位在中枢。分层切除脑组织发现,在脑桥下横断脑干后,可乐定仍产生降压作用,而在延脑下横断则不再引起降压。据此推测,可乐定降压作用部位在延脑。体外实验证明,3H-可乐定能与中枢 α_2-受体结合;在缺乏 α_2 受体的基因工程小鼠,可乐定无降压作用。这些结果表明可乐定作用于血管运动中枢交感神经突触后膜的 α_2 受体。可乐定的主要降压机制是激动延髓孤束核次一级神经元 α_2A 肾上腺素受体,减少血管运动中枢交感冲动,使外周交感神经活性降低。近年研究表明,可乐定作用与激动延髓嘴端腹外侧区咪唑啉受体有关。这两种核团的两种受体之间有协同作用,可乐定的降压效应是作用两种受体的共同结果。

(2)药代动力学:可乐定口服吸收良好,生物利用度约 75%,半衰期为 7~13 小时,脂溶性高,易透过血脑屏障,也可经皮肤吸收。约 50% 在肝脏代谢,原形和代谢产物主要经肾排泄。

(3)临床应用:适用于中度高血压。不影响肾血流量和肾小球滤过率,能抑制胃肠道分泌和运动,故适用于肾性高血压或兼患消化性溃疡的高血压患者。可乐定与利尿剂合用有协同作用。

(4)不良反应与注意事项:①该药激动蓝斑核和外周唾液腺 α_2 肾上腺素受体引起嗜睡、口干等,发生率为 50% 左右。其他不良反应有阳痿、恶心、眩晕、鼻黏膜干燥、腮腺痛等;②久用可致水钠潴留,合用利尿剂能避免;③突然停药可出现短时的交感神经亢进现象,表现为心悸、出汗、血压突然升高等;④长期服用后突然停药发现血浆儿茶酚胺浓度升高,逐渐减量可以避免血压反跳。出现停药反应时可恢复应用可乐定或用 α-受体阻断药酚妥拉明治疗;⑤可乐定不宜用于高空作业或驾驶机动车辆的人员,以免精神不集中、嗜睡而导致事故发生。

7. 血管扩张药

血管扩张药包括直接舒张血管平滑肌药和钾通道开放药。根据对动、静脉选择性差异,分为主要扩张小动脉药(肼屈嗪、米诺地尔、二氮嗪等)和对动脉、静脉均有舒张作用药物(硝普钠)。本类药通过松弛血管平滑肌,降低外周血管阻力,产生降压作用。长期应用,因反射性神经-体液变化而减弱其降压作用,主要表现为:①交感神经活性增高,增加心肌收缩力和心排出量;②增强肾素活性,使循环中血管紧张素浓度升高,导致外周阻力增加和水钠潴留。因此,一般不宜单用,常与利尿药和 β-受体阻断药等合用,以提高疗效、减少不良反应。

8. 联合用药

降压药物通常从低剂量开始,如血压未能达到目标,应当根据患者的耐受情况增加该药的剂量。如第一种药无效,应选用合理的联合用药,通常是加用小剂量的第二种抗高血压药物,而不是加大第一种药物的剂量。联合用药组合有:ACEI+利尿剂;利尿剂+β-受体阻滞剂;β-受体阻滞剂+钙通道阻滞剂;ACEI+钙通道阻滞剂;ACEI+ARB 可协同降压,减少副作用的发生。

针对肾血管性高血压的治疗,主要以外科手术为主,包括肾切除、肾血管重建,自体肾脏移植,以及近年进展较快的经皮腔内肾动脉成形术(PTRA)、肾动脉支架成形术(金属内支架)等介入治疗。药物治疗并非肾血管性高血压的首选方法,仅对不适宜或拒绝接受上述手术操作治疗者,才采用降压药物治疗。而且通常针对此类患者药物治疗的效果不十分明确。此时药物治疗首选的是钙通道阻滞药,如非洛地平、硝苯地平等,能有效降低血压,较少引起肾功能损害。其次是β-受体拮抗药,如倍他乐克。血管紧张素转化酶抑制剂(ACEI)和血管紧张素Ⅱ(AngⅡ)受体拮抗剂禁用于治疗肾血管性高血压。因为肾动脉狭窄、肾缺血时,AngⅡ产生增多,收缩肾小球出球小动脉,维持肾小球滤过率(GFR)。当使用 ACEI 或 AngⅡ 受体拮抗药后,抑制 AngⅡ 的形成和作用,导致 GFR 下降,加重病情。

(远 航)

参 考 文 献

1 Peng N, Chambless BD, Oparil S, Wyss JM. Alpha2A-adrenergic receptors mediate sympathoinhibitory responses to atrial natriuretic peptide in the mouse anterior hypothalamic nucleus. Hypertension, 2003, 41: 571～575

2 Miura T, Miki T. ATP-sensitive K$^+$ channel openers: old drugs with new clinical benefits for the heart. Curr Vasc pharmacol, 2003, 1: 251～258

3 Grossman E, Messerli FH. Calcium antagonists. Prog Cardiovasc Dis. 2004, 47: 34～57

4 Silverstein RL, Fenves AZ, Ram CV. ARBs and target organ protection. Expolring benefits beyond their antihypertensive effects. Postgrad Med, 2004, 116: 31～38

5 Wong J, Patel RA, Kowey PR. The clinical use of angiotensin-converting enzyme inhibitors. Prog Cardiovasc Dis, 2004, 47: 116～130

6 Franklin SS, Pio IR, Wong ND, et al. Predictors of new-onset diastolic and systolic hupertension The Framingham Heart study. Cirulation, 2005, 111: 1121～1127

7 Chobanian AV, Bakris GL, Black HR, et al. Seventh report of the joint National Committee on Prevention, Ddetection, Evaluation, and Treatment of High Blood Pressrue. Hypertension, 2003, 42: 1206～1252

第 2 节　免疫抑制剂

一、糖皮质激素

糖皮质激素类药物是 21-C 类固醇分子。皮质醇(氢化可的松)是主要的内源性具有生物活性的糖皮质激素,皮质类固醇中带有 11-羰基的分子(可的松和泼尼松)本身没有生物活性,只有当它们还原为 11-羟基的氢化可的松和泼尼松龙后才产生生物活性。因此,像可的松和泼尼松这类需要在肝脏进行生物活化的药物仅在全身给药时使用;如果需要产生局部效应,例如,进行关节内注射时,则必须使用本身具备生物活性的药物,像甲泼尼龙或曲安西龙等。分子结构的改变产生了各种具有不同药效、糖皮质激素活性以及药物动力学特性的制剂。

(一)药代动力学

糖皮质激素口服、肌内、滑膜内和局部给药的吸收都很好。口服泼尼松或泼尼松龙,50%～90%的剂量可被吸收。泼尼松本身无活性,在肝脏快速转化成有活性的泼尼松龙。若给以等剂量的这两种药物,最后血浆中活性药物泼尼松龙的浓度几乎相等。大部分患者使用泼尼松和泼尼松龙时可以相互替换。生理情况下,血浆中 80%的皮质醇可逆地结合于糖蛋白-皮质激素结合球蛋白(CBG)上;大约 10%的皮质醇结合于白蛋白;另有约 10%的皮质醇是游离的(即不结合蛋白质),并具有生理活性。CBG 的浓度一天当中有所波动,因此,对泼尼松龙的药代动力学可能有所影响。糖皮质激素类药物的消除主要在肝脏,最后代谢产物自尿中排出,通过粪便和胆汁的排泄很少。服用泼尼松后,有少量的原形药物泼尼松(1%~2%)和泼尼松龙(6%~12%)从尿中消除。

(二)药理作用

糖皮质激素类药物通过多种机制对多种原因导致的炎症均有抑制作用,其抗炎作用表现在对免疫调节蛋白和免疫调节细胞的抑制,具体机制包括减少炎症渗出、降低炎症调节因子的产生和效能、减少炎症细胞向炎症部位的聚集、抑制炎症细胞的活化。总而言之,糖皮质激素类药物抑制细胞免疫强于抑制体液免疫。

1. 对炎症调节因子的作用

(1)脂皮质激素和前列腺素:糖皮质激素类药物刺激脂皮质激素-1 的合成,而脂皮质激素-1 可抑制花生四烯酸释放。糖皮质激素类药物对前列腺素合成的关键酶环氧酶(COX)也有抑制作用。

(2)细胞因子:糖皮质激素抑制多种细胞因子的转录,如 TNF-α、IL-1、IL-2、IFN-γ 等。糖皮质激素类药物在多个位点阻断细胞因子对 T 细胞的激活,包括抑制酪氨酸磷酸化、抑制 Ca 钙调蛋白激酶 II、促进 mRNA 的降解。

(3)黏附分子:糖皮质激素类药物通过对 IL-1,TNF-α 等细胞因子的直接或间接的抑制作用可以抑制细胞间黏附分子-1 等黏附分子的表达。

2. 对炎症调节细胞的作用

糖皮质激素类药物通过前面提到的多种调节因子作用于许多特定的细胞,这些细胞在炎症发生过程中有重要作用。

(1)嗜中性粒细胞:糖皮质激素通过影响嗜中性粒细胞而发挥抗炎作用,该作用不是通过减少血循环中的细胞数目实现,而是减少了炎症部位嗜中性粒细胞的聚集。事实上,糖皮质激素增加了血循环中嗜中性粒细胞的数目。相对而言,嗜中性粒细胞的吞噬作用和杀菌活性不受糖皮质激素的生理浓度或药理浓度的影响。

(2)巨噬细胞:糖皮质激素可使循环血液中的单核细胞和巨噬细胞减少,在炎症部位也是如此,可能是由于抑制了巨噬细胞迁移抑制因子的缘故。

(3)淋巴细胞:给以单剂量糖皮质激素后最多 4.6 小时,可以使血循环中淋巴细胞、单核细胞、嗜酸性粒细胞的数目减少,但在 24 小时内可恢复正常值。所有淋巴细胞亚群均受影响,对 T 淋巴细胞的影响大于对 B 淋巴细胞的影响。糖皮质激素造成的淋巴细胞缺乏症,主要是淋巴细胞的再分布所致。

(4)嗜酸性粒细胞:糖皮质激素可导致嗜酸性粒细胞数量减少,这一作用是通过细胞的重新分布实现的。

(5)其他细胞:糖皮质激素使血循环中嗜碱性粒细胞计数减少,抑制其迁移,减少组胺和白三烯的释放,同时还可抑制肥大细胞脱颗粒。

3. 免疫调节作用

糖皮质激素是异化作用激素,它可以降解蛋白质,形成糖类;也可以减少外周葡萄糖利用,增加糖原沉积,造成胰岛素抵抗,降低葡萄糖耐受。糖皮质激素类药物还能使血脂浓度发生改变,容易发展成为动脉粥样硬化。

(三)不良反应

糖皮质激素治疗产生的不良反应主要由长期暴露于高剂量所致。大多数不良反应是与剂量相关的。短期肾上腺皮质激素治疗(2 周或更少),即使使用高剂量,风险也低。尽管不同个体引起不良反应的阈剂量不同,但对比而言,所有人只要接受糖皮质激素的剂量充足且延长使用时间,均可导致不良反应。

1. 免疫功能相关的不良反应

(1)增加感染的易感性:与高剂量的皮质类固醇治疗相比,低剂量的皮质类固醇即使延长使用时间也不会增加患结核和其他感染的风险。泼尼松平均剂量低于 10mg/d,或累积泼尼松剂量低于 700mg,未见感染风险的增加。

(2)其他:糖皮质激素类药物的抗炎作用可能掩盖与感染有关的发热及其他炎症表现,因而有可能延误感染的诊断。另一方面,肾上腺皮质激素治疗可导致嗜中性粒细胞和总白细胞数量增加。

2. 骨骼和肌肉

(1)骨质疏松:糖皮质激素减少肠钙吸收、增加肾钙丢失、继发甲状旁腺功能亢进、抑制成骨细胞功能、抑制生长因子、增加骨吸收、降低性激素的浓度等,上述环节都可能导致骨质疏松。

(2)肌病:糖皮质激素可诱发肌病,表现为渐进性肌无力,严重者甚至影响行走。发现肌病应尽快减少剂量逐渐停药。虽然肌病的发生可能是由于蛋白分解过多造成的,但是促合成代谢的类固醇和补钾都没有治疗价值。

3. 消化系统

糖皮质激素类药物可能诱发或加重消化性溃疡。尤其糖皮质激素与非类固醇抗炎药合用时。糖皮质激素可掩盖消化性溃疡的症状或其并发症有关的症状和体征,如胃穿孔等造成的腹膜炎症,从而导致延误诊断,增加死亡率。

4. 心血管

(1)高血压:与糖皮质激素的内源性过度分泌和外源性过度给予有关。其诱发高血压的机制不能简单说成是由盐皮质激素样作用的水钠潴留造成的。现在认为,血管对加压素反应的改变更重要。低剂量的泼尼松(10mg/d)对血压仅有很小的影响,不是高血压产生的重要原因。

(2)动脉粥样硬化:基于动物实验和人的临床研究,皮质类固醇有可能加速动脉粥样硬化的形成。其产生动脉粥样硬化的机制可能是血清脂蛋白、血压和血管效应的改变。

5. 皮肤

许多皮肤的变化无多大的临床意义,却给患者带来了很大烦恼,其中包括癣斑、痤疮、多毛症、紫纹、皮肤变薄、变脆。

6. 神经精神

糖皮质激素类药物可能导致的精神症状主要有情绪变化、情绪不稳、欣快、失眠、抑郁、精神病等。其中最常见的是情绪变化,占精神方面副作用的 90%,严重的精神反应发生率与所用的药物剂量有关。多数人精神方面的不良反应出现在治疗的前 5 天内,但治疗数周后仍可见延迟反应。极少数患者可能会出现"类固醇精神病",其症状一般在几天或几周后随着用药剂量的降低而减轻。

7. 眼

接受糖皮质激素的患者出现晚发性囊性白内障的频率随着治疗剂量和持续时间的增加而增加。糖皮质激素类药物可升高房内压,加重青光眼。

8. 内分泌和代谢

(1)糖类代谢:糖皮质激素对糖类的作用导致糖耐量下降、胰岛素抵抗,偶尔发生明显的糖尿病。当糖皮质激素治疗停止后,糖尿病常可逆转,有些患者可能需要使用胰岛素来控制糖尿病。

(2)脂肪代谢:使用中高剂量糖皮质激素常可导致体重增加,可能与食欲增加和代谢变化有关。高剂量可导致脂肪的重新分布,引起满月脸、向心性肥胖、水牛背等典型库欣综合征症状。低剂量时一般不会发生。

(3)蛋白质代谢:糖皮质激素可促进蛋白质分解代谢,造成负氮平衡、肌肉消瘦、伤口愈合不良。对蛋白、骨骼和生长激素的作用使儿童生长受到抑制。

(4)其他代谢作用:一些糖皮质激素的盐皮质激素样作用可引起钾排泄增多、低钾碱中毒和水钠潴留。

(5)下丘脑-垂体-肾上腺轴的抑制:突然中断糖皮质激素治疗可能引起急性肾上腺功能不全,有可能导致循环衰竭甚至死亡的危险。一日剂量分成数次给予会增加抑制;单次晚间给药的抑制大于单次早晨给药;每日单次早晨给药的抑制大于隔日早晨给药。在中断糖皮质激素后,HPA轴恢复的快慢与治疗持续时间成正比。

9. 其他不良反应

中断糖皮质激素类药物治疗,可能出现类固醇戒断综合征。此外,极少数患者会出现对糖皮质激素的过敏样反应。

(四)糖皮质激素在肾脏病中的应用

糖皮质激素是肾脏疾病治疗中的常用药物,使用方法的选择直接影响了治疗效果和预后以及副作用的发生。目前常用的治疗方法包括小剂量或中等剂量长期口服治疗或大剂量脉冲式静脉注射的冲击疗法。高剂量、脉冲式糖皮质激素通常与免疫抑制剂联用,多用于急进性肾炎、狼疮性肾炎、血管炎相关性肾病等严重并发症的治疗。此法的优点在于它不抑制 HPA 轴,也不会导致骨质疏松。文献报道每天使用甲泼尼龙 1.0g,连续使用 3 天的冲击疗法可以使临床疗效持续 4～12 周。目前还不能确定冲击治疗的最小有效剂量。有研究显示,静脉注射 320mg 或 100mg 的冲击剂量或者口服 1.0g 的冲击剂量,与静脉注射 1.0g 冲击剂量的疗效相同。一般来说,静脉注射的冲击疗法尚属安全。如果糖皮质激素给药缓慢(超过 1～2 小时),很少会发生像致命性心律失常等严重的不良反应。除了使用方法的选择,在临床治疗肾脏疾病中还要关注以下几个问题:

(1)使用中应严格掌握适应证,不要宽泛的使用糖皮质激素。对于已有高水平 RCT 研究结果证实其疗效的病种,应结合患者情况严格按照推荐的使用原则予以用药;对于没有确切的循证医学证据证明其有效的病种,若在理论上或小样本的临床观察中显示它可能有效,可以在严密观察下试用,若效果不好,应尽快减量直至停药。对于没有任何使用依据的病种,则坚决不用。

(2)使用糖皮质激素的过程中,应注意结合患者的具体情况选择适当的药物种类与剂型,在同时使用多种药物时应注意药物间的相互影响,密切监测其副作用,积极采取防治措施。

(3)注意查找导致糖皮质激素在肾脏病治疗中效果不佳的原因。常需要考虑的因素包括:①存在感染等影响糖皮质激素疗效的并发症;②重度水肿的肾病综合征患者,由于胃肠道的消化、吸收功能常有明显减退,口服糖皮质激素的生物利用度明显降低,使得实际剂量不足。此时应在一段时间内改用静脉制剂;③肝功能异常的患者应避免使用需要肝脏活化的药物种类,如泼尼松、可的松;④是否使用了降低糖皮质激素药物浓度的其他药物,如利福平、巴比妥和卡马西平等;⑤患者本身的肾病理类型对激素治疗不敏感;⑥患者本身具有糖皮质激素抵抗的体质。

二、甲氨蝶呤

甲氨蝶呤(Methotrexate,MTX)于 20 世纪 40 年代首先用于肿瘤的治疗,1951 年首次用于治疗风湿性关节炎,但未得到广泛重视。近年来,由于 MTX 在临床上具有见效快、服用方便、副作用较轻且无远期致癌作用等特点,被公认是一种最有效的 DMARD 类药物。

(一)药代动力学

MTX 可口服或肠道外给药。小剂量 MTX 的生物利用度相对比较高,但个体差异较大。在 RA 病人中的生物利用度为 40%～100%,平均 70%。达到峰浓度的时间为 1.5 小时左右(0.25～6 小时),吸收速度不受同时进食的影响。皮下注射的相对生物利用度为肌内注射的 87%,变动较小,2 小时达到最高血清浓度。如果口服 MTX 效应不明显时,则使用肠道外给药以保证最大的生物利用度。

(二)药理作用

1. 基本作用

MTX 为叶酸类似物,对二氢叶酸还原酶有高度亲和力,与之结合后抑制该酶活性,阻止二氢叶酸还原为活泼的四氢叶酸,使胸腺嘧啶核苷酸和嘌呤核苷酸的合成原料耗竭,阻断 DNA 及 RNA 合成。另外,还原型叶酸还是甘氨酸转变为丝氨酸和同型半胱氨酸转变为甲硫氨酸的辅助因子,它的缺乏也抑制蛋白质的合成。

2. 抗炎和抗免疫作用

(1)通过腺苷诱导的免疫抑制作用:MTX 阻断细胞代谢所依赖的四氢叶酸的合成,引起细胞内腺苷堆积,减少胞内 CAMP 的含量,抑制 TNF,IL-2,IL-12 和 IL-8 的分泌,增加 IL-6 和 IL-10 的分泌,抑制中性粒细胞聚集,减少氧自由基生成等机制实现免疫抑制作用。

(2)对炎性细胞增殖和凋亡的影响:MTX 可诱导成单核细胞发生凋亡,引起活化的 T 细胞凋亡和活化 T 细胞的克隆缺失。

(3)对环氧酶和脂氧酶的作用:MTX 引起类风湿滑膜细胞 PGE_2 的减少,并呈剂量依赖性,而环氧酶 1(COX-1)和环氧酶 2(COX-2)mRNA 的表达不受影响。另一项研究表明,RA 患者在 MTX 治疗下血清中 COX-2 活性降低,COX-1 活性不受影响。

(4)对金属蛋白酶及其抑制因子的作用:研究发现 MTX 可显著降低 RA 滑膜和软骨组织中的中性金属胶原溶解酶活性。MTX 对蛋白酶的作用可能是间接的,它首先作用于细胞因子,细胞因子对蛋白酶基因产生直接调控作用,降低蛋白酶水平,从而使蛋白酶/TIMP-1 比例降低。

(三)药物副作用

该药物的副作用较轻,包括乏力、恶心、乏力、呕吐、脱发、黏膜溃疡等;减少剂量或暂停使用多可以逆转。用药同时每日补充叶酸可以显著减少副作用且不影响疗效。较严重的副作用包括肝毒性、肺毒性和骨髓抑制。MTX 引起的肝纤维化发生率较低,为了减轻 MTX 对肝脏的毒性反应,推荐每周而不是每天使用 MTX。理论上,外周给药途径可以避免肝脏的首过效应,比口服给药相对安全。MTX 相关肺损伤有急性间质性肺炎、间质纤维化、非心源性肺水肿、胸膜炎和胸膜渗出以及肺结节等五种。其中最常见的是急性间质性肺炎。呼吸困难是最早期的症状,其次是咳嗽、发热、头痛和不适感。临床症状可早于胸部的放射线病变征象出现。

MTX 应用引起的骨髓抑制可表现为白细胞减少、血小板减少、巨幼细胞性贫血和全血细胞减少等,发生率小于 5%,补充等剂量有助于缓解血液系统改变。

(四)用药原则

MTX 开始的口服剂量为每周 7.5mg,以后每周逐渐加量,最高可达每周 30mg。在口服吸收困难或无法耐受口服剂量的情况下,可以选择每周肌内注射。或者将口服剂量分为 2 次,间隔 12～36 小时。应用 MTX 同时补充叶酸可以减少药物副作用而不影响疗效。治疗前全面检测血常规、肝肾功能和病毒性肝炎指标,治疗过程中应该每 4～8 周复查一次。妊娠和哺乳妇女禁忌使用。

三、来氟米特

来氟米特(Leflunomide,LEF),商品名为爱若华,是 20 世纪 70 年代末德国 Hoeschst 公司在发展农用杀虫剂过程中合成的一系列含氟化学结构物中的一种。Bartlett 于 1985 年首先将来氟米特应用于大鼠佐剂关节炎模型,初步揭示出该药物的免疫抑制和抗炎作用,此后相继进行的研究进一步证实了来氟米特的免疫抑制及抗增殖作用。90 年代以来,来氟米特开始应用于类风湿关节炎、系统性红斑狼疮等一系列自身免疫病及免疫介导性疾病,如移植排异反应、肾炎肾病等。1998 年,来氟米特治疗类风湿关节炎的临床试验在美国正式完成,同年 9 月,美国食品及药品管理局(FDA)批准来氟米特作为治疗类风湿关节炎的病情改善药在美国上市。在中国,大规模临床试验在 1999 年完成,并被中国药品监督管理局(SDA)正式批准上市。作为一种新型的免疫抑制剂,经 SDA 批准正在进行来氟米特用于狼疮肾炎的 Ⅲ、Ⅳ、Ⅴ 期或难治性狼疮,关节病性及红皮病性银屑病,肾移植的排异反应的大规模临床研究。

(一)药代动力学

来氟米特是一种小分子化合物,分子量为 270.2。由于动物种系不同,来氟米特在不同动物体内代谢差异较大。在人体,来氟米特口服吸收后在肠壁和肝脏内迅速转化为其活性代谢物 A771726,并通过 A771726 在体内发挥主要的药理作用。A771726 主要分布在肝、肾和皮肤组织内,脑组织中含量低,在体内广泛和血浆蛋白结合(99.3%)。A771726 在体内进一步代谢,43% 经肾脏从尿中排泄,48% 经胆汁从粪便排泄。肾功能受损者用药后总的 A771726 浓度无变化,但在单一剂量试验中,A771726 的浓度却可增加 1 倍。吸烟会增加 A771726 的清除率,但并不影响其临床疗效。

(二)药效学

来氟米特可抑制非特异性免疫、体液免疫、细胞免疫、淋巴因子分泌、抑制淋巴细胞再生、局部结缔组织增生、局部炎症及关节炎全身反应。来氟米特的活性代谢物 A771726 对大鼠胸膜炎渗出液细胞分泌白三烯 B_4 有明显抑制作用,对非特异性 Th 细胞有明显抑制作用。来氟米特通过其活性代谢物 A771726 在体内发挥其免疫抑制作用及抗炎作用。药理作用机制分为抑制嘌呤的从头合成途径、抑制酪酸激酶的活性、抑制 NF-κB 的活化、抑制 B 细胞增殖和抗体产生、抑制细胞黏附分子表达等几个方面。

(三)临床应用

免疫抑制剂被广泛用于多种自身免疫性疾病和免疫介导性疾病。目前，来氟米特已经开始应用的自身免疫性疾病包括类风湿关节炎、系统性红斑狼疮、狼疮肾炎、干燥综合征、强直性脊柱炎、银屑病、硬皮病、多发性肌炎、贝赫切特病、韦格纳肉芽肿、特发性血小板减少性紫癜等。另外，有些疾病虽然并不属于自身免疫性疾病，但是由免疫介导所引起，如各种类型的肾炎肾病、器官移植后出现的排异反应等，在这些领域，来氟米特也已开始应用。国外还有关于来氟米特治疗各型肿瘤的报道，但是临床研究尚少。

Bartlett 等人用来氟米特治疗先天性系统性红斑狼疮小鼠的药效学试验显示，来氟米特 35mg/kg、65mg/kg 能够使狼疮小鼠淋巴结肿胀明显缓解，抗 ds-DNA 抗体水平显著减低，肾脏病理改变明显减轻，免疫复合物沉积减少或消失；进一步的研究表明来氟米特还能够明显降低狼疮小鼠的尿蛋白水平，使之恢复正常，同时延长动物存活时间；而环孢素 A、泼尼松等均不能延长动物的存活时间。

Thoene 等人将来氟米特用于大鼠自身免疫性小管间质性肾炎，结果发现，来氟米特的疗效比环孢素 A 更明显，而且抑制抗肾小管基底膜抗体的作用非常显著。Ogawa 等人比较了来氟米特、硫唑嘌呤、醋酸甲泼尼龙治疗大鼠抗基底膜肾小球肾类的疗效，结果显示，来氟米特 2mg/(kg·d) 或 10mg/(kg·d) 均能显著减少尿蛋白、血浆总胆固醇及纤维蛋白素原；相反，硫唑嘌呤、醋酸甲泼尼龙除了可能使尿蛋白减少外，对其他指标无改善作用；组织学上，10mg/(kg·d) 来氟米特对肾小球肾炎有明显的疗效，沿毛细血管沉积的 IgG、C₃ 沉积明显改善；因此，认为来氟米特对肾小球肾炎有较好的治疗作用。

(四)不良反应与处理

来氟米特的主要不良反应包括腹泻、瘙痒、皮疹、一过性转氨酶升高和白细胞下降、可逆性脱发等。一般为轻度和中度，严重的不良反应少见。

在国内多中心治疗类风湿关节炎的临床试验中，来氟米特的不良反应、胃肠道反应、重度不良反应发生率和不良反应撤药率均显著低于硫唑嘌呤组。来氟米特所产生的不良反应一般是可逆的，其对白细胞和转氨酶的影响呈一过性，大部分患者在继续用药过程中恢复正常，部分患者在改变剂量或中断一定的时间后继续服用过程中恢复正常。在用来氟米特治疗的 76 000 多例患者中，16 例发生可能与药物有关的全血细胞减少，9 例严重皮疹，无 1 例死亡。

文献证实来氟米特长期用药安全可靠。Scott 等人报道采用来氟米特治疗 2 年，患者的耐受性良好，腹泻、恶心、脱发的发生比例更少。国外治疗类风湿关节炎的 5 年随访资料表明，在治疗过程中来氟米特并没有出现新的不良反应。目前已有的动物实验及临床资料还没有发现长期使用来氟米特导致肿瘤发生率增高的情况。随着来氟米特用药剂量的增加，副反应的发生也会有所增加。来氟米特用来治疗系统性红斑狼疮的剂量常大于类风湿关节炎。在来氟米特的用药过程中，少数病人可出现一过性的 ALT 升高和白细胞下降，因此，来氟米特用药前及用药后应每月检查肝功能和血常规,如果比较稳定,检测时间间隔视患者具体情况而定。

ALT升高的处理原则为如果ALT升高在正常值的2倍以内可以继续观察;ALT升高在正常值的2~3倍,减半量服用并继续观察;ALT继续升高或仍然维持在80~120U/L之间,应中断治疗;ALT升高超过正常值的3倍,应停药观察。停药恢复正常后可继续用药,同时加强护肝治疗及随访,多数患者ALT不会再次升高。如果服药期间出现白细胞下降,处理原则为白细胞下降不低于$3.0×10^9$/L,继续服药观察;白细胞下降在$(2.0~3.0)×10^9$/L之间,减半量观察,多数患者可以恢复正常,复查白细胞仍低于$3.0×10^9$/L,中断治疗;白细胞下降低于$2.0×10^9$/L,中断治疗。

来氟米特禁用于妊娠或即将妊娠的妇女,因为动物试验发现它具有致畸作用。对于绝经前的妇女,在服用来氟米特前应避免妊娠,并做好安全的避孕措施。由于药物有较长的半衰期,其潜在的致畸作用可能在停药后继续存在,因此对于服药的年轻妇女更应引起注意。虽然目前无足够的临床资料证实男性服用来氟米特与胎儿致畸的相关性,但为了避免可能的毒性作用,男性也应在相应时期停止应用来氟米特,同时加用消胆胺治疗。

四、环磷酰胺

环磷酰胺(Cyclophosphamide,CTX)是盐酸氮芥类的烷化剂,早在17世纪即被发现。最早用作抗肿瘤药物,自20世纪50年代以后才被广泛应用于风湿性疾病的临床治疗,并逐渐成为最基本的治疗药物之一。

(一)药代动力学

临床上,环磷酰胺可以经口服和静脉注射两种方式给药。口服吸收后迅速分布全身,在肝脏中浓度高,并能通过胎盘组织。环磷酰胺主要在肝脏内代谢活化,在肝细胞的滑面内质网内经P_{450}氧化后,转化为活性代谢产物4-醛磷酰胺、氮芥和丙烯醛。其中丙烯醛具膀胱毒性,可能是导致出血性膀胱炎的主要原因。95%的环磷酰胺及其代谢产物从尿中排泄,用药后2~4小时尿中药物浓度最高,可产生尿路刺激。约60%的药物以活性型由肾脏排泄。此外,极少量CTX还可出现于呼出的气体、脑脊液、汗液、乳汁、唾液和滑液中。因此,用药期间禁忌哺乳。

在肾功能不全时,其排泄受到影响,可致毒性增加。而透析可以清除大约3/4的CTX。因此,肾衰竭的患者应在透析后再用药。

(二)药理作用

CTX有细胞毒作用、免疫抑制作用和抗炎作用。该药是一种周期非特异性烷化剂,主要阻断快速分裂的S期细胞,但对静息的G_0期细胞也有抑制作用。其活性代谢产物可与细胞成分中的功能基团发生烷化作用,导致错码、嘌呤环破坏,并与DNA交联而影响其结构与功能,最后导致细胞凋亡。CTX作用于T细胞及B细胞,其抑制细胞分化及增殖的作用缓慢而持久。环磷酰胺的药理作用可归纳如下:①抑制T和B淋巴细胞增殖,在治疗早期首先抑制

B 淋巴细胞；②抑制淋巴母细胞对抗原刺激的反应；③降低血清免疫球蛋白水平。减少抗体产生和有丝分裂原介导的免疫球蛋白的产生；④与其他细胞毒药物相比，其免疫抑制作用强而持久，而抗炎作用相对较弱。

CTX 对免疫系统的作用与药物剂量、疗程以及给药时免疫系统的状态有关。在口服 1～2mg/(kg·d)常规剂量的情况下，CTX 可在 2～3 周内出现免疫抑制和其他治疗作用。

(三)不良反应

环磷酰胺的不良反应比较常见，往往因此影响治疗。临床上，应在用药前后密切观察有无不良反应出现，以及时调整用药或给予治疗。

1. 骨髓抑制

CTX 引起的白细胞减少、血小板减少、贫血(包括再生障碍性贫血)及全血细胞减少等均见报道。发生率最高的是白细胞减少，其出现与用药剂量有关，一般在用药 3～7 天出现，冲击治疗后一般 8～12 天白细胞最低，此时应复查血常规，以调整下次治疗的剂量，避免血液系统不良反应的出现。长期低剂量治疗的患者甚至在用药数月或数年后才出现白细胞减少，并常由此而引起带状疱疹病毒、链球菌、真菌等的感染，严重者不得不因此而停药。因此，必须对患者定期监测血常规，白细胞计数应维持在$(3.0～3.5)×10^9/L$以上。出现白细胞降低的患者一定要将药物减量，甚至停药。维持量应以能控制病情，又不出现明显不良反应为原则。

2. 泌尿系毒性

长期大剂量应用环磷酰胺的患者中，可出现出血性膀胱炎、膀胱纤维化、移行细胞癌等。但是，这些不良反应在国内患者的研究较少，临床上并不常见。出血性膀胱炎多在大剂量静脉注射时发生，其出现常常是停药的指征。值得注意的是，停药后也有大约 25% 的患者出现血尿。为了预防出血性膀胱炎，强调在应用本品的 24 小时内患者应该多饮水，尽量在早晨用药，以避免含毒性代谢产物的尿液在膀胱中存留。移行细胞癌发生于大约 5% 的患者，比正常人群高出 31 倍左右。用药期间及用药后出现血尿的患者应长期追踪并定期尿液检查。环磷酰胺的代谢物丙烯醛从尿路排泄，可能与致癌有关。

3. 生殖系统

本药对生殖系统的影响比较常见，男性可致精子减少，女性可致闭经、卵巢纤维化或畸胎。CTX 性腺毒性的发生与用药疗程、总剂量及患者年龄均有关。在系统性红斑狼疮的患者，闭经最易出现于首次治疗年龄超过 31 岁及接受过 15 次以上冲击治疗的患者。如能尽早发现并停药，其生殖功能可恢复，尤其是年轻的患者。如治疗时间长、用量大，则其损害往往不可逆。环磷酰胺可损伤染色体，造成畸胎。因此，尽管曾有环磷酰胺治疗后正常分娩的病例，在妊娠期间仍应尽量避免用药。

4. 消化系统

消化系不良反应发生率高，并与剂量有关，主要表现为恶心、呕吐、厌食和腹泻。CTX 的代谢物磷酰胺氮芥是刺激胃肠道造成恶心的主要原因,因其在血中出现较慢,故呕吐反应多发生在用药后6～18小时。因此,临床上,止吐药物应在用药几小时后使用。

5. 感染

由于环磷酰胺治疗而引发的感染可以相当严重,但严重感染少见,包括肺炎、感染性关节炎和败血症等。合并激素治疗是风湿病患者出现卡氏肺囊虫病的最主要原因。此外,带状疱疹也很常见。

6. 皮肤改变

皮肤改变包括脱发、色素沉着及各种皮疹等。其中不同程度的脱发与药物剂量有关,大多较轻,无需特殊处理,在停药后即可恢复。

7. 肿瘤

环磷酰胺增加肿瘤的发生率,淋巴瘤、白血病、皮肤和膀胱肿瘤的发病率均较正常人群为高,是免疫抑制剂增加死亡率的主要原因。

8. 肺间质纤维化

环磷酰胺很少引起肺间质纤维化,其发生主要见于长期大剂量应用CTX的患者,但在低剂量长期用药者中也有出现,应引起充分的重视。

(四)临床应用

环磷酰胺可用于治疗多种风湿病,包括系统性红斑狼疮、类风湿关节炎、皮肌炎、系统性硬化、结节性多动脉炎及系统性动脉炎等。对于激素依赖性、无效型或难治性肾病综合征也有一定疗效。

环磷酰胺可用于系统性红斑狼疮,尤其合并肾损害患者的治疗。目前对狼疮肾炎(LN)治疗的研究主要集中在WHO病理分型的Ⅳ型及Ⅴ型狼疮性肾炎,特别是弥漫增殖性狼疮性肾炎。研究表明,与单独激素治疗相比,并用CTX治疗可有效降低狼疮性肾炎患者终末期肾衰竭的发生率。CTX治疗不仅对维持肾功能是最有效的治疗方法,而且减少了需要透析和肾移植患者的比例。

以往认为口服方案不良反应发生率高于静脉给药方案,近年来应用较少。但2002年Mok等报道,对55例华裔弥漫增殖型狼疮性肾炎患者给予CTX 50～100mg/d口服6个月,继以硫唑嘌呤100mg/d序贯治疗至少18个月,12个月后完全缓解和部分缓解率分别为67％及22％,62.8％的患者5年后仍维持缓解,10年保持肾功能稳定者占81.8％,且无严重不良反应发生。目前关于序贯口服CTX治疗的研究较少,还需大规模临床观察来评价这一方案的优劣。

近年来,国内外研究者对CTX用药方案提出了小剂量冲击的观点。Laurence等的系列研究表明,与环磷酰胺800～1000mg/m² 每月一次大剂量冲击相比,环磷酰胺400～500mg/m²

每2周一次小冲击,对难治性狼疮性肾炎有显著疗效,且不良反应较少。

五、环孢素 A

环孢素 A(Cyclosporin A,CsA)是 20 世纪中叶从挪威的土壤里发现的真菌所分泌的代谢产物。1972 年,Borel 首先发现其中的环孢素 A 对细胞免疫及体液免疫有抑制作用。次年即开始试用于幼年性关节炎,随后相继用于器官移植治疗、银屑病、炎性肠病、佐剂性关节炎等。1979 年,Hermann 和 Muller 率先尝试将该药应用在类风湿关节炎的治疗中,并取得较好的疗效。之后的临床观察证明,环孢素 A 可明显减缓类风湿关节炎患者的骨质破坏,并先后用于系统性红斑狼疮、干燥综合征、硬皮病和贝赫切特病等多种风湿性疾病。

(一)药代动力学

环孢素 A 的结晶性粉末在胃肠道几乎不吸收,可以油剂形式内服。口服的绝对生物利用度为 20%～50%,口服后血药达峰时间为 3～4 小时。在血中本品约半量被红细胞摄取,4%～9%结合于淋巴细胞,30%结合于血浆脂蛋白和其他蛋白质。大部分药物经肝代谢,终末半衰期为 10～27 小时。环孢素 A 主要通过胆汁及粪便排泄,约 10%经尿排泄,其中 0.1%为原形药物,其他是羟基和去甲基化代谢物。

(二)药理作用

环孢素 A 有较广泛的免疫抑制作用。主要作用在免疫反应的诱导期,即抗原识别和克隆增殖阶段,对细胞免疫和胸腺依赖性抗原的体液免疫有较高的选择性抑制作用。

环孢素 A 进入细胞后,与胞浆中的一种受体亲环蛋白结合,形成复合物。该复合物可作用于细胞内一种含丝氨酸/苏氨酸异构体的磷脂化酶-钙调神经磷酸酶(calcineurin),该酶具有调节与钙离子有关的信号传导过程。通过影响钙调神经磷酸酶可抑制若干细胞因子,如 IL-2,IL-3,IL-4,GM-CSF,TNF-α 和 IFN-γ 的产生和释放,并抑制 IL-2 受体的表达,影响 T 细胞在抗原或分裂原刺激下的分化、增殖和细胞介导的免疫反应。综合起来,环孢素 A 的主要作用机制包括:①与亲环蛋白形成复合物,并结合细胞内钙调神经磷酸酶,干扰丝氨酸/苏氨酸磷酸酶活性,进而影响 IL-2 的激活和释放;②可直接抑制巨噬细胞释放 IL-1 和 TNF-α,并抑制树突状细胞的抗原递呈及 NK 细胞的杀伤活性;③可抑制血管紧张素Ⅱ,有促进 AMP 生成的作用,进而干扰蛋白激酶 A(PKA)及 G 蛋白介导的细胞内信号传递;④可直接抑制 G 蛋白的作用,从而影响细胞内信号的传递;⑤除抑制 T 细胞激活外,可干扰多种细胞的增殖,包括角质细胞、成骨细胞;⑥环孢素 A 可刺激人的成纤维细胞及肝细胞增殖。

(三)临床应用

1. 系统性红斑狼疮

多个临床试验证实,环孢素 A 对系统性红斑狼疮,尤合并狼疮性肾炎者有效。Miescher

等对 26 例合并肾脏病变的系统性红斑狼疮患者采用激素联合环孢素 A($<$5mg/(kg·d))治疗。24 个月后,23 例患者的疾病活动指数下降,平均下降幅度在 50% 左右,尿蛋白下降大于75%,抗体滴度下降大于 50%,激素量减少大于 50%。只有部分患者血肌酐升高,并且肾组织活检未发现有意义的病理变化。Dammacco 等也发现环孢素 A 与泼尼松联合治疗与单独应用激素相比,短期内两组效果相似,但治疗 12 个月后,联合治疗组激素减量快,复发率低,效果优于单用激素组。

从现有的资料来看,环孢素 A 似可降低患者体内抗体水平和尿蛋白,减少激素用量。因此对系统性红斑狼疮,如能正确选择适应证,并严密监测,可避免肾脏不良反应的发生,并利于肾脏病理改变的好转,延长患者平均寿命。

2. 原发性肾病综合征

多数病因不明,可能与 T 细胞功能异常有关,IL-2 的升高往往提示疾病复发。曾有人对300 例不同病理类型的肾病综合征患者应用环孢素 A 治疗,16%～27% 患者完全缓解。60%部分缓解,尤其在激素依赖的患者作用更显著。在常规治疗失败的患者可以尝试,但肾功能异常的患者禁用。

此外,环孢素 A 起效迅速,可作为改变治疗方案的过渡"桥梁"。环孢素 A 还可调节多种药物的耐药,对于激素依赖或无效的肾病患者,环孢素 A 均可作为联合用药之一。

(四)使用方法

环孢素 A 的给药方式通常采取小剂量、长疗程。研究表明,2.5～3.5mg/(kg·d)是较合适的剂量,分为一天 2 次给药。目前主张从低剂量开始,初始剂量为 1～2mg/(kg·d),并采用缓慢加量的原则。肾功能下降和血压升高是减小剂量甚至停止用药的指征。许多因素能影响环孢素 A 的血药浓度,如服药与就餐时间、服药次数、合并用药、肝肾功能及胃肠道状态等。因此,用药期间需要监测血药浓度,以了解药物相互作用、生物利用度或依从性等因素的影响,实现给药个体化如果用药 4～8 周后出现明显的临床效果,则认为有效,可用该剂量继续治疗。如无或仅有部分临床效果,则应加量。一般每间隔 1～2 个月增加 0.5～1.0mg/(kg·d),直至可耐受的最大有效剂量,但不能超过 5mg/(kg·d)。疗效不再进一步增加,或病情稳定后至少 3 个月,可逐渐减量,每 1～2 个月减 0.5mg/(kg·d),至最小有效维持剂量。若用药 6 个月,或以最大耐受量维持 3 个月以上,临床症状无好转,则应停药。如有部分好转,可考虑联合治疗或换药。

(五)不良反应

环孢素 A 的不良反应主要包括肾损害、胃肠道反应、高血压、肝损害及风疹等。但是,在小剂量应用时,不良反应明显减少。同时,应强调对其不良反应的监测。本药的突出优点是骨髓抑制作用较小。

1. 肾毒性

肾脏受损是环孢素 A 应用中突出的问题。接受环孢素 A 治疗的病人,治疗前必须检查血肌酐、尿蛋白及 24 小时尿肌酐清除率,作为用药的参考。此后应定期监测肾功能。一般每 2 周一次,如发现血肌酐上升超过 30,应予减量。如肌酐值继续上升,则应停药。

环孢素 A 的肾损害可分为两种类型,一般为剂量依赖性,是一种影响肾小球滤过率,是可逆的,可能与抑制对肾脏有扩血管活性的前列腺素合成、使肾血流量降低有关。另一种出现于长期应用大剂量环孢素 A 的患者,可出现肾组织病理改变,如肾小管萎缩、灶性纤维化及微动脉损伤等。环孢素 A 超过 $5mg/(kg \cdot d)$ 时,应避免与有肾毒性的药物合用,以免加重对肾脏的损害。

2. 肝损害

肝损害可见血清胆红素、胆汁酸升高,胆汁淤积和肝功能障碍。

3. 胃肠道症状

患者可有厌食、恶心和呕吐,牙龈增生也是最常见的反应。但很少因此而停药。

4. 肿瘤

研究认为,环孢素 A 的致癌率与其他缓解病情药物相比无明显差异。

5. 高血压

在长期、大剂量应用者高血压发生率较高。可能与继发肾小管功能损害导致水钠潴留有关。此外,环孢素 A 还有间接收缩血管的作用,也可导致血压升高。

6. 感染

长期应用环孢素 A 治疗的患者可出现各种机会致病菌、病毒和原虫的感染,如结核杆菌、EB 病毒、巨细胞病毒、真菌、卡氏肺囊虫等。情况一旦发生,常需停药。

六、普乐可复

他克莫司(Tacrolimus)即 FK506,商品名普乐可复,是 1985 年从链霉菌的发酵液中提取的大环类代谢产物。本品问世后,国内外进行了多项临床及实验研究,发现其与环孢素 A 的作用机制相似。体内及体外实验均证明,它在比环孢素 A 低 10～100 倍的浓度下,即具有抑制 IL-2、IL-3 及 IL-4 产生的作用。动物实验也证实,其防止排异反应的有效剂量不到环孢素 A 的 1/10～1/100,并对胶原诱导的小鼠关节炎、肾小球肾炎、自身免疫性视网膜炎等多种自身免疫性疾病有效,从而引起了免疫学家和临床医生的极大兴趣。该药于 1989 年投入临床使用,目前 FK506 已作为预防各种器官移植后排异反应的主要药物之一,同时,也试用于类风湿关节炎(RA)、系统性红斑狼疮(SLE)等多种自身免疫性疾病。

(一)药代动力学

FK506口服吸收缓慢,吸收位置主要在空肠和结肠上段。口服生物利用度约25,当进食含有中等量脂肪的食物后,FK506的生物利用度降低。药代动力学特性在不同的患者变异较大。血药浓度在3天后可以达到稳定状态,大部分患者的最大血药浓度出现于口服后1～3小时左右。

本药经肝脏代谢,细胞色素P_{450}-3A4为此代谢过程中的关键酶。抑制细胞色素P_{450}-3A4系统的药物可能会影响FK506的代谢,导致FK506的血药浓度增加。因此,同时使用该类药物时需要监测FK506的血药浓度,并调整其剂量。该药主要经肾排泄,半衰期为8.7小时,平均血浆清除率为2.43L/h。肝功能不良者半衰期延长。

(二)药理学作用

FK506主要作用于淋巴细胞,是T细胞活化的抑制剂。它可以抑制IL-2、IL-3、IL-4,粒细胞巨噬细胞集落刺激因子(GM-CSF)、肿瘤坏死因子(TNF-α)和γ干扰素(IFN-γ)等T细胞活化因子的基因转录,并可抑制皮肤或肺中的嗜碱性粒细胞及肥大细胞释放组胺。FK506可抑制多种刺激诱导的T细胞活化,包括特异性抗原、有丝分裂原及钙离子透入剂等。并且,其抑制T细胞增殖的作用比CsA强30～100倍。FK506还特异性抑制细胞毒T细胞,与抗移植排斥反应有关。FK506对T细胞的抑制作用可被外源性IL-2部分逆转,提示它仅作用于涉及IL-2的T细胞增殖。FK506不影响T细胞的活化过程早期的抗原识别和产生活化信号阶段,但选择性抑制T细胞活化及克隆增殖过程中基因产物的表达,包括CD_4^+T辅助细胞产生的IL-2、IL-3、IL-4、GM-CSF、TNF-α的mRNA基因转录。

(三)临床应用

1989年FK506即作为免疫抑制剂应用于肝移植等多种脏器移植中。在系统性红斑狼疮、难治性肾病综合征、多发性硬化、溃疡性结肠炎、慢性活动性肝炎、原发性胆管硬化、银屑病和初发1型糖尿病的治疗中,也显示出一定疗效。

1. 系统性红斑狼疮

FK506在系统性红斑狼疮中主要应用于对顽固性皮疹的治疗,但为降低不良反应的发生率,其最低有效剂量还在进一步探索中。2002年初,Yoshimasu等报道,对3例系统性红斑狼疮和4例盘状红斑患者的局部应用FK506后,全部系统性红斑狼疮患者和1例盘状红斑患者的皮疹好转,提示FK506对系统性红斑狼疮患者的皮肤损害有较好的治疗效果。在合并肾炎、骨髓抑制、神经系统病变等脏器损害的患者,已有文献报道对Ⅲ型、Ⅳ型以及Ⅴ型狼疮性肾炎的缓解具有明显的治疗效果,但因样本量小而仍需进一步观察。

2. 抗移植排异反应

1985年Ochiai等开始将FK506应用于器官移植,此后陆续应用于肝、肾、心脏、小肠、皮肤、胰腺和角膜等的移植中。具有高移植存活率、低死亡率及对类固醇的相对非依赖性等优点。一般在移植后立即开始用药,给药剂量比环孢素 A 小 10～100 倍,能延长移植物生存率,并能治疗排异反应。

(四)不良反应

由于大部分出现不良反应的病例合并有严重的基础疾病或同时并用其他药物,常使得与该药物有关的不良反应很难确定。总体而言,FK506 的不良反应发生率较低,且大多是可逆的,并有剂量依赖性,减量后常可好转。和静脉注射给药比较,口服给药的不良反应发生率明显降低。

1. 心血管系统

可引起高血压,也可出现心绞痛、心悸、心包炎和胸腔积液等。偶见血栓性静脉炎、低血压休克、心力衰竭、心脏扩大、心室或室间隔肥大、心律不齐、房颤、室颤甚至心搏骤停。

2. 神经系统

FK506 可诱发神经症状,常见震颤、头痛、失眠、晕眩、感觉和视觉异常等,偶有抑郁、焦虑、紧张、健忘、精神异常、幻觉、反应降低、嗜睡、青光眼及听觉障碍等。

3. 代谢作用及电解质

常见高血钙、高血钾、高血糖和低血磷。偶见酸碱平衡失调、低血钾、高尿酸血症以及血镁、血钙、血钠和血浆蛋白降低。其中高血糖的发生有剂量依赖性,一般无须长期胰岛素治疗,降低血药浓度后血糖可逐渐下降。其发生机制尚不明了,可能与药物毒性导致胰岛 R 细胞变性、胰岛素分泌减少以及外周抵抗增加等有关。

4. 血液及淋巴系统

常见白细胞增加,偶见三系降低、白细胞减少、贫血、血小板减少、嗜酸性粒细胞增多、血小板增多和血栓性血小板减少性紫癜等。此外,还可出现凝血异常,造成血栓和栓塞,如肺栓塞、心肌梗死、肾梗死和脑缺血、脑血栓等。

5. 消化系统

常见恶心、呕吐、消化不良、便秘或腹泻,偶有胆管炎、肝功能异常、黄疸、体重及食欲改变。也可见胰腺炎、肝肿大、肝衰竭等。其中腹泻和恶心的发生率分别为 43.9% 和 37.6% 左右,停药或减量后症状多可消失。

6. 肾脏

可见肌酐及尿素氮增加、尿量增加或减少,偶有肾小管坏死或肾小球病变引起蛋白尿、血尿甚至肾衰竭。其病理改变类似于环孢素 A 导致的肾损害,典型表现之一是结节样小动脉透明变性。

7. 感染

在移植患者,感染是最常见的并发症之一。据欧洲多中心研究报道,发生率可达75.6%,其中巨细胞病毒、EB病毒、卡氏肺囊虫和曲霉菌感染均不少见。

8. 呼吸系统

可造成肺间质纤维化,偶见呼吸困难、哮喘及呼吸衰竭等。

9. 皮肤及过敏反应

常见皮肤红斑如结节性红斑等,偶见脱毛、瘙痒、光过敏、多毛症和荨麻疹等。在少数病例有过敏反应,表现为皮肤潮红、瘙痒及过敏性休克等。

10. 骨骼与肌肉

可见肌肉无力、肌酐升高、缺血性骨坏死、关节炎,偶见抽搐、骨质疏松等。

11. 自身免疫性疾病及肿瘤

接受FK506治疗的患者曾有个别病例发生血管炎、Lyell综合征、Stevens-Johnson综合征等自身免疫病者,但相关性并不明确。偶有发生良恶性肿瘤的报道,例如淋巴瘤,发生率在1%左右。移植患者中,淋巴瘤的发生与供体EB病毒阳性、而受体EB病毒阴性有关。

七、霉酚酸酯

霉酚酸酯(吗替麦考酚酯,Mycophenolatemofetil,MMF),商品名骁悉(CellCept),是一种新型的抗代谢免疫抑制剂。1997年中国药品监督管理局批准其在中国上市,在20世纪90年代初期应用于肾脏移植的临床试验中,以后逐渐发展至肝脏移植、心脏移植以及骨髓移植、胰肾联合移植等。大量的临床资料表明,移植患者使用MMF可以显著减少急性排异的发生率和治疗难治性的移植物排异反应,安全性高,并能改善移植物的长期存活。90年代后期,MMF逐渐用于治疗多种肾脏疾病、系统性红斑狼疮及狼疮肾炎、类风湿关节炎、系统性血管炎等自身免疫病或免疫介导性疾病,并显示出较好的临床疗效和安全性。

(一)药代动力学

MMF口服吸收后,迅速、完全地被转化成具有活性的代谢产物MPA,MMF在血浆中不能被检测到。MMF的平均口服生物利用度是94,血浆蛋白结合率是97,MPA经肠肝循环,因此口服后6~12小时,血浆MPA浓度出现第二个高峰。长期合用MMF、环孢素A和激素的肾移植患者在2~3年后,MPA的谷浓度下降,提示MMF的药代动力学随时间的迁延而改变,从而可影响其生物活性。MMF的活性代谢产物MPA,主要在肝脏通过葡萄糖醛酸转化酶,形成葡萄糖苷 MPA(MPAG),后者可通过肾小管分泌,是从尿液中排泄的主要代谢产物;93％的 MPA 通过肾脏排泄,86％的药物以 MPAG 的形式出现在尿液中。

(二)作用机制

1. 抑制活化的淋巴细胞增殖

MMF 口服吸收后,产生具有活性的 MPA 起效。MPA 通过抑制淋巴细胞内周期依赖性激酶(CDK)的活性,阻断 CDK 抑制剂 P27(Kip 1)的清除,对淋巴细胞产生选择性抗增殖作用。

2. 直接抑制 B 细胞增殖,抑制抗体

MPA 还能抑制培养的人淋巴细胞和脾脏中分化成熟的 B 淋巴细胞合成抗体,因此 MMF 对体液免疫和细胞免疫都具有抑制作用。MMF 和 MPA 主要选择性地作用在淋巴细胞,这一点对 MMF 的耐受性有重要影响。

3. 阻断细胞表面黏附分子合成

MMF 能强烈抑制 CD_4^+ 和 CD_8^+ T 淋巴细胞对血管内皮细胞的黏附和穿透,但对 T 淋巴细胞沿血管内皮细胞表面行走无明显影响。MMF 的这些效应的结果是使 T 细胞难以黏附于内皮细胞,穿越内皮细胞的能力下降,炎症部位的淋巴细胞聚集减少。

4. 抑制非特异性免疫反应

MMF 对非特异性免疫也具有抑制作用,并可能影响抗原递呈。

5. 对其他类型细胞的影响

MMF 对肾小球系膜细胞、血管平滑肌的增生也有抑制作用。此外,尚能显著抑制血管内皮细胞的增生和迁移能力,这可能就是 MMF 对狼疮性肾炎及其他血管炎有显著疗效的理论基础。

MMF 对特异性免疫和非特异性免疫的影响,对细胞免疫和体液免疫的影响,以及对细胞因子和黏附分子等各方面的影响构成了它的免疫抑制作用机制,并也由此产生了它对炎症的抑制作用。

(三)临床应用

1. 系统性红斑狼疮

国内外诸多研究表明,MMF 可控制 SLE 活动,抑制自身抗体的产生,逆转升高的血肌酐,减少尿蛋白及红细胞,改善肾脏病理,并可减低糖皮质激素的剂量。常用于对传统免疫抑制方案无效的患者,且不良反应较少。虽然 MMF 对传统免疫抑制剂治疗无效或复发的 SLE

有明显的疗效很令人鼓舞,但 2000 年发表在《新英格兰医学杂志》上的一篇文章提示我们 MMF 对 SLE 的长期预后的影响还需更大样本和更长期的研究才能得出确切的结论。

2. 类风湿关节炎

体外研究认为,MPA 引起 T 淋巴细胞和单核细胞凋亡和终端分化的增加在器官移植和类风湿关节炎中起抗增殖、免疫抑制和抗炎症作用。1990 年一项研究显示,29 例经 DMARD 治疗失败的类风湿关节炎病人使用 MMF 治疗,并同时使用 NSAIDs 和低剂量口服糖皮质激素,在开始的 2 周内 MMF 由 1.0g/d 逐渐增加到 2.0g/d,随访 3～5 个月,67％的病人关节疼痛指数显著改善,关节肿胀指数也有显著改善。

3. 系统性血管炎

Nowack 等报道,11 例 ANCA 相关的血管炎患者,即 9 例韦格纳肉芽肿和 2 例显微镜下多血管炎,均有严重的肾脏损害,在经 CTX 治疗 3 个月后,用 MMF 2g/d 作为维持治疗,随访的 15 个月内,10 例处于缓解期,仅 1 例韦格纳肉芽肿复发。MMF 可进一步降低病情活动指数和蛋白尿,并可减少激素剂量。所有患者对 MMF 耐受性良好,无严重不良反应。对比较少见的血管炎类型如大动脉炎也有使用 MMF 成功的报道。从以上总体样本不大的报道可以看出,MMF 可以作为治疗血管炎传统疗法的替代药物,使医生多一种选择。

(四)不良反应及处理

MMF 主要通过阻断嘌呤核苷酸的经典合成途径,高度选择性地抑制 T 和 B 淋巴细胞的增殖,而对尚存在补救途径的正常体细胞影响较小,因此,MMF 相对于其他免疫抑制剂而言具有较少的副作用。其主要的不良反应有胃肠道反应,包括腹泻、便秘、恶心、呕吐、消化不良;骨髓抑制,特别是白细胞减少;合并某些感染等。其中胃肠道反应多为自限性,停药可恢复,并与剂量有关。同年轻人相比,老年人不良反应的危险性增加。

研究人员推荐,使用 MMF 期间以及之后至少 6 周内,应采用有效的避孕措施。由于很多药物可从乳汁中分泌,且此药对哺乳婴儿有不良作用,应根据 MMF 对乳母的重要性,决定中止哺乳或停药。服用 MMF 的病人患淋巴增殖性疾病、淋巴瘤和皮肤癌的发生率大约为 1％。MMF 比较其他免疫抑制剂最突出的耐受性是它很少有肝毒性和肾毒性,但对于严重慢性肾功能损害的病人,应避免使用大于 1g 一日 2 次的剂量,并应密切观察。

(远 航)

参 考 文 献

1　Lamberts SWJ,Bruimng HA,de Jong FH. Corticosteroidtherapy in severe illness. N Engl J Med,1997,337:
　　1285

2　Barnes PM, Adcock L. Antiinflammatory actions of steroids: Mcolecular mechanisms. Trends Pharmacol

Sci,1993,14:436

3 Garg V,Jusko W. Bioavailability and reversible metabolismof prednisone and prednisolone in man. Biopharm Drug Dispos,1994,15:163

4 Hirshberg B,Muszkat M,Schlesinger O,et al. Safety of low dose methotrexate in elderly patients with rheumatoid arthritis. Postgrad Med J,2000,76(902):787~789

5 Kremer J M. Rational use of new and existing disease-modi-fying agents in rheumatoid arthritis. Ann Intern Med,2001,134(8):695~706

6 张凤山,赵阴环,孙铀,等. 来氟米特治疗 31 例狼疮肾炎的临床研究. 中华风湿病学杂志,2002,6:282~284

7 Ogawa T,Inazu M,Gotoh K,et al. Therapeutic effects ofleflunomide. a new antirheumatic drug,on glomer-ulonephritis induced by the antibasement membrane antibody in rats. Clin Immunopathol,1991,61:103~118

8 叶任高,李小萍,等. 改进的环磷酰胺冲击疗法治疗狼疮性肾炎观察. 中华肾脏病杂志,1991,7:147

9 张国强,叶任高,等. 环磷酰胺衍生物 4-氢过氧环磷酰胺诱导狼疮肾炎患者肾间质成纤维细胞凋亡. 中国病理生理杂志,1998,14(1):6~9

10 Matsushita M,Hayashi T,Ando S,et al. Changes of CD4/CD8 ratio and IL-16 in systemic lupus erythema-tosus. Clin Rheumatol,2000,19 (4):270~274

11 Yocum D E,Torley H. Cyclosporine in rheumatoid arthritis. Rheum Dis Clin North Am,1995,21(3):835~844

12 胡伟新,陈惠萍,唐政,等. 霉酚酸酯与间断环磷酰胺冲击疗法治疗Ⅳ型狼疮性肾炎疗效的比较. 肾脏病与透析肾移植杂志,2000,9(1):3~8

13 李萍,赵丽娟,赵欣欣. 霉酚酸酯对系统性红斑狼疮患者免疫功能的影响. 中华风湿病学杂志,2001,5(2):84~86

14 杨海春,匡鼎伟,陆福明,等. 霉酚酸酯对狼疮肾炎患者肾内炎症细胞浸润与细胞增生的影响. 中华风湿病学杂志,2001,5(2):252~254

15 张乃铮,张卓莉. 改变病情药(慢作用药),见:张乃铮编. 临床风湿病学. 上海:上海科学技术出版社,1997,416~425

第 3 节　抗凝药物

　　抗凝剂是肾病内科常用药,尤其是血液透析患者。抗凝是血液透析顺利进行的必要保证。本章主要以血液透析中抗凝剂的使用为主。血液透析时一方面应充分抗凝,以保证体外循环的血液不发生凝固,并阻止纤维蛋白原等附着于透析膜使透析清除率下降;另一方面应避免过度抗凝,以免引起或加重出血。故在进行血液透析前应对患者的凝血功能、有无出血倾向等做出全面评估,然后选择合适的抗凝方法。在血液透析过程中应密切观察体外循环中有无血液凝固,必要时作相应的凝血功能检查;对有出血倾向的患者尚应观察有无出血或出血加重情况。另外,不同抗凝方法有不同的不良反应,应注意及时防治。

一、标准肝素抗凝法

标准肝素是最常用的抗凝药,是由一组糖蛋白组成,与 ATⅢ 结合,使后者发生分子构型改变,与凝血酶、凝血因子 Ⅹa、Ⅸa、Ⅺa 结合并灭活。

(一)常规肝素抗凝法

1. 肝素生理盐水浸泡透析器与血路管

血液透析开始前先以肝素生理盐水(生理盐水 500ml＋肝素 1250～1875IU)浸泡和循环 15～20 分钟。

2. 持续给药

(1)首剂肝素:于血液透析开始前 5～15 分钟,肝素 2000IU(50IU/kg)从内瘘静脉端一次推注。

(2)维持用药:肝素 500～2000IU/h 从内瘘动脉端持续滴注。

(3)必要时监测有关凝血试验,并酌情调整剂量,使凝血指标维持在相应的目标范围。

(4)血透结束前 30～60 分钟停止使用肝素。

3. 间歇给药法

(1)体内首剂肝素:于血透开始前 5～15 分钟,从内瘘静脉端一次推注肝素 4000IU(75IU/kg)。

(2)维持用药:随访 ACT,当 ACT 延长至正常的 150%时,给予肝素 1000～2000IU,从内瘘动脉端推注。以后每 30 分钟复查 ACT。一般一次血液透析追加使用肝素 2～3 次。对病情稳定的维持性血液透析患者,维持用药常可每 0.5～1 小时推注肝素 500～1500IU。

4. 肝素剂量调整

(1)由于根据肝素药物动力学计算方法较为繁琐,故临床上可采用一些较为简便的方法计算理想的肝素剂量。

(2)在肝素持续给药时,首剂 2000IU 肝素并不能使所用的患者 WBPTT 延长或 ACT 延长至基础值的 180%。由于肝素的抗凝作用取决于机体对肝素的反应性、肝素的活性等,使 WBPTT 或 ACT 延长至基础值的 180%的肝素剂量范围为 500～4000IU。为确定血液透析时首次肝素剂量,可于注射首次肝素 3～5 分钟后监测 WBPTT 或 ACT,如追加使用肝素,其追加剂量的计算如下:由于 WBPTT 或 ACT 的延长时间与肝素剂量成正比,故如首次肝素使 WBPTT 延长 40 秒,则如需使 WBPTT 再延长 20 秒,所需追加肝素剂量为首次剂量的 1/2。

(3)下列情况应酌情减少肝素剂量:①基础的凝血指标显著延长,血小板功能减退;②短时间透析,主要间歇法给药。

(4)正常人肝素的作用与体重有明显关系,但在尿毒症患者这种关系变化不再明显,可能与贫血程度、血容量情况等很多原因有关,故体重 50～90kg 的成人,肝素剂量基本相同。但体重过轻或过重者,肝素剂量应酌情调整。

(5)停止给药时机:在血液透析患者,肝素的半衰期为 0.5～2 小时,平均 50 分钟。由于凝血时间延长与肝素血浓度成正比,故停药后只要知道某一时间的 WBPTT,就可以计算出以后任一时间点的 WBPTT。

(二)小剂量肝素抗凝

适用于低、中危出血倾向时。

1. 肝素生理盐水浸泡透析器和血路管

同常规肝素抗凝法。

2. 给药方法

维持用药尽可能采用持续肝素输注法。
(1)测定基础 WBPTT 或 ACT。
(2)首次剂量 750IU。
(3)3 分钟后重复 WBPTT 或 ACT。
(4)如 WBPTT 或 ACT 未延长至基础值的 140％,则追加相应剂量肝素。
(5)开始透析、肝素追加剂量为 600IU/h。
(6)每 30 分钟监测 WBPTT 或 ACT。
(7)调整肝素输注速度,以维持 WBPTT 或 ACT 在基础值的 140％。
(8)血液透析结束前不需要停药。
如因条件限制,只能间歇给药时,则肝素首次剂量约为 1000IU,维持剂量为 500IU/h。

3. 首次肝素剂量的确定

使 WBPTT 或 ACT 延长至基础值的 140％的肝素剂量为 300～2000IU。一般在给予肝素 750IU 后 3 分钟重复 WBPTT 或 ACT,如凝血时间延长不够,可计算出需追加的剂量。如给予肝素 750IU 后 WBPTT 延长 20 秒,则再给予肝素 325IU 可使 WBPTT 再延长 10 秒。

4. 肝素维持剂量的调整

使 WBPTT 或 ACT 延长较基础值延长 40％的肝素输注速度为 200～2000IU/h,平均 600IU/h。如首剂肝素 750IU 使 WBPTT 或 ACT 延长时间太短或太长,则需精确计算追加肝素输注速度。

(三)局部体外肝素抗凝

在透析器的动脉端给予肝素,静脉端给予恰当剂量的鱼精蛋白中和肝素的抗凝作用,该方法仅具有体外抗凝作用,而不影响患者体内凝血机制,可显著减少患者出血危险性。选用于有活动性出血、高危出血倾向时。

1. 给药方法

(1)不给予首剂肝素。

(2)应用肝素泵由动脉端持续输注肝素,肝素剂量(mg/h)＝0.003×Q_B/60。Q_B为血流量(ml/min),60 指 60 分钟。一般可维持 LWCT 在 30 分钟左右。

(3)应用输液泵由静脉端持续输注鱼精蛋白,一般肝素与鱼精蛋白的比值为 0.75～1.5(平均 1：1),具体剂量可根据具体患者体外中和试验及透析过程中反复监测 LWCT 来定。

2. 注意事项

(1)反跳现象:由于鱼精蛋白与肝素的结合不稳定,且鱼精蛋白的半衰期较肝素更短。因此,当鱼精蛋白与肝素分离后,游离的肝素可再发生抗凝作用,甚至引起出血。反跳现象一般发生在透析结束后 3～4 小时。

(2)鱼精蛋白的不良反应:可出现过敏反应,甚至过敏性休克。注射速度快会引起心律失常、心脏骤停、呼吸抑制等。鱼精蛋白过量可引起出血。

(四)肝素的不良反应及其防治

1. 出血并发症

如透析结束后发生明显出血,可应用鱼精蛋白中和,剂量为透析时肝素总剂量的 1/2。由于鱼精蛋白半衰期较短,可出现反跳性出血,这时可再给予原剂量的 1/2。某些患者表现为长期隐性出血。在有心包炎、心包积液的患者可诱发心包积血。

2. 血小板减少症

部分患者在长期应用标准肝素后发生血小板减少,少数患者在应用肝素 3～4 天即发病。

3. 过敏反应

过敏性休克一般罕见,也有荨麻疹、发热和关节痛。

4. 高脂血症

肝素增加脂蛋白分解酶的活性,促进脂肪分解,使游离脂肪酸(FFA)增多。

5. 骨质疏松

见于长期应用肝素的患者,与累积肝素剂量有关,其发生机制尚不完全清楚,可能与肝素在骨组织中蓄积影响骨矿化有关。

6. 白细胞下降、脱发

激活补体,引起白细胞下降、脱发等。

二、低分子量肝素

(一)作用机制

低分子量肝素(low molecules weights heparin,LMWHs)由标准肝素经化学或酶学方法降解后分离得到。肝素对凝血因子Ⅹa灭活仅需与ATⅢ结合即达到,而对凝血酶(因子Ⅱa)灭活则需与ATⅢ及Ⅱa同时结合才能达到。随着肝素分子量的下降,分子中糖基数减少,与Ⅱa的结合力下降,而与ATⅢ的结合力有所增强。肝素的抗栓作用主要与抑制Ⅹa的活性有关,而抗凝作用(引起出血)则与抑制Ⅱa活性有关。因此,LMWHs保留抗栓作用而抗凝作用较弱,呈现明显的抗栓/抗凝作用分离现象,这种现象可以抗Ⅹa:Ⅱa比值来做数量上的衡量,标准肝素为1,而LMWHs为(2～4):1。LMWHs半衰期较长,约为标准肝素的2倍,在肾功能衰竭时延长且不易被血透清除。

由于不同LMWHs产品的分子量、组分的纯度及对ATⅢ的亲和力等不同,故药效学和药动力学特性存在较大差异。目前临床应用的LMWHs分子量均在4000～6000。

LMWHs主要抑制Ⅹa活性,对凝血时间影响较小,故抗栓作用以抗Ⅹa(aⅩa IU)活性为指标。血透时维持血浆抗Ⅹa活性在0.4～1.2aⅩa IU/ml较为合适,最低为0.2aⅩa IU/ml。

(二)应用指征

适用于中、高危出血倾向的患者。

(三)用药方案

透析时间不超过4h,如Hct<30%,则剂量为60IU/kg;如Hct≥30%,则剂量为80IU/kg,透析前一次静脉注射,不需追加剂量。透析时间多于5h,则上述总剂量的2/3透析前用,1/3剂量在透析2.5小时后应用。

(四)不良反应

1. 出血

低分子量肝素并不能完全避免出血并发症,必要时可用鱼精蛋白中和,但效果不如对标准肝素。

2. 血小板减少症

发生率低于标准肝素。一般情况下应用标准肝素引起的血小板减少症者,也不应用LM-

WHs。

3. 过敏反应

过敏反应罕见。应用标准肝素过敏者不能应用低分子量肝素。

4. 其他

对骨代谢和脂质代谢的影响不清楚。

三、局部枸橼酸盐抗凝

(一)作用机理

枸橼酸钠螯合血中钙离子生成难以离解的可溶性复合物枸橼酸钙,使血中钙离子减少,阻止凝血酶原转化为凝血酶,从而达到抗凝作用。

(二)应用指征

由于 RCA 仅有体外抗凝作用,故可应用于活动性出血患者、因肝素引起血小板减少症、过敏反应等严重不良反应者。与无肝素透析比较,不需高血流量,故存在血流动力学不稳定时也可使用。

(三)基本方法

1. 应用无钙透析液

枸橼酸钠用输液泵从动脉端输入,钙盐用输液泵从外周静脉输入。

2. 采用普通含钙透析液

枸橼酸钠用输液泵从动脉输入,但不补充钙。

(四)枸橼酸钠浓度

各家报道不一,一般为 3%～46%。但只要使血液进入透析器时枸橼酸浓度保持在 2.5～5.0mmol/L,即可获得满意的体外抗凝效果。如枸橼酸浓度为 46.7%时,输注速度为 25～45ml/h,平均(35±3)ml/h,可使静脉端 ACT 延长至基础值的 115%～125%。

(五)钙盐的补充

使用无钙透析液时,透析器对钙的清除率为(75±5)ml/min(约 7mg/min)。故需补钙,5%氯化钙用输液泵以 0.5ml/min 的速度(约 7mg/min)从外周静脉输注。

(六)并发症及其防治

1. 容量负荷过多

见于所用枸橼酸钠浓度过低,未适当增加脱水量时。如应用 3‰枸橼酸钠溶液,为使体循环血枸橼酸浓度维持在 2.5mmol/L 或 5.0mmol/L,枸橼酸钠的输注量分别为 300ml/h 或 600ml/h,4 小时血液可额外增加血容量 1200～2400ml。故必须及时调整超滤率,保证机体容量平衡。有鉴于此,目前临床上多应用较高浓度的枸橼酸盐溶液。

2. 高钠血症

1mmol/L 枸橼酸钠含 3mmol 的钠离子。但由于一般情况下透析液中钠离子浓度低于血清钠离子浓度,故枸橼酸钠溶液的钠离子可经血透清除。高钠血症少见或程度较轻。

3. 代谢性碱中毒

枸橼酸在体内进入三羧酸循环最终生成 HCO_3^-,1mmol 枸橼酸代谢生成 3mmol HCO_3^-。故 RCA 有导致代谢性碱中毒的可能性,可通过降低透析液中醋酸或碳酸盐浓度来避免代谢性碱中毒的发生。

4. 低钙血症

发生率为 5％～10％。尤易发生在原来血钙偏低,透析前有严重代谢性酸中毒,透析纠正酸中毒而降低血钙等情况。故透析期间应有心电图监护,在高危患者应监测血钙。

四、前列环素

前列环素能有效抑制血小板聚集,对体内凝血状况影响较小,从而被应用于血液透析时的抗凝治疗,尤其是适用于肝素过敏、肝素引起血小板减少症等。但前列环素有比较明显的不良反应,包括皮肤潮红、心动过缓、血管扩张和低血压,因此不适用于血流动力学不稳定的患者。血液透析前列环素的应用方案为起始剂量 5ng/(kg·min),酌情每 20 分钟增加剂量 1ng/(kg·min),最大剂量为 10～20ng/(kg·min)。

(郭桥艳)

参 考 文 献

1 Kario K,Matsuo T,Yamada T,Nakao K,Factor Ⅶ hyperactivity in chronic dialysis patients. Thromb Res, 1992,1,67(1):105～113

2 Ward R,Brier M,A population pharmacodynamic approach to heparin dosing in hemodialysis. Artif Organs,

1997,21:557～560

3　Swartz RD,Port FK,Preventing hemorrhage in high-risk hemodialysis:regional versus low-dose heparin. Kidney int,1979,16(4):513～518

第4节　骨化三醇

骨化三醇的化学成分为 $1,25(OH)_2D_3$ 即 $1,25$-二氢维生素 D_3,是维生素 D 生物活性的最高形式。其主要作用为调节机体内的钙磷代谢。

一、活性维生素 D_3 的合成与代谢

活性维生素 D_3 即 $1,25$-$(OH)_2D_3$(calcitriol)是维生素 D 经肝、肾代谢后的活性产物,除从食物中摄取外,其主要由皮肤中的 7-脱氢胆固醇经日光中紫外线照射转化而来。在肝脏,维生素 D 在 25-羟化酶作用下转变为 25-$(OH)D$,再经肾脏中 1-羟化酶的催化转化为生物活性最强的 $1,25$-$(OH)_2D_3$。发挥生物学效应后,在肝脏和小肠中转化为 $1,24,25(OH)_3D_3$ 而失活。在肝脏,$1,25$-$(OH)_2D_3$ 可与葡萄糖醛酸结合而随胆汁从肠道排出,同时在小肠又被部分重吸收,构成维生素 D_3 的肠肝循环。皮肤基底细胞、毛囊滤泡细胞、淋巴结、胰、肾上腺髓质、脑、结肠等,通过自分泌和旁分泌形式调节局部 $1,25(OH)_2D_3$ 水平,但不影响血液浓度。

二、活性维生素 D_3 的生物合成受多种因素的调节

如甲状旁腺激素(PTH)可直接作用于肾细胞,使 1-羟化酶的活性和分泌提高,促使活性维生素 D_3 的合成。此外,血清钙、磷水平,降钙素、雌激素、生长激素、胰岛素和糖皮质激素对活性维生素 D_3 的合成也有调节作用。$25(OH)_2D_3$(25-羟化胆骨醇)是活性维生素 D 在血液循环中的一种贮存和转运形式,在血浆中的浓度为 $32\mu g/L$,基本无生物活性或很低的生物活性,不具有骨化三醇增加肠钙吸收、动员骨钙的能力。活化的维生素 D 通过靶器官的维生素 D 受体(VDR)发挥作用,按与肠道 VDR 结合力比较,$1,25(OH)_2D_3$ 是 $25(OH)D_3$ 的 500～1000 倍。

三、活性维生素 D_3 对钙、磷代谢的影响

$1,25(OH)_2D_3$ 是固醇类激素的家族成员,已被确认为肾脏分泌的一种激素或称 D-激素,具有构成内分泌系统激素的 4 个关键成分。维生素 D 的生物活性作用主要是通过 $1,25(OH)_2D_3$ 与靶器官组织细胞核上的 VDR 相互作用而产生功效,同时也通过膜 VDR 的非基因途径来发挥其快速的生物活性作用。VDR 主要存在于肠、甲状旁腺和骨这些经典靶器官细胞

中,也广泛存在于其他器官。因此,VDR 的功能本质上亦反映了 $1,25(OH)_2D_3$ 的功能。细胞 VDR 水平受 $1,25(OH)_2D_3$ 和其他类固醇激素包括雌激素、糖皮质激素和 PTH 的影响。

1. 促进小肠钙、磷吸收

活性维生素 D 促进钙、磷吸收的途径有二。其一,骨化三醇改变小肠黏膜细胞浆膜侧膜磷脂的组成(增加磷脂酰胆碱与不饱和脂肪酸的含量),进而增强膜对钙的通透,有利于钙的吸收;其二,活性维生素 D 能从转录水平促进小肠合成一种对钙有高度亲和力的钙结合蛋白,从而加速钙从肠腔进入细胞,胞液中钙增加后可增强 Ca-ATP 酶活性,有利于将胞液中的钙泵入线粒体内储存,并促进钙由小肠黏膜细胞向细胞外液的输送。骨化三醇还可促进小肠黏膜细胞对磷的吸收,这可能是骨化三醇通过对膜磷脂成分的改变直接促进磷的转移,也可能是促进钙吸收必然伴随磷吸收的结果,作用机理尚不十分肯定。

2. 对骨骼的作用

活性维生素 D 与甲状旁腺素协同作用下,加速破骨细胞形成,并增强其活性;通过促进肠道钙、磷的吸收及促进骨盐溶解,使血钙、血磷水平增高,以利于骨化。因此骨化三醇能维持骨盐溶解与沉积的对立统一过程,有利于骨的更新与正常生长。

3. 对肾脏的作用

骨化三醇加强肾近曲小管对钙、磷的重吸收,但作用较弱。

4. 对甲状旁腺的作用

活性维生素 D 可通过三方面抑制甲状旁腺素(PTH)分泌:①在 mRNA 水平抑制 PTH 分泌;②通过增加甲状旁腺细胞内钙离子浓度、抑制甲状旁腺细胞的增殖;③促进肠道钙吸收增加血清钙水平,间接抑制甲状旁腺分泌 PTH。

四、骨化三醇在肾病中的应用

1. 肾病综合征

肾病综合征患者由于维生素 D 结合蛋白从尿中丢失,导致血浆中 25 羟维生素 D 水平的降低,从而影响钙的吸收,是肾病综合征患者出现低钙的原因之一。故此类患者应该补给骨化三醇治疗。

2. 肾小管酸中毒

肾小管酸中毒不仅使骨的离子成分发生变化,磷灰石、钠、钾盐含量减少,抑制与成骨相关的基质基因表达,使破骨细胞活性增加,并且通过对肾脏 1-羟化酶的抑制,减少 1-25-二羟维生素 D 的生成,进而减少钙的吸收,改变了血中离子钙、PTH 和 $1,25$-二羟维生素 D 的稳态平衡关系,使骨溶解加剧。故为逆转以上机制,故此肾病患者应该补给骨化三醇治疗。

3. 肾小球肾炎

肾小球肾炎是 CKD 中常见的病因之一,炎细胞的招募,静止细胞的活化,系膜细胞的增殖和细胞外基质的沉积是其主要特征。其中系膜细胞增殖和细胞外基质增多是导致肾小球硬化蛋白尿产生的重要原因。许多研究发现活性维生素 D_3 可以通过抑制系膜细胞增殖、细胞外基质沉积、炎细胞活化、炎性因子分泌等减轻肾小球肾炎病理改变,保护肾功能。

4. 慢性肾功能不全

当肾功能受损特别是肾小球滤过率低于 $60ml/(min \cdot 1.73m^2)$ 时,由于肾脏 1 羟化作用的损害使得 25 羟维生素 D 向 1,25-二羟维生素 D 转化减少,循环中的 1,25-二羟维生素 D 水平减低。1,25-二羟维生素 D 水平的降低则减少了对 PTH 基因转录的抑制以及减少肠道钙的吸收,从而上调 PTH 的合成。此外,由于 VDR 表达的减少使得靶细胞对 1,25-二羟维生素 D 的作用产生抵抗。这种绝对和相对 1,25-二羟维生素 D 的不足是 CKD 患者发生继发性甲状旁腺功能的重要原因之一。因此在治疗肾性骨病及继发性甲状旁腺功能亢进时,骨化三醇均为首选。

5. 狼疮性肾炎(lupus nephritis,LN)

系统性红斑狼疮(SLE)为 T 细胞依赖,多种自身抗体形成,免疫复合物介导的累及多系统脏器的自身免疫性疾病。活性维生素 D_3 具免疫调节作用,可减轻 SLE 的病理损害,减轻对肾脏的影响。

6. 慢性移植肾病(CAN)

活性维生素 D_3 的免疫调节作用提示可能作为免疫抑制剂用于肾移植。活性维生素 D_3 抑制 T 辅助细胞的功能,减少 IL-2 及 IFN-γ 的分泌;抑制 NK 细胞的增殖和功能,都有利于移植肾在受者体内的存活。

7. 肾肿瘤

有研究者发现活性维生素 D_3 突出的增殖抑制作用,可以抑制肿瘤生长及转移。

五、骨化三醇在肾病中的用法

(一)肾性骨病中的用法

1. 常规疗法

主要用于血浆 PTH 水平在 $10\sim250pg/ml$ 之间的患者或长期血透患者,用量为 $0.2\sim$

0.5g/d。疗效:①能显著降低 PTH 水平;②有效抑制甲旁亢进展;③显著降低特异性骨组织表现;④显著增加骨密度。

2. 冲击疗法

主要用于血浆 PTH 水平高于 180pg/ml 的患者、明显的继发性甲旁亢或对常规疗法症状无明显改善的患者,用量为 2～4btg/次,每周 2 次,连续应用 3～6 个月。疗效:①显著改善低钙血症和高磷血症;②骨组织学改变明显改善;③临床症状明显改善;④副作用较少,高钙血症的发生率低;⑤口服冲击治疗可取得与静脉注射相同的效果。

(二)继发性甲状旁腺功能亢进的用法

1. 非肾功能迅速恶化及不愿随访的患者使用方法

(1)小剂量持续疗法:主要适用于轻度继发性甲旁亢患者或中、重度继发性甲旁亢维持治疗阶段。用法:$0.25\mu g$,每天 1 次,口服。剂量调整:若能使 iPTH 降低至目标范围,可减少原剂量的 25%～50%,甚至隔日用用,并根据 iPTH 水平,不断调整剂量,避免 iPTH 水平的过度下降及反跳,直至以最小剂量维持 PTH 在目标范围;如果 iPTH 水平没有明显下降,则增加原来剂量的 50%,治疗 4～8 周后 iPTH 仍无下降或达到目标范围,可试用大剂量间歇疗法。

(2)大剂量间歇疗法(冲击疗法):主要适用于中重度继发性甲旁亢患者。用法:PTH 300～600pg/ml,每次 0.5～1.5μg,每周 2～3 次,口服;PTH 600～1000pg/ml,每次 1～4μg,每 2～3 次,口服 PTH>1000pg/ml,每次 3～7μg,每周 2～3 次,口服。剂量调整:如果经治疗 4～8 周后,iPTH 水平没有明显下降,则每周 $1,25(OH)_2D_3$ 的剂量增加 25%～50%;一旦 iPTH 降到目标范围,$1,25(OH)_2D_3$ 剂量减少 25%～50%,并根据 iPTH 水平不断调整 $1,25(OH)_2D_3$ 剂量。最终选择最小的 $1,25(OH)_2D_3$ 剂量间断或持续给药,维持 iPTH 在目标范围。目标值如表 2-3。

表 2-3　iPTH 目标范围

CKD 分期	PTH 目标范围	钙磷维持水平	
		Ca*	P
3 期	35～70pg/ml	8.4～9.5mg/dl	2.7～4.6mg/dl
4 期	70～110pg/ml	同上	同上
5 期**	150～300pg/ml	8.5～10.2mg/dl	3.5～5.5mg/dl

* 血钙应以矫正钙浓度为标准。矫正钙=血清总钙+0.8×(4-血清白蛋白浓度 g/dl)。

** 5 期患者:血钙、磷浓度应尽量接近目标值的低值为佳。钙磷乘积:应尽可能维持较低的钙磷乘积,使 $Ca×P<55mg^2/dl^2(4.52mmol^2/L^2)$

2. 应用骨化三醇过程中必要的监测

(1)CKD3～4 期患者:在 $1,25(OH)_2D_3$ 治疗期间,血钙、磷在最初治疗的 3 个月内至少每月测定 1 次,以后可改为每 3 个月测 1 次;血清 iPTH 在最初治疗的 6 个月内至少每月测定

1 次,以后可改为每 3 个月测 1 次。

(2)CKD5 期患者:在 1,25(OH)$_2$D$_3$ 治疗期间,血钙、磷在最初治疗的 1～3 个月内至少每 2 周测定 1 次,以后可改为每月测 1 次;血清 iPTH 在治疗的前 3 个月内至少每月测定 1 次(最好每 2 周测 1 次),当达到目标范围后,可每 3 个月测 1 次。

(3)在用低钙透析液、含钙的磷结合剂、大剂量活性维生素 D 冲击治疗或体内血钙、磷、iPTH 变化大时,应根据病情相应增加对血钙、磷和 iPTH 的监测,及时调整治疗。

(三)活性维生素 D 在慢性肾功能不全中的临床治疗指南

2002 年美国肾脏病基金会通过循证医学及文献荟萃分析,提出了活性维生素 D$_3$ 在慢性肾功能不全中的临床治疗指南。

1. 活性维生素 D$_3$ 在 CKD3～4 期患者中的应用

(1)慢性肾功能不全患者 GFR<60ml/(min·1.73m^2)。当血清 25-(OH)D$_3$ 水平低于 30ng/ml,血浆 iPTH 水平超过靶目标时,开始应用活性维生素 D$_3$,1,25(OH)$_2$D$_3$ 或 1α-D$_3$ 的初始剂量均为 0.25g/d。

(2)活性维生素 D$_3$ 应用前应使血钙小于 9.5mg/dl,血磷小于 4.6mg/dl。肾功能迅速恶化、依从性不好或不能随诊的患者不要应用。在活性维生素 D$_3$ 治疗过程中前 3 个月至少每月复查 1 次血钙、磷水平,其后每 3 个月复查 1 次。前 6 个月至少每 3 个月检测 1 次血浆 iPTH 水平,此后每 3 个月复查 1 次。

(3)活性维生素 D$_3$ 治疗过程中,剂量调节须遵循:如果血浆 iPTH 水平下降至靶目标以下暂停活性维生素 D$_3$,直到 iPTH 水平超过靶目标,然后减为半量活性维生素 D$_3$ 治疗。如果已经是每日的最低用量,可以改为隔日应用;如果血清总钙超过 9.5mg/dl。暂停活性维生素 D$_3$,直到血钙小于 9.5mg/dl,然后减为半量活性维生素 D$_3$ 治疗。如果已经是每日的最低用量,可以改为隔日应用;如果血磷水平超过 4.6mg/dl,暂停活性维生素 D$_3$,并开始使用或加量磷结合剂,直到血磷<4.6mol/dl,继续以前的活性维生素 D$_3$ 的用量。

2. 活性维生素 D$_3$ 在透析患者中的应用

(1)接受血透或腹透的患者,如血浆 iPTH 水平大于 300pg/ml,应该开始接受活性维生素 D$_3$ 治疗,目标是降低血浆 iPTH 水平至靶目标 150～300pg/ml。间断静脉注射钙三醇比每日口服钙三醇能更有效地降低 iPTH 水平。

(2)透析患者接受活性维生素 D$_3$ 治疗前应使血钙<9.5mol/dl,血磷<5.5mol/dl。腹透患者口服钙三醇(0.5～1.0g),每周 2～3 次,或者钙三醇 0.25μg/d。透析患者在初始应用或加量后,第 1 个月至少每 2 周复查 1 次血钙、磷水平,此后每月 1 次。透析患者前 3 个月每月查 1 次血浆 iPTH 水平,此后每 3 个月复查 1 次。根据血钙、血磷及血 iPTH 三者水平调节活性维生素 D$_3$ 用量,方法参考上述活性维生素 D$_3$ 在 CKD3～4 期患者中的应用。有证据提示,血钙磷乘积应小于 55mol/dl,以免引起软组织钙化。要达到这个靶目标,应先将血磷控制在靶目标范围。

六、不良反应

在常规口服给药时骨化三醇的主要不良反应为高钙血症,但极少出现。因为钙在小肠吸收需要钙结合蛋白的中介,钙结合蛋白的合成又受骨化三醇调节,故只要骨化三醇不过量,即使过量的钙亦不会被吸收。但在长期大量使用骨化三醇时可能会引发高血钙、异位组织钙化、脂代谢异常等副作用。此外,$1,25(OH)_2D_3$ 应用不当可过度抑制 iPTH,可能导致动力缺失型骨病发生增多。

七、出现不良反应时的对策

需要严密监测血钙、磷、iPTH:①若有血磷升高,首先积极降磷;②如血钙大于 10.2mg/ml 则应减少或停用含钙的磷结合剂;有条件时使用不含钙的磷结合剂,严重高血钙时应减量或停用 $1,25(OH)_2D_3$,待血钙恢复正常再重新使用;透析患者可使用低钙透析液(<25mmol/L)透析。建议于夜间睡眠前肠道钙负荷最低时给药;5 期 CKD 患者 iPTH 不宜抑制过低,应维持在 150~300pg/ml 为宜。

(李 兵)

参 考 文 献

1 王文姬.维生素 D_3 与肾脏病.肾脏病与透析肾移植杂志,2006,5(3):262~265

2 维生素 D 在慢性肾脏病继发性甲旁亢中合理应用的专家共识(修订版).中国社区医师,2005;9:15~16

3 吴俊,梅长林.维生素 D 在肾脏病领域的应用进展.实用药物与临床,2005,8(5):40~43

4 陈阳生,李明娟,翟翠云.肾性骨病的首选药物-骨化三醇.中国医药研究,2005,3(3):218~219

5 翟翠云,王洪光.骨化三醇的应用及不良反应.药物评价,2009,2(9):69~72

第5节 促红细胞生成素

贫血是慢性肾功能不全常见的临床表现,也是促进慢性肾功能不全进展、心脑血管并发症的发生率及病死率增加的重要危险因素。早在 18 世纪就发现贫血与肾功能不全相关,直到 20 世纪 50 年代,随着促红细胞生成素(erythropoietin,EPO)的发现,对慢性肾功能不全所致贫血的机制才有了充分的认识。1950 年,Reissmann 首次证实存在刺激红细胞生成的激素样因子。1957 年,Jacobson 等发现红细胞刺激因子来源于肾脏,其后 Naets 和 Hense 证实了肾性贫血主要是源于 EPO 缺乏。1977 年,Miyake 从尿中分离出 EPO。1983 年,美籍华裔学者

Lin 等成功分离出人类 EPO 基因。继而 EPO 成功克隆并表达,自此可以产生足量的重组人类 EPO(recombinant human EPO,rHuEPO)以满足临床需要,使肾性贫血的治疗进入了崭新的阶段。

近年来,随着对 EPO 及其受体作用机制的研究,EPO 的应用范围越来越广,除了作为治疗肾性贫血的主要药物外,对非肾性贫血、骨髓增生性疾病、神经系统病变、营养不良等也有一定疗效。许多新型 EPO 的问世也展现了诱人的临床应用前景。

一、促红细胞生成素的药理作用

1. 促红细胞生成素的基因及分子结构

EPO 是一种单链酸性糖蛋白肽类激素,编码 EPO 的基因定位于染色体 7q11~22,包括 3000 个碱基对,由 5 个外显子和 4 个内含子组成。EPO 基因编码首先生成 193 个氨基酸的蛋白质前体,修饰过程中去除 N 端 27 个氨基酸及 C 端 1 个精氨酸,形成 165 个氨基酸的多肽,分子量为 34 000,其中存在两个二硫键,分别位于第 7、161 位氨基酸和第 29、33 位氨基酸,对 EPO 的稳定性起重要作用。EPO 分子经糖基化修饰后,形成具有生物活性的 EPO,分子量为 30 400,碳水化合物占 40%。成熟的 EPO 分子在 24、38、83 位天冬氨酸采集上存在 N-糖基链,这些糖基包括海藻糖、甘露糖、N-乙酰氨基葡萄糖、半乳糖、唾液酸等,他们与 EPO 的活性和清除率密切相关。Miyake 从人类尿中分离出的 EPO 有 α、β 两种,它们的生化特性、分子量和氨基序列相同,但由于所含氨基不同,各种 EPO 的等电点也有差异,因而电泳迁移率有所差异。

2. 促红细胞生成素的合成部位及其受体

胎儿期及出生后早期,EPO 主要由肝脏的肝细胞和巨噬细胞合成。随着年龄增长,肾脏逐渐成为合成 EPO 的主要器官,其合成的 EPO 可达人体总量的 90%。EPO 通过肾间质细胞合成,主要包括毛细血管内皮细胞和成纤维细胞,某些情况下肾小管上皮细胞也能够合成 EPO。此外,脑、肺、脾、骨髓、睾丸等也能合成少量的 EPO。

EPO 受体(EPO-receptor,EPOR)为 I 型跨膜蛋白,由 507 个氨基酸组成,分子量为 66 000~78 000,编码人类 EPOR 的基因位于第 19 号染色体。EPO 刺激骨髓干细胞增殖,与红系祖细胞表面特异性受体结合,在铁、叶酸、维生素 B_{12} 的作用下,促进成熟红细胞的生成。

3. 促红细胞生成素的作用机制

EPO 与其受体结合,影响细胞内信号传导途径。①EPO 与 EPOR 结合后,EPOR 的结构发生变化,激活蛋白酪氨酸磷酸激酶-2(JAK-2),通过下游磷酸肌醇-3-激酶(PI-3-K)—丝氨酸/苏氨酸激酶(Akt)途径,引起多种效应,保持线粒体的完整性,抑制凋亡介质的产生。②激活细胞膜转录因子 STAT 家族,促进细胞的增殖和分化。③激活转录因子 NF-κB,诱导内源性抗凋亡蛋白的转录和表达,抑制促凋亡蛋白 Caspase 产生。大量体外试验证实,EPO 具有抗细胞凋亡的作用,从而在神经系统、视网膜病变及急性肾小管损伤中起保护作用。同时,EPO 与 EPOR 结合后,激活 GTP 结合蛋白,可引起细胞内钙离子浓度快速增加。

4. 促红细胞生成素的代谢动力学

EPO 对缺氧和贫血的反应迅速,缺氧 15~30 分钟就会立即刺激 EPO 产生,1~2 小时即可出现 EPO 升高。EPO 主要通过肾、肝及红细胞 3 种途径清除,其中肾脏清除不足 10%。与其他糖蛋白一样,EPO 通过末端的唾液酸残基阻止其在肝脏中半乳糖受体结合、内化并被降解。内源性 EPO 半衰期为 1.5~2.9 小时,肾功能不全时,半衰期延长。重组 EPO 与内源性EPO 在唾液酸残基上存在一定差异,当静脉给药时,重组 EPO 按指数级清除,在肾功能正常和不全的患者中,半衰期为 2~3 小时,并随剂量增加而改变,分布容积为 30~100ml/kg。

二、促红细胞生成素的临床应用

(一)适应证

1. 肾性贫血

EPO 绝对或相对缺乏是导致肾性贫血的最主要原因,除此之外还包括铁缺乏、营养不良、炎症状态、红细胞寿命缩短、骨纤维化、继发性甲状旁腺功能亢进等。EPO 是目前治疗肾性贫血的最有效的药物。目前,商品化生产的 rHuEPO 分为 α、β、λ 和 ω4 类,其中广泛应用于临床的是 α 和 β 两类,两者临床效果相似。

(1)给药途径:皮下给药为 EPO 的主要给药途径,可较长时间保持体内高药物浓度,且较静脉给药所需剂量减少 33%。血液透析患者静脉给药较方便。

(2)用法与用量:成人患者皮下注射的起始剂量为每周 80~120U/kg(通常为每周6000U),分 2~3 次给药,5 岁以下患儿通常需要加大剂量,为每周 300U/kg。静脉给药的剂量为 120~180U/kg(通常为每周 9000U),分 3 次给药。对于腹膜透析患者,除非不能耐受静脉或皮下注射这两种给药途径,一般不主张腹腔给药。

治疗起始或自 EPO 剂量调整后,直到达到稳定的 Hb/Hct 靶目标和 EPO 用量确定之前,每 1~2 周监测 Hb/Hct,达到稳定的 Hb/Hct 靶目标和 EPO 用量确定后,每 1~2 个月监测Hb/Hct。理想的 EPO 治疗效果为在 2~4 个月内 Hb 缓慢平稳的升至 110~120g/L,尽量控制在 120g/L 以下,不要超过 130g/L,Hct 达到 33%~36%,或相当于 Hb 每个月升高 10~20g/L,Hct 每周平均升高 1%,一般为 0.5%~1.5%。

EPO 治疗过程中要遵循个体化原则。若治疗起始 2~4 周后,Hct 升高不足 2%,EPO 剂量应增加 50%;若每月 Hct 升高超过 8%,或 Hb/Hct 绝对升高值超过 30g/dl,超过靶目标,EPO 剂量应减少 25%;若每月 Hb 升高超过 30g/L,应停用 EPO 1~2 周后,以原剂量的 75%重新开始。一些特殊病例如糖尿病肾病等,EPO 起始剂量不宜过大;对于术后患者或并发感染、肿瘤、慢性炎症的患者,须根据情况增加 EPO 剂量。

(3)促红细胞生成素抵抗：约有 4% 左右的患者应用 EPO 治疗后贫血症状不能改善，或对 EPO 反应仅为一过性。EPO 抵抗定义为在铁储备充足的情况下，静脉注射 EPO 每周 450U/kg 或皮下注射 EPO 每周 300U/kg，4～6 个月后，Hb/Hct 仍未达到靶目标。

真正的 EPO 抵抗很少见，常见的 EPO 抵抗的原因，首先要考虑 EPO 剂量不足。在 EPO 剂量充足的情况下，疗效不佳首先应排除绝对或功能性铁缺乏。1～3 个月内静脉注射铁剂 1000mg 可纠正铁缺乏，若在铁剂量充足的情况下疗效仍不佳，应考虑感染或炎症状态。对于血液透析患者，透析不充分为影响 EPO 疗效的常见原因之一。此外，一些少见的因素同样影响 EPO 的疗效，如铝中毒、甲状旁腺功能亢进和纤维素性骨炎、叶酸或维生素 B_{12} 缺乏、肉碱缺乏、药物（如血管紧张素转化酶抑制剂和血管紧张素 II 受体拮抗剂）、造血系统疾病以及产生 EPO 抗体等因素。血管紧张素转化酶抑制剂和血管紧张素 II 受体拮抗剂可使红细胞生成生理抑制剂在体内堆积，削弱慢性肾功能不全患者对 EPO 的反应性。假若没有导致 EPO 抵抗的明确原因，应行 Hb 电泳。

K-DOQI2007 年促红细胞生成素治疗指南指出，EPO 治疗肾性贫血强调：一是要早期应用；二是要将 Hb/Hct 长期维持在靶目标水平；三是要检测红细胞参数，避免 Hb 上升过快或过高带来的不良反应；四是要及时纠正影响 EPO 疗效的其他因素；最后要观察 EPO 本身的不良反应。

2. 非肾性贫血

EPO 除广泛应用于肾性贫血的治疗外，还应用于各种原因引起的非肾性贫血，如肿瘤、放化疗、自身免疫性疾病、感染、手术等因素引起的贫血。

EPO 可改善肿瘤患者的生活质量，提高治疗的反应性，减少输血带来的并发症。其主要适应证有：①肿瘤导致的慢性失血或全身广泛轻度出血；②并发肾脏 EPO 产生减少因素，如多发性骨髓瘤或非霍奇金淋巴瘤累及肾脏；③Hb 小于 100g/L，且化疗后贫血未改善或加重。肿瘤患者 EPO 治疗通常要加大剂量，一般为每周 150～300U/kg，起效时间一般为 6～8 周。40%～60% 的患者达不到 Hb110～120g/L 的靶目标。

3. 其他

(1)糖尿病神经病变：EPO 可减轻脑缺血引起的炎症反应，促进血管再生，抑制神经细胞凋亡，从而改善糖尿病神经病变。需要注意的是，长期应用 EPO 可致患者出现或加重高血压，Hct 增高，因此，治疗期间要检测血压，并警惕血栓性并发症。

(2)神经及视网膜细胞损伤：EPO 可抑制炎症反应，抑制神经细胞凋亡，促进血管生成，促进神经细胞再生。EPO 不仅能够促进视网膜细胞再生，还可以通过抗凋亡、抗氧化和抗一氧化氮等机制，对视网膜细胞起到保护作用。

(3)血管新生和创伤修复：EPO 具有类生长因子的作用，可直接或间接促进血管生成，增加毛细胞血管数量，有助于炎症反应的修复，对创伤愈合有一定促进作用。

(二)不良反应

1. 高血压

约有 23% 的慢性肾功能不全患者应用 EPO 后出现高血压，非肾性贫血患者接受 EPO 治疗时高血压发生率较低，其发生机制尚有争议。高血压的发生与 EPO 的用量和 Hct 水平无关。可应用降压药物控制血压，首选钙通道阻滞剂。除非出现高血压脑病，一般不主张终止 EPO 治疗，而高血压脑病并不常见。

2. 单纯红细胞再生障碍性贫血

在一些使用 α-EPO 的患者体内存在 EPO 抗体，这些抗体与自身 EPO 和所有外源性 EPO 均有交叉反应，从而诱发单纯红细胞再生障碍性贫血（PRCA）。皮下注射较静脉注射更易诱发 EPO 抗体的产生。EPO 诱发的 PRCA 存在如下临床特征：①尽管接受 EPO 治疗，仍需依赖输血治疗的贫血；②网织红细胞计数小于 10×10^9/L；③骨髓检查示红细胞前体缺乏；④外周血白细胞与血小板计数正常；⑤检出 EPO 抗体。一旦确诊 PRCA，须停用 EPO，给予输血治疗，应用免疫抑制剂、雄激素、丙种球蛋白、血浆置换或肾移植等。避免应用糖皮质激素、环磷酰胺或环孢素 A 等免疫抑制剂。一般 1~3 个月 PRCA 可恢复。

3. 血栓

EPO 治疗后，贫血纠正、血液黏度增加、血小板和凝血因子增多、抗凝物质减少、易导致血栓产生和血管通路阻塞。但目前尚无明确证据表明血管通路栓塞与 EPO 治疗之间存在明确的相关性。

4. 癫痫

早期临床研究表明，在 EPO 接受治疗的最初 3 个月内，癫痫发作有所增加，但新近研究认为，接受 EPO 治疗的发生率为 0%~13%，而未接受 EPO 治疗者为 8%，两者并无明显差异。癫痫不是 EPO 治疗的禁忌证。

5. 肌痛及流感样综合征

表现为肌痛、骨骼痛、低热、出汗等，常在用药 2 小时内出现，可持续 12 小时，2 周后可自行消失。

(三)新型促红细胞生成素

随着 EPO 广泛应用于临床，针对不同疾病治疗的需求，一些新型的 EPO 也应运而生。对 EPO 进行糖基修饰，可使其不刺激红细胞生成，同时能够抗细胞凋亡，起到保护神经组织的作用；新型红细胞生成刺激蛋白与 rHuEPO 相比，其半衰期长、生物活性增加、高血压与血栓事件发生率低；持续红细胞生成素受体激动剂，其半衰期更长，在体内存在 EPO 抗体的情况下仍可以刺激红细胞的产生,可用于治疗 EPO 抗体诱发的 PRCA。此外,还有人工合成红细胞生成蛋白、口服非肽类小分子等,均可促进红细胞的生成。

(马福哲)

参 考 文 献

1 蔡宗仰,潘建涛. 红细胞生成素加蔗糖铁治疗慢性肾衰贫血. 实用医学杂志,2000,16(4):324~326
2 王金全. 慢性肾功能衰竭的贫血. 见:黎磊石,刘志红主编. 中国肾脏病学. 第 1 版. 北京:人民军医出版社,2008,1293~1308
3 Escnbach JW,Abdulhadi MH,Browne JK,et al. Recombinant human erythropoietin in anemic patients with end-stage renal disease. Results of phase Ⅱ multicenter clinical trial. Ann Intern Med,1989,111:992~1000
4 NKF-DOQI:KDOQI clinical practice guideline and clinical practice recommendations for anemia in chronic kidney disease:2007 update of hemoglobin target. Am J Kidney Dis,2007,150:479~512

第6节 铁 剂

肾性贫血(Renal anemia,RA)是慢性肾功能衰竭(chronic renal failure,CRF)的重要并发症之一,其发生率高达 90%,又称难治性贫血,其严重程度和肾功能损害程度呈正相关。

一、铁缺乏的发病机制

RA 可由多种因素引起,其主要原因是肾脏产生的促红细胞生成素(erythropoietin,EPO)不足,从而影响细胞造血机能,以及铁利用障碍所致的正细胞正色素性贫血。肾病患者由于长期的饮食限制,铁的摄入不足,加之肠道失血及铁的吸收障碍等,多存在不同程度的铁缺乏,以往临床通过输血来改善 CRF 患者的严重贫血症状,而 EPO 的应用使患者对输血的依赖显著下降,从而减少了铁元素来源的一条重要途径,而且 EPO 治疗增加了红细胞的生成率,也增加了对铁的需求,使机体对铁的需求量进一步增加。与此同时,对于维持性血液透析(maintenance haemodialysis,MHD)尿毒症患者,其频繁取血化验、透析时血液残留于体外循环管路、慢性胃肠道失血以及摄入不足等,均可造成血液丢失(铁的丢失)。

二、补铁指征

美国肾脏病基金透析指南中,将缺铁定义为:转铁蛋白少于 100ng/ml,转铁蛋白饱和度少于 20%。其中,转铁蛋白(Transferrin,TRF)是反映储存在肝、脾和骨髓网状内皮细胞里的铁,其水平极低或极高分别表示铁不足或铁过剩;转铁蛋白含量少于 100ng/ml,提示机体铁储存不足(绝对铁缺乏),多于 800ng/ml 为过多,200～500ng/ml 为最佳。转铁蛋白饱和度(TSAT)是反应可用于生成红细胞的铁参数,其值小于 20%,提示机体铁利用不足,功能性铁缺乏,50% 为过多,30%～40% 为最佳。但需注意的是,单纯转铁蛋白饱和度(TSAT)或转铁蛋白(TRF)都不能准确地判断慢性肾功能不全患者是否存在功能性铁不足。通常,TSAT 和 TRF 越低,患者铁不足的可能性越高,反之,TSAT 和 TRF 越高,患者铁不足的可能性越低。

绝对铁不足和功能性铁不足的不同之处在于,前者是指储存被耗竭,以及转运至红骨髓的铁减少。慢性肾功能不全患者的绝对铁不足,被定义为转铁蛋白水平少于 100ng/ml 和 TSAT<20%。后者则是指需要从储存铁(在网状内皮细胞内)中释放出更多的铁来支持血红蛋白合成。此时,患者体内可能有足够的铁储存,但因 EPO 刺激红细胞生成,引起了铁的相对不足,其结果是 TSAT 百分率可减少到与铁不一致的水平,而血清铁则仍可在正常水平甚至增高。功能性铁不足和炎症铁阻滞都可能使 TSAT<20% 和转铁蛋白在 100～700ng/ml(炎症时转铁蛋白升高更明显)。前者是在 EPO 治疗中,转铁蛋白逐渐减少,但却仍保留在高水平(>100ng/ml)。后者则是转铁蛋白突然增加并伴有 TSAT 突然下降。如不清楚是何种情况,建议静脉补铁,如未出现促红素反应,很可能是炎症阻滞,在炎症未控制前不宜静脉补铁。

三、补铁途径及铁剂种类

补铁有三种途径:口服、肌内注射及经脉滴注。由于肌内注射局部组织反应大,现已淘汰。口服补铁方便简单、价格低廉、相对安全,对于非慢性肾衰患者可有效补铁,但对于慢性肾衰患者口服铁剂不能满足 EPO 治疗过程中骨髓对铁的需求。口服铁主要有硫酸亚铁、富马酸亚铁、琥珀酸亚铁、葡萄糖酸亚铁、乳酸亚铁、维铁等。但口服铁则主要以亚铁离子的形式在十二指肠和空肠上段被吸收,易受胃酸减少、食物成分的影响,吸收往往较差,生物利用度受到极大地限制,此外在 CRF 患者,虽然体内铁元素的缺乏可以促进铁的吸收,但因为多数患者伴有消化功能障碍,同时口服铁剂本身亦可引起胃肠道不良反应,如食欲下降、恶心、呕吐、上腹疼痛、便秘等,口服铁的生物利用度甚至会进一步降低,也是患者难以坚持口服铁剂的一个问题。

静脉给予铁剂主要有右旋糖酐铁、葡萄糖酸钠铁、蔗糖铁等。静脉铁疗效明显优于口服补铁,主要原因是其直接入血生物利用度高,此外,静脉铁剂入血后迅速进入网状内皮系统,通过巨噬细胞的作用使体内铁离子从复合物中释放出来,一部分与去铁蛋白结合形成铁蛋白在细胞内储存,其余与转铁蛋白结合转送至幼稚红细胞表面的转铁蛋白受体上,进入内质网为造血提供原料,有利于红细胞快速不断地生成,同时这一过程使静脉铁剂避开了肝脏的首过效应,因此静脉铁剂具有生物利用度高的优点。另有学者推测,铁的供给量可能正是缺铁患者红细胞生成过程中的一个限速步骤,故静脉补铁能较快地加速红细胞的生成。而静脉铁的另一优点是起效快。Li 等的研究发现,静脉补铁 2 周时 Hb 的水平显著高于给药以前,而口服补铁 4 周时 Hb 才得到显著升高。此外,静脉铁剂在使用过程中很少出现恶心、呕吐等胃肠道反应,弥补了口服铁胃肠道刺激大的缺点。Johnson 等研究显示,口服补铁便秘、恶心、腹痛等胃肠道不良反应的发生率可高达 46%,明显高于静脉补铁的 11%($P<0.05$)。南京军区南京总

医院对 210 例 HD 患者的多中性研究显示,两组均给予总量 1g 的静脉铁剂,观察 8 周无不良反应发生。可见,静脉补铁和口服补铁相比,具有起效快、生物利用度高、疗效好、胃肠道反应轻等优点,更容易被 CRF 患者接受。静脉补铁近年受到人们愈来愈多的关注,并且临床也证实有效。《美国肾脏基金-透析指南》(NKF-DOQI)指出,只有静脉补铁才能使 ESRD 患者的 Hb 和 Hct 达到靶目标值。

四、静脉铁补铁治疗方案及副作用

1. 静脉补铁有两个方案

一是将 100mg 铁剂静滴,2 次/周,总剂量达 1000mg 后,改为每 1~2 周静滴 1 次;二是每 8~10 次透析,静脉给予 1000mg 铁剂,但很多患者几个月后会再次出现缺铁。至于两种治疗方法的效果,目前尚无比较研究的结果。临床上可根据患者情况,选择静脉铁剂的使用剂量及给药频度。

2. 不同的铁剂具有不同的特性

(1)右旋糖酐铁:起效较慢,在体内需经网状内皮系统加工才能释出铁离子,给药后 7~14 天转铁蛋白才上升,其静滴最大量为 1000mg/次。易发生过敏反应是此药的最大缺点,轻度过敏反应表现为皮肤潮红、瘙痒、水肿、哮喘等,严重者呼吸困难、血压下降,以至心跳骤停。严重反应发生率可达 0.65%~0.70%。其原因仍不明确,可能与肥大细胞接到免疫反应或铁剂释放具有活性的未结合铁导致氧化应激或低血压有关。因此,静滴右旋糖酐铁前必须做药物过敏试验。

(2)蔗糖铁:蔗糖铁注射液为多核氢氧化铁(Ⅲ)—蔗糖复合物溶液,静脉注射后被迅速动员和释放,立即为骨髓生成红细胞所利用。蔗糖铁不易发生过敏反应及急性铁中毒,是目前最安全、有效地经脉铁剂,不良反应发生率仅为 0.02%,且起效快。给药 1~2 天后转铁蛋白即上升,静滴最大量为 500mg/次。

(3)葡萄糖酸铁:在血中能迅速释放铁离子,起效快,给药 1~2 天后转铁蛋白即上升,为此需警惕用量过大时发生急性铁中毒。此药静滴的推荐剂量为 62.5mg/次。萄糖酸铁钠严重不良反应的发生率和严重程度均轻于右旋糖酐铁,可不需要做过敏试验,并可以在 10 小时内推注。国内尚未进入临床。

静脉补铁应按不同剂量进度安排给予,如成人患者 TSAT<20% 和或转铁蛋白小于 100ng/ml,建议在每次透析时给 100mg 铁,共 10 次,在静脉补铁治疗结束后 2 周,应测定 Hct(Hb)、TSAT 和转铁蛋白。如果 TSAT 仍小于 20% 和(或)转铁蛋白小于 100ng/ml,建议再进行 1 个疗程静脉补铁。对能达到 TSAT≥20% 和转铁蛋白超过 100ng/ml,但 Hct 仍小于 33% 和(或)Hb<11g/dl,或仍需要相对大剂量的 EPO 患者,应试用静脉补铁,每周 1 次,每次 50~100mg,共 10 次;也可以每周 3 次或每周 2 次,以使 10 周内补给 500~1000mg 铁。如患者 TSAT≥50% 和(或)血清铁超过 800ng/ml,则应停止静脉补铁 3 个月,在恢复静脉补铁前,

应再测定铁参数。在 TSAT 和转铁蛋白分别降至 50％以下和不超过 800ng/ml,可恢复给予 1～2 剂量的静脉补铁。一旦获得理想的 Hct、Hb 和铁储存值,MHD 患者仍需要静脉补铁来维持,剂量可自 25～100mg/W,这个目标是为血透患者提供 1 个静脉补铁维持剂量,可以让患者在一个安全和稳定的铁水平上维持目标 Hct、Hb。铁维持状况的监测应每 3 个月 1 次。例如,MHD 患者开始的红细胞压积(Hct)是 25％,而要达到的目标值是 35％,在开始使用 EPO 的最初 3 个月中,需要补充的铁剂量大约是 1000mg。其中约 400mg 是单纯用于补充这 3 个月中血液透析丢失的铁量,其余 600mg 则用于提供生成红细胞的需要,以达到 Hct 的目标值。一旦目标值达到,大约每 3 个月需要 400～500mg 的铁用来补充铁的丢失,并维持充分的铁储备。MHD 患者为补充铁的丢失和保持充足的铁储备,每年每人应有 1500～2000mg 的铁补充量,以达到 Hb110～120g/L,Hct33％～36％的目标值。

3. 静脉补铁的不良反应

(1)过敏反应:是最常见的不良反应,典型表现包括低血压、呼吸困难、背痛、面色潮红和焦虑。以右旋糖酐铁最为多见,发生率约 0.7％,最早表现为低血压,可在注射的同时发生。葡萄糖酸铁钠和蔗糖铁,也有类似现象,但较少见,程度也较轻。故静脉铁静滴前需先做药敏试验,可有效避免发生严重的过敏反应。

(2)感染:动物实验表明,给予铁剂可增加感染的概率。静脉补铁治疗与感染风险增加密切相关,其原因可能:①慢性肾脏病患者本身为感染高发人群;②铁是细菌生长重要的因子,一项欧洲大宗的多中心前瞻性研究并未发现转铁蛋白水平或者静脉铁剂治疗与感染有关,但此研究还是建议在急性感染期避免静脉使用铁剂。

(3)氧化损伤:铁能引起氧化应激反应,并能损伤血管内皮,所以长期应用有可能增加心血管事件。游离的高价铁直接接触组织时,可以使生物活性因子(例如蛋白质或脂质)发生氧化。而结合型铁则无氧化作用。在铁剂治疗过程中,以下情况可能会发生氧化损伤:①铁超负荷,组织中储存的铁超过了铁蛋白和含铁血黄素的结合能力,游离铁增加;②静脉注射铁化合物时,游离铁直接进入血液循环中,导致血管或者其他组织的直接氧化损伤。体外试验证实,右旋糖酐铁、寡聚糖铁、葡萄糖酸铁钠和蔗糖铁都能使脂质发生过氧化反应。

(4)其他文献报告:静脉铁剂治疗后,患者可出现尿酶和尿蛋白短暂升高,提示游离铁可直接损伤肾小管,但这种损伤为暂时的,一般在 24 小时内尿酶及尿蛋白可恢复至给药前水平。

五、铁平衡状态的监测

在 EPO 治疗初期和为升高 Hct、Hb 值而增加 EPO 剂量时,对未接受静脉补铁的患者,应每月检查 TSAT 和转铁蛋白。对于开始促红细胞生成素(ESA)治疗的患者,每个月应该进行铁指标的监测,稳定的 ESA 治疗患者或未接受 ESA 治疗的透析患者至少每 3 个月检测一次。接受静脉补铁的患者则至少应每 3 个月检查 1 次,直至达到目标值的 Hct、Hb。在达到 Hct、Hb 目标值后,TSAT 和转铁蛋白至少应每 3 个月测定 1 次。在进行这些铁状况检测前 2 周,应停止静脉补铁治疗。在未应用 EPO 治疗和 TSAT＞20％以及转铁蛋白超过 100ng/ml 的

CRF 患者,应每隔 3~6 个月监测 1 次铁状况。关于铁剂使用的途径、剂量和疗程要根据铁参数,并结合 Hb 水平及 ESA 剂量进行综合分析决定。同时根据治疗过程中上述指标的变化进行相关的调整。

(吴　曼)

参 考 文 献

1　蔡宗仰,潘建涛. 红细胞生成素加蔗糖铁治疗慢性肾衰贫血. 实用医学杂志,2000,16(4):324~326

2　尹广,陈欣. 肾性贫血治疗中静脉铁剂的合理应用. 西南国防医药,2009,19(6):652~653

3　Li H,Wang SX. Intravenous iron sucrose in peritoneal dialysis patients with renal anemia. Petit Dial Int,2008,28(2):149~154

4　Johnson DW,Herzig KA,Gissane R,et al. A prospective crossover trial comparing intermittent intravenous and continuous oral iron supplements in peritoneal dialysis patients. Nephrol Dial Transplant,2001,16(9):1879~1884

5　National Kidney Foudation-Dialysis Outcomes Quality Initiative:NKF-K/DOQI clinical practice guidelines for anemia of chronic kidney disease:Update 2000. Am J Kidney Dis,2001,37(Suppl):182~123

6　季大玺. 重视肾性贫血患者静脉铁剂的合理应用. 肾脏病与透析肾移植杂志,2008,17(4):349~350

7　王海燕,王梅主译. 慢性肾脏病及透析的临床实践指南. 北京:人民卫生出版社,2003,297~306

8　王梅. 肾性贫血及慢性肾衰竭的血液系统损害. 见:王海燕主编,肾脏病学,第 3 版,北京:人民卫生出版社,2008,1908~1914

第 3 章

原发性肾小球疾病

第 1 节　肾小球疾病的病因及发病机制

肾小球疾病的病因和发病机制很复杂,有许多因素参与,如感染、自身免疫、药物、遗传、环境等,其中免疫损伤是多数肾小球疾病发生过程中的共同因素,几乎所有肾小球疾病的发病过程都有免疫学机制参与。一般认为,免疫机制是肾小球疾病的始发机制,在此基础上炎症介质(如补体、白细胞介素、活性氧等)参与下,最后导致肾小球损伤和产生临床症状。在慢性进展过程中也有非免疫非炎症机制参与。

遗传因素在肾小球的易感性、疾病的严重性和治疗反应上的重要性,近年来已受到关注。此外,自身免疫导致或参与各种肾炎的证据也引起了广泛的重视。

一、免疫反应

体液免疫主要指循环免疫复合物(CIC)和原位免疫复合物,在肾炎发病机制中的作用已得到公认,细胞免疫在某些类型肾炎中的重要作用也引起了广泛重视。

(一)体液免疫介导的损伤

大多数肾小球肾炎中,体液免疫介导的损伤主要是肾小球内不同部位形成免疫复合物沉积,包括免疫球蛋白、补体和其他蛋白。这些免疫复合物的致病性取决于 4 个因素:免疫复合物形成的机制、沉积部位、免疫复合物的性质和数量。此外,抗体直接介导的免疫反应在肾小球肾炎的发生中也起到重要作用。

1. 原位免疫复合物的形成

原位免疫复合物是指血循环中游离抗体与肾小球固有抗原或已种植于肾小球的外源性抗

原相结合,在肾脏局部形成免疫复合物。原位免疫复合物的形成部位,取决于肾小球抗原的表达部位或植入抗原的种植部位,可在上皮侧、内皮下或系膜区。

(1)肾小球固有抗原:包括足细胞相关抗原、系膜细胞抗原、基底膜抗原、肾小球内皮细胞抗原。

(2)种植抗原:GBM 中含有以硫酸类肝素为主要成分的蛋白聚集,带有负电荷。具有正电荷的蛋白,可通过电荷吸引种植于 GBM 上,导致原位免疫复合物的形成。此外,细菌、病毒、寄生虫等感染产物和某些药物也可能与肾小球内的某些成分结合而形成植入抗原。

2. 循环免疫复合物的沉积

循环免疫复合物又称可溶性免疫复合物,是由于某些外源性抗原或内源性抗原刺激机体产生相应抗体,所产生的抗体与抗原在血循环中形成免疫复合物。循环免疫复合物易在肾小球内非特异性沉积,从而引发多种肾小球肾炎。主要沉积在肾小球系膜区、内皮下或者上皮侧。此外,循环免疫复合物所携带的电荷对其在肾组织的沉积也有很大影响。

(二)体液免疫介导的损伤

1. 补体的活化过程

肾小球内原位免疫复合物或者循环免疫复合物沉积后,均可以活化补体系统,释放很多炎症介质,从而导致肾小球组织损伤。补体活化在细胞膜表面组合成膜攻击复合物,介导溶细胞效应。在某些病理情况下,补体系统也可以引起宿主细胞溶解,导致组织损伤与疾病。此外,在补体活化过程中产生多种具有炎性介质作用的活性片段,加重组织损伤。

2. 补体活化与免疫复合物的清除

补体可通过以下机制清除免疫复合物。

(1)补体与 Ig 的 Fc 片段结合,一方面改变 Ig 空间构象,抑制其结合新的抗原表位,继而抑制新的免疫复合物形成;另一方面,补体可插入免疫复合物的网络结构,在空间上干扰 Fc 片段之间的相互作用,从而溶解已沉积的免疫复合物。

(2)循环免疫复合物可激活补体,活化后产生的 C3b 可与免疫复合物中的抗体结合,免疫复合物借助 C3b 与表达补体 CR1 和 CR3 的血细胞结合,通过血循环运输至肝脏而被清除。如果免疫复合物不能被有效清除,那么补体持续活化,导致炎症反应。

3. 补体活化与凋亡细胞的清除

在生理条件下,机体常引发大量细胞凋亡,这些细胞表面表达多种自身抗原,如不能及时有效地清除,会影响机体的免疫内稳状态。一些补体成分缺陷可影响机体内环境的稳定,自身免疫性疾病的发病率增高。

4. C5b-9 在肾小球疾病中的损伤作用

(1)C5b-9 对肾小球足细胞的损伤机制:C5b-9 复合物在肾小球足细胞表面形成后导致足

细胞 DNA 损伤,引起足细胞凋亡;诱导足细胞内前列腺素和多种炎症介质;也能诱导足细胞内烟酰胺腺嘌呤二核苷酸磷酸氧化还原酶的大量合成,在局部产生大量的活性氧和脂质过氧物,导致 GBM 的降解;激活磷脂酶 A_2,诱导足细胞的磷脂水解,破坏内质网膜的完整性;改变足细胞骨架蛋白的结构,肌动蛋白微丝断裂,使足细胞足突融合。

(2)C5b-9 对内皮细胞的损伤机制:内皮下沉积的免疫复合物活化补体后,可在内皮细胞表面形成 C5b-9 复合物,一方面可直接诱导内皮细胞凋亡;另一方面使内皮细胞表面 P 选择素和 E 选择素的表达明显增加,增强内皮细胞与循环中的中性粒细胞,血小板和单核细胞的黏附作用,导致内皮细胞的凋亡和脱落。

(3)补体活化对系膜细胞的损失作用:补体活化产生的 C5b-9 对系膜细胞可产生多种活化效应,一方面可激活系膜细胞,促进系膜细胞合成前列腺素、血栓素、血小板源性生长因子和 TGF-β 等炎性介质,促进系膜细胞内活性氧的代谢,使氧自由基及 H_2O_2 合成增加,导致系膜细胞的损伤;另一方面,C5b-9 复合物可刺激系膜细胞产生 IL-6、IL-8、TNF、Ⅳ 型胶原和纤维粘连蛋白等,促进系膜细胞增生和系膜基质增加。

5. 补体调节蛋白与肾小球肾炎

正常情况下,补体的活化受一系列补体调节蛋白的严密调控,以保护正常组织细胞免受损伤。补体调节蛋白主要通过加速 C_3 转化酶和 C_5 转化酶的降解,抑制 C5b-9 的形成等调控补体的活化通路。补体调节蛋白主要包括可溶性补体调节蛋白和细胞膜相关蛋白两大类。血浆中可溶性补体调节蛋白主要有 H 因子、I 因子、C_1 抑制物和 C_4 结合蛋白等;细胞膜相关蛋白主要包括衰变加速因子、膜辅助蛋白、补体受体 1 和 CD59 等。人肾组织固有细胞可表达 4 种膜结合补体调节蛋白,它们之间存在协同效应。在免疫复合物活化补体导致肾小球肾炎中,补体调节蛋白的水平降低或功能减退会加重肾小球的组织损伤。

(三)细胞免疫介导损伤机制

体液免疫固然在肾小球肾炎免疫发病机制中起重要作用,但细胞免疫的作用也不容忽视。一方面,免疫复合物的形成离不开抗体的参与,而抗体的产生离不开 T 细胞的辅助作用;另一方面,许多肾小球疾病并没有明显的体液免疫反应的表现,如微小病变型病,局灶节段性肾小球硬化、肾小球中浸润的细胞毒性 T 细胞可直接攻击肾小球固有细胞,CD_4^+ T 细胞可通过分泌大量的炎性因子,加重肾小球的组织损伤。在某系肾小球疾病中,肾间质内往往有大量 T 细胞浸润,对肾小球疾病的预后和进展起到重要作用。

肾脏组织中的一些抗原与某些特殊类型的肾小球肾炎密切相关。这些抗原在病理情况下,首先通过抗原递呈细胞处理后递呈并活化 T 细胞,然后活化自身反应性 B 细胞,产生相应的自身抗体,导致组织的病理性损伤。此外,肾小管和肾间质里浸润的 T 细胞和巨噬细胞高表达趋化因子或黏附分子,导致肾脏组织病理损伤。

(四)肾脏固有细胞参与的免疫损伤

肾脏固有细胞如血管内皮细胞、系膜细胞、足细胞和肾小管上皮细胞等,一方面是免疫损伤的靶细胞;另一方面又可作为免疫反应的一部分,参与免疫应答过程。

1. 内皮细胞

内皮细胞表面蛋白,作为抗原与抗内皮细胞抗体结合,通过细胞毒杀伤作用导致血管内皮细胞损伤,引起细胞增生、细胞表面黏附因子等细胞因子表达的改变,血管活性物质的释放和促进凝血。

2. 系膜细胞

系膜细胞在肾小球肾炎的发病过程中起着重要作用。系膜细胞在各种免疫或非免疫因素作用下,可发生细胞增生、细胞外基质合成增加,是肾小球肾炎发生、发展及肾小球硬化的重要病理基础。

3. 足细胞

免疫复合物活化补体,形成膜攻击复合物 C5b-9,导致足细胞的损伤。足细胞本身也能合成补体调节蛋白,能抑制补体的过度活化损伤足细胞。同时足细胞能合成一些如前列腺素等炎性介质参与调节局部免疫应答损伤足细胞。

4. 肾小管上皮细胞

在疾病状态下,尿液中的大量蛋白、细胞因子等有害物质可直接引起肾小管上皮细胞的损伤、刷状缘脱落和细胞凋亡。肾小管上皮细胞在结构上与肾间质紧密相连,损伤的肾小管上皮细胞可直接参与间质的炎症和纤维化,或通过吸引炎症细胞的浸润和促进间质固有细胞的增生而在间质纤维化过程中起重要作用。此外,肾小管上皮细胞可作为抗原递呈细胞参与免疫反应。

二、炎症反应

始发的免疫反应需引起炎症反应,才能导致肾小球损伤及临床症状。炎症介导系统可分为炎症细胞和炎症介质两大类,炎症细胞可产生炎症介质,炎症介质又可趋化、激活炎症细胞,各种炎症介质又相互促进或制约。

1. 炎症细胞

炎症细胞主要包括单核-巨噬细胞、中性粒细胞、嗜酸性粒细胞及血小板等。炎症细胞可产生多种炎症介质,造成肾小球炎症病变。此外,有些炎症细胞如激活的巨噬细胞还可直接分泌细胞外基质(ECM)成分,产生抑制 ECM 分解的蛋白酶和激活成纤维细胞等,故与肾小球、间质慢性进展性损害有关。

2. 炎性介质的损伤机制

细胞因子等炎性介质在肾小球肾炎的免疫学损伤过程中发挥重要作用。这些炎性介质不仅来源于浸润的单核细胞、T 细胞,肾小球固有细胞也能合成很多炎性介质。除了上述黏附分子、趋化因子外,还有白细胞介素、肿瘤坏死因子-α、血小板源性生长因子、TGF-β 都能导致肾脏组织损伤。

三、非免疫机制作用

免疫介导性炎症在肾小球病致病中起主要作用和(或)启始作用,在慢性进展过程中存在着非免疫机制参与,有时成为病变持续、恶化的重要因素。剩余的健存肾单位可产生血流动力学改变,促进肾小球硬化。另外,大量蛋白尿可作为一个独立的致病因素参与肾脏病变过程。此外,高脂血症也是加重肾脏损害的重要因素。

(许钟镐)

参 考 文 献

1 秦卫松,刘志红. 肾小球疾病免疫发病机制. 见:黎磊石,刘志红主编. 中国肾脏病学. 第1版. 北京:人民军医出版社,2008,256～276
2 赵明辉,陈香美,谢院生. 肾脏损伤的发病机制. 见:王海燕主编. 肾脏病学. 第3版. 北京:人民卫生出版社,2008,692～816

第2节　肾小球疾病病理的基本病变、分类和临床价值

一、肾小球疾病的基本病变

(一)肾小球的基本病变

1. 肾小球体积的变化

(1)肾小球体积增大:见于毛细血管内增生性肾小球肾炎、膜增生性肾小球肾炎、狼疮性肾炎、血栓性微血管病变、充血性心力衰竭、镰状细胞性贫血、弥漫和结节性糖尿病肾小球硬化、淀粉样变性等;局灶节段或弥漫性肾小球硬化、单侧肾切除后、肾单位巨大稀少症可出现肾小

球代偿性肥大。

(2)肾小球体积缩小:见于严重的缺血性病变如肾动脉狭窄、各种原因的肾小球疾病的晚期。老年人肾小球体积也缩小。

2. 肾小球内细胞成分增多

(1)肾小球内细胞成分增多:主要指肾小球内固有细胞成分增生和血液中细胞成分的渗出,见于肾小球肾炎的急性期。

(2)新月体(毛细血管外增生):新月体见于各种毛细血管襻严重损伤的肾小球肾炎,如血管炎性肾小球疾病、原发性和继发性的渗出和坏死性肾小球肾炎。经典的新月体性肾小球炎分为抗 GBM 抗体介导的肾小球肾炎、免疫复合物介导的肾小球肾炎(如急性感染后肾炎、狼疮性肾炎和 IgA 肾病等)、寡免疫复合物性肾小球肾炎(如 ANCN 相关性血管炎所致的肾损害)。

3. 肾小球系膜病变

(1)非细胞增生性系膜增宽:①系膜区水肿:见于急性肾小管坏死、急性间质性肾小球肾炎和各种肾小球疾导致的肾病综合征;②系膜基质增多:原发性和继发性系膜增生性肾小球肾炎、肝病性肾小球硬化症、弥漫性肾小球系膜硬化等;③系膜区特殊蛋白质沉积:肾淀粉样变性、肾小球硬化症、糖尿病肾小球硬化症以及骨髓瘤肾小球硬化症。

(2)细胞增生性系膜增宽:见于原发性和继发性毛细血管内增生性肾小球肾炎、系膜增生性肾小球肾炎、膜增生性肾小球肾炎。

(3)肾小球毛细血管襻分叶:见于原发性和继发性膜增生性肾小球肾炎、重度系膜增生性肾小球肾炎和毛细血管内增生性肾小球肾炎。

(4)系膜硬化:见于狼疮性肾炎Ⅳ型、急性感染后肾小球肾炎、膜增生性肾小球肾炎、糖尿病结节性肾小球硬化、淀粉样变性、轻链沉积病、重链沉积病、特发性分叶性肾小球肾炎、冷球蛋白血症性肾损害、细纤维样肾小球肾炎、免疫管状肾小球肾病、胶原Ⅲ肾病、纤维连接蛋白肾病。

(5)系膜插入:局限性插入见于原发性和继发性肾小球疾病,广泛插入见于膜增生性肾小球肾炎。

4. 肾小球脏层上皮细胞病变

局灶节段性肾小球硬化症(FSGS)的早期病变可见上皮细胞空泡化,庆大霉素中毒及代谢性疾病(如 Fabry 病)也首先表现为脏层上皮细胞的变化。

5. 肾小囊病变

(1)肾小囊粘连:见于各种肾小球炎症损伤的后期,也见于上皮细胞增生性病变。

(2)肾小囊壁断裂:见于新月体性肾炎、间质性肾炎等。

(3)肾小囊扩张:见于晚期的各种肾小球疾病和肾间质疾病。

6. 肾小球基膜病变

(1)肾小球基膜增厚
①均质性增厚:见于糖尿病性肾病、肾脏的长期慢性缺血及老年性肾病等。
②电子致密的免疫复合物或特殊蛋白物质沉积引起的基膜增厚:见于肾淀粉样变性、膜性肾病。
(2)肾小球基膜变薄:广泛变薄见于遗传性薄基底膜肾病(良性血尿),局灶节段性基膜变薄见于 Alport 综合征。

7. 肾小球毛细血管襻

(1)肾小球毛细血管襻堵塞:见于肾脏血栓性微血管病、抗心磷脂抗体综合征、环孢素毒性、急性血管性排斥反应、播散性血管性内凝血、狼疮性肾炎、冷球蛋白血症、淀粉样变性、脂蛋白肾病、毛细血管内增生性肾小球肾炎等。
(2)肾小球毛细血管襻内多形核细胞和单核细胞:见于急性感染后肾小球肾炎、膜增生性肾小球肾炎、狼疮性肾炎、急性肾静脉血栓、急性排斥反应、肾小球毛细血管襻内血栓形成的肾小球疾病、白血病、节段坏死性和新月体性肾小球肾炎(ANCA 相关的)。

(二)肾小管-间质的基本病变

1. 肾小管上皮细胞混浊肿胀、颗粒变性和吸收性蛋白滴状变性

由于严重的蛋白尿导致肾小管上皮细胞异常吸收造成。

2. 肾小管上皮细胞坏死

如急性肾小管坏死。

3. 肾小管萎缩

见于缺血、梗塞、反流或严重的炎症均可引起小管萎缩,终末期肾病可见小管萎缩。

4. 间质细胞浸润

见于急性肾盂肾炎、急性间质性肾炎、血管炎等。

5. 肾间质纤维化

见于各种肾小球疾病的晚期、慢性间质性肾炎、移植肾的慢性排斥反应等。

(三)肾血管的基本病变

1. 动脉内膜增厚

见于高血压、血栓性微血管病、恶性高血压、硬皮病、移植肾血管排斥反应。

2. 动脉硬化

见于原发性及继发性高血压、糖尿病的微血管病变及老年性肾脏改变。

3. 纤维素样坏死

见于结节性多动脉炎、韦格纳肉芽肿、过敏性血管炎、血栓性微血管病和系统性红斑狼疮等。

二、原发性肾小球疾病的病理分类

根据世界卫生组织(WHO)1995年制定的肾小球疾病病理学分类标准分为以下几类:

1. 轻微性肾小球病变(minor glomerular abnormalities)

2. 局灶性节段性病变(focal segmental lesions)

局灶性节段性病变包括局灶性肾小球肾炎(focal glomerulonephritis)。

3. 弥漫性肾小球肾炎(diffuse glomerulonephritis)

(1)膜性肾病(membranous nephropathy)。
(2)增生性肾炎(proliferative glomerulonephritis)。
①系膜增生性肾小球肾炎(mesangial proliferative glomerulonephritis)。
②毛细血管内增生性肾小球肾炎(endocapillary proliferative glomerulonephritis)。
③系膜毛细血管性肾小球肾炎(mesangiocapillary glomerulonephritis)。
④新月体性和坏死性肾小球肾炎(crescentic and necrotizing glomerulonephritis)。
(3)硬化性肾小球肾炎(sclerosing glomerulonephritis)。

4. 未分类的肾小球肾炎(unclassified glomerulonephritis)

肾小球疾病的临床和病理类型之间有一定联系,并随着认识的深化可找到更多的规律,如链球菌感染后肾小球肾炎病理常表现为毛细血管内增生性肾小球肾炎;急进性肾小球肾炎病理常表现为新月体性肾小球肾炎。但二者之间又常难以有肯定的对应关系,同一病理类型可呈现多种不同的临床表现,而相同的一种临床表现可来自多种不同的病理类型。因此肾活检是确定肾小球疾病病理类型和病变程度的必需手段,而正确的病理诊断又必须与临床密切结合。

(罗 萍)

参 考 文 献

1 章友康. 肾小球疾病概述. 见：陆再英,钟南山主编. 内科学. 第7版. 北京：人民卫生出版社,2008, 499～502

2 陈慧萍. 肾小球疾病的病理学分类. 见：黎磊石,刘志红主编. 中国肾脏病学. 第1版. 北京：人民军医 出版社,2008,276～279

第3节 急性肾小球肾炎

急性肾小球肾炎(acute glomerulonephritis, AGN)简称急性肾炎,是指一组病因不一,临床表现为急性起病,多有前期感染,以血尿为主,伴不同程度蛋白尿,可有水肿、高血压,或肾功能不全等特点的肾小球疾患。

一、病 因

以前认为本病系由甲型溶血性链球菌感染引起：①本病常在扁桃体炎、咽峡炎、猩红热、丹毒、脓皮病等链球菌感染后发生,其发作季节与链球菌感染流行季节一致,如由上呼吸道感染后引起者常在冬春,而皮肤化脓性疾病引起者常在夏秋；②病人血中抗链球菌溶血素"O"抗体(抗O抗体)滴定度增高；③在发病季节用抗生素控制链球菌感染,可减少急性肾小球肾炎的发病率；④肾小球中找到链球菌细胞壁M蛋白抗原。

溶血性链球菌的菌株与肾小球肾炎的发病常随流行情况而异,有所谓"致肾炎性链球菌"者,一般以甲组12型最多见,其他如1、4、18、25、41、49型等,而2、49、55、57、60型则常和脓皮病及肾小球肾炎有关。急性肾小球肾炎的发生与否和病变程度的轻重,均与链球菌感染的轻重无关。患过链球菌感染后肾小球肾炎的人对M蛋白的免疫具有特异性、永久性和保护性,所以很少再次发病。

目前认为本病系感染后的免疫反应引起：①链球菌感染后的急性肾小球肾炎一般不发生于链球菌感染的高峰,而在起病后1周或2～3周发病,符合一般免疫反应的出现期。②在急性肾小球肾炎的发病早期,即可出现血清总补体浓度(CH50)明显降低,分别测各补体值,发现浓度均有下降,但其后C_3、C_5降低更明显,表示有免疫反应存在,补体可能通过经典及旁路两个途径被激活。血循环免疫复合物常阳性。③Lange等用荧光抗体法,曾发现在肾小球系膜细胞中及肾小球基底膜上有链球菌抗原,在电镜下观察到肾小球基底膜与上皮细胞足突之间有致密的块状驼峰样物存在,内含免疫复合物及补体。患者肾小球上IgG及C_3呈颗粒状沉着。患者肾小球中有补体沉着、多形核白细胞及单核细胞浸润,表明这三类炎症介导物质进一步促进了病变的发展。巨噬细胞增殖在病变发展中也起重要作用。

二、临床表现

1. 前驱症状

大多数病人在发病前 1 个月有先驱感染史,起病多突然,但也可隐性缓慢起病。

2. 起病

多以少尿开始,或逐渐少尿,甚至无尿。可同时伴有肉眼血尿,持续时间不等,但镜下血尿持续存在。

3. 水肿

约半数病人在开始少尿时出现水肿,以面部及下肢为重。水肿与急性肾小球肾炎基本相同,水肿一旦出现难以消退。

4. 高血压

起病时部分病人伴有高血压,也有在起病以后过程中出现高血压,一旦血压增高,呈持续性,不易自行下降。

5. 肾功能损害

呈持续性加重是本病的特点。肾小球滤过率明显降低和肾小管功能障碍同时存在。

6. 并发症

病情严重时可以出现急性充血性心力衰竭、高血压脑病、急性肾功能衰竭等并发症。

三、实验室检查

1. 尿液检查

尿常规可见红细胞,多为畸形红细胞;蛋白尿,75%的病人 24 小时尿蛋白足量小于 3.0g;常见肾小管上皮细胞、白细胞、透明及颗粒管型,此外还可见红细胞管型,示肾小球有出血渗出性炎症,是急性肾炎的重要特点。

2. 血常规检查

白细胞可正常增加,轻度贫血为正色素正常细胞性贫血,血沉于急性期增快。

3. 肾功能及血生化检查

急性期肾小球滤过率下降,临床表现有一过性氮质血症。血钾、氯可轻度升高,血钠轻度降低,血浆蛋白轻度下降。

4. 纤维蛋白降解产物(FDP)测定

血、尿 FDP 测定可呈阳性。

5. 免疫学检查

(1)抗链球菌溶血素 O 抗体(ASO):阳性率达 50%~80%。通常于链球菌感染后 2~3 周出现,3~5 周滴度达高峰,后渐下降。

(2)抗脱氧核糖核酸酶 B(anti-DNAse B)及抗透明质酸酶(anti-HASe):由脓疮病引起肾炎中有较高阳性率,有 2 倍以上滴度增高时提示近期内有链球菌感染。

(3)血清总补体 C_3 有 90% 以上起病 2 周内降低,经 4~6 周可恢复正常,如持续降低,说明肾脏病变仍在进行。C_2C_4 和备解素也降解,但降低程度有限。C_3 测定对轻型者有临床价值。

四、诊断及鉴别诊断

(一)诊断

典型急性肾炎在发病前有链球菌感染史,急性起病,经 1~3 周无症状间歇期,出现水肿、高血压、血尿(可伴不同程度蛋白尿),再加以急性期血清 ASO 滴度升高、血补体 C_3 的动态变化即可明确诊断。诊断多不困难。

肾穿刺活检只在考虑有急进性肾炎或临床、化验不典型或病情迁延者进行,以确定诊断。

(二)鉴别诊断

1. 其他病原体感染后的肾小球肾炎

已知多种病原体感染也可引起肾炎,并表现为急性肾炎综合征。可引起增殖性肾炎的病原体有细菌(葡萄球菌、肺炎球菌等),病毒(流感病毒、EB 病毒、水痘病毒、柯萨基病毒、腮腺炎病毒、ECHO 病毒、巨细胞包涵体病毒及乙型肝炎病毒等)、肺炎支原体及原虫等。参考病史、原发感染灶及其各种特点一般均可区别。

2. 其他原发性肾小球疾患

(1)膜增殖性肾炎:起病似急性肾炎,但常有显著蛋白尿、血补体 C_3 持续低下,病程呈慢性过程可资鉴别,必要时行肾活检。

(2)急进性肾炎:起病与急性肾炎相同,常在 3 个月内病情持续进展恶化,血尿、高血压、急性肾功能衰竭伴少尿或无尿持续不缓解,病死率高。

(3)IgA 肾病:多于上呼吸道感染后 1~2 日内即以血尿起病,通常不伴水肿和高血压。一一般无补体下降,有时有既往多次血尿发作史。鉴别困难时需行肾活检。

(4)原发性肾病综合征肾炎型:肾炎急性期偶有蛋白尿严重达肾病水平者,与肾炎性肾病综合征易于混淆。经分析病史、补体检测,甚至经一阶段随访观察,可以区别,困难时须赖肾活检。

3. 全身性系统性疾病或某些遗传性疾病

如系统性红斑狼疮、过敏性紫癜、溶血尿毒综合征、结节性多动脉炎、Goodpasture 综合征、Alport 综合征等,据各病之其他表现可以鉴别。

4. 急性泌尿系统感染或肾盂肾炎

在小儿也可表现有血尿,但多有发热、尿路刺激症状,尿中以白细胞为主,尿细菌培养阳性可以区别。

5. 慢性肾炎急性发作

易误为"急性肾炎",因二者预后不同,需予鉴别。此类患儿常有既往肾脏病史,发作常于感染后 1～2 日诱发,缺乏间歇期,且常有较重贫血、持续高血压、肾功能不全,有时伴心脏、眼底变化、尿比重固定,B 超检查有时见两肾体积缩小。

五、治　疗

急性肾小球肾炎大多可自愈,因此对轻症病例不必过多用药,可采取下列措施。

1. 休息

休息对防止症状加重、促进疾病好转很重要。水肿及高血压症状显著者应完全卧床休息的意见不一致,但若稍活动即引起症状及尿常规异常加重时,则仍以卧床为宜。应避免受寒受湿,以免寒冷引起肾小动脉痉挛,加重肾脏缺血。

2. 饮食控制

在发病初期,饮食控制甚为重要,原则上给予低盐饮食并限制水,因大多数病人有水肿和高血压;若血压很高,水肿显著,应予以无盐饮食,每日入液量限制在 1000ml 以内。尿闭者应按急性肾功能衰竭处理,成人蛋白质每日宜在 30～40g,或按蛋白质 0.6/(kg·d)计算,以免加重肾脏负担。

3. 控制感染

对尚留存在体内的前驱感染如咽峡炎、扁桃体炎、脓皮病、鼻窦炎、中耳炎等应积极治疗。由于前驱感染病灶有时隐蔽,不易发现,故即使找不到明确感染病灶的急性肾小球肾炎,一般也主张用青霉素(过敏者用林可霉素或红霉素)常规治疗 10～14 天,使抗原不至继续侵入机体,以防止肾小球肾炎反复或迁延发展。应避免应用对肾有损害的抗生素。

4. 抗凝疗法

根据发病机制,肾小球内凝血是个重要病理改变,主要为纤维素沉积及血小板聚集。因此,在治疗时,可采用抗凝疗法,将有助于肾炎缓解。

(1)肝素按 0.8~1.0mg/kg 体重加入 5％葡萄糖液 250ml,静滴,每日 1 次,10~14 次为一个疗程,间隔 3~5 天再行下一个疗程,共 2~3 个疗程。

(2)双嘧达莫 50~100mg,每日 3 次。

(3)丹参 2~30g 静滴,亦可用尿激酶 2~6 万国际单位加入 5％葡萄糖液 250ml 静滴,每日 1 次,10 天为一个疗程,根据病情进行 2~3 个疗程。但宜注意肝素与尿激酶不可同时应用。

5. 抗氧化剂应用

可应用超氧歧化酶(SOD)、含硒谷胱甘肽过氧化酶及维生素 E。

(1)超氧歧化酶可使 O-转变成 H_2O_2。

(2)含硒谷胱甘肽过氧化物酶(SeGsHPx),使 H_2O_2 还原为 H_2O。

(3)维生素 E 是体内血浆及红细胞膜上脂溶性清除剂,维生素 E 及辅酶 Q_{10} 可清除自由基,阻断由自由基触发的脂质过氧化的连锁反应,保护肾细胞,减轻肾内炎症过程。

6. 中医治疗

多数采用宣肺利水,清热解毒治则。但应密切注意现代医学研究动向,目前已有文献报道防己、厚朴和马兜铃等中药可引起肾间质炎症和纤维化,最好避免应用上述中药。有些中草药中含非类固醇抗炎剂如甲灭酸(Mefenamic acid)也应慎用,因它可引起急性肾功能衰竭。

7. 症状治疗

(1)水肿及少尿:轻者不一定要用利尿药,水肿明显者用呋塞米(速尿)20~40mg,每日 3 次,严重的伴有急性肾炎综合征者可用呋塞米 80~200mg 加于 5％葡萄糖液 20ml 静脉注射,每日 1 次或 2 次。也可以在 20％甘露醇 250ml 中加呋塞米 80~100mg,每日静滴 1 次,常可产生明显的利尿作用。

(2)高血压及高血压脑病:轻度高血压一般可加强水、盐控制及利尿;中重度者可用利血平 0.25mg,每日 2~3 次口服,若血压急剧升高可给予利血平 1mg 肌内注射;对于血压过高、头痛剧烈、有发生高血压脑病可能者,可应用氯苯甲噻二嗪(Diazoxide)静脉注射,剂量为 3~5mg/kg,能扩张血管、迅速降低血压,或用酚妥拉明(Regitine)或用硝普钠。目前都主张用血管转化酶抑制剂如卡托普利、依那普利和苯那普利,它既可降低全身高血压,又可降低肾小球高血压,可改善或延缓多种病因引起的轻、中度肾功能不全的进程。也可用钙通道阻滞剂,但对肾功能的影响还有不同看法,Griffin 认为钙通道阻滞剂能降低全身高血压,但对肾小球无保护作用,钙通道阻滞剂硝苯地平(Nifedipine)对压力传导和肾小球损伤的有害作用已证实。

若发生高血压脑病,除迅速降压外,抽搐者用地西泮 10mg 静脉注射,必要时可重复使用。也可用苯妥英钠或聚乙醛(付醛)等注射。以前使用硫酸镁注射以降低血压,效果不甚显著,若肾功能不佳,则注射后可产生高镁血症,影响神志及呼吸,因此宜慎重考虑。

(3)高钾血症的治疗:限制钾摄入量,应用排钾利尿剂均可防止高钾血症的发展;如尿量极少,导致严重高钾血症时,经降钾药物治疗无效,可透析治疗。

(4)急性心力衰竭:水、盐潴留为主要诱发因素,因此产生高输出量心力衰竭,治疗以减少循环血量为主,可静脉注射呋塞米以快速利尿。如肺水肿明显,可注射镇静剂或哌替啶或吗啡(小儿慎用),并静脉缓慢注射或滴注酚妥拉明 5~10mg,以扩张血管降低心脏负荷。硝普钠也可应用,其他措施可参考"心功能不全"的治疗方法。洋地黄类药物虽在心力衰竭时常用,但并非主要措施。严重心力衰竭一般治疗措施无效者可考虑单纯超滤疗法。

(马俐儒)

参 考 文 献

1 王海燕.急性感染后肾小球肾炎.见:王海燕主编.肾脏病学.第 3 版.北京:人民卫生出版社,2008,961~975

2 那宇.原发性肾小球疾病相关的急性肾功能衰竭.见:苗里宁主编.肾功能衰竭.第 1 版.西安:第四军医大学出版社,2007,20~25

第4节　微小病变肾病

微小病变肾病(minimal change disease,MCD)又称微小病变性肾小球病(minimal change glomerulopathy),是指临床表现为肾病综合征,光镜下肾小球结构大致正常、电镜下仅以足细胞足突广泛消失为主要特点的一类肾小球疾病。由于在肾小管上皮细胞中存在大量的含脂质的重吸收颗粒,在 20 世纪中叶曾被称为类脂性肾病(lipoid nephrosis),其中包括局灶节段性肾小球硬化,随着对本病认识的深入,这一名称已被废弃。

一、病　因

微小病变肾病病因可分为原发性微小病变肾病、家族微小病变肾病、继发性微小病变肾病。

1. 药物相关性

非甾体类消炎药、抗生素(青霉素、氨苄西林、利福平、头孢克肟)、干扰素、锂、金制剂、甲巯咪唑等。

2. 感染相关性

人类免疫缺陷病毒（HIV）、Guillain-Barre 综合征、梅毒、寄生虫（如血吸虫）等。

3. 肿瘤相关性

霍奇金病、非霍奇金淋巴瘤、实体肿瘤、嗜酸性粒细胞增生性淋巴肉芽肿（Kimura 病）。

4. 过敏相关性

食物、花粉、尘土、昆虫叮咬等。

其中，非甾体类消炎药引起者常导致微小病变肾病与急性间质性肾炎并存，因而，可同时表现出肾病综合征、急性肾衰竭、无菌性白细胞尿及全身过敏表现。

二、临床表现

常突然起病，表现为肾病综合征，水肿一般较明显，甚至可表现为重度的胸、腹水。血尿不突出。血压大多正常，但成人患者高血压较多见。

并发症有感染、电解质紊乱（低钠血症、高钾血症、低钙血症）、血栓、栓塞、营养不良、内分泌功能紊乱（甲状腺功能低下）及急性肾衰竭。

三、诊断及鉴别诊断

(一)诊断

儿童及青少年单纯性肾病综合征（血尿不明显、血压正常、肾功能正常）可以通过肾病综合征经足量激素治疗完全缓解做出推断性诊断，不需要肾活检。对于非单纯性的肾病综合征，复发的、激素依赖或抵抗的单纯性肾病综合征以及中老年患者，必须行肾活检明确病理诊断。

(二)鉴别诊断

1. 系膜增生性肾小球肾炎（非 IgA 型）

非 IgA 型也可表现为肾病综合征，部分患者可有比较突出的血尿，光镜下可见弥漫性系膜细胞及基质增生，免疫荧光常见 IgG、IgM、C_3 等沉积，电镜下可见电子致密物在系膜区沉积，以此可与微小病变肾病鉴别。

2. 局灶节段性肾小球硬化（FSGS）

本病的局灶节段性特点可能在肾活检或病理切片时未取到节段性硬化的肾小球而被误诊

为微小病变肾病,但如果出现以下情况应高度警惕 FSGS 的可能:①以蛋白尿为主要临床表现的原发性肾小球疾病,光镜下肾小球病变轻微,但肾小球体积增大,或存在球囊粘连、灶状肾小管萎缩、肾间质纤维化;②初步诊断为 MCD 或轻度系膜增生性肾小球肾炎的肾病综合征患者,经相应正规的糖皮质激素治疗无效;③在电镜下,见到足突与肾小球基底膜分离;或在患者尿中,找到脱落的足细胞。对这类患者的肾组织标本应增加连续切片,必要时重复肾活检。

3. IgA 肾病

有一小部分患者临床表现为肾病综合征,光镜下无明显病变或仅有轻度系膜增生,免疫荧光以 IgA 沉积为主,电镜下可见广泛足突消失及电子致密物在系膜区沉积,激素的治疗反应类似于微小病变肾病。目前,对于此类患者的诊断尚无定论,存在几种可能性:①微小病变肾病合并 IgA 肾病;②IgA 肾病的一种特殊类型;③微小病变肾病伴 IgA 在肾小球内沉积。

4. 膜性肾病

早期的膜性肾病光镜表现可与微小病变肾病接近,但免疫荧光可见 IgG 沿毛细血管壁颗粒样沉积以及电镜下可见电子致密物在上皮下沉积,可以鉴别。

四、治　疗

90%患者经激素治疗可使肾病综合征缓解,但易于复发。因此,诊断明确后应使用激素治疗以使肾病综合征尽早缓解,缓解后的治疗重点在于如何维持缓解,防止复发。

1. 糖皮质激素

目前在治疗上激素为首选药物。根据患者对激素治疗的反应不同分为激素敏感、激素依赖和激素抵抗。

(1)激素敏感:足量激素治疗 8 周内蛋白尿缓解。

(2)激素依赖:激素治疗有效,在激素减量过程中或停药后 2 周内复发。

(3)激素抵抗:使用足量泼尼松 $1mg/(kg \cdot d)$,8～12 周无效;初始使用激素治疗有效,复发后再次应用激素无效。

成人患者对激素的治疗反应比儿童慢,但复发率比儿童低。Mak 等观察了 40 例成人微小病变性肾病激素治疗的疗效,激素剂量为 $1mg/(kg \cdot d)$,治疗结果提示 4 个月疗程能达到比较好的治疗效果。建议激素疗程 4 个月来判断激素有效或无效。成人接受激素治疗,约 62%的患者至少有 1 次复发,24%的患者反复复发,儿童反复复发率可达 44%。

有报道,一些激素抵抗患儿,尤其是初治激素敏感,后续出现激素抵抗者,大剂量甲泼尼龙静脉冲击治疗能明显提高缓解率。

停用激素 6 个月内不复发者,其长期缓解率为 75%。对于反复复发的患者缓解后,如 3 年之内不再复发,其长期缓解率可达 85%。总体来说,激素敏感者预后好,儿童患者比成人预后好。对激素治疗反应不佳的患者建议行重复肾活检,调整治疗方案。

2. 其他药物

对于反复复发、激素依赖、激素抵抗者，需选择二线免疫抑制剂。

有观察在激素诱导缓解的同时加用环磷酰胺可使成人 5 年持续缓解率由 25％提高到 60％，但激素抵抗者环磷酰胺的疗效同样不佳。

尽管有报道环孢霉素 A(CsA，环孢素)可使 60％的患者达到缓解，但激素抵抗者对 CsA 的治疗缓解率比环磷酰胺高，但是停药后 60％～90％的患者会复发。环孢素的不良反应，尤其是肾毒性限制了它在激素依赖或激素抵抗患者中的长期应用。

他克莫司(FK506)在这类患者中的临床疗效目前尚缺乏相应报道。

霉酚酸酯(MMF)被认为是一种有效的药物，但也只有一些病例数有限的报道。Pecoraro 等观察了 24 例患者接受 MMF 治疗的疗效，结果 24 例患者中 20 例(83％)获得完全缓解或部分缓解，其中 9 例激素依赖的患者，8 例环孢素依赖的患者均在第 11 个月撤减激素。20 例有效患者停用 MMF 治疗 1 年后随访，仅 1 例(5％)复发。这些结果表明 MMF 有望成为难治性病例的治疗选择，但其疗效、合理的剂量、理想的疗程仍不清楚。

（张　睿）

参 考 文 献

1　Falk RJ，Jennette JC，Nachman PH. Primary glomerular disease. In：Brenner BM. The kidney. 7th ed. Philadelphia：WB Saunders，2004：1293～1380

2　Tejani A，Emmett L. Minimal change disease. In：Massry SG，Glassock RJ. Textbook of Nephrology. 4th ed. Philadelphia：Lippincott Williams&Wilkins，2001：694～699

3　Schnaper HW，Robson AM. Nephrotic syndrome：minimal change disease，focal glomerulosclerosis and related disorders. In：Schrier RW，ed. Disease of the kidney and urinary tract. 7th ed. Philadelphia：Lippincott Wilkins，2001：1773～1831

4　Glassock RJ. Secondary minimal change disease. Nephrol Dial Transplant. 2003，18(Suppl 6)：52～58

5　Mak SK，Short CD，Mallick NP. Long term outcome of adult-onset minimal change nephropathy. Nephrol Dial Transplant. 1996，11：2192～2201

6　Nakayama M，Katafuchi R，Yanase T，et al. Steroid responsiveness and frequency of relapse in adult-onset minimal change nephritic syndrome. Am J Kidney Dis. 2002，39：503～512

7　Waldman M，Crew RJ，Valeri A，et al. Adult minimal change disease：clinical characteristics，treatment，and outcomes. Clin J Am Soc Nephrol. 2007，2：445～453

8　Pena A，Bravo J，Melgosa M，et al. Steroid-resistant nephritic syndrome：long-term evolution after sequential therapy. Pediatr Nephrol. 2007，22：1875～1880

9　Metrier A. Use of cyclosporine in the treatment of idiopathic nephritic syndrome in adults. Contrib Nephrol. 1995，114：28～48

10　Day CJ，Cockwell P，Lipkin GW，et al. Mycophenolate mofetil in the treatment of resistant idiopathic nephritic syndrome. Nephrol Dial Transplant. 2002，17：2011～2013

第5节　局灶性节段性肾小球硬化

局灶性节段性肾小球硬化(focal segmental glomerulosclerosis,FSGS)是儿童和成人肾病综合征(nephrotic syndrome,NS)常见的原发性肾小球疾病。其组织病理学特征是部分肾小球节段性瘢痕,伴或不伴肾小球毛细血管内泡沫细胞形成和粘连。所谓局灶性是指只有部分肾小球被累及;节段性是指肾小球只有部分小叶被累及;球性硬化是指整个肾小球全部被累及。

一、病　因

病因是多方面的。由于中毒损伤、体液免疫及血液动力学改变等因素导致毛细血管壁损伤,然后产生大分子蛋白滞留,免疫球蛋白沉积,再与 C_1q 和 C_3 结合,引起足突细胞褪变及与基膜相脱离。

残余肾单位血液动力学发生改变,引起肾小球毛细血管代偿性高血压、高灌注及高滤过,造成上皮细胞及内皮细胞损伤,系膜细胞功能异常,从而导致进行性局灶性节段性硬化。

二、病理检查

1. 光镜

(1)肾小球:FSGS 的病理形态学特点是部分肾小球的部分毛细血管襻受累,节段病变表现为不同程度的硬化和瘢痕,细胞增多,透明滴形成。节段病变主要累及毛细血管外周襻,并常与包曼囊壁粘连。

(2)肾小管间质:FSGS 患者肾小管损伤的程度与肾小球受累的程度与范围有一定相关性,随着肾小球病变进展为慢性肾功能不全,肾小管萎缩的范围明显增加。

2. 免疫病理

可见 IgM 和 C_3 在肾小球内呈局灶节段性分布,多位于节段硬化区域及透明滴部位。

3. 电镜

FSGS 节段硬化区 GBM 扭曲增厚,毛细血管襻闭锁、塌陷,有时 GBM 分层,毛细血管襻闭锁,可见泡沫性巨噬细胞、细胞碎屑、脂滴、颗粒样基质等。

三、临床表现

典型 FSGS 表现为无症状蛋白尿或水肿，2/3 病人表现为肾病综合征，尿蛋白量可小于 1～30g/d，且非选择性，高血压见于 30%～50%病人，约 50%病人有血尿（镜下血尿为主），20%～30%病人肾小球滤过率下降。

四、实验室检查

镜下血尿、蛋白尿，常有无菌性白细胞尿、葡萄糖尿。肾小管功能受损者有氨基酸尿及磷酸盐尿，其发生率高于其他类型的 NS。血清 C_3 往往在正常水平，IgG 水平降低，C_{14} 大多正常。循环免疫复合物见于 10%～30%患者。

五、诊断及鉴别诊断

(一)诊断

1. 肾病综合征或单纯性蛋白尿

患者伴有近端肾小管功能损害；持续性肾病综合征伴有高血压、镜下血尿、非选择性蛋白尿；对激素不敏感的患者，特别是儿童，应怀疑 FSGS。

2. 肾活检有助于诊断

肾小球局灶节段性硬化除了可见于 FSGS 之外，还可见于多种肾脏疾病的慢性发病过程（如各种原发及继发性肾小球疾病）；见于梗阻性肾病及反流性肾病；见于 AIDS 病人及海洛因成瘾者；甚至可见于过度肥胖者。因此要结合病史及临床表现做出诊断。

(二)鉴别诊断

(1)起病时就伴高血压和肾功能损害者在 FSGS 较微小病变性肾病更多见。
(2)镜下血尿的发生率 FSGS 也比微小病变性肾病者为高，约 2/3 患者可伴镜下血尿。
(3)尿蛋白的选择性。
(4)肾小管功能。FSGS 患者常伴有肾小管间质损伤，表现为尿 NAG、视黄醇结合蛋白（RBP）、尿溶菌酶水平升高，尿渗量下降。
(5)血清 IgG 水平。FSGS 患者血清 IgG 水平明显降低，其下降幅度超过尿中 IgG 的丢失量。
(6)FSGS 患者对激素治疗的反应比微小病变性肾病差。

六、治　疗

积极消除及治疗可能导致 FSGS 的病因,并进行利尿、降压等对症治疗。

1. 激素

对于 FSGS 患者应考虑在出现激素抵抗前应用泼尼松 $0.5\sim2.0mg/(kg\cdot d)$,6 个月,诱导缓解剂量至少为 $60mg/d$,疾病缓解与应用大剂量激素(大于 $60mg/d$)是否达 3 个月有关。如有必要,治疗 3 个月后可减量至 $0.5mg/(kg\cdot d)$。

2. 环孢霉素 A

应用环孢霉素 A(CsA)($5mg/(kg\cdot d)$)可减少尿蛋白,因为尽管 CsA 在诱导缓解方面有效,但减量或停药时常复发,所以维持缓解应长期应用 CsA。

3. 细胞毒类药治疗

环磷酰胺和苯丁酸氮芥可作为二级疗法,但证据不足。

4. 血浆置换或蛋白吸附

可应用于复发性 FSGS 的肾移植患者。

5. 普乐可复

FK506 在激素抵抗患者中的疗效只有一些病例数有限的报道,其缓解后复发问题,不良反应以及剂量和疗程都需要进一步观察阐明。

6. MMF 治疗

激素抵抗 FSGS 尚缺乏随机对照临床试验研究。

七、预　后

治疗后完全缓解的患者,病程较稳定;而经治疗未缓解的患者,肾功能会不断恶化,大部(30%～63%)发展为肾衰。未治疗的 NS 患者与治疗失败患者的转归相似。

FSGS 患者的预后与蛋白尿程度,肾功能受损和对激素治疗的反应直接相关。

提示预后不良的指标与其他肾小球疾病相似,如血肌酐水平增加和肾间质瘢痕形成。另外两个指标即大量蛋白尿和高血压不常用。

（贾　冶）

参 考 文 献

1 Falk RJ,Jennette JC,Nachman PH. Focal segmental glomerulosclerosis. In:Brenner BM. The Kidney. 7th ed. Philadephia:WB Saunder,2004:1307～1313

2 D'Agati V. Pathologic classification of focal segmental glomerulosclerosis. Semin Nephrol. 2003,23:117～134

3 Bolton WK,Abdel-Rahman E. Pathogenesis of focal glomerulosclerosis. Nephron. 2001,88:6～13

4 Schnaper HW. INdiopathic focal segmental glomerulosclerosis. Semin Nephrol. 2003,23:183～193

5 Cattran DC. Cyclosporine in the treatment of idiopathic focal segmental glomerulosclerosis. Semin Nephrol. 2003:234～241

6 Feld SM,Figueroa P,Savin V,et al. Plasmapheresis in the treatment of steroid-resistant focal segmental glomerulosclerosis in native kidneys. Am J Kidney Dis. 1998,32:230～237

第6节　膜性肾病

膜性肾病(membranous nephropathy,MN)是导致成人肾病综合征的一个常见病因,其特征性的病理学改变是肾小球基底膜(GBM)上皮细胞下免疫复合物沉积伴 GBM 弥漫增厚。膜性肾病发病机制尚未完全阐明,很多系统性疾病以及一些药物和环境因素,均可以导致肾小球膜性病变(继发性膜性肾病),而病因未明者统称为特发性膜性肾病。统计结果显示,我国膜性肾病患者占原发性肾小球肾炎的 9.89％。在西方国家,膜性肾病在原发性肾小球肾炎中所占的比例要比我国高得多,大约为 30％。

一、病　因

1. 特发性膜性肾病

病因不清。

2. 家族性膜性肾病

仅有很少的家族性聚集的报道,并未明确致病基因。

3. 继发性膜性肾病

继发性膜性肾病约占膜性肾病的 30％。

(1)感染:乙型、丙型肝炎病毒、梅毒、血吸虫、HIV、幽门螺杆菌等。

(2)自身免疫病:系统性红斑狼疮、类风湿关节炎、干燥综合征、桥本病、结节病等。

（3）肿瘤：各种实体瘤及淋巴瘤等。

（4）药物及重金属：青霉胺、硫普罗宁（Tiopronin）、金、汞，较少见还有锂、甲醛、非甾体类消炎药（双氯芬酸 Diclofenac，布西拉明 Bucillamine 等）及卡托普利等。

二、临床表现

1. 一般表现

发病年龄以 40 岁以上多见，特发性膜性肾病起病隐袭，水肿逐渐加重，患者中 80％表现为肾病综合征，约 20％的患者表现为无症状、非肾病范围的蛋白尿。20％～55％的患者有镜下血尿（变形红细胞），肉眼血尿罕见（多见于肾静脉血栓形成或伴新月体肾炎时）；20％～40％患者起病时伴有高血压，若合并有肾功能损害，通常预后较差。大多数患者起病时肾功能正常，但有 4％～8％的患者存在肾功能不全，部分患者可于多年后逐步进展为慢性肾衰竭。而突然起病，尤其是伴明显肾小管功能损害者，要警惕继发性膜性肾病的存在（感染、药物和毒物）。膜性肾病患者，特别是肾病综合征临床表现持续存在的情况下，静脉血栓的发生率明显高于其他肾小球疾病患者。

肾病综合征的各种并发症均可在本病中见到，但比较突出的是血栓、栓塞并发症，常见于下肢静脉血栓、肾静脉血栓肺栓塞，发生率约为 10％～60％，报道中的较大差别可能与检查手段不同有关。膜性肾病患者，特别是肾病综合征临床表现持续存在的情况下，静脉血栓的发生率明显高于其他肾小球疾病患者。

2. 自然转归

膜性肾病患者的临床自然病程差异悬殊，表现出 3 种转归形式：即自发缓解、持续蛋白尿伴肾功能稳定和持续蛋白尿伴肾功能进行减退。30％的患者可以出现自发缓解，临床上以女性患者和儿童患者的自发缓解率较高。蛋白尿的程度和持续时间与患者预后关系密切。除此之外，男性患者、高龄患者、伴肾功能不全和较重的肾小球硬化和肾小管间质损伤者预后较差。

三、诊断及鉴别诊断

(一)诊断

病理诊断膜性肾病后，应首先除外继发因素，才可诊断特发性膜性肾病。

(二)鉴别诊断

常需要鉴别的疾病有以下几种。

1. 膜型狼疮性肾炎

年轻女性多见，有系统性红斑狼疮的多系统损害的表现，病理表现为具有增殖性病变的非典型膜性肾病的特点,免疫荧光多为各种免疫球蛋白、补体均阳性的"满堂亮"现象。但也有个别患者起病时仅有肾脏受累而无系统性表现,在此后数年中才逐步符合系统性红斑狼疮的诊断标准,因此,严密的随访具有重要意义。

2. 乙型肝炎病毒相关性肾炎

大多数儿童及青少年膜性肾病患者都继发于乙型肝炎病毒感染。可有乙型肝炎的临床表现或乙型肝炎病毒的血清学异常,病理表现为具有增殖性病变的非典型膜性肾病,免疫荧光多为"满堂亮",在肾组织中能够检测出乙型肝炎病毒抗原。

3. 肿瘤相关性膜性肾病

见于各种恶性实体瘤及淋巴瘤,在病理上可以与特发性膜性肾病无区别,特别是少数患者可以在确诊膜性肾病后 3~4 年才发现肿瘤,应特别予以关注。这一类患者多发生在老年,统计表明占 60 岁以上膜性肾病患者的 20%。所以,对老年患者应严密随访,注意肿瘤的存在。

4. 药物或毒物导致的膜性肾病

有接触史,停药后多数患者可自发缓解,在病理上可以与特发性膜性肾病无区别,所以,详细了解病史非常重要。

最后,需注意并发症的诊断,特别是血栓、栓塞并发症。彩色多普勒超声可以帮助诊断肾静脉主干血栓及四肢静脉血栓。肾静脉造影是确诊肾静脉血栓最准确的手段。X 线胸片、肺血管 CT 和肺通气、灌注核素扫描可用以发现肺栓塞。

四、治 疗

膜性肾病的治疗一直存在很大的争议。一种观点认为,膜性肾病有较高的自发缓解率,故反对采用免疫抑制剂治疗。另一种观点则认为,本病仍有部分患者逐渐进展至终末期肾功能衰竭,应积极给予免疫抑制剂治疗。目前比较认同的观点是对于初发的、表现为非肾病范围蛋白尿,肾功能正常的患者可以暂不给予免疫抑制剂治疗。在进行非特异性治疗的同时,密切观察病情进展。如患者持续 3 年尿蛋白小于 2g/24h,肾功能维持正常,其长期预后多较良好。对于临床表现为大量蛋白尿者,主张早期使用免疫抑制剂治疗,以达到缓解蛋白尿、减少并发症、延缓肾功能恶化进展的目的。近年的临床研究表明,一部分临床表现为大量蛋白尿的患者,仍有自发缓解的倾向(完全或部分缓解)。针对这类患者过于积极的免疫抑制剂治疗,可能带来相应的不良反应会加速疾病的进展和增加病死率。因此,如何在膜性肾病患者中正确选择免疫抑制剂治疗的时机,以及如何正确使用免疫抑制,仍是一个需要进一步解决的问题。

1. 非免疫治疗

适用于尿蛋白定量少于 3.5g/24h、血浆白蛋白正常或轻度降低、肾功能正常的年轻患者。

多采用控制血压、纠正脂质代谢紊乱和预防静脉血栓形成，以达到减少蛋白尿、延缓肾功能不全的发生，降低心血管并发症，同时又避免因免疫抑制剂治疗带来的严重不良反应。

(1)患者的血压应控制在 125/75mmHg 以下，药物首选血管紧张素转换酶抑制剂(ACEI)或血管紧张素Ⅱ受体拮抗剂(ARB)。

(2)控制高脂血症，可选用他汀类药物，血脂控制在胆固醇低于 2.6mmol/L(100mg/dl)，三酰甘油低于 2.3mmol/L(200mg/dl)。

(3)对于尿蛋白尿量相对较大的患者，建议控制蛋白质的摄入，每日蛋白量以 0.8g/kg 为宜，减少尿蛋白的排出，从而减轻尿液中大量蛋白对肾小管间的损伤，以达到保护肾功能的目的。应给予充分的热量，有效利用摄入的蛋白质，总热量一般应保证 146.54kJ(35kcal)/(kg·d)。

(4)针对膜性肾病患者静脉血栓的高发生率，如果患者尿蛋白持续在 8g/24h 以上，血浆白蛋白低于 20g/L，同时又在应用利尿剂且长期卧床，可预防性地给予抗凝治疗。尿蛋白 3.5～6g/d 且肾功能正常者，除上述处理外，应由肾脏专科医师对其密切观察 6 个月，病情无好转并出现肾功能损害者，则应积极地给予免疫抑制剂治疗。

2. 免疫治疗

膜性肾病患者是否接受免疫治疗，取决于其蛋白尿的程度、持续时间以及肾功能的状态。通常蛋白尿高于 3.5g/24h 伴有肾功能损伤，或蛋白尿高于 8g/24h 属于高危患者，应施以免疫抑制剂治疗。此外，男性年龄高于 50 岁，肾组织病理显示较严重肾小球硬化和肾小管间质损伤的患者对治疗的反应差，预后不好。膜性肾病免疫治疗方案及其疗效评价，总体认为单独应用糖皮质激素无效，激素＋环磷酰胺或环孢素治疗，能使部分患者达到临床缓解。

(1)糖皮质激素联合细胞素药物：甲泼尼龙结合苯丁酸氮芥(MP＋CH)的 6 个月周期性治疗。治疗方案为疗程的第 1、3、5 个月的前 3 天静脉滴注甲泼尼龙 1g/d，连续 3 天，后续口服泼尼松 0.4mg/(kg·d)，在第 2、4、6 个月口服苯丁酸氮芥 0.2mg/(kg·d)，总疗程半年。结果证实该方案具有减少蛋白尿和保护肾功能的作用。此后有研究证明，甲泼尼龙联合环磷酰胺(MP＋CTX)的治疗效果优于 MP＋CH。因此目前临床上多采用激素联合环磷酰胺的治疗方案。在给予激素和免疫抑制剂等积极的治疗同时，仍要密切关注其不良反应。

(2)环孢霉素 A(CsA)：Cattran 等观察了环孢霉素 A 对膜性肾病的治疗效果。51 例入选患者蛋白尿在 4～8g/24h，肾功能正常。CsA 用量每天为 3～4mg/kg，分 2 次服用，同时合用小剂量泼尼松(每天 0.15mg/kg)。对照组以激素加安慰剂量对比观察。26 周后，蛋白尿缓解率在治疗组达 75％，远高于对照组的 22％。两组患者未出现严重不良反应。但是在随后的 2 年随访观察中，有 50％的患者病情复发。对复发的膜性肾病患者再次给予免疫抑制治疗，患者的蛋白尿仍能达到缓解，并使肾功能得以保持稳定。经研究发现，CsA 造成肾毒性常见于每天剂量大于 5mg/kg 和(或)存在广泛肾间质纤维化的患者，表明小剂量 CsA 长期应用的安全性。

(3)雷公藤：有研究采用雷公藤多苷片(40mg，3 次/d)，加小剂量激素(30mg/d)，治疗 6 个月，有效率达 78％，其中完全缓解为 34％，部分缓解为 44％。

（4）他克莫司：与 CsA 同属神经钙蛋白抑制剂，具有特异性高、不良反应少的特点。通过抑制 T 细胞衍生生长因子，影响 B 细胞增殖和抗体的产生而引起免疫抑制。有报道称单独服用他克莫司治疗膜性肾病 6 个月、12 个月和 18 个月的缓解率，分别为 58％、82％和 94％，而对照组（ACEI/ARB）的缓解率分别为 10％、24％和 35％。在一些伴有肾功能损害的老年患者中仍能达到部分缓解。然而其停药后较高的复发率与 CsA 一样，是目前临床治疗中面临的一个较大问题。

（5）霉酚酸酯（MMF）：国内的一项多中心观察结果发现，MMF（1～2g/d）联合泼尼松（20～60mg/d）治疗 6 个月，尿蛋白缓解率达到 72.2％。

（6）利妥昔单抗（Rituximab）：利妥昔单抗是一种针对 B 细胞表面抗原 CD_{20} 的人鼠嵌合型单克隆抗体。Rituximab 能够特异性阻断 B 细胞的增殖与活性，直接诱导 B 细胞凋亡。一项小样本的研究显示，膜性肾病患者给予每周 1 次静脉注射 Rituximab（375mg/m²），共 4 次，1 年后共有 6 例患者获得缓解，大部分患者的尿蛋白水平明显下降。

随着新型免疫抑制药物的不断问世，在临床上针对膜性肾病的治疗手段也相应增加。但是多数药物由于缺乏长期、大样本的对照观察，其有效性及副作用的观察上还需要进一步明确。而且，临床上对于膜性肾病患者疗效的判断不一定追求达到完全缓解（尿蛋白量≤0.3g/24h）。有研究表明，治疗以达到部分缓解（尿蛋白≤3.5g/24h 或尿蛋白下降＞50％），同样能有效地改善患者的预后。

（远　航）

参 考 文 献

1　Li LS,Liu ZH. Epidemiologic data of renal diseases from a single unit in China:analysis based on 13519 renal biopsies. Kidney Int. 2004,66:920～923

2　Cattran DC. Idiopathic membranous nephropathy. Kidney Int. 2001,59:1983～1994

3　Short CD, Mallick NP. Membranous nephropathy In: Schrier RW. Diseases of the kidney and urinary tract. 7th ed. Philadelphia:Lippincott Williams & Wilkins,2001,1743～1772

4　Cattran D. Management of membranous nephropathy:when and what for treatment. J Am Soc Nephrol. 2005,16:1188～1194

5　Ponticelli C,Zucchelli P,Passerini P,et al. A 10-year follow-up of a randomized study with methylprednisolone and chlorambucil in membranous nephropathy. Kidney Int. 1995,48:1600～1604

6　Ponticelli C,Altieri P,Scolari F,et al. A randomized study comparing methylprednisolone plus chlorambucil versus methylprednisolone plus cyclophosphamide in idiopathic membranous nephropathy. J Am Soc Nephrol. 1998,9:444～450

7　Cattran DC,Appel G,Hebert L,et al. North American Nephrotic Syndrome Study Group. Cyclosporine in patients with steroid resistant membranous nephropathy:a randomized trial. Kidney Int. 2001,59:1484～1490

8　赵明辉,陈香美,等. 霉酚酸酯治疗原发性肾病综合征的临床观察. 中华医学杂志. 2001,81:528～531

9 Ruggenenti P,Chiurchiu C,Brusegan V,et al. Rituximab in idiopathic membranous nephropathy：a one-year prospective study. J Am Soc Nephrol. 2003,14：1851～1857

10 Troyanov S,Wall CA,Miller JA,et al. Idiopathic membranous nephropathy：definition and relevance of partial remission. Kidney Int,2004,66：1199～1205

第7节 系膜毛细血管性肾小球肾炎

膜增生性肾小球肾炎（membranoproliferative glomerulonephritis，MPGN），又名系膜毛细血管性肾小球肾炎（mesangial capillaryglornerulonephritis，MCGN），为持续进展性肾小球疾病，多发于青少年。其病变特征是肾小球基底膜增厚、系膜细胞增生和系膜基质扩张，又由于部分患者系膜基质扩张，将肾小球分割成若干小叶区，故又称为分叶性肾炎。临床上本组患者常常表现为肾病综合征伴血尿、高血压和肾功能损害，部分患者伴有持续性低补体血症，故又称为低补体性慢性肾炎，预后较差。在我国的发病率较低，国外报道 MPGN 约占原发性肾小球疾病的 6.4%～7.3%。

一、病因与病理分型

MPGN 按病因分类可分为原发性和继发性。原发性根据其病理表现分为 3 型：Ⅰ型典型改变为肾小球基底膜增厚，系膜细胞及基质增生扩张，插入毛细血管壁的内皮细胞与基底膜之间；Ⅱ型表现为基底膜弥漫性增厚，系膜细胞增生及插入不明显，电镜下可见大量致密物沉积在基底膜；Ⅲ型表现为同时有上皮及内皮下致密物沉积或免疫复合物穿透基底膜全层。多见于儿童和青少年，其中 90% 的Ⅰ型和 70% 的Ⅱ型 MPGN 高发年龄为 8～16 岁，男女比例相仿。继发性病因常见于感染（如乙型、丙型肝炎，感染性心内膜炎）、自身免疫性疾病（包括系统性红斑狼疮、干燥综合征、过敏性紫癜）、恶性肿瘤（血液病、实体瘤等）以及溶血性尿毒症综合征等。

二、临床表现和化验检查

约半数患者在呼吸道感染后起病。临床表现多样，预后较差，是原发性肾小球疾病进展最快的类型之一；至少有半数患者表现为肾病综合征；10%～20% 的患者表现为急性肾炎综合征，1/4 的患者为无症状性血尿和蛋白尿。蛋白尿多为非选择性，以 C_3、IgG、α_2-巨球蛋白为代表的大分子蛋白质，也有小分子和 β_2-微球蛋白、溶菌酶等小分子蛋白均可从尿中丢失。高血压是本病常见的首发症状，通常开始表现较轻，部分患者特别是在Ⅱ型 MPGN 者可以出现严重的高血压。血尿为常见的临床表现，为反复发作的肉眼及镜下血尿。半数以上的患者出现肾功能不全，起病时就出现肾功能不全者预后不良。Ⅱ型 MPGN 患者常常伴随眼部病变（脉络膜疣)及局部脂肪萎缩,但眼部病变程度与肾脏损伤程度并不平行。局部脂肪萎缩的发病可能与补体旁路途径的激活有关。

血清学中最具特点的是补体系统的异常,约 75% 的患者 C_3 持续降低,这与急性链球菌感染后肾炎中降低的 C_3 在 8 周内能够恢复不同,也为临床上的鉴别诊断提供了重要的线索。80% 的 II 型患者还存在抗 C_3 转化酶的自身抗体 C_3 肾炎因子,且超过 50% 的患者在病程中持续阳性。

三、诊断及鉴别诊断

临床上出现以下线索时应高度怀疑 MPGN:①持续的非选择性蛋白尿(或肾病综合征)伴肾小球源性血尿;②血清补体持续降低;③伴有眼部病变和部分脂肪萎缩者,尤其多见于 II 型 MPGN。

本病的诊断依据病理检查,一旦肾脏病理诊断为 MPGN,临床应仔细寻找继发因素,特别是对于中老年患者,因为这对患者以后治疗方案的确定及判断预后至关重要。除了肾脏病理表现外,需要综合各类疾病各自的临床特点共同进行鉴别诊断。

急性起病者应与急性链球菌感染后肾小球肾炎相鉴别。后者血清补体水平在起病后 6~8 周恢复,故持续性低补体血症者应怀疑本病。病理检查有助鉴别。

在肾脏病理检查中应注意与中重度系膜增生性肾小球肾炎相鉴别,后者可以表现为灶状的系膜插入现象。

四、治　疗

对于原发性 MPGN,尚无有效治疗方法,也缺乏大规模的循证医学研究的证据。以往研究多集中在儿童患者,对于成人患者的治疗经验不多。

1. 糖皮质激素

对 MPGN 的疗效有限,但由于缺乏有效的治疗手段,在有一定疗效且无严重副反应情况下,可以长期使用。目前认为大剂量激素隔日给药对于儿童 I 型 MPGN 患者安全有效,延缓疾病进展;多数患者肾功能稳定,重复肾活检显示细胞增生减少,但硬化增多。尽管大多数研究均限于 I 型,但对于 II 和 III 型也可借鉴。从治疗反应来看,I 型疗效好于 III 型;而 II 型 MPGN 对于激素的疗效较差。

对于激素在成人 MPGN 中的疗效目前尚无较大规模的研究进行评价,但一些回顾性的研究提示疗效并不理想,当然其疗程也不如儿童患者长。肾功能正常且表现非肾病蛋白尿的成年患者可进行随访观察。出现肾病综合征的患者,给予泼尼松 1mg/(kg·d) 持续 3~6 个月;效果好者给予最小剂量维持;若治疗 3 个月无效应改为免疫抑制剂如环孢素、霉酚酸酯、他克莫司单独或与激素联合应用。在使用激素及免疫抑制剂过程中应严密监测药物副作用。

2. 抗血小板和抗凝治疗

对于成人 MPGN,有证据显示抗血小板治疗可延缓病变进展,其理论基础在于 MPGN 中血小板的消耗增加,提示血小板可能参与了肾炎的发生。一项研究显示,联合使用阿司匹林(975mg/d)和双嘧达莫(225mg/d)一年后,治疗组较对照组肾小球滤过率的下降速度明显降低,并减少了 3～5 年内进入终末期肾病的比例。但在 10 年时,以上的差异并不显著,提示一旦临床有效,需要延长治疗时间。有关华法林治疗的研究结论目前结果并不一致,且出血的发生几率较高,因此是否应使用该药目前尚无定论。另外,由于Ⅱ型 MPGN 中细胞外基质及系膜细胞增生明显,而肝素及肝素样物质可以抑制它们的增生及补体系统的激活,因此也适用于本型的治疗。但抑制补体活化所需要的肝素剂量远超过临床抗凝使用的剂量。因此肝素抗凝的应用也存在较大争议。

3. 细胞毒药物及其他免疫抑制剂

有关这方面的研究较少。一项针对 5 例成人 MPGN 患者治疗的研究显示:使用霉酚酸酯(起始最大剂量为 2g/d,维持剂量平均为 1.1g/d,持续 18 个月)联合激素治疗后,12 个月后尿蛋白由 5g/d 降至 2g/d,18 个月后降至 2.6g/d。环磷酰胺及环孢素的疗效并不理想。近年来一种雷公藤多苷的提取物 triptolide 因为有降低补体合成的功能,已开始试用于治疗Ⅱ型 MPGN,但尚无定论。

4. 血管紧张素转换酶抑制剂(ACEI)及血管紧张素Ⅱ受体拮抗剂(ARB)

ACEI 和 ARB 除了降压作用外,还具有非血压依赖性肾脏保护作用,能够降低尿蛋白排泄量,有效减少终末期肾功能衰竭的发生。两者合用可以从不同环节阻断肾素-血管紧张素系统对肾脏的损害,对降血压、减少尿蛋白、保护肾功能的作用更强。

5. 营养支持治疗

低蛋白饮食能够有效地减少蛋白尿,延缓肾功能不全进展。在此基础上给予充分的热量支持,补充氨基酸或酮酸,具有纠正营养不良、改善预后的积极作用。出现肾功能损害的患者应根据肾小球滤过率的降低程度调整蛋白摄入量在 0.6g/(kg·d)以下,选择优质动物蛋白加 α-酮酸口服治疗,并保证足够的热量摄入(30～50kcal/(kg·d))。

五、预　后

有研究结果显示 MPGN 患者的 10 年肾脏存活率不足 65%。另有调查结果表明持续肾病综合征状态的Ⅰ型 MPGN 患者的 10 年肾脏生存率为 40%,非肾病综合征者为 85%。Ⅲ型 MPGN 的预后不佳,但好于Ⅰ型和Ⅱ型。高血压、肾病综合征、早期出现的肾功能受损和细胞新月体的形成是影响预后的主要因素;而与是否存在肾炎因子、低补体血症的持续时间和严重程度无关。

Ⅱ型MPGN的预后较Ⅰ型差,这可能是由于电子致密物的沉积与新月体肾炎和慢性间质性肾炎相关。Ⅱ型MPGN临床缓解者很少,仅见于部分儿童患者,通常在起病8~12年进入肾衰竭。

(远 航)

参 考 文 献

1 Zhou XJ, Silva FG. Membranoproliferative glomerulonephritis. In: Jennette JC, Olson JL, Schwartz MM, et al. eds. Heptistall's pathology of the kidney. Philadelphia: Lippincott Williams & Willkins, 2007, 253~319
2 Misra A, Peethambaram A, Garg A. Clinical features and metabolic and autoimmune derangements in accuired partial lipodystrophy: Report of 35 cases and review of the literature. Medicine(Baltimore), 2004, 83: 18~34

第8节 新月体肾炎

新月体肾炎(CGN)是指由多种病因造成的累及50%以上肾小球,以包曼囊内大量新月体形成为特征的病理诊断名称,临床多表现为急进性肾炎综合征,又称为急进性肾小球肾炎(RPGN)。根据免疫病理和发病机制不同,可分为Ⅰ型(线状免疫复合物沉积,由抗肾小球基底膜(GBM)抗体介导)、Ⅱ型(免疫复合物型)和Ⅲ型(无或寡免疫型,由抗中性粒细胞胞浆抗体(ANCA)介导)。部分病因不明者,称为特发性新月体肾炎。

一、病因和分类

新月体肾炎分为3类。①Ⅰ型:抗GBM抗体介导的新月体肾炎,IgG沿GBM呈线性沉积,循环抗GBM抗体阳性,临床主要表现为Goodpasture病或抗肾小球基底膜肾炎。②Ⅱ型:免疫复合物介导的新月体肾炎,肾小球毛细血管襻及系膜区见大量颗粒状免疫复合物及补体沉积,往往伴有增生性肾小球病变,见于多种原发性和继发性肾小球疾病,如IgA肾病、狼疮性肾炎、过敏性紫癜性肾炎。③Ⅲ型:寡免疫性新月体肾炎,特征为肾小球内无(或很少量)免疫复合物沉积,大部分患者与ANCA相关,临床表现为ANCA相关性系统性血管炎(如微型多血管炎、Wegener's肉芽肿和Churg-Strauss综合征)或局限于肾脏的血管炎(renal limited vasculitis),少部分为ANCA阴性或ANCA与抗GBM抗体双阳性。

二、临床表现

三种RPGN共同的临床特征包括血尿(畸形红细胞和粒细胞管型)、蛋白尿、少尿、水肿和高血压,肾功能急剧减退(通常肾小球滤过率减少50%),数日或数周进入透析。组织学表现主要为广泛的新月体肾炎形成(通常病变累及50%以上的肾小球)。

寡免疫复合物型RPCN常并发于系统性血管炎,有显微镜下多动脉炎或Wegener's肉芽肿病相似的临床表现。患者常隐匿起病,初期症状为疲劳、发热、盗汗和关节痛。尿液分析表现为血尿,并有异形红细胞、红细胞管型,不同程度的蛋白尿,普遍存在肾功能不全。

肾脏病理学检查(肾活检)是确诊及鉴别诊断的根据。

CGN组织学诊断标准为60%以上肾小球形成新月体,而且60%以上肾小球包曼囊壁被新月体所占据。毛细血管襻呈局灶节段性坏死,大量纤维蛋白沉积。肾小球内皮细胞和系膜细胞增生。GBM断裂,可见多形核细胞和单核细胞浸润,肾小球毛细血管襻由于受到新月体的挤压而缩小或闭塞。

电子显微镜可以发现肾小球内皮细胞与GBM分离。GBM和包曼囊基膜断裂,单核巨噬细胞和纤维蛋白可以通过破裂的GBM进入尿腔,系膜区和内皮下可见散在的电子致密物沉积。

肾间质大量炎性细胞浸润和纤维化,在新月体小球周围间质更为突出。

免疫病理学检查在RPGN分类中最有用,肾小球基底膜免疫球蛋白线性沉积提示为抗GBM抗体肾炎;颗粒状肾小球免疫球蛋白和补体沉积提示为免疫复合物肾炎;肾小球缺乏免疫球蛋白沉积可能为非免疫复合物型RPGN,40%~50%RPGN患者为此型,包括原发性RPGN和继发于系统性血管炎的RPGN。

三、实验室检查

1. 肾脏形态学检查

在新月体肾炎患者,B超检查肾脏通常肿大,皮髓界限消失。放射性核素肾图显示肾脏灌注和滤过减少。

2. 尿液检查

尿沉渣检查可见大量多形性红细胞,甚至肉眼血尿,白细胞计数也可明显增高,常伴有红细胞管型、颗粒管型和白细胞管型。患者均伴有蛋白尿,肾病范围的蛋白尿者占20%~50%;病变严重者,通常无大量蛋白尿。

3. 血液检查

(1)血液生化:血清白蛋白常下降,但免疫球蛋白正常或升高。血清肌酐可反映肾功能状态,多数患者表现为血清肌酐进行性升高。

(2)血常规:常见正细胞、正色素性贫血,并与肾功能衰竭程度相平行,也可见到白细胞减少和血小板增多症。

(3)红细胞沉降率:通常明显升高,大于100mm/h者应考虑为系统性疾病所致。

(4)补体:血清低补体血症可见于链球菌感染后肾小球肾炎或狼疮性肾炎。

(5)C-反应蛋白:此蛋白升高是新月体肾炎常见的共同表现。

4. 自身抗体

根据病因不同,采用免疫荧光和酶标记免疫吸附测定(ELISA)法等,可检查相应自身抗体,如抗 GBM 抗体、ANCA、抗核抗体、抗 ds-DNA 抗体、抗内皮细胞抗体(AECA)和类风湿因子等。

四、诊　断

新月体肾炎的诊断依赖肾活检。

五、治　疗

治疗中应注意:①尽可能早期治疗,提高疗效,改善预后;②根据免疫病理确定治疗方案;③抑制急性炎症反应;④抑制肾小球硬化和间质纤维化进展。

(一)一般治疗

一般治疗包括卧床休息,给无盐或低盐饮食,以维持和调整容量与电解质平衡,纠正代谢性酸中毒,严格控制高血压等。病情需要时,可应用利尿剂和血管扩张剂。肾功能损害明显者,强调早期连续性血液净化治疗。

(二)血浆置换/免疫吸附

血浆置换/免疫吸附主要用于迅速清除新月体肾炎患者体内的特殊致病因子,可治疗抗肾小球基底膜疾病、ANCA 相关性血管炎和免疫复合物性新月体肾炎,其疗效取决于新月体肾炎的类型和病程。伴有肺出血的患者,必须行血浆置换/免疫吸附,方可有效缓解肺出血,提高患者存活率。

(三)药物治疗

1. 糖皮质激素

静脉滴注甲泼尼龙可显著改善肾功能,减少巨噬细胞浸润引起的肾小球损伤,常用甲泼尼龙 0.5g 静脉滴注,1 次/d,3 天为一个疗程。必要时,可追加一个疗程。冲击治疗比长期大剂量口服激素治疗的疗效好,且不良反应更少。目前,甲泼尼龙冲击治疗联合使用细胞毒药物是治疗各类新月体肾炎的标准疗法。

甲泼尼龙冲击治疗后,改为口服泼尼松 1mg/(kg·d)(最大剂量 60mg/d),6~8 周后逐渐减量,其疗程与原发疾病有关,自身免疫性疾病(如狼疮性肾炎)需要长期服用,而抗肾小球基底膜疾病和 ANGA 相关性血管炎,在 6 个月后可逐渐停用激素。

2. 细胞毒药物

(1)环磷酰胺:大剂量激素联合环磷酰胺是活动性新月体肾炎的经典诱导治疗方案。

(2)霉酚酸酯:通过抑制鸟嘌呤核苷酸的生物合成,阻断核酸合成,从而选择性地抑制 T 和 B 淋巴细胞增生及其细胞因子和抗体的发生,并诱导淋巴细胞凋亡、抑制内皮细胞增生,并进一步抑制内皮细胞产生黏附分子和炎性介质。因此,对血管炎性病变具有较好的治疗作用。

(3)硫唑嘌呤:常用于新月体肾炎的维持和治疗。

(4)来氟米特:对治疗类风湿性关节炎及预防和治疗器官移植中移植物的排斥反应,已经显示出良好疗效。近年来,有学者将其用于血管炎维持期治疗,亦取得理想效果。

3. 静脉注射大剂量免疫球蛋白

通过阻断细胞表面 Fc 受体来抑制效应淋巴细胞的活性,达到抑制血管炎活动的效果。

4. 抗凝治疗

研究早已发现新月体肾炎中有明显的纤维素沉积,在肾小球毛细血管襻,尤其在包曼囊和新月体内沉积更明显。在实验性新月体肾炎模型中,已肯定了凝血的致病作用。在出现肾小球损伤之前进行预防性抗凝治疗,可减少新月体数量、减轻肾功能衰竭程度。华法林也能减少新月体比例、缩小新月体体积。

5. 抗血小板制剂

血小板是肾小球损伤的潜在介质,虽不能排除其在肾小球内的凝血过程中起作用,但极少有直接的证据表明,血小板在新月体肾炎中也起同样的作用。

6. 治疗进展

(1)抗胸腺细胞球蛋白(ATG)或抗 T 淋巴细胞的单克隆抗体(如抗 CD52 抗体):可导致淋巴细胞耗竭,从而阻遏血管炎活动。

(2)特异性免疫调节因子:目前,研究较多的两种药物是 TNF 免疫调节治疗和选择性抗 B 细胞治疗。

六、预　后

1. 尿量

伴有少尿的新月体肾炎患者预后比尿量正常者更差,而无尿者肾功能极少恢复。少尿者预后不良,与新月体形成程度有关。

2. 新月体的比例

新月体比例与起病初期的临床症状和肾功能衰竭的严重程度成正比。

3. 肾小球毛细血管襻的病变性质

伴有肾小球毛细血管内皮细胞增生的患者,预后好于无增生者。

4. 免疫发病机制

三类新月体肾炎中,颗粒样免疫复合物沉积被认为是预后良好的指征,相对于其组织学和临床病变的严重程度,大部分患者的肾功能恢复比预期好。因此,Ⅱ型新月体肾炎预后相对较好。

此外,尿蛋白排泄量,间质细胞浸润程度,间质单核细胞浸润的多少与肾功能减退的程度均密切相关。

(贾　冶)

参 考 文 献

1　Harris AA, Flak RJ, Jennette JC. Crescentic glomerulonephritis with a paucity of glomerular immunoglobulin localization. Am J Kidney Dis. 1998,32:179~184

2　Levy JB, Turner AN, Rees AJ, et al. Long-term outcome of antiglomerular basement membrane antibody disease treated with plasma exange and immunosuppression. Ann Intern Med. 2001,134:1033~1042

3　Stegmayr BG, Jonsson P, Forsberg U, et al. Plasma exchange or immunoabsorption in patients with rapidly progressive crescentic glomerulonepritis:a Swedish multicenter study. Int J Artif Organs. 1999,22:81~88

4　Hu W, Liu C, Xie H, et al. Mycrophenolate mefetil versus cyclophosphamide for inducing remission of ANCA vasulitis with moderate renal involvement. Nephrol Dial Transplant. 2008,23:1307~1312

第 9 节　IgA 肾病

IgA 肾病(IgA nephropathy,IgAN)的全称是"系膜增生性 IgA 肾病",其特征是肾活检免疫病理显示在肾小球系膜区以 IgA 为主的免疫复合物沉积,以肾小球系膜增生为基本组织学改变,也称为 Berger 病。IgA 肾病临床表现多种多样,主要表现为血尿,可伴有不同程度的蛋白尿、高血压和肾脏功能受损。某些系统性疾病,如过敏性紫癜性肾炎、系统性红斑狼疮、干燥综合征等疾病也可导致肾小球系膜区 IgA 沉积,称为继发性 IgA 肾病。本节主要讨论原发性 IgA 肾病。

一、病　因

1. IgA 的异常糖基化

人类 IgA 有 IgA1 和 IgA2 两种亚型,它们均可以单体(mIgA)或多聚体(pIgA)形式存在。大量的研究证明,IgA 肾病患者血清 IgA1 存在铰链区 O-糖基化的缺陷。此缺陷导致 IgA1 糖基化异常,从而导致 IgA1 的结构异常,功能变化,使 IgA1 分子更容易自身聚集及与 IgG 抗体形成抗 IgA1 聚糖链抗原抗体复合物,更有助于 pIgA1 巨分子聚集及 IgA 免疫复合物形成,更有利于 IgA 在系膜区沉积。

2. IgA 的清除障碍

IgA 分子的清除主要在肝脏,由于 IgA1 的异常糖基化,较易形成大分子的 pIgA1 或与 IgG 形成大分子物质,从而影响了 IgA1 与受体的结合,减少了其通过肝脏的清除,使糖基化异常的大分子 IgA1 在循环中持续存在,增加其沉积于肾脏的机会。

3. IgA 在系膜区的沉积

当 IgA 的沉积速率超过它的清除能力和(或)沉积的 IgA 本身影响了系膜的清除能力时则可发生 IgA 肾病。而这种异常糖基化 IgA 可能促使其更容易在系膜区滞留。

4. IgA 沉积后的肾损伤

pIgA1 与系膜细胞 IgA 受体的交联可以使系膜细胞产生促炎症和促纤维化的反应,从而诱发系膜细胞增殖和炎症反应。因此,IgA1 与肾小球系膜细胞结合对后续炎症过程起着始动作用。

5. 遗传因素在 IgA 肾病的发生与发展中的作用

IgA 肾病是一个多基因、多因素复杂性状疾病,遗传因素可能在 IgA 肾病的遗传易感性与病变进展过程的各个环节中都起重要的作用。

二、病理表现

IgA 肾病的病理表现多样化,病变程度轻重不一。

1. 免疫荧光

在肾小球系膜区有以 IgA 为主的弥漫性沉积。亦可伴有系膜区 IgG、IgM 及补体 C_3 的沉积。

2. 光镜

肾小球系膜细胞及基质增多是 IgA 肾病最基本的病变。肾间质可出现炎性细胞浸润及斑片状纤维化加重,肾小管可出现红细胞管型,对于大量蛋白尿的患者,肾小管上皮细胞中可见蛋白吸收滴形成。肾血管改变在儿童中不明显,在成人 IgA 肾病患者中,可见动脉硬化和动脉透明变性等非炎症性血管病变。

3. 电镜

肾小球系膜细胞增生、系膜基质增加并伴有大团块状电子致密物沉积是 IgA 肾病典型的超微病理改变。

三、临床表现

IgA 肾病多见于青壮年男性,临床表现多种多样,最常见的临床表现为发作性肉眼血尿和无症状性血尿和(或)蛋白尿。

1. 肉眼血尿

约 50% 的患者出现一过性或反复发作性肉眼血尿,且多与感染伴行。肉眼血尿多在感染后几小时或 1~2 天后出现。与急性肾炎感染 1~3 周后出现肉眼血尿不同。

2. 尿检异常

镜下血尿伴或不伴有蛋白尿为 IgA 肾病患者的主要尿检异常。镜下血尿的轻重程度必须结合肾脏病理病变程度来判断预后。蛋白尿一般较轻微,24 小时尿蛋白定量小于 2g。但 10%~24% 的 IgA 肾病患者表现为大量蛋白尿,肾病综合征表现。

3. 高血压

成年 IgA 肾病患者中高血压的发生率为 20%,儿童 IgA 肾病患者中仅占 5%。伴有高血压的 IgA 肾病患者肾活检多有弥漫性小动脉内膜病变,严重的肾血管损害加重肾小球缺血,加重肾功能进展。部分青壮年 IgA 肾病患者可发生恶性高血压。

4. 急性肾衰竭

IgA 肾病中较少表现为急性肾衰竭,发生急性肾衰竭的原因考虑为由于肾小球内大量新月体形成,有血管炎样病变;或由于肉眼血尿期间大量红细胞管型阻塞肾小管所致。临床上可表现为急进性肾炎综合征;急性肾炎综合征及大量肉眼血尿。

5. 慢性肾衰竭

肾功能不全通常是 IgA 肾病长期迁延后的晚期表现。

6. 家族性 IgA 肾病

四、实验室检查

1. 尿常规检查

IgA 肾病患者典型的尿检异常为持续性镜下血尿和（或）蛋白尿。

2. 肾功能检查

主要表现为肌酐清除率降低，可伴有不同程度的肾小管功能的减退。

3. 免疫学检查

可以出现 IgA、IgG、IgM 及补体 C_3 等的异常。

4. 其他检查

有研究报道尿液中一些细胞因子的浓度或活性增加可用于鉴别 IgA 肾病患者或监测病情活动。

五、我国 IgA 肾病临床病理分型

1. 孤立性镜下血尿型

此型患者预后佳，病情稳定，不再发展。

2. 无症状尿检异常型

为 IgA 肾病中最多见的一种类型，主要表现为镜下血尿和中、少量蛋白尿。预后与其病理改变轻重相关。

3. 反复发作肉眼血尿型

患者起病年龄较轻，约半数以上有前趋感染症状。发作期肾活检，可发现肾组织中少量小新月体形成。本型预后好，部分扁桃体肿大的患者切除扁桃体后肉眼血尿往往不再发作。

4. 血管炎型

临床镜下血尿较为突出，可出现红细胞管型。本型病例贫血和血清肌酐升高都比较常见，严重病例可出现急性肾功能衰竭。本型病情进行性发展，需要接受与系统性血管炎相似的治疗。

5. 大量蛋白尿型

男性多见。多表现为肾病综合征,尿液补体 C_3、NAG 含量显著增高。约 1/3 的患者发生高血压和肾功能不全。肾脏病理改变较重,此型预后不佳。

6. 高血压型

病初即有血压升高或者病程中以高血压为突出表现。男性多见,起病年龄较大。经一半患者发生肾功能不全,病理上慢性化病变明显。

六、诊断及鉴别诊断

(一)诊断

多见于青壮年,肾活检免疫病理,有明确的 IgA 或以 IgA 为主的免疫复合物在肾小球系膜区弥漫沉积,即可明确诊断。

(二)鉴别诊断

1. 链球菌感染后急性肾小球肾炎

典型的上呼吸道感染(或急性扁桃体炎)1～2 周后出现血尿,可有急性肾炎综合征表现。伴血清补体 C_3 下降,并随病情好转而恢复。病程为良性过程,有时需依靠活检病理检查加以鉴别。

2. 非 IgA 系膜增生性肾小球肾炎

需靠免疫病理相鉴别。

3. 继发性 IgA 肾病

继发性 IgA 肾病在临床上颇为多见,主要有过敏性紫癜性肾炎、肝脏疾病相关 IgA 肾病、强直性脊柱炎相关性 IgA 肾病、银屑病相关性 IgA 肾病。以上系统性疾病,除肾脏疾病外,多具有其他器官或系统的典型临床表现,可加以鉴别。

4. 遗传性肾小球疾病

以血尿为主要表现的单基因遗传性肾小球疾病,主要有薄基底膜肾病和 Alport 综合征,两种疾病多存在家族史。肾活检病理检查是明确和鉴别三种疾病的主要手段,尤其是电镜检查。

七、治 疗

IgA 肾病病因及发病机制不明确,临床、病理表现多样化及预后的异质性,因而治疗方案尚未统一。

(一)一般治疗

(1)积极治疗和去除口咽部、上颌窦感染灶。

(2)控制高血压:根据患者的蛋白尿情况,制定不同的目标血压。若尿蛋白小于 1g/24h,血压应控制在 130/80mmHg;若尿蛋白大于 1g/24h,目标血压控制在 125/75mmHg。血管紧张素转换酶抑制剂或血管紧张素 I 型受体拮抗剂为首选降压药物。少数以上药物控制不佳的患者亦可与钙离子拮抗剂、利尿剂或 β-受体阻滞剂及中枢性降压药等联合使用。适当限制钠盐摄入亦十分重要。

(3)减少尿蛋白。

(4)因肉眼血尿红细胞管型阻塞所致急性肾衰竭的患者,除控制血压外,必要时需要行透析治疗。

(5)IgA 肾病终末期肾衰竭时需要行肾脏替代治疗。

(6)其他:如尽量避免感染、感冒,避免过度劳累,避免肾损伤药物的应用等。

(二)特殊治疗

根据患者尿蛋白的程度,有无肾功能受损以及肾脏组织病变,选择适当的治疗方案。

1. 糖皮质激素

许多临床研究认为,对于肾功能正常、蛋白尿 1~1.35g/d 的 IgA 肾病患者,激素可以降低尿蛋白,保护肾功能,而且短期治疗(6 个月)能够使患者长期受益。部分重复肾活检的资料表明:激素可改善 IgA 肾病的肾组织增生性病变,稳定慢性化病变。亦存在不同的观点,认为激素长期使用可能副作用较大,故要根据患者的个体病情,因病施治。

2. 激素联合细胞毒药物

(1)进展性 IgA 肾病,病理以急性炎症为主:国外部分临床随机对照研究表明:激素联合细胞毒药物的治疗可明显延缓进展性 IgA 肾病肾功能进展和降低尿蛋白、改善病理损伤。

(2)进展性 IgA 肾病,病理以慢性病变为主:虽然部分报道认为激素联合细胞毒药物对于此类患者可延缓肾功能进展,提高生存率,但因副作用明显,此类患者使用免疫抑制治疗还应当慎重。

(3)特殊类型 IgA 肾病-血管炎和新月体性 IgA 肾病的治疗:这类患者免疫抑制治疗能够减轻新月体或血管炎性病理改变,稳定肾功能,降低尿蛋白。如符合新月体性肾炎的诊断标准,则应按照新月体性肾炎需要强化免疫治疗。

(4)细胞毒药物的选择：多数国外临床随机对照研究应用报道有效的药物为环磷酰胺和(或)硫唑嘌呤。但我国学者认为泼尼松、环磷酰胺和硫唑嘌呤联合因副作用太大，患者较难耐受。只有存在血管炎的病例才有用环磷酰胺的指征。此外，国内外多数学者认为，霉酚酸酯对于部分 IgA 肾病患者的治疗，能够有效地降低患者尿蛋白，尤其是对肾病理类型较重的患者。

(三)血管紧张素转换酶抑制剂及血管紧张素受体拮抗剂

此两类药物除具有降血压保护肾脏的作用外，也具有降低尿蛋白，从而延缓肾功能进展的作用。近几年，国内外的多数学者通过临床实验认为这两种药物的联合应用对于减少尿蛋白效果更佳。故常常作为一种标准的治疗措施。

(四)其他治疗措施

1. 抗凝和抗血小板治疗

部分学者认为对于慢性肾功能不全的患者应给予抗凝、抗血小板聚集治疗。

2. 扁桃体切除

绝大多数资料显示扁桃体切除具有减少血尿、蛋白尿的作用，但对于肾功能的保护作用仍存在争议。

3. 鱼油

目前多数研究结果认为鱼油治疗并无益处，故暂不推荐应用。

(五)按照临床分型治疗 IgA 肾病

按照临床分型治疗 IgA 肾病的方法详见表 3-1。治疗时须监测霉酚酸酯血药浓度，维持 MAP-AUC0-12h20～40(mg·h/L)

表 3-1　IgA 肾病的临床分型治疗

孤立性镜下血尿型	无需特殊治疗，定期随访
反复发作肉眼血尿型	病灶清除，可根据蛋白尿的多少使用三联疗法
尿检异常型	三联疗法(雷公藤多苷，大黄素，ACEI/ARB)
血管炎型	(1)霉酚酸酯治疗方案：甲泼尼龙静脉滴注冲击治疗(0.5g/d×3)，继以泼尼松 0.6mg/(kg·d)，每 2 周减少 5mg/d 至 10mg/d，以后维持此剂量。霉酚酸酯以 0.5g，2 次/d 开始给药，依据 MAP-AUC0-12h 第 2 周增加至 1.5～2.0g/d，连续用 6 个月，以每日 0.75～1g 剂量维持，总疗程 2 年 (2)环磷酰胺治疗方案：甲泼尼龙同霉酚酸酯治疗方案。环磷酰胺冲击 0.70g/m², 每 3 个月 1 次，总剂量少于 8g。环磷酰胺治疗结束后用硫唑嘌呤维持，总疗程 2 年。大量蛋白尿型(合并微小病变)同微小病变性肾病，泼尼松正规治疗

续表

| 大量蛋白尿型 | 雷公藤多苷 60mg/d,大黄素,ACEI/ARB,低蛋白饮食 |
| 高血压型 | 控制血压 125/75mmHg,ACEI/ARB,钙通道阻滞剂,利尿剂。蛋白尿大于 1.5g/24h 的病例可加用雷公藤多苷片 |

引自黎磊石、刘志红等学者编著的《中国肾脏病学》。

八、预　后

　　IgA 肾病预后不良的因素主要有肾小球硬化比例、间质纤维化程度、IgA 沉积于毛细血管襻和蛋白尿大于 1g/24h。其他预后不良因素还包括老年、反复发作的肉眼血尿、高血压、节段性硬化比例、毛细血管外增生、弥漫性毛细血管内增生、肾小球基底膜节段增厚、肾小球滤过率下降等。

（许钟镐）

参 考 文 献

1　黎磊石,刘志红,张馨．IgA 肾病．见:黎磊石,刘志红主编．中国肾脏病学．第1版．北京:人民军医出版社,2008,442～464
2　张宏．IgA 肾病．见:王海燕主编．肾脏病学．第3版．北京:人民卫生出版社,2008,993～1009

第4章

肾小管间质疾病

第1节　急性间质性肾炎

急性间质性肾炎(acute interstitial nephritis,AIN)又称急性肾小管-间质肾炎,是一组由多种病因引起,急骤起病,以肾间质炎细胞浸润及肾小管变性为主要病理表现的急性肾脏病,是急性肾功能衰竭的常见原因之一。

一、病　　因

1. 药物

(1)抗生素:包括青霉素、头孢霉素族、利福平、氯霉素、红霉素、乙胺丁醇、异烟肼、喹诺酮类、多黏菌素β、四环素和万古霉素等。

(2)磺胺类。

(3)非类固醇类消炎药:如非诺洛芬、布洛芬、苯酰吡酸钠等。

(4)其他:如苯妥英钠、噻嗪类利尿剂、呋塞米、别嘌醇、西咪替丁、奥美拉唑、硫唑嘌呤、苯茚二酮和氨苯蝶啶等。

2. 感染

感染包括细菌(如链球菌、布氏杆菌、大肠埃希氏杆菌、军团杆菌等)、病毒(如巨细胞病毒、EB病毒、汉坦病毒、乙型肝炎病毒、人类免疫缺陷病毒等)、支原体、钩端螺旋体和弓形虫感染。

3. 自身免疫性疾病

自身免疫性疾病包括系统性红斑狼疮、干燥综合征、结节病、混合性冷球蛋白血症、Wegener肉芽肿。

4. 恶性肿瘤

恶性肿瘤包括淋巴瘤、白血病、多发性骨髓瘤和轻链沉积病。

5. 代谢性疾病

代谢性疾病包括尿酸性、草酸性间质肾炎等。

6. 特发性急性间质性肾炎

二、临床表现

临床表现轻重不一,不同病因的急性间质性肾炎的表现也有很大区别。由于药物引起的急性间质性肾炎占很大比重,故临床上以药物过敏性 AIN 为最常见。

1. 全身过敏反应

常有发热、皮疹、外周血嗜酸性粒细胞增多,严重者可以出现溶血和(或)肝脏损伤等表现。有时还可见关节痛或淋巴结肿大。约 1/2 的患者存在单侧或双侧腰痛,常常是患者就诊的主要原因。

2. 肾脏表现

多数患者在接触致敏药物 2~3 周内出现症状,多为少量蛋白尿,很少超过 2g/d。约 90% 有镜下血尿,有的可为肉眼血尿。尿中白细胞增多,可出现无菌性脓尿,白细胞管型常见,尿嗜酸细胞计数也可升高。肾小管损害常见,可出现糖尿、氨基酸尿、高氯性代谢性酸中毒等近端小管受损的表现,也可有等渗尿、钠排泄障碍等远端小管功能障碍。

三、实验室检查

1. 尿液检查

典型的急性间质性肾炎尿检特点是含嗜酸性粒细胞的白细胞尿、镜下血尿、非肾病范围的蛋白尿。

2. 血液检查

周围血嗜酸性粒细胞升高,药物过敏所致者可有血 IgE 升高;肾功能下降,以不明原因的突然下降为常见,血肌酐、尿素氮异常升高,并可出现难以纠正的酸中毒,还可引起各种类型的电解质紊乱。

3. 病理学检查

光镜下主要是间质水肿伴灶性或弥漫性炎细胞浸润。肾小球及肾血管正常或病变较轻。电镜下小管基底膜不连续,部分增厚,基底膜分层。免疫荧光检查多呈阴性。

四、诊断及鉴别诊断

(一)诊断

典型病例有:①近期用药史;②药物过敏表现;③尿检异常;④肾小管及肾小球功能损害。一般认为有上述表现中前两条,再加上后两条中任何一条,即可临床诊断本病。但是,非典型病例常无第二条,必须依靠肾穿刺病理检查确诊。

(二)鉴别诊断

1. 与其他可导致急性肾衰竭的疾病鉴别

尤其是急性肾小管坏死等。肾活检间质细胞以浸润为主应诊断急性间质性肾炎,而小管坏死明显,相对缺乏间质浸润则应诊断为急性肾小管坏死。另外 ^{67}Ga 扫描阳性有助于 AIN 时诊断。

2. 与其他引起白细胞尿的疾病鉴别

如某些急进性肾小球肾炎、IgA 肾病、感染后肾小球肾炎、肾前性氮质血症等。

3. 与其他可形成肾脏肉芽肿的疾病鉴别

如结节病、结核、韦格纳肉芽肿等。韦格纳肉芽肿病除了有肉芽肿形成外,几乎总伴有肾小球和血管病变。

五、治　疗

(一)病因治疗

1. 药物引起的急性间质性肾炎

(1)去除病因:立即停用有关药物。

(2)糖皮质激素:糖皮质激素可以迅速缓解全身过敏症状,并加快肾功能的恢复。若有明显肾功能减退,或肾活检病理显示间质浸润较严重、有肉芽肿形成等,应尽早给予激素治疗。一般泼尼松起始量 1mg/kg,在 1 个月内逐渐减量并停药,重症患者可使用甲基泼尼松龙

0.5g/d,冲击治疗 2~4 天后,以口服泼尼松维持。

(3)免疫抑制剂的应用:少数重症患者伴有急性肾衰竭,如应用于糖皮质激素治疗 2 周病情仍无明显改善,可试用环磷酰胺治疗。

2. 感染导致的急性间质性肾炎

治疗原则主要是积极控制感染和处理肾功能不全等并发症。

3. 特发性急性间质性肾炎

多数情况下激素治疗有效,治疗后肾功能可在 1~2 个月内完全恢复正常,遗留肾功能不全的比例在 10% 左右。但如激素减量过快,易复发。

4. 系统疾病导致急性间质性肾炎

大剂量激素能迅速改善自身免疫疾病相关的急性间质性肾炎患者肾功能,但多需长期维持,以避免复发。

5. 肿瘤导致的急性间质性肾炎

需要积极治疗原发病。原发肿瘤的成功治疗、化疗或放疗可使这些患者的肾脏损害得到缓解。

(二)支持治疗

1. 一般治疗

观察尿量、体温和血压的变化,保持容量平衡;积极纠正水、电解质紊乱;维持酸碱平衡;加强营养支持;避免感染。

2. 血液透析治疗

血液净化强调早期进行,尤其是对于病情复杂,合并多器官功能衰竭和少尿型急性肾功能衰竭的患者更应尽早进行。对于这类患者应根据临床病情决定血液净化的治疗时机,而并非检查指标是否达到尿毒症水平。其中连续性静-静脉血液滤过和连续性高容量血液滤过是常用的治疗模式。治疗的目的是清楚体内过多的水分和毒素;维持酸碱平衡;为临床用药和营养治疗创造条件;避免出现多器官功能障碍综合征等并发症。

(三)促进肾小管上皮细胞再生

1. 冬虫夏草

可以促进肾小管上皮细胞再生和修复,防治肾毒性药物所致的急性肾损伤,抑制肾脏间质纤维化。

2. 促红细胞生成素(EPO)

最初主要用于肾性贫血的治疗,近年研究显示 EPO 在治疗急性肾功能衰竭中有重要作用。EPO 能减少肾小管上皮细胞凋亡,促进肾小管上皮细胞再生;能维持血管内皮的完整性,直接刺激内皮细胞有丝分裂与血管形成,减轻急性肾功能衰竭肾损伤,促进肾脏损伤修复。

(孙　晶)

参 考 文 献

1 胡伟新,侯金花.肾小管间质疾病.见:刘志红,黎磊石主编.中国肾脏病学.第1版.北京:人民军医出版社,2008,1095~1111
2 丁小强,傅辰生.药物所致急性间质性肾炎.中华肾脏病杂志,2005,21(3):123~124

第2节　慢性间质性肾炎

慢性间质性肾炎(chronic interstitial nephritis,CIN)又称慢性肾小管-间质肾炎,是一组以肾间质纤维化及肾小管萎缩为主要病理表现的慢性肾脏病。

一、病　因

1. 药物

中药如含马兜铃酸的关木通、广防己、青木香等。西药如镇痛药(有非那西汀或阿司匹林的混合镇痛药、吲哚美辛、保泰松、布洛芬)、化疗药(顺铂、甲氨蝶呤)、免疫抑制剂(环孢素、他克莫司)等。

2. 毒物

毒物包括生物毒素(如斑蝥素、鱼胆等)、重金属(如铜、铅、镉、汞、砷等)和造影剂等。

3. 感染

感染如慢性肾盂肾炎、肾结核等。

4. 梗阻和反流

梗阻和反流如尿路梗阻(结石、肿瘤)、膀胱-输尿管反流。

5. 遗传性疾病

遗传性疾病如海绵肾、多囊肾、髓质囊性病等。

6. 代谢紊乱

代谢紊乱如高钙血症/高钙尿症、高尿酸血症/高尿酸尿症、低钾血症等。

7. 血管疾病

血管疾病如放射性肾病、肾动脉狭窄、高血压良性肾小动脉硬化症等。

8. 免疫性疾病

免疫性疾病如系统性红斑狼疮和干燥综合征等。

二、临床表现

本病多缓慢隐袭进展，常首先出现肾小管功能损害，后期表现为慢性肾功能衰竭。

1. 肾小管功能障碍

近端小管重吸收障碍可引起肾性糖尿、低尿酸血症乃至 Fanconi 综合征。远端小管浓缩功能障碍导致夜尿多，低比重及低渗透压尿。远端或近端肾小管酸化功能障碍均可出现肾小管性酸中毒。集合管功能障碍可引起多尿或肾性尿崩症。

2. 肾脏内分泌功能障碍

CIN 时促红细胞生成素(erythropoietin，EPO)生成减少，可引起贫血，贫血程度往往重于肾功能损害程度。$1,25\text{-}(OH)_2D_3$ 生成减少，肠道对钙的吸收减少，可发生低钙血症、肾性骨病。前列腺素(PG)-E_2、PG-A_2产生不足可能是导致肾性高血压的重要因素。

3. 慢性肾功能不全

随着病程进展，逐渐出现肾功能受损的临床表现，如倦怠、乏力、厌食、恶心、呕吐、体重减轻及贫血等。

三、实验室检查

1. 尿液检查

尿常规除低比重尿外，一般无明显异常。可有少量低分子量蛋白尿，尿蛋白定量多在 $0.5\sim1.5g/24h$，极少大于 $2g/24h$。尿沉渣检查可有镜下血尿、白细胞及管型尿。尿 β_2-微球蛋白（β_2-MG）、视黄醇结合蛋白（RBP）、N-乙酰-β-氨基葡萄糖苷酶（NAG）、溶菌酶、Tamm-Horsfall 蛋白等物质有不同程度升高。部分患者有糖尿、磷酸盐尿和氨基酸尿。

2. 血液检查

贫血发生率高且程度较重，常为正细胞正色素性贫血。部分患者可有低钾血症、低钠血症等。

3. 病理检查

CIN 的病理改变以肾间质纤维化，伴单核细胞浸润、肾小管萎缩、管腔扩张、上皮细胞扁平和 TBM 增厚为特征。

4. 影像学检查

B超、放射性核素、CT 等可显示双肾缩小、肾脏轮廓不光整。

四、诊断及鉴别诊断

(一)诊断

据临床表现可高度疑诊，但确诊仍需病理检查。

(1)存在导致慢性间质性肾炎的诱因，如长期服用止痛剂、慢性尿路梗阻等，或有慢性间质性肾炎家族史。

(2)临床表现有小管功能障碍，如烦渴、多尿、夜尿增多、肾小管性酸中毒等，或肾功能不全但无高血压、无高尿酸血症等。

(3)尿液检查表现为严重小管功能受损。少量低分子量蛋白尿（<2g/24h）。尿 β_2-MG、RBP、NAG、溶菌酶等升高。可有糖尿、氨基酸尿。

(二)鉴别诊断

慢性肾小球肾炎常有水肿、高血压病史，多有大量蛋白尿（>2g/24h），且为肾小球性，常有管型尿，肾小球损害明显，肾盂造影无异常发现。

五、治 疗

治疗原则为积极去除致病因子，根据病因用药，以延缓肾功能损害进展。

1. 病因治疗

如停用有关药物，清除感染因素，解除尿路梗阻等。

2. 对症支持疗法

纠正肾性贫血可用重组人红细胞生成素(rHuEPO)，必要时间断输注红细胞或全血；高血压给予相应处理，应用拮抗肾素-血管紧张素系统的药物；纠正电解质紊乱和酸碱平衡失调，肾小管浓缩功能障碍出现多尿时，应补充液体以免失水。给予低蛋白饮食等。

3. 促进肾小管再生

冬虫夏草有促进肾小管上皮细胞的生长，促进受损的细胞恢复，提高细胞膜的稳定性，增强肾小管上皮细胞耐受缺氧等作用，对间质性肾炎有一定治疗作用。

4. 免疫抑制剂治疗

自身免疫性疾病、药物变态反应等免疫因素介导的慢性间质性肾炎，可给予免疫抑制剂治疗。

5. 替代治疗

发生终末期肾衰者，进行透析治疗，包括血液透析和腹膜透析，或行肾移植。

（孙　晶）

参 考 文 献

1　胡伟新，侯金花．肾小管间质疾病．见：刘志红，黎磊石主编．中国肾脏病学．第1版．北京：人民军医出版社，2008，1112～1126

2　李晓玫．慢性肾小管间质肾炎．见：王海燕主编．肾脏病学．第3版．北京：人民卫生出版社，2008，1165～1182

第3节　肾小管酸中毒

肾小管性酸中毒(renal tubular acidosis，RTA)是指由肾小管碳酸氢根(HCO_3^-)重吸收障碍或氢离子(H^+)分泌障碍或二者同时存在所致的一组转运缺陷综合征，表现为血浆阴离子间隙正常的高氯性代谢性酸中毒，而与此同时肾小球滤过率则相对正常。

根据肾小管酸中毒的临床表现与其生理基础，一般将其分为四大类：①远端肾小管酸中毒（Ⅰ型RTA）是由远端肾小管泌氢障碍所致；②近端肾小管酸中毒（Ⅱ型RTA），是由于近端小管重吸收碳酸氢根障碍，而远端酸化功能则完好无损；③Ⅲ型肾小管酸中毒则同时具有Ⅰ型和Ⅱ型的特点；④合并高血钾的肾小管酸中毒（Ⅳ型RTA），可能继发于醛固酮不足或肾小管对醛固酮不敏感。其中Ⅰ～Ⅲ型均合并低钾血症。

近年来 Kamel KS 等人提出按照净酸排出组分的新的分类方法,但习惯上仍然统一沿用按肾小管功能缺陷部位的经典分类,因此本文仍按照原分类方法来介绍。

一、远端肾小管性酸中毒(Ⅰ型)

(一)诊断

高血氯性代谢性酸中毒伴有低钾血症,尿中可滴定酸减少,尿 pH 大于 6.0,即可诊断远端肾小管酸中毒。轻型者可作氯化铵(肝功能损害者可用氯化钙代替)负荷试验(停用碱性药物 2～3 天,口服氯化铵 0.1g/(kg·d),分 3～4 次服,连服 3 天,试验后血 pH 或 CO_2CP 降低(pH 小于 7.34,或 $CO_2CP \leqslant 20mml/L$)。而尿 pH 不能降低至 5.5 以下,有助诊断。

(二)治疗

继发性 RTA 应积极治疗原发病,如慢性肾盂肾炎、系统性红斑狼疮和干燥综合征等,并进行对症处理。针对肾小管酸中毒的治疗目标不仅仅在于尽可能纠正生化指标的异常,更重要的是改善儿童的生长发育,治疗骨病,防治肾脏钙化的进展和肾功能不全的发展。

1. 纠正代谢性酸中毒

根据酸中毒的程度,补充合适剂量的碱以平衡酸的产生,常用枸橼酸钾,也可用碳酸氢钠,但钠盐有可能加剧低钾血症。由于骨骼生长过程中有大量 H^+ 释放,因此儿童体内的每日产酸率(2mmol/kg)比成人高(1mmol/kg),每日每千克体重所需的碱量从婴儿到成人也相应地减少,婴儿患者每日枸橼酸或碳酸氢盐用量需达 5～8mmol/kg 体重之多,儿童需 3～4mmol/kg 体重,成人的用量则减少到 1～2mmol/kg 体重。若单用枸橼酸钾,儿童推荐剂量为每日 4mmol/kg。

2. 纠正电解质紊乱

低钾血症时可补充钾盐,一般选用 10% 枸橼酸钾 10ml/次,3 次/d,补钾时注意不要选用氯化钾,以免加重高氯血症,严重低血钾的病人应静脉补充钾盐。

3. 肾结石的预防

充分补充枸橼酸盐可以有效纠正高钙血症,同时尿中枸橼酸排出增多,结合大量的钙,从而减少了草酸钙结石形成的危险性,但尿枸橼酸盐的增加伴随有尿 pH 的升高,而后者则增加了尿磷酸钙的饱和度,因此需防止补碱过量,除上述原因外尚有防止水钠潴留。有必要监测尿的 Ca/Cr 和 Citrate/Cr 比值以评价补碱的充分性。对已经发生骨病而未出现肾钙化的患者,可小心试用钙剂和骨化三醇治疗。

二、近端肾小管性酸中毒（Ⅱ型）

（一）诊断

出现阴离子间隙正常的高血氯性代谢性酸中毒；低钾血症，尿钾排出增多；尿中碳酸氢根增多，HCO_3^- 排泄分数大于 15%，酸中毒不严重时尿液呈碱性，酸中毒严重时尿液呈酸性，则近端肾小管酸中毒诊断成立。疑似病例可行碳酸氢盐重吸收试验，即让患者口服或静脉滴注碳酸氢钠，如 HCO_3^- 排泄分数大于 15% 即可确诊。

$$尿\ HCO_3^-\ 排泄率 = \frac{尿\ HCO_3^-\ (mmol/L) \times 血肌肝(\mu mol/L)}{血浆\ HCO_3^-\ (mmol/L) \times 尿肌酐(\mu mol/L)} \times 100\%$$

（二）治疗

继发性 PRTA 患者首先应进行病因治疗（如对果糖不耐受症应限制果糖摄入），并进行相应的对症治疗。

（1）纠正代谢性酸中毒：肾小管酸中毒的治疗原则是持续给予合适剂量的碳酸氢盐或枸橼酸盐来补碱，所补充的量须考虑以下两部分的需要：①补偿尿液中碳酸氢根的流失；②平衡蛋白质分解和骨骼生长所产生的酸。对于近端肾小管酸中毒，由于每日从尿中流失的碳酸氢根量极大，因此所需补充的碱量也很大（约每 24 小时 10～20mmol/kg 体重）。目前推荐使用枸橼酸钠、枸橼酸钾混合物，因为枸橼酸代谢可产生碳酸氢根，需注意每日剂量应分次服用，尽可能保持日夜负荷均衡。值得指出的是，补碱治疗的药物量大且口感差，因此长期依从性不满意。合用噻嗪类利尿剂可以减少碱的用量，但缺点是可能使低钾血症加剧。

（2）纠正低钾血症：可口服或静脉补充钾盐。

（3）低钠饮食，可减少细胞外容积，促进肾小管对 HCO_3^- 的重吸收。

（4）有骨病者可适当补充维生素 D_3，特别是儿童患者。

三、混合性肾小管性酸中毒

本型的特点是Ⅰ型和Ⅱ型 RTA 的临床表现均存在。高血氯性代谢性酸中毒明显，尿中大量丢失 HCO_3^-，尿中可滴定酸和铵排出减少，伴有碳酸氢根的增多、尿 PCO_2/血 PCO_2 比值的降低，并且在严重酸中毒的情况下也不能将尿液最大限度的酸化。症状较严重，治疗与Ⅰ、Ⅱ型 RTA 相同。

四、全远端肾小管性酸中毒（Ⅳ型）

全远端肾小管性酸中毒又称高血钾型远端肾小管酸中毒，是由于醛固酮不足或对醛固酮拮抗，远端肾小管排泌 H^+、K^+ 减少，故发生酸中毒和高钾血症。许多疾病均可引起全远端肾小管性酸中毒，包括引起低肾素低醛固酮血病的疾病，如各种肾小管-间质肾脏病、糖尿病肾病、高血压肾硬化、肾移植等；肾对醛固酮反应性降低，如假性醛固酮缺乏症、失盐性肾病、梗阻性肾病、镇痛药性肾病等；醛固酮分泌不足，如 Addison 病，双侧肾上腺切除术后、先天性醛固酮合成缺陷等。

(一)诊断及鉴别诊断

1. 诊断

高血氯性代谢性酸中毒伴有持续性高钾血症，不能用肾小球滤过功能受损等原因来解释者，应考虑Ⅳ型 RTA。结合上述原发病因，尿 HCO_3^- 排出量增加，尿铵减少，血肾素和醛固酮含量减低有助于诊断。

2. 各型肾小管酸中毒的鉴别诊断

各型肾小管酸中毒的鉴别诊断见表 4-1。

表 4-1　各型 RTA 的鉴别诊断

	近端 RTA(Ⅱ型)	远端 RTA(Ⅰ型)			高血钾型 RTA(Ⅳ型)
		经典远端 RTA	合并碳酸氢盐重吸收障碍(Ⅲ型)	梯度障碍引起	
代谢性酸中毒情况下(或酸负荷下)					
血钾	N 或 D	N 或 D	N 或 D	I	I
尿阴离子间隙	−	＋	＋	＋	＋
尿 pH	＜5.5	＞5.5	＞5.5	＞5.5	＜5.5
NH_4^+ 排泌	N	D	D	D	D
K^+ 排泌	N 或 I	I	I	I	I
Ca 排泌	N	I	I	I	N 或 D
枸橼酸排泌	N	D	D	D	N
体内酸碱平衡的情况下(或碱负荷下)					
HCO_3^- 排泌分数	＞10%～15%	＜5%	＞5%	＜5%	＞5%～10%
U-B PCO_2	＞20mmHg	＜20mmHg	＜20mmHg	＞20mmHg	＞20mmHg
其他肾小管缺陷	常有	无	无	无	无
肾钙化/结石	无	常有	常有	常有	无
骨累及	常有	极少	极少	极少	无

注：N：正常；I：增加；D：减少。

(二)治疗

绝大多数Ⅳ型肾小管性酸中毒患者不必治疗,除非合并可加重高钾血症和酸中毒的疾病。治疗的目的是纠正高钾血症。

1. 高钾血症的治疗

纠正代谢性酸中毒。限制饮食中钾的摄入;静脉注射高渗葡萄糖;严重而又难于纠正的高血钾症应考虑透析治疗。停用可干扰醛固酮合成或活性的药物。

2. 纠正代谢性酸中毒

可口服或静脉补充碳酸氢钠。当肾功能不全患者的血浆 HCO_3^- 小于 18mmol/L 时,需要用碳酸氢钠$[0.5\sim1.5mmol/(kg \cdot d)]$治疗代谢性酸中毒,但要严密监测患者的容量状况,因为碱基会加重容量负荷。对于药物治疗难以纠正的酸中毒需透析治疗。近期的研究表明,要积极治疗肾功能衰竭时的代谢性酸中毒,因为慢性酸中毒伴代谢性骨病,可增加慢性肾功能衰竭患者的分解代谢。

3. 利尿剂的使用

并发高血压患者应用噻嗪类利尿剂。对于血清肌酐小于 $177\mu mol/L(2.0mg/dl)$ 的患者应用襻利尿剂。这些利尿剂增加远端肾小管钠离子的转运,继而刺激集合小管分泌钾离子和氢离子。襻利尿剂常与碱剂合用,避免容量负荷过大。

4. 应用盐皮质激素

对于低肾素、低醛固酮血症患者,可考虑应用盐皮质激素如氟氢可的松(0.1mg/d)治疗。肾小管对肾素和醛固酮反应性低者,常应使用较大的剂量,每日 $0.3\sim0.5mg$。伴有高血压、心功能不全的病人慎用。

(崔英春)

参 考 文 献

1 Rodriguez Soriano. Renal Tubular Acidosis:The Clinical Entity. J Am Soc Nephrol. 2002,13:2160～2170

2 Karet FE. Inherited renal tubular acidosis. Adv Nephrol. 2000,30:147～161

3 Alper SL. Genetic diseases of acid-base transporters. Annu Rev Physiol. 2002,64:899～923

4 关天俊. 肾小管性酸中毒. 见:黎磊石,刘志红主编. 中国肾脏病学. 第1版. 北京:人民军医出版社,2008,1127～1135

5 林善锬. 肾小管性酸中毒. 见:王海燕主编. 肾脏病学. 第3版. 北京:人民卫生出版社,2008,1132～1143

第 4 节　反流性肾病

一、病　因

反流性肾病是指某种原因引起的膀胱输尿管反流和肾内反流,导致肾脏瘢痕形成,最后可以发展为终末期肾脏病而致尿毒症。反流性肾病患侧肾脏皱缩、表面有不规则瘢痕。肾脏病理特征为慢性肾小管间质纤维化,部分患者可有局灶节段肾小球硬化,导致蛋白尿和肾功能逐步减退。本病好发于婴幼儿及儿童,成人 50 岁以下亦可患本病,成人中以女性好发,尤其是妊娠妇女,是儿童肾功能不全和终末期肾脏病(ESRD)的主要原因。儿童期膀胱输尿管反流导致肾瘢痕也是成人高血压和肾功能不全的原因之一。

二、临床表现

1. 尿路感染

膀胱输尿管反流常合并尿路感染,且易反复或迁延难治。主要表现为尿频、尿急、尿痛和发热。严重时,表现为典型的急性肾盂肾炎症状。

2. 高血压

高血压是后期常见的并发症,也是儿童恶性高血压的最常见病因。

3. 蛋白尿

大多数患者在肾瘢痕数年后才出现蛋白尿,蛋白尿提示已经出现局灶节段性肾小球硬化,是预后不良的标志。

4. 肾小管功能障碍

肾小管功能障碍的程度重于肾小球损伤。在肾瘢痕形成早期,尿中小分子量蛋白质如 β_2-微球蛋白、视黄醇结合蛋白和 NAG 酶升高,可作为早期检测肾实质损伤的敏感指标。肾功能轻度受损时就可出现明显多尿、夜尿增多、肾小管酸中毒和高钾血症。

5. 肾功能不全

反流性肾病是幼儿终末期肾衰的主要原因之一,通常伴有蛋白尿和(或)高血压,尿沉渣镜检可以正常或少量白细胞尿。

6. 泌尿系结石

反复感染或输尿管瘢痕形成容易并发结石。

7. 其他

如遗尿、发热、腹痛、腰痛、血尿等，原发性膀胱输尿管反流有家族性倾向。

三、反流性肾病分级

国际反流性肾病协会根据影像学检查提出五级分类法：
Ⅰ级：尿反流只限输尿管；
Ⅱ级：尿反流至输尿管、肾盂，但无扩张，肾盏穹窿正常；
Ⅲ级：输尿管轻、中度扩张和（或）扭曲，肾盂中度扩张，穹窿无（或）轻度变钝；
Ⅳ级：输尿管中度扩张和（或）扭曲，穹窿角完全消失，大多数肾盏保持乳头压迹；
Ⅴ级：输尿管严重扩张和扭曲，肾盂、肾盏严重扩张，大多数肾盏不显乳头压迹。

四、辅助检查

1. 排尿期膀胱尿路造影

是诊断膀胱输尿管反流最经典的方法，它能准确、清楚显示膀胱输尿管反流的位置及膀胱、输尿管、肾盂肾盏及肾乳头形态变化，特异性高。目前膀胱输尿管反流的国际分级标准即以此为依据。

具体方法是通过导尿管或耻骨上膀胱穿刺后向膀胱内注入无菌造影剂充盈膀胱，在膀胱充盈和排尿动作过程中摄片，观查有无输尿管反流和肾内反流，并判断膀胱输尿管反流的程度。

2. 同位素扫描

同位素检查膀胱输尿管反流的方法有直接法（导尿管法膀胱造影）和间接法（静脉注射法膀胱造影），其中直接法比较敏感，可用于确诊膀胱输尿管反流和分级，而间接法由于敏感性和特异性低只能用于筛查。

3. 超声检查

可以发现输尿管和（或）肾盂肾盏扩张、或管壁增厚及其他尿路结构异常，如双肾盂、肾发育不良等。

4. 膀胱镜检查

通过膀胱镜检查可以发现输尿管开口位置、活动度及形态异常。

五、诊 断

(1)反复发作的尿路感染患者有蛋白尿、高血压。

(2)排尿期膀胱尿路造影检查发现有输尿管反流、扩张(或/及)肾盂、肾盏扩张。

(3)同位素锝扫描发现肾脏萎缩和瘢痕形成。

(4)膀胱镜检查发现输尿管开口异形,特别是高尔夫球洞样开口。

(5)肾脏病理检查可以在瘢痕部位发现肾小管萎缩、间质增宽纤维化、淋巴细胞浸润。

六、治 疗

主要是制止尿液反流和控制感染,防止肾功能进一步损害。

(一)内科治疗

长期低剂量抗生素应用,对预防患者发生感染有一定帮助,并无明显的副作用。可按膀胱输尿管反流的不同分级,采用以下治疗措施。

1. Ⅰ、Ⅱ级

常用抗生素有复方新诺明,剂量为治疗量的一半,睡前顿服,连服一年以上,或几种抗生素轮换使用。

预防感染有效者,每 3 个月须做尿培养一次;每年做核素检查或排空性膀胱尿道造影,观察反流程度;每两年做静脉造影观察肾瘢痕形成情况。因为反流有时可为间歇性,所以即使反流消失后,仍须 3~6 个月做尿培养一次。

2. Ⅲ、Ⅳ级

目前对于Ⅲ、Ⅳ级的患者进行手术治疗还是预防性药物治疗的预后还有争议。内科处理同Ⅰ、Ⅱ级,但须每隔 6 个月检查一次反流,每年做静脉肾盂造影。

3. Ⅴ级

应在预防性服用抗生素后,手术矫正。

(二)外科治疗

外科治疗通过延长输尿管膀胱黏膜下段长度恢复其抗逆流功能,手术分输尿管再植入术和内镜输尿管下注射术两大类。

(三)其他治疗

高血压可加速肾功能的恶化,故对反流性肾病患者应监测血压,出现高血压时应积极治疗,可选用血管紧张素转换酶抑制剂或钙通道阻滞剂。

避免应用肾毒性药物,出现肾功能不全时低蛋白饮食等均可延缓肾功能不全的进展。

此外,应鼓励饮水,养成两次排尿的习惯,以减轻膀胱内压,保持大便通畅和按时大、小便。

(刘声茂)

参 考 文 献

1 黄锋先,余学清. 反流性肾病. 见:王海燕主编. 肾脏病学. 第3版. 北京:人民卫生出版社,2008,1284~1291

2 胡伟新. 反流性肾病. 见:黎磊石,刘志红主编. 中国肾脏病学. 第1版. 北京:人民军医出版社,2008,1136~1149

第5节 梗阻性肾病

一、病 因

梗阻性肾病是指因为尿流障碍致使梗阻上部尿路内压力增高,尿液逆流导致肾组织和功能损害的疾病。本病可以急性发生,在短时间内造成肾功能的急剧下降;也可慢性发生,成为慢性肾功能衰竭的重要原因。病变常为单侧性,但不少情况也可以是双侧性。尿路梗阻通常是造成梗阻性肾病的重要原因,但如果该梗阻并未影响到肾实质时一般并不称为梗阻性肾病。

二、临床表现

根据病因,梗阻程度及起病快慢而有不同,下列几组症状常常可以单独或同时出现。

1. 疼痛

输尿管结石引起的梗阻性肾病典型的表现为肾绞痛,可以是持续性但常阵发性加剧并向会阴部放射。但在慢性逐渐产生的梗阻性肾病患者,有时疼痛不一定很突出,仅表现为腰酸不适等。肾脏体积在急性原因引起的梗阻性肾病可以明显肿大。

2. 血尿

如梗阻的原因为结石或泌尿系肿瘤时,可有血尿。血尿为全程肉眼或镜下血尿。血尿的红细胞形态常为均一形。

3. 排尿障碍

双侧完全性梗阻可以造成无尿,继续发作的病例有时可呈现在发作时可以无尿,发作间期多尿表现。

4. 急性肾功能不全

当急性发作的尿路梗阻导致无尿时,可出现急性肾功能不全的表现,表现为少尿或无尿、胃肠道反应、肾小球滤过率及肌酐清除率下降、血清肌酐尿素氮进行性升高、电解质紊乱等。

5. 感染

尿路梗阻所致的尿滞留是尿路感染的重要条件。在梗阻近端,由于尿液滞留,细菌较易生长。尿路梗阻减低机体抗感染能力,使尿路感染得以存在、发展和增剧。尿路梗阻引起的尿液滞留亦有利于尿路结石的形成而结石本身又可引起和加重尿路梗阻,两者互为因果。

三、辅助检查

1. 超声波检查

超声波检查目前已成为尿路梗阻诊断的首选辅助检查方法,它可清楚地显示双肾形态、肾实质的厚薄、肾盂输尿管的扩张程度、有时也可显示梗阻部位(如输尿管结石、肥大的前列腺)。对下尿路梗阻,可了解膀胱内病变、残余尿、前列腺形态等。

2. 腹部平片及肾盂分泌造影

腹部平片及肾盂分泌造影(KUB＋IVU)是尿路梗阻的最有价值的诊断方法。平片上可显示不透光的结石阴影。造影可清楚地显示整个尿路的功能、形态、梗阻的部位、梗阻的程度,是尿路梗阻外科治疗前的必备检查项目。

3. 逆行肾盂造影

在上尿路梗阻严重,患肾功能较差,肾盂分泌造影显影不良时,可作此项检查,以明确梗阻部位及上尿路情况。

4. 肾盂穿刺造影

在肾盂分泌造影不显影、输尿管逆行插管不成功不能行逆行肾盂造影时,可作此项检查。

5. 肾盂压力测定

经皮肾盂穿刺,以细导管缓慢注水入肾盂,注水(生理盐水或与造影剂的混合液)速度为10ml/min。上尿路正常无梗阻时注入的液体可顺利地进入膀胱。在液体灌注10～20分钟后测定肾盂压力。若无梗阻,肾盂压力约为 $12\sim15cmH_2O$;若影像学检查提示梗阻但压力在此范围内,可暂缓手术;若肾盂压力超过 $15cmH_2O$ 说明存在对肾功能有影响的梗阻病变,应积极治疗。

6. CT 与磁共振成像

CT 能清楚显示肾脏大小、形态、肾积水程度、肾实质的厚薄;还能明确尿路外的梗阻性病因如腹膜后肿瘤、盆腔肿瘤等。磁共振成像可清晰了解尿路梗阻部位、尿路扩张积水情况,可以取代逆行肾盂造影或肾穿刺造影,且无创伤性。

四、诊断及鉴别诊断

1. 判断是否有梗阻性肾病

根据病人的病史、症状、体征以及辅助检查,梗阻性肾病的诊断不难确定。

2. 判断引起梗阻的病因

明确病因非常重要,因为许多引起梗阻的病因是可以解除的,而当病因去除后肾功能往往迅速恢复。通过上述辅助检查多数可以明确肾后性梗阻的病因诊断。

五、治 疗

尿路梗阻的原因很多,治疗方法复杂。因此,必须细致检查,全面考虑,并在此基础上选择治疗方针。梗阻合并感染时,感染能够明显加重梗阻造成的肾功能损害,因此需要很好的控制感染,但是梗阻时彻底控制感染很困难,所以应该尽可能的去除病因。

1. 病因治疗

尿路梗阻疾病的治疗应在明确诊断,查明病因的基础上,消除引起尿路梗阻的原因,才能彻底治愈。例如,肾及输尿管结石可行体外震波碎石或手术取石术。前列腺增生症如病情允许,应行前列腺摘除术。尿道狭窄应行狭窄段切除及吻合或拖入术。双侧尿路梗阻的治疗原则为两侧肾功能尚可时,宜先对肾功能较差侧施行手术,使两肾功能均能充分恢复;如两侧肾功能均差时,应选择肾功较好的一侧先行手术,对侧亦应尽快施行手术。

2. 梗阻以上造瘘术

如梗阻病因暂时不能解除,或病人情况不允许做较大手术时,可先在梗阻以上部位行造瘘术,以便尿液引流,使梗阻引起的损害逐渐恢复,待条件许可时,再解除梗阻的病因。上尿路梗阻时行肾造瘘术。下尿路梗阻时行膀胱造瘘术。

3. 血液净化透析治疗

如病人的肾功能严重受损致病情不能经受病因治疗或造瘘术时,可先行血液净化治疗,待病情好转后再行病因治疗。要注意的是血液净化只是缓解病情的手段,要使病人彻底治愈,要尽快的针对病因治疗,以免长时间的梗阻造成不可逆的慢性梗阻性肾病。

（刘声茂）

参 考 文 献

1 刘声茂. 梗阻性肾病相关的急性肾功能衰竭. 见:苗里宁主编. 肾功能衰竭. 第1版. 西安:第四军医大学出版社,2007,58～61
2 顾方六,那彦群. 泌尿系统梗阻性疾病. 见:王海燕主编. 肾脏病学. 第3版. 北京:人民卫生出版社,2008,1733～1739

第5章

免疫介导的继发性肾小球疾病

第1节　狼疮性肾炎

系统性红斑狼疮(systemic lupus erythematosus, SLE)为病变累及多系统、多器官、具有多种自身抗体的自身免疫性疾病,好发于生育年龄女性,女∶男为(7～9)∶1。狼疮性肾炎(lupus nephritis, LN)是 SLE 的肾损害,是 SLE 最常见和最重要的内脏并发症。在 SLE 发病的第一年内,约 50%的患者出现肾脏受累的临床表现。也是我国最常见的继发性肾小球疾病,是导致 SLE 患者死亡的主要原因。

一、发病机制

狼疮性肾炎的发病机制尚不十分清楚,可能与以下因素有关。

(1)循环免疫复合物在肾脏沉积:循环免疫复合物生成增加以及基因单核-巨噬细胞系统功能受损而导致清除减少,均可引起循环中免疫复合物水平增高,这可能直接导致其在肾内沉积,造成肾脏损害。

(2)"原位性"免疫复合物形成:肾小球上的抗原或循环中的自由抗原先种植于肾小球基底膜,再吸引循环中的自由抗体,激活补体、释放炎性介质引起肾脏损害。这一机制可能在狼疮性膜肾病的发病中起主要作用。也有研究发现,肾小球细胞异常凋亡及凋亡细胞清除障碍可以引起原位免疫反应。

(3)局部补体激活,产生白细胞趋化因子,造成局部炎症细胞聚集,对肾脏造成损害,此外还可形成膜攻击性补体复合物直接攻击基底膜,造成肾小球通透性增加。

(4)自身抗体的直接作用:一些狼疮性肾炎的患者体内存在抗内皮抗体,这些抗体的作用目前尚不清楚。抗磷脂抗体与肾小球毛细血管血栓形成有一定关系,但目前未发现与狼疮性肾炎的病理分型有关。

(5)T 细胞介导的免疫反应:T 辅助细胞参与调节 B 细胞分泌自身抗体,引起肾脏损伤。

在肾间质中已证实存在 T 细胞浸润,但 T 细胞的直接攻击作用还有待进一步研究。

(6)其他因素:激肽、缓激肽系统,单核细胞、巨噬细胞及肾小球本身的细胞在狼疮性肾炎中也起到一定作用。

二、临床表现

狼疮性肾炎临床表现多样化,程度轻重不一,包括无症状尿检异常、肾病综合征、急性肾炎综合征、慢性肾炎、急进性肾炎和慢性肾功能不全等,其中蛋白尿和血尿发生率最高。部分患者还出现肾小管功能障碍,表现为肾小管性酸中毒及钾代谢紊乱。30%～50%的系统性红斑狼疮患者在疾病早期即出现肾脏损害的临床表现。

1. 蛋白尿

蛋白尿是狼疮性肾炎最常见的临床表现。约 25%的患者出现肾病综合征。其中Ⅳ型、Ⅴ型、Ⅴ＋Ⅳ型和Ⅴ＋Ⅲ型狼疮性肾炎患者肾病综合征发生率较高(20.6%～43.0%)。少部分Ⅱ型和Ⅲ型狼疮性肾炎患者也可表现为肾病综合征(6.3%～9.2%)。

2. 血尿

镜下血尿多见,肉眼血尿发生率低(6.4%)。持续肉眼血尿或大量镜下血尿主要见于肾小球出现毛细血管襻坏死、有较多新月体形成的凶险病例。血尿的多少一定程度上反映肾脏病变的活动性。

3. 管型尿

1/3 患者尿液中出现管型,主要为颗粒管型。大量血尿时可出现红细胞管型。

4. 高血压

15%～50%的狼疮性肾炎患者存在高血压,且与肾脏损害的严重程度有关。肾内血管病变的患者高血压发生率明显升高,甚至出现恶性高血压。

5. 急性肾功能不全

狼疮性肾炎并发急性肾功能不全与下列因素有关:①肾小球弥漫性新月体形成;②肾小球毛细血管襻内广泛血栓;③狼疮性肾血管病变,如血栓性微血管病、非炎症性坏死性血管病变;④急性间质性肾炎;⑤肾静脉血栓,偶见肾动脉血栓。肾病综合征、血清抗磷脂抗体阳性者容易并发血栓形成,导致肾功能急剧恶化。

6. 慢性肾功能不全

活动性病变未得到有效控制,患者可进入慢性肾功能不全。若病理仍存在活动性病变,给予恰当的免疫抑制治疗,肾功能可得到部分恢复。8%～15%的狼疮性肾炎最终可进展至终末期肾病,以Ⅳ型、Ⅳ型伴Ⅴ型狼疮性肾炎患者最多见。

三、病 理

狼疮性肾炎治疗方案的选择需以肾活检病理类型为基础。因此,在治疗前应积极行肾活检明确肾脏病理类型。

(一)病理分型

狼疮性肾炎的病理分型主要根据肾小球光镜组织学、免疫荧光或电镜改变的特征进行划分。1982WHO修订的分类法在过去20多年一直被广泛应用,2003年国际肾脏病学会/肾脏病理学会(ISN/RPS)再次对狼疮性肾炎分型提出了修改。

目前2003新的分型已经在临床上得到认可,现将该分型标准详述如下。

Ⅰ型——系膜轻微病变型狼疮性肾炎:光镜下肾小球形态正常,但免疫荧光可见系膜区免疫复合物沉积。

Ⅱ型——系膜增生性狼疮性肾炎:光镜下仅见不同程度系膜细胞增生(指在$2\mu m$厚的切片上单个系膜区系膜细胞数3个或3个以上)或系膜基质增多,伴有系膜区免疫复合物沉积。电镜或免疫荧光检查除系膜区沉积物外,可存在很少量,孤立的上皮侧或内皮下沉积物。

Ⅲ型——局灶性狼疮性肾炎:累及少于50％的肾小球(局灶)。病变可表现为活动或非活动性、节段性或球性、毛细血管内或毛细血管外增殖。通常伴有节段内皮下沉积物,伴或不伴系膜增殖性病变。

Ⅲ(A):活动性病变—局灶增殖性狼疮性肾炎。

Ⅲ(A/C):活动和慢性化病变共存—局灶增殖伴硬化性狼疮性肾炎。

Ⅲ(C):慢性不活动性病变伴肾小球瘢痕形成—局灶硬化性狼疮性肾炎。

Ⅳ型——弥漫性狼疮性肾炎:受累肾小球50％以上。病变可表现为活动或非活动性、节段性或球性、毛细血管内或毛细血管外增殖。通常伴弥漫内皮下沉积物,伴或不伴系膜增殖性病变。肾小球的病变又分为节段性(S)(指病变范围不超过单个肾小球的50％)或球性(G)(指病变范围超过单个肾小球的50％)。当50％以上受累的肾小球为节段性病变时,称弥漫节段狼疮性肾炎(Ⅳ-S),当50％以上受累肾小球表现为球性病变时,称弥漫性球性肾小球肾炎(Ⅳ-G)。此型还包括弥漫性"白金耳"但不伴明显肾小球增生性病变者。

Ⅳ-S(A):活动性病变——弥漫节段增殖性狼疮性肾炎。

Ⅳ-G(A):活动性病变——弥漫球性增殖性狼疮性肾炎。

Ⅳ-S(A/C):活动和慢性病变并存——弥漫节段增殖伴硬化性狼疮性肾炎。

Ⅳ-G(A/C):活动性病变——弥漫球性增殖伴硬化性狼疮性肾炎。

Ⅳ-S(C):慢性非活动生病变伴瘢痕形成——弥漫节段硬化性狼疮性肾炎。

Ⅳ-G(C):慢性非活动病变伴瘢痕形成——弥漫球性硬化性狼疮性肾炎。

Ⅴ型——膜性狼疮性肾炎:光镜、免疫荧光或电镜检查见大部分肾小球存在弥漫或节段上皮侧免疫复合物沉积,伴或不伴系膜病变。Ⅴ型狼疮性肾炎合并Ⅲ型或Ⅳ型病变,需同时诊断。Ⅴ型可存在节段或球性肾小球硬化（但非肾小球毛细血管襻坏死或新月体导致的肾小球瘢痕）。

Ⅵ型——终末期硬化性狼疮性肾炎：Ⅵ型指90％以上肾小球球性硬化，无活动性病变。新的分型强调区分病灶的活动性（A）或是慢性不活动性（C），其次重视病变的范围是弥漫的节段性（S）或是球性（G）。

(二)免疫荧光及超微结构

狼疮性肾炎患者肾小球免疫荧光通常为 IgG 优势沉积，并出现 C_4、$C1_q$ 与 C_3 共沉积。IgG、IgA、IgM 以及 C_3、C_4、C1q 染色均阳性，称之为"满堂亮"。C1q 阳性往往提示狼疮性肾炎的诊断。

免疫复合物在管-间质沉积是狼疮性肾炎的重要特点。各型均可见小管-间质免疫荧光染色阳性（以Ⅳ型最突出）。肾小管沉积物多在间质侧，为颗粒状或短线状，偶见肾小管上皮细胞核阳性。间质毛细血管基底膜也可见沉积物，沉积物以 IgG 为主。有的患者仅见 C_3 或 C1q 沉积，而无免疫球蛋白。3.29％的狼疮性肾炎患者肾小管管周、毛细血管存在 C_4d 沉积，标志着患者免疫功能的亢进和补体经典途径的激活。

(三)其他病理改变

狼疮性肾炎除累及肾小球外，肾小管间质和血管也常受累。有间质或血管病变的患者，肾功能损害往往较重，预后较差。因此，在诊断和治疗时应加以识别。

1. 狼疮性间质性肾炎

狼疮性间质病变的轻重通常与肾小球病变和血管病变的严重程度相关。Ⅳ型狼疮性肾炎约 3/4 有间质性损害。无论狼疮性肾炎肾脏病变是否活动，肾间质中 CD_4^+、CD_8^+ 细胞数均明显高于正常，有活动病变者比病变不活动者增高更加明显。有间质血管病变者间质 CD_8^+ 细胞浸润程度明显高于无上述病变者。肾间质 CD_4^+、CD_8^+ 和比值与血清肌酐、C_3、C_4 及 ANA 和抗 dsDNA 抗体滴度之间无明显相关性；但间质有 T 细胞局灶聚集者肾小球硬化、新月体形成和肾功能损害发生率明显高于无 T 细胞局灶聚集的患者。狼疮性肾炎患者肾小管基底膜可见颗粒状免疫球蛋白和补体沉积，偶尔为线状沉积。小管沉积物与间质 CD_4^+、CD_8^+ 计数之间无明显相关性。随着病情进展，间质可逐渐出现纤维化等慢性化病变。少数狼疮性肾炎患者在出现小管间质损伤的同时，肾小球病变却很轻微。此类患者易发生急性肾功能不全和肾小管性酸中毒。

2. 血管病变

狼疮性肾炎的肾内血管病变可分为血管壁免疫复合物沉积型、栓塞性微血管病变、非炎症坏死性血管病变和狼疮性血管炎等类型。

血管壁免疫复合物沉积是指免疫复合物沉积于血管壁而光镜检查血管形态无明显异常，免疫荧光检查可见 IgG、IgA 或 IgM 和补体成分沉积于血管内皮或中层。如果光镜下见到血管壁坏死,但无炎性细胞浸润,则称为炎症坏死性血管病变。这类血管病变常侵犯入球小动脉,较小影响小叶间动脉,多发生于Ⅳ型狼疮性肾炎,预后比无血管病变者差。

栓塞性微血管病变是一类以内皮损伤和血栓形成为特征,临床表现为微血管病性溶血性贫血、血小板减少、肾功能不全或中枢神经系统损害。光镜下急性期见内皮细胞肿胀、内皮下间隙增宽伴透亮的蓬松物和稀疏免疫复合物沉积,有时伴红细胞碎片或溶解的细胞,管腔明显狭窄或完全闭锁。免疫荧光检查可见纤维蛋白相关抗原和少量免疫球蛋白和(或)补体沉积。慢性期可见血管内膜黏液样水肿和(或)葱皮样改变。狼疮性肾炎伴栓塞性微血管病变者预后最差。

狼疮性肾炎还可出现与微型多血管炎类似的坏死性血管炎,即动脉管壁纤维素样变性或坏死,伴炎性细胞浸润。免疫荧光检查无明显免疫复合物沉积。这类病变发病率很低,但病情重,预后较差。

对患者循环内皮细胞进行测定有助于对血管炎病变的诊断。伴血管变的患者循环中内皮细胞数显著增高,其增高程度还与血管炎病变的严重性明显相关。

(四)组织学转型

狼疮性肾炎的转型较常见。患者在成功治疗之后,可由增殖性类型转为非增殖性类型。持续不缓解的患者可由非增殖性类型(Ⅱ、Ⅴ)转变为增殖性类型(Ⅲ、Ⅳ)。此类患者一般临床表现为:①出现活动性尿沉渣改变;②尿蛋白明显增加,甚至出现肾病综合征;③血清肌酐增高。在上述情况下,应积极行重复肾活检,明确病理改变,调整治疗方案。

(五)临床病理间的联系

Ⅱ型狼疮性肾炎患者肾外症状较为突出,绝大多数以肾外损害为首发症状,病程中面部红斑、关节炎、发热、溶血性贫血发生率在各型中最高,而血清抗 dsDNA 抗体阳性率、低 C_4 血症比例最低,除 ANA 阳性外,抗 Sm 抗体常为阳性。肾损害中以少量蛋白尿为主。因此,临床以"皮肤-关节-发热-肾病"为特征。Ⅲ型狼疮性肾炎患者(尤其肾小球病变范围较广者)关节炎、皮肤血管炎和血清抗中性粒细胞胞浆抗体(ANCA)阳性率高,肾损害以血尿为主,与小血管炎的临床特征相一致("血管炎"综合征),毛细血管襻内皮细胞损害较为突出。Ⅳ型(包括Ⅴ+Ⅳ)狼疮性肾炎浆膜腔炎、血清抗 dsDNA 抗体和低 C_4 血症阳性率最高。肾损害常伴有高血压、血尿或伴肾功能不全。因此临床上以"浆膜腔炎-抗 dsDNA 抗体-低 C_4-肾炎"为特征。Ⅴ型狼疮性肾炎患者主要表现为蛋白尿或伴少量血尿,容易发生肾静脉血栓、肺动脉栓塞。临床症状不突出,血清抗 dsDNA 抗体阳性和低 C_4 血症比例低,早期临床容易误诊。Ⅴ+Ⅳ型狼疮性肾炎临床和免疫学特点与Ⅳ型狼疮性肾炎类似,但肾病性蛋白尿比例显著提高。Ⅴ+Ⅲ型狼疮性肾炎肾病性蛋白尿比例与Ⅴ型狼疮性肾炎相似,血尿程度与Ⅲ型狼疮性肾炎接近,但 ANCA 阳性率和低 C_4 血症发生率比例低于Ⅲ型狼疮性肾炎。

当然,同一病理类型临床和免疫学特征(临床表型)并不一致,不同病理类型也可出现相同临床表现。如部分Ⅳ型狼疮性肾炎患者血清 ANCA 阳性,表现有肉眼血尿或大量镜下血尿,肾活检有肾小球毛细血管襻坏死、新月体或肾间质血管炎;与大量免疫复合物沉积所致Ⅳ型狼疮性肾炎表现不同,也具有血管炎的特征。

四、诊断及鉴别诊断

狼疮性肾炎是系统性红斑狼疮的肾损害,因此从理论上讲首先确定系统性红斑狼疮的诊断,再加上肾小球疾病的证据就可能诊断为狼疮性肾炎。通常系统性红斑狼疮的诊断都依据美国风湿病学会新拟定的诊断条件,11条中如有4条以上符合诊断就可成立(据报道其敏感度及特异性可达96%),但实际上,临床中大约有10%以上的狼疮性肾炎患者在确诊时未能达到这个标准。

11条标准中有4条属于皮肤黏膜病变,而我国系统性红斑狼疮患者皮肤黏膜的损伤不如西方人多见。因此阳性率明显降低,不少患者以水肿、尿检异常为首发症状,如果是育龄期妇女,自身抗体阳性,往往会怀疑存在狼疮性肾炎,肾活检病理切片提供的资料(大量免疫复合物沉积,"满堂红")、低补体血症等有助于确定诊断。因此狼疮性肾炎的诊断应该强调临床症状、流行病学资料(性别、年龄)、实验室检查(自身抗体、免疫功能),必要时结合肾活检病理资料进行综合判断。

除轻型的狼疮性肾炎在疾病的早期需要与原发性肾小球肾炎的相区分以外,其他自身免疫性疾病所引起的肾脏损害也可以在诊断上引起混淆,如混合性结缔组织病、类风湿性关节炎的肾损害。按照临床表现结合实验室检查及肾活检病理进行综合性分析,一般不难判断。混合性结缔组织病常常呈现抗Ro及抗La抗体阳性,而抗dsDNA抗体为阴性;类风湿关节炎具有关节僵硬畸形及关节影像学变化的证据,类风湿因子常为阳性,可资鉴别。

自身抗体检测对狼疮性肾炎诊断有重要意义。90%以上未治疗的系统性红斑狼疮患者血清ANA阳性,因此ANA抗体阴性时诊断狼疮性肾炎应特别慎重。ANA荧光模型对系统红斑狼疮和其他自身免疫性疾病的鉴别诊断价值不大。抗dsDNA抗体及抗Sm抗体在系统性红斑狼疮患者阳性率低,但特异性较高。未治疗的系统性红斑狼疮患者低补体血症发生率超过75%。患者表现为C_3和C_4同等程度下降,或C_4下降更显著。而在感染后肾小球肾炎和特发性膜增生性肾小球肾炎患者中,C_3通常下降较明显。

五、治 疗

(一)基本原则

1. 狼疮性肾炎不同病理类型,免疫损伤性质不同,治疗方法不一

狼疮性肾炎必须依据肾活检病理制定治疗方案,治疗效果不佳者病情恶化,需要重复肾活检,依据新的情况制定新的方案。

2. 作为自身免疫性疾病,病情迁延,需要制定长期治疗规划

除极轻型病例(如Ⅰ型)外,一般要包括"诱导阶段"及"维持阶段",诱导阶段主要是针对急性严重的活动性病变,往往是在病变的早期,系统性红斑狼疮活动影响了多个系统,此期应迅速控制免疫性炎症及临床症状,调整免疫失衡,减少组织损伤及随后的纤维化。免疫抑制药物作用较强,剂量较大,诱导时间一般 6～9 个月。维持阶段重在稳定病情,防止复发,用药剂量偏小,力求长期无不良反应,治疗中要有耐心、持久性。

3. 警惕药物不良反应

免疫抑制剂是狼疮性肾炎治疗中的主要药物,必须警惕药物的不良反应,力求治疗有效,不良反应很少,强调治疗方法的个体化。

4. 延缓肾功能不全进展

除免疫抑制剂以外,降压药、对抗局部肾素-血管紧张素系统的药物等对症治疗有助于延缓肾功能不全的进展。

(二)按照病理分型选择治疗方案

狼疮性肾炎的免疫性炎症绝大多数可以应用免疫抑制治疗加以控制,但免疫抑制必然带来生理性免疫功能的紊乱,导致感染或肿瘤的发生,因此,在免疫抑制疗法的应用上不能千篇一律。免疫抑制狼疮药物种类很多,如何选择适当的药物及治疗方案是狼疮性肾炎治疗中的首要问题。

按照早先应用的 WHO 分型或最近的 ISN/RPS 分类法(2003),Ⅰ型及部分Ⅱ型狼疮性肾炎患者无须针对狼疮性肾炎的特殊治疗措施,只需按系统性红斑狼疮的全身治疗原则接受免疫抑制剂或糖皮质激素(简称激素),但对于存在明显尿检异常的患者,仍主张按狼疮性肾炎接受治疗。

(三)治疗狼疮性肾炎的主要免疫抑制剂

合理应用免疫抑制剂是有效治疗狼疮性肾炎的前提。

1. 糖皮质激素

激素治疗狼疮性肾炎的主要作用在抗炎症状,通过对核因子 κB(NF-κB)的影响干预了多种炎症因子的产生及释放,特别是在大剂量激素口服或静脉滴注甲泼尼龙的作用下,消炎效应快,但激素的抗淋巴增殖作用不强,仅仅是在大剂量或超大剂量时才存在。因此,单纯应用激素只能对一些急性炎症起缓解作用,它必须与其他抗增殖药物(如 CTX、MMF)并用才能持续起作用,单纯以大剂量激素作诱导治疗显然不合适。但在重症狼疮性肾炎的治疗方案中,特别是在诱导期,为了控制症状,激素又是不可缺少的药物,大剂量激素发挥效应快,但是不良反应也大,只能在诱导初期使用,后期就要逐渐减量,直到维持量(泼尼松 5～10mg/d 或隔日)。

2. 环磷酰胺(CTX)

CTX 作为一种代谢性细胞毒药物,具有强烈的免疫抑制效应,特别是抑制 B 细胞的作用。

因此与激素合用在Ⅳ型狼疮性肾炎（弥漫增殖性）的诱导治疗中取得了很好的疗效。CTX 既可口服也可静脉注射，一般认为静脉注射的不良反应较口服相对为小。但即使静脉注射，作为一种抗代谢药，起效缓慢，并不像甲泼尼龙那样立竿见影。CTX 虽然对Ⅳ狼疮性肾炎疗效明显，但对于Ⅲ型（局灶节段型）或Ⅴ型狼疮性肾炎效果不佳。对Ⅳ型狼疮性肾炎合并血管病变者或Ⅴ＋Ⅳ型、Ⅴ＋Ⅲ型狼疮性肾炎效果也不好，对Ⅳ型狼疮性肾炎的长期疗效也完全肯定，时有复发。

CTX 的最重要缺点是不良反应太突出，白细胞减少、严重感染、性腺功能抑制、脱发等均为比较常见的不良反应，特别是在反复应用这一疗法的重型狼疮性肾炎，患者常不是死于肾功能衰竭而往往是治疗并发症。

3. 他克莫司（FK506）及环孢素 A（CsA）

FK506 及 CsA 均为神经钙蛋白抑制剂，能抑制 IL-2 的产生，从而发挥抗淋巴细胞增殖的作用，这二者都是肾移植抗排斥反应的重要药物。在狼疮性肾炎的治疗中对Ⅳ型狼疮性肾炎病例均有一定效果，对部分Ⅴ型狼疮性肾炎病例（膜性病变）也有效。CsA 在临床使用已超过 20 年，它对肾脏的不良反应已为人所熟知，特别在较长时间的疗程中，有十分明显的促使肾组织纤维化，进入慢性肾功能不全的不良反应。在肾脏病临床应用中，环孢素在特发性膜性肾病的治疗中有一定疗效，但其不良反应也十分明显，无法长期应用，同样也将逐渐地从临床淡出。

IL-10 是 TH_2 细胞的重要细胞因子，有活化自身反应性 B 细胞的效应，促进膜性病变的形成。FK506 与 CsA 不同之处是具有抑制 IL-10 的作用，这一特点是环孢素 A 或其他抗增殖药物所不具有的。正因为如此，FK506 对Ⅴ型狼疮性肾炎具有一定的疗效。临床上应用 FK506 治疗狼疮性肾炎的最大顾虑是药物的不良反应，特别是高血糖、高血压及对肾功能的影响。

4. 霉酚酸酯（MMF）

对Ⅳ型狼疮性肾炎伴有血管炎的病例 CTX 不能奏效，而 MMF 却能控制。这就使 MMF 对Ⅳ型狼疮性肾炎的诱导缓解效果高于 CTX。有研究观察 MMF 对内皮细胞功能和对巨噬细胞的影响，证明 MMF 除具有一般免疫抑抑剂的抗淋巴细胞增殖及抗炎作用外，更具有抗血管炎症的效应。MMF 疗效优于 CTX 的原因可能也就在此。除对Ⅳ型狼疮性肾炎伴有血管炎病变者有效外，对 Ⅳs（伴弥漫节段病变）型甚或Ⅲ型狼疮性肾炎的病变也有效。尽管如此，MMF 对Ⅴ型（膜性病变）及Ⅴ＋Ⅳ型狼疮性肾炎的诱导缓解率却很低。文献中一般Ⅳ型狼疮性肾炎应用 MMF 治疗的诱导缓解率总是在 $60\%\sim85\%$ 徘徊，这些资料所治疗的病例中估计有一部分（$15\%\sim20\%$）是不纯的Ⅳ型（Ⅴ＋Ⅳ型），Ⅴ＋Ⅳ型狼疮性肾炎对 MMF 效果不佳，使对整个Ⅳ型狼疮性肾炎的总疗效下降。

应用 MMF 治疗狼疮性肾炎的优点之一是总的不良反应发生率较低，特别是卵巢功能衰退及白细胞减少较 CTX 明显减少。因此，患者的依从性较好。成人诱导剂量一般应为 $1.5\sim2.0g/d$，维持期长期服药剂量 $0.5\sim0.75g/d$，过大或过小均不适宜，临床上应强调"个性化治疗"。有条件时可监测药物浓度以作参考。

5. 新的治疗概念：多靶点疗法（multi-target therapy）

狼疮性肾炎的免疫发病机制是复杂的，牵涉到 T 细胞和 B 细胞、抗体和免疫复合物形成；受累组织包括内皮细胞、系膜细胞、基底膜等。肾脏组织病理改变习惯于分成多种类型，在这样复杂的情况下，单独用一种药物，专攻某一种病变很难全面奏效。过去半个多世纪，重型狼疮性肾炎虽然试用了各种药物，但未能取得十分满意的效果，这是其中一个重要原因。

多靶点疗法的优点：①不同药物作用在不同靶点，可以起协同的治疗作用，例如激素抗炎；MMF 抗淋巴细胞增殖、调节内皮细胞功能、抑制单核细胞、控制血管炎，有效地控制肾小球弥漫增殖及局灶节段性病变；FK506 抗淋巴细胞增殖（抑制 IL-2 产生），抑制 IL-10 及自身免疫性 B 细胞，有利于控制膜性病变。②各种药物剂量减半，减少不良反应及毒性。③FK506 与 MMF 并用可以增加后者的血药浓度，提高疗效。

MMF 与 FK506 小剂量联合应用疗法在肾移植中已得到论证，较其他免疫药物配伍效果更佳（symphony treatment）。在重型狼疮性肾炎的治疗中无论是 V＋Ⅳ、V＋Ⅲ 或是Ⅳ型，其疗效均较 MMF＋激素、FK506＋激素更优越，而不良反应却较少。

（四）狼疮性肾炎免疫抑制治疗策略

1. 药物使用方法

（1）诱导期常用的药物用法：①糖皮质激素：甲泼尼龙剂量 0.5g/d 静脉滴注，连续 3 天为一个疗程，必要时可重复一个疗程。冲击治疗后，续以泼尼松 0.6～0.8mg/（kg·d）]口服，4 周后逐渐减量，每 2 周减 5mg/d 至 20mg/d，再每 2 周减 2.5mg/d 直到每日 10mg 维持；②霉酚酸酯：诱导治疗起始剂量 1.5～2.0g/d，分 2 次口服。视患者体重、血浆白蛋白和肾功能水平，酌情调整剂量。诱导疗程一般为 6～9 个月。9 个月部分缓解者，诱导治疗可延长至 12 个月；③多靶点疗法（MMF＋FK506＋Pred）：MMF 起始剂量 1.0g/d（体重＞50kg，剂量为 0.75g/d），分 2 次，间隔 12 小时口服。FK506 起始剂量 4mg/d（体重＜50kg，剂量为 3mg/d），分 2 次，间隔 12 小时口服，要求 FK506 谷浓度在 4～7ng/ml。诱导疗程一般为 6～9 个月。9 个月部分缓解者，诱导治疗可延长至 12 个月。激素用法同上；④环磷酰胺（CTX）：CTX 每月静脉滴注 1 次。每 1 个月的剂量为 0.75g/（m²体表面积），以后每个月剂量为 0.5～1.0g/（m²体表面积），维持最低白细胞计数在（2.5～4）×10⁹/L（2500～4000mm³）。年龄 60 岁以上或血清肌酐大于 300.6μmol/L（3.4mg/dl）的患者，剂量降低 25%。具体用法为 CTX 置于 250ml 生理盐水内，1 小时以上静滴完；同时进行水化增加尿量，以减轻 CTX 的膀胱毒性作用。总疗程 6～9 个月，总剂量小于 9.0g。

（2）维持期常用药物用法

①泼尼松：维持期剂量 10mg/d，口服。如果持续缓解，可调整为隔日服用。

②雷公藤多苷（TW）：维持期剂量 60mg/d，口服。

③硫唑嘌呤（AZA）：维持期剂量 1～2mg/（kg·d），口服。

④霉酚酸酯（MMF）：维持期剂量 0.5～0.75g/d，口服。

⑤来氟米特(LFM):维持剂量 20mg/d,口服。

以上方案仅作为用药的参考,临床实践应根据患者的实际情况调整。

2. 重型狼疮性肾炎的治疗策略

(1)Ⅳ型狼疮性肾炎:诱导治疗可以选用激素联合 MMF、激素联合 CTX 或多靶点疗法。激素联合 MMF 诱导完全缓解率可达 70%～80%,疗效较好,推荐使用。药物供应困难者可选用激素联合 CTX 疗法。难治性病例采用多靶点疗法。维持期可选用激素联合 MMF、激素联合雷公藤多苷、激素联合 AZA 或激素联合 LFM 等治疗。

(2)Ⅲ型狼疮性肾炎:诱导治疗可以选用激素联合 MMF 或多靶点疗法。维持期可选用激素联合 MMF、激素联合雷公藤多苷、激素联合 AZA 或激素联合 LFM 等治疗。

(3)Ⅴ+Ⅳ型和Ⅴ+Ⅲ型狼疮性肾炎:诱导治疗采用多靶点疗法。维持期可选用激素联合 MMF、激素联合雷公藤多苷、激素联合 AZA 或激素联合 LFM 等治疗。

(4)其他:对一些严重狼疮性肾炎如有大量新月体形成、合并栓塞性微血管病变,或抗核抗体/ANCA 高滴度阳性,或弥漫性肺泡出血者,可采用血浆置换或免疫吸附治疗。

3. Ⅴ型狼疮性肾炎的治疗策略

对于非肾病综合征型患者,强调非免疫抑制治疗。具体措施包括严格控制血压(>130/80mmHg)、使用血管紧张素转换酶抑制剂(ACEI)和(或)血管紧张素Ⅱ受体拮抗剂(ARB)减少蛋白尿、给予抗凝剂和降脂治疗预防血栓和心血管并发症。同期给予小剂量泼尼松及雷公藤多苷口服。

对于肾病综合征型患者,尤其是肾病综合征并发症高危患者,除上述非免疫抑制治疗和小剂量泼尼松外,应给予其他免疫抑制剂。具体方案可采用多靶点疗法或 FK506。疗程一般 6～9 个月,多靶点疗法可延长至 12 个月,但要注意不良反应。维持期可选用激素联合雷公藤多苷、激素联合 FK506、激素联合 AZA 等治疗。

4. 狼疮性肾炎的缓解与复发

达到临床完全缓解可以明显改善狼疮性肾炎患者的远期预后。有利于缓解的因素包括血清肌酐低、尿蛋白少、病理改变轻、病变慢性化指数低等。

5. 狼疮性肾炎的停药时机

由于持续缓解病例也可能在若干年后复发,所以一般不主张完全停用免疫抑制治疗。通常可以采取小剂量激素维持。对于那些不能遵从长期药物治疗的患者,可以考虑在持续缓解至少 5 年以后再停止药物治疗。但必须密切观察患者尿液检查和免疫学指标变化。如果 GFR 持续稳定、没有蛋白尿和血尿,且免疫学指标正常,则可以继续停药观察。

6. 狼疮肾炎病人出现肾功能不全需要积极治疗的情况

对于有下列情况的病人,应用激素和免疫抑制剂治疗,会收到良好疗效:①病情迅速恶化,进展至肾功能衰竭者。肾功能不全不超过 3 个月,有 65％的病人可望恢复肾功能正常。但同时也有 12％病人半年内死亡。超过 3 个月,恢复率降低。②血肌酐值不超过 300mmol/L 者,由 80％的希望可恢复。如果超过 600mmol/L,则只有 25％的可能。③影像学显示肾脏仍未有缩小者;肾脏缩小者,肾功能恢复的机会很小。④LN 有活动表现者或肾活检病变仅为轻至中度慢性化而活动性指数高者。⑤LN 病史未超过 2 年者。

(罗 萍)

参 考 文 献

1 Huang Y,Liu Z,Huang H,et al. Effects of mycophenolic acid on endothelial cells. Int Immunopharmacol,2005,5:1029～1039

2 黎磊石,刘志红主编. 中国肾脏病学. 第 1 版. 北京:人民军医出版社,2008,495～522

第 2 节　过敏性紫癜性肾炎

过敏性紫癜(Henoch-Schönlein purpura)属于系统性小血管炎,主要累及皮肤、关节、胃肠道和肾脏。临床主要表现为尿检异常或急性肾炎综合征,少数表现为肾病综合征或急进性肾炎综合征。肾活检病理表现为系膜增生性病变,伴节段肾小球毛细血管襻坏死和(或)新月体形成,免疫荧光以 IgA 沉积为特征。紫癜性肾炎多见于儿童,占儿童继发性肾脏病首位。绝大多数患者预后良好。

一、病　因

病因尚不清楚,可能的因素有以下几种。

1. 感染

常为细菌、病毒及寄生虫感染引起的变态反应。病原菌包括 β-溶血性链球菌、金黄色葡萄球菌、结核分枝杆菌、流感嗜血杆菌等。

2. 药物过敏

常见者为抗生素、磺胺、异烟肼、巴比妥、奎宁及碘化物等过敏。

3. 食物过敏

如乳类、鱼、虾、蛤、蟹等过敏。

4. 其他

如预防接种、植物花粉、虫咬、蜂蜇、寒冷刺激等。

二、发病机制

目前认为本病系一免疫复合物性疾病。患者血清中可测得循环免疫复合物,主要为 IgA,在感染后 IgA 升高更明显,病变血管及肾小球可检出 IgA、C_3 颗粒状沉着。因此,目前大量资料表明,IgA 在 HSN 发病机制中起重要作用。此外,血管内凝血机制参与了发病过程,病人的原纤维蛋白降解产物(FDP)增高,肾小球毛细血管腔内发现血小板集聚和纤维蛋白沉积及血栓形成,提示有微血管内凝血而导致肾脏损伤。近年的研究发现细胞因子在介导血管炎发生中起着重要作用。

三、病　理

1. 光镜

以肾小球系膜病变为主,病变由轻至重。肾小球的主要病变为系膜细胞增生伴基质增加,可伴有不同程度的多种细胞增殖、小灶状坏死、渗出,毛细血管内血栓形成,不同程度的新月体。急性期后肾小球可有局灶节段性瘢痕形成而导致硬化。较严重的病例肾小管及间质出现病变,肾小管上皮细胞肿胀,空泡形成、坏死、萎缩,间质炎症细胞浸润或纤维化。

2. 免疫荧光

主要免疫病理特征以 IgA 颗粒样弥漫性肾小球沉积为其特征。在系膜区有 IgA 或伴 IgG、IgM、C_3 弥漫性颗粒状或团块状沉积。

3. 电镜

可见系膜细胞增生、基质增加。有广泛的系膜区及内皮细胞下不规则电子致密物沉积。

四、临床表现

(一)肾外表现

1. 皮肤

绝大多数患者以紫癜为首发症状,这是本病临床诊断的主要依据之一。皮疹常发生在四肢远端伸侧、臀部及下腹部,对称性分布,皮损大小不等,为出血性斑点,突出皮肤,可融合成片,有痒感,不痛,可有一次至多次复发,也可分批出现,1～2周后逐渐消退,也有延缓4～6周消退者。

2. 关节症状

1/2～2/3的患者有关节症状,多发生在较大的关节,如膝、踝关节,其次为腕和手指关节,常表现为关节周围触痛和肿胀,但无红、热,不发生畸形。

3. 消化系统症状

约2/3的患者有胃肠道症状,以腹部不定位绞痛为多见。体检腹部有压痛,一般无腹肌紧张或反跳痛,伴有恶心、呕吐,胃肠道出血可表现为呕血或黑便。

4. 其他表现

有上呼吸道感染史者可有头痛、低热、全身不适等症状。偶尔发生鼻血或咯血,神经系统受累表现为头痛、行为异常及抽搐等。少数病人有心肌炎表现。

(二)肾内表现

1. 血尿

肾脏受累最常见临床表现为镜下血尿或肉眼血尿,可持续或间歇出现,儿童患者出现肉眼血尿者较成人为多,且在感染或紫癜发作后加剧。多数病例伴有不同程度蛋白尿。

2. 蛋白尿

大多数病例有不同程度的蛋白尿,蛋白尿大多为中等度。部分病例可有肾病综合征范围内蛋白尿。

3. 高血压

一般为轻度高血压,明显高血压多预后不良。

4. 其他

可有浮肿,浮肿原因与蛋白尿、胃肠道蛋白丢失及毛细血管通透性变化有关。肾功能一般正常,少数出现血肌酐一过性升高。

五、诊　断

HSN必须具备过敏性紫癜和肾炎的特征才能确诊。由于本病有特殊性皮肤、关节、胃肠道及肾脏受累表现,肾脏有以IgA沉着为主的系膜增殖性病理改变,因此确诊并不困难。约有25%患者肾脏受累表现轻微,需反复尿液检查才是检出肾脏受累的主要依据。必要时有待肾脏组织病理学检查才能确诊。血清检查 IgA 可以升高。

六、治　疗

1. 一般治疗

急性期或发作期应注意休息和维持水、电解质平衡。水肿、大量蛋白尿者可给予低盐、限水和避免摄入高蛋白食物。在有明确的感染或感染灶时选用敏感的抗菌药物,但应避免盲目地预防性用抗菌药物。积极寻找并去除可能的过敏原,如药物、食物及其他物质过敏所致者应立即停用。

2. 抗组胺药物

常用药物如氯苯那敏、阿司咪唑(息斯敏)、赛庚啶等均可使用。10％葡萄糖酸钙 10ml 静脉注射,每日 2 次,连用 7～10 天为一个疗程。

3. 止血药

无明显大出血,一般不用止血药。如出现严重咯血、消化道大出血,可选用止血敏或安络血。

4. 皮质类激素

对已经出现肾脏受累者应给予激素治疗。它可以减轻血尿、蛋白尿,改善肾功能。可选择泼尼松口服,剂量为:儿童 1～2mg/(kg·d),成人 0.6～1.0mg/(kg·d),一般服用 4 周后减量。对临床表现为急进性肾炎、肾病综合征或病理呈广泛大新月体形成者,可采用大剂量激素冲击治疗,用甲泼尼龙 0.5g/d,连续 3 天为一疗程,冲击以后改为泼尼松口服维持。在肾脏炎症病变、损害严重的患儿用激素冲击治疗均能取得肾功能改善的良好反应。因此,合理使用激素,积极治疗,可获一定疗效。

5. 细胞毒类药物

对重症 HSN 治疗无效者可采用环磷酰胺(CTX)、硫唑嘌呤(AZP)、霉酚酸酯(MMF)、环孢素 A(CsA)等治疗。

(1)环磷酰胺(CTX):CTX 是国内外最常用的细胞毒药物,在体内被肝细胞微粒体羟化,产生有烷化作用的代谢产物而具有较强的免疫抑制作用。应用剂量为 2mg/(kg·d),分 1～2 次口服;或 200mg,隔日静脉注射。累积剂量达 6～8g。CTX 与激素联合用于治疗重型紫癜性肾炎,临床研究显示有明显疗效。CTX 主要不良反应为骨髓抑制及中毒性肝损害,并可出现性腺毒性反应(尤其是男性)、脱发、胃肠道反应及出血性膀胱炎。

(2)霉酚酸酯(MMF):20 世纪 90 年代,MMF 开始用于治疗肾脏疾病。在体内代谢为霉酚酸,后者为次黄嘌呤单核苷酸脱氢酶抑制剂,抑制鸟嘌呤单核苷酸的经典合成途径,故而选择性抑制 T、B 淋巴细胞增殖及抗体形成达到治疗目的。临床研究显示,MMF 治疗能有效减少蛋白尿。但 MMF 治疗重型紫癜性肾炎的远期疗效,还须进一步临床研究。常用量为 1.5~2.0g/d,分 1~2 次口服,共用 3~6 个月,减量维持半年。最常见不良反应是胃肠道反应,可出现腹泻、恶心、腹胀和呕吐,另外,还可出现骨髓抑制,肝毒性和肾毒性很小。

(3)硫唑嘌呤(AZA):AZA 为 6-硫基嘌呤的咪唑衍生物,可产生烷基化作用阻断 SH 组群,抑制核酸的生物合成,防止细胞的增生,主要抑制 T-淋巴细胞增殖而抑制免疫反应。AZA 应用剂量 50mg,每日 3 次口服。不良反应有骨髓抑制、脱发、肝损害及感染,较少见的不良反应有胃肠道症状、巨细胞性贫血和恶性肿瘤发病率增高。孕妇禁用。

(4)其他药物:来氟米特、环孢素 A(CsA)等也有应用,但缺乏对照研究。

6. 抗凝治疗

HSN 可有纤维蛋白的沉积、血小板沉积及血管内凝血的表现,故近年来也选用抗凝剂及抗血小板凝集剂治疗。可用肝素 100~200U/(kg·d),静滴,监测控制凝血时间在 20~30 分钟,连续 4 周。也可口服双嘧达莫、华法林等。

7. 中西医结合疗法

中药雷公藤及其制剂对 HSN 也有疗效。中医学辨证施治,治法有清热凉血、活血化瘀、健脾益气滋阴等。

8. 血浆置换

由于 HSN 属免疫复合物性疾病,对急进性肾炎、肾活检显示有大量新月体形成(>50%)的紫癜性肾炎,进展至终末期肾功能衰竭风险极大,对这类重型病例应采取更加积极的治疗措施,有人主张采用血浆置换疗法,在激素和细胞毒药物基础上联合血浆置换或单独应用血浆置换,可减轻肾损害,延缓肾功能衰竭进展的速度。

9. 其他治疗

至于晚期肾功能衰竭病例,可进行血液或腹膜透析,择期作肾移植。有报道移植肾本病复发率高达 40%,特别当皮肤及胃肠道等活动性病变者容易出现移植后肾炎复发。因此,一般应在活动性病变静止 1 年以后再作肾移植。

(张冬梅)

参 考 文 献

1 Jennette JC,Falk RJ,Andrassy K,et al. Nomenclature of systemic vasculitides. Proposal of an international consensus conference. Arthritis Rheum. 1994,37:187~192

2 刘光陵,高远斌,夏正坤,等.儿童肾小球疾病病理类型分析及其临床意义探讨.医学研究生学报,2004,

17:513～517

3 Appel GB,Radhakrishnan J,D'Agati VD. Secondary glomerular disease. Brenner BM. The Kindney. 7nd ed, Philadelphia:Saunders,2004:1381～1482

4 樊忠民,刘志红,陈惠萍,等. 104 例紫癜性肾炎临床病理及免疫病理的研究. 肾脏病与透析肾移植杂志, 1997,6:127～136

5 解放军肾脏病研究所学术委员会. 过敏性紫癜性肾炎诊断和治疗规范. 肾脏病与透析肾移植杂志,2004, 13:358～359

6 刘志红,黎磊石. 过敏性紫癜性肾炎的治疗. 肾脏病与透析肾移植杂志,2004,13:146～147

7 胡伟新,唐政,姚小丹,等. 间断环磷酰胺冲击治疗难治性紫癜性肾炎的疗效观察. 肾脏病与透析肾移植杂志,1997,6:12～18

8 林炯程,胡伟新,唐政,等. 霉酚酸酯与环磷酰胺治疗重症过敏紫癜性肾炎的疗效比较. 肾脏病与透析肾移植杂志,2005,14:508～514

9 Shenoy M,Ognjanovic MV,Coulthard MG,et al. Treating severe Henoch-Schönlein and IgA nephritis with plasmapheresis alone. Pediatr Nephrol. 2007,22:1167～1171

第3节　血栓性微血管病肾脏损害

血栓性微血管病(thrombotic microangiopathies,TMA)是一类由不同原因导致微血管血栓形成,并引起以血小板减少、微血管病性溶血和器官功能障碍为特征的临床病理综合征。根据受累脏器的不同,临床分为两大类,即溶血性尿毒症综合征(hemolytic uremic syndrome, HUS)和血栓性血小板减少性紫癜(thrombotic thrombocytopenic purpura,TTP)。

一、病　因

TMA 病因尚未完全阐明,多数病因不明。但 TMA 发生与下列因素有关。

(1)感染:与大肠埃希菌 O157:H7、人类免疫缺陷病毒(HIV)有关。

(2)药物:包括奎宁、丝裂霉素、环孢素(CsA)、他克莫司(FK506)等。

(3)抗血小板药物:噻氯匹定、氯吡格雷。

(4)妊娠和避孕药物。

(5)自身免疫性疾病:系统性红斑狼疮、类风湿性关节炎、微型多血管炎、抗磷脂综合征。

(6)遗传性因素:H 因子和 ADAMTS13 缺乏。

(7)其他:肿瘤、造血干细胞移植术后、肺炎链球菌感染、心脏手术后等。

二、临床表现

TMA 的临床特征为微血管病溶血性贫血、血小板减少、肾脏和中枢神经系统损害。

1. 一般症状

多数患者起病时有乏力、恶心、呕吐、食欲缺乏、伴或不伴腹泻。部分患者有上呼吸道感染。

2. 血小板减少

由于微血管内血栓形成,血小板聚集、耗氧增加,TMA 有明显血小板减少。TTP 常有明显出血,表现为鼻出血、皮肤淤斑、眼底出血、呕血、便血、咳血等;而 HUS 较少出现出血症状。

3. 微血管病性溶血性贫血

微血管病性溶血性贫血是 TMA 的重要标志,数天内血红蛋白明显下降。急性溶血有腰背酸痛、血红蛋白尿,约半数患者有黄疸和肝大。

4. 急性肾功能衰竭

TMA 有不同程度的肾功能减退,约 90％以上的 HUS 有急性肾功能衰竭,多数 HUS 可持续少尿或无尿,需进行透析治疗。而 TTP 肾脏损害较轻,80％～90％的 TTP 仅表现为尿检异常和轻度肾功能不全。血容量负荷过重,心力衰竭、肺水肿是成人 HUS-TTP 常见症状。但少数患者由于腹泻与呕吐、内皮细胞损伤后毛细血管通透性增加,可出现有效血容量不足的症状。

绝大多数 HUS 可出现高血压,通常是高肾素性高血压。HUS-TTP 高血压更严重,血压升高也与病情恢复有关。儿童腹泻的 HUS 高血压通常较轻,且为一过性,并随肾功能恢复而好转。

5. 神经系统症状

由于大脑皮质和脑干小血管微血栓形成,脑神经细胞缺血、缺氧,导致头痛、行为改变、视力障碍、言语困难、感觉异常、瘫痪、抽搐,甚至昏迷。典型 HUS 出现神经症状相对少见,而 TTP 则多见。

6. 发热

约 98％的 TTP 病程中出现发热。发热可能与丘脑体温调节中枢血管受累、溶血和组织坏死等有关。HUS 发热较少见。

三、实验室检查

(1)TTP 血小板减少较 HUS 更加明显,发作期血小板计数通常低于 $20 \times 10^9/L$(2 万/mm^3)。而 HUS 血小板计数通常为($30 \sim 100$)$\times 10^9/L$(3～10 万/mm^3),有些 HUS 患者血小板计数可完全正常或接近正常。凝血功能检查通常正常,凝血时间(PT)和活化部分凝血活酶时间（APTT）常有缩短，无纤维蛋白原水平下降。

（2）约99％病例血红蛋白低于100g/L，40％低于65g/L。血浆结合珠蛋白降低，抗人球蛋白实验（Coomb's）阴性。间接胆红素升高，乳酸脱氢酶升高。末梢血涂片红细胞呈头盔形、芒刺状等。末梢血涂片红细胞碎片阳性和Coomb's试验阴性，是诊断微血管病溶血性贫血的必要条件。典型的HUS有白细胞总数增加伴核左移，而非典型HUS和TTP白细胞计数常在正常范围。

（3）TTP患者常有ADAMTI3活性下降。

四、诊断及鉴别诊断

（一）诊断

TMA的诊断主要依靠典型临床表现，临床表现为微血管病性溶血性贫血、血小板减少、神经精神异常、肾脏损害、发热，诊断TTP并不困难。TMA的诊断要根据典型临床表现和ADAMTS13活性的检测。

（二）鉴别诊断

HUS的肾功能损害严重和高血压多见，ADAMTS13正常或略低；TTP的微血管病性溶血、血小板计数下降和出血倾向较重。ADAMTS13显著下降。

弥散性血管内凝血（DIC），由于某些致病因子的作用，凝血因子和血小板被激活，大量促凝物质入血，凝血酶增加，进而微循环中形成广泛的微血栓。微血栓形成中消耗了大量凝血因子和血小板，继发性纤维蛋白溶解功能增强，导致患者出现明显的出血、休克、器官功能障碍和溶血性贫血等临床表现，预后常较差。

五、治 疗

（一）血浆疗法

血浆疗法包括血浆置换（plasma exchange，PE）或血浆输注（plasma infusion，PI），是TTP和HUS-TTP治疗的首选方法。TTP起病急，病程进展迅速，有致命危险。因此，一旦确诊应尽快治疗。PE治疗不仅能够补充血浆中ADAMTS13酶的缺乏，补充正常止血所需的vWF，还能清除ADAMTS13抑制剂，清除超大分子的vWF多聚体，而且能去除导致内皮细胞损伤和血小板聚集的细胞因子或自身抗体，因而可有效地缓解症状。

早期治疗主要采用PI。在开始PE治疗前2天，每天置换1.5个血浆容量（约60ml/kg）新鲜冷冻血浆（FFP）以后每天置换1个血浆容量（约40ml/kg），直至疗程结束。平均PE次数为7～16次。缓解标准通常为血小板计数升高至正常、神经系统症状缓解，也可采用血浆乳酸脱氢酶正常或者接近正常作为监测指标。必须注意的是单纯输注血小板，可促进肾脏和中枢神经系统的血栓形成,加重病情。因此,HUS-TTP 治疗中不宜输注血小板。

新鲜冷冻血浆的冷上清实际是去除了血浆中的超大分子 vWF、纤维蛋白原和纤维连接蛋白后的上清部分,它可以提供与新鲜冷冻血浆同样的有效成分,又避免输入血浆中的超大分子 vWF 多聚体等促进血栓形成的有害因子。另外,冷上清制剂缺乏纤维蛋白原和凝血因子Ⅷ,故仍需间断使用新鲜冷冻血浆。由于大量输注血浆,有感染病毒的风险。近来,已有人用 SDTP(solvent detergent treated plasma)取代新鲜冷冻血浆。而且去除了大分子的 vWF 多聚体,可能更加安全有效。

家族性 TTP 的婴儿或年幼儿童,患儿 TTP 的发作可通过输注含 ADAMTS13 的新鲜冷冻血浆,血浆冷上清制剂或 SDTP 血浆,而不需要常规进行 PE 治疗。成年和年龄较大儿童获得性急性 TTP 患者,需进行 PE 治疗。

(二)免疫抑制剂

1. 糖皮质激素

除非有使用糖皮质激素的禁忌证,一旦 HUS-TTP 诊断成立,应在 PE 的同时应用甲泼尼龙,部分轻症患者单用糖皮质激素治疗就可以使病情缓解。对溶血难以控制的 HUS 危重症患者的治疗,也可采用甲泼尼龙静脉冲击,可控制溶血危象并改善病情。常用剂量每次为甲泼尼龙 $10\sim20$mg/kg 静脉冲击治疗,或泼尼松 $1\sim2$mg/(kg·d)口服,病情缓解后,泼尼松的剂量逐渐减量,直至停药。

2. 长春新碱

长春新碱能阻止抗体对内皮细胞的损伤。其治疗 TTP,可以明显提高存活率,不良反应较轻。因此,长春新碱主要用于血浆治疗反复复发的患者,是 TTP 的重要辅助治疗方法之一。

3. Ritumximab(美罗华)

美罗华是一种针对 B 细胞表面抗原 CD20 的人鼠嵌合型单克隆抗体,可直接诱导 B 细胞凋亡,减少抗体的产生。

(三)对症支持治疗

1. 治疗急性肾功能衰竭

积极纠正水、电解质失衡和代谢性酸中毒,根据病情需要尽早开始透析疗法—腹膜透析、血液透析或连续性血液净化治疗(CBP)。连续性血液净化治疗在清除毒素和炎症因子,维持体内环境稳定上由于腹膜透析和普通血液透析,是治疗 HUS-TTP 急性肾功能衰竭的首选方法。

2. 避免静脉输注血小板

血小板输注可加重血栓形成,可能引起猝死、存活率下降、延迟恢复。除非出现威胁生命的大出血,应尽力避免输注血小板。

3. 对症治疗

充分的补液、适当的营养维持十分重要。

(四)病因治疗

1. 抗血小板治疗

TTP 是由于血小板聚集而引发,故抗血小板药物可以与 PE 联合用于治疗 TTP,如阿司匹林、双嘧达莫、噻氯匹定等也用来辅助治疗 TTP。需要注意的是,单纯的抗血小板治疗无效,并有可能导致 HUS-TTP。

2. 免疫吸附

部分获得性 TTP 患者血液中存在免疫复合物及抗血小板、抗内皮细胞抗体。因此,葡萄球菌 A 蛋白免疫吸附可选择性将它们从血液中去除,从而治疗 TTP。

3. 静脉注射

静脉注射免疫球蛋白。

4. 脾切除

脾切除适应证是 PE 治疗无效或多次复发的病例。但脾切除创伤大,对于一般情况差或血小板很低的患者有一定禁忌。新近有研究采用脾动脉部分栓塞代替脾切除,也能取得较好效果。

5. 双肾切除

对于反复 PE 无效的 HUS-TTP 患者,若出现威胁生命的并发症,如严重的神经系统症状,顽固性血小板减少,引起难以控制的出血,恶性高血压。并且肾脏病理证实有广泛血管闭锁,血栓形成时,为挽救生命,可行双肾切除术。

6. 肾移植

参见其他相关资料。

(卢雪红)

参 考 文 献

1 李世军,刘志红,陈惠萍,等. 血栓性微血管病的肾脏损害-附 27 例临床病理分析. 肾脏病与透析肾移植杂志. 2006,15:428～433

2 Wong CS,Jelacic S,Habeeb RL,et al. The risk of the hemolytic-uremic syndrome after antibiotic treatmemt of Escherichia coli O157：H7 infections. N Eng J Med. 2000,342:1930～1936

第 4 节　类风湿性关节炎的肾脏损害

类风湿性关节炎是一种常见的原因不明、以关节滑膜慢性炎症为特征的全身性、免疫性疾病。类风湿性关节炎患者的肾损害可有类风湿性关节炎本身所致,也可由治疗药物引起。

一、病　因

类风湿性关节炎的病因和发病机制仍不明确,与多种因素有关。

(1)类风湿性关节炎有一定的遗传倾向。

(2)与感染、环境因素和免疫学改变有关,其中 RF 在类风湿性关节炎的发生发展中起重要作用。

二、临床表现

1. 全身症状

类风湿性关节炎活动期可出现全身非特异性症状如低热、体重下降、乏力、纳差等,以及类风湿结节。

2. 关节症状

典型的类风湿性关节炎表现为手部小关节特别是近端指间关节、掌指关节和腕关节的肿胀、疼痛和僵硬,呈对称性。突出表现为晨僵,多持续在 1 小时以上。X 线片上可见侵蚀性病变,关节畸形发展迅速,尤其是屈曲挛缩、手指尺侧偏移,出现"鹅颈"样畸形或杵状指。除小关节外,类风湿性关节炎还累及踝、足、肘、膝、髋等大关节及中轴关节,大关节通常在小关节受累后出现。关节受累与关节滑膜和软骨面积比值有关,滑膜与关节面积比值高的关节极易受累。

3. 肾脏

类风湿性关节炎的临床表现特征与肾脏病理类型有关,尿检异常最常见。类风湿性关节炎本身导致的肾功能损害与血管病变有关,可表现为急进性肾炎综合征,病程迁延者可进展为慢性肾功能不全,伴大量镜下血尿,甚至持续肉眼血尿及高血压。药物引起的间质性肾炎也可引起肾小球滤过率下降,临床表现为小管功能损害,不同于类风湿性关节炎引起的肾小球病变。

多数类风湿性关节炎患者存在肾小管功能受损,包括急、慢性小管间质病变,表现为NAG酶、视黄醇结合蛋白(RBP)、β_2-微球蛋白升高,尿糖阳性,尿渗量下降、酸化功能异常。

淀粉样变易并发深静脉血栓,还累及心脏、消化道及神经系统,表现为肝脾大、肝功能减退等,偶见消化道出血,吸收不良或心肌淀粉样变导致的心功能不全。

三、实验室检查

1. 血常规

大部分类风湿性关节炎患者有轻度的正细胞性贫血,轻度白细胞增多,但分类正常。外周血淋巴细胞亚群 CD_8^+(细胞毒性)T细胞减少,CD_4^+(辅助性)细胞与 CD_8^+ 细胞比值增高。类风湿性关节炎活动时可有血小板和嗜酸细胞增多。

2. 尿液检查

类风湿性关节炎肾损害患者尿液间断可见不同程度蛋白尿、镜下血尿,蛋白尿可达肾病综合征程度。近端肾小管受损时 NAG、RBP、溶菌酶及 β_2-微球蛋白升高,小分子蛋白增多;远端小管受损表现为禁饮后尿渗量降低,酸化功能异常。

3. 血清学检查

类风湿性关节炎患者血清中存在多种自身抗体阳性。RF阳性者占80%,以IgM型和IgG型最多。ANA阳性率为30%~50%,补体正常或增高。活动期可见血沉增快,C-反应蛋白(CRP)升高等。

4. 影像学检查

早期类风湿性关节炎在X线片上无特征性改变,随着病变进展,X线片上可见受累关节面毛糙、关节间隙变窄、边缘骨质侵蚀,周围组织肿胀,关节旁骨质疏松;晚期可见骨质侵蚀、关节间隙消失伴关节畸形,病变呈对称性,以手指关节和腕关节最突出。

四、诊断及鉴别诊断

(一)诊断

满足以下4条或4条以上的标准,其中第1至第4条标准至少持续6周以上,方能诊断类风湿性关节炎。①晨僵；②3个部位关节炎；③手关节炎；④对称性关节炎；⑤类风湿性结节；⑥血清类风湿因子；⑦影像学改变。

(二)鉴别诊断

类风湿性关节炎肾损害诊断时还应根据用药史、临床特征、免疫检查特点及肾活检病理改变特征，与药物性肾损害相鉴别，以指导临床治疗方案。

诊断上应重点鉴别以下几种肾脏病变。

1. 药物或特发性膜性肾病

长期服用金制剂、青霉胺及含汞制剂可引起肾小球膜性肾病，存在 HLA-DR3 的类风湿性关节炎患者肾小球膜性病变的易感性增加。

2. IgA 肾病

IgA 肾病多见于青壮年，男性多于女性，临床表现多样，可见肉眼血尿、尿检异常、肾病综合征、高血压、肾功能损害等多种表现，原发性 IgA 肾病无肾外损害。

3. 急性间质性肾炎

长期大量使用止痛剂和 NSAIDs 可并发肾乳头坏死和慢性间质性肾炎及肾小球微小病变。

五、治 疗

对于类风湿性关节炎相关性肾损害，在治疗原发病的基础上应根据肾损害的严重程度和病理改变采用相应的治疗方案，包括免疫抑制和非免疫抑制治疗。

1. 肾血管炎病变

免疫抑制剂对类风湿性关节炎肾血管炎效果明显，包括激素、环磷酰胺(CTX)、硫唑嘌呤(AZA)、酶酚酸酯(MMF)或血浆置换、免疫吸附治疗，部分重症患者需短期行肾脏替代治疗。

2. 膜性肾病

他克莫司(FK506)通过抑制 IL-10，影响 B 细胞产生抗体，对膜性病变有一定疗效。

3. 肾小球系膜增生性病变

对于继发于类风湿性关节炎的 IgA 肾病或单纯系膜增生性病变可采用中等剂量激素联合雷公藤多苷或来氟米特治疗。血管紧张素Ⅱ受体拮抗剂(ARB)及中药大黄，能有效降低蛋白尿、保护肾功能。在类风湿性关节炎肾损害中，尤其是继发性 IgA 肾病和肾小球系膜增生性病变，宜采用新三联治疗方案包括雷公藤多苷、血管紧张素转换酶抑制剂(ACEI)或血管紧张素受体拮抗剂(ARB)及中药大黄。

对于慢性病变较重,肾功能受损或淀粉样变患者,不宜采用免疫抑制剂治疗,以对症支持治疗为主,包括应用 ACEI 和 ARB 类药物、降压、抗凝、降脂及纠正贫血的保肾治疗措施。

(卢雪红)

参 考 文 献

1 古洁若,余步云. 类风湿性关节炎患者肾脏损害的临床分析. 中华肾脏病杂志,1996,12:378~382
2 陈海平,郝继英,马清. 类风湿性关节炎的肾脏损害与免疫学异常. 肾脏病与透析肾移植杂志,1997,6:443~447
3 赵明辉. 其他风湿性疾病肾损害. 见:王海燕主编. 肾脏病学. 第3版. 北京:人民卫生出版社,2008,1385~1388

第5节　干燥综合征的肾脏损害

干燥综合征是一种常见的自身免疫性疾病,以外分泌腺炎症、淋巴细胞浸润和腺体破坏为主要特征,最常侵犯唾液腺和泪腺,引起口干、眼干等症状,也可累及胰腺和肠道、呼吸道、生殖道、皮肤黏膜腺体以及肺、肾脏、神经系统等脏器和系统。干燥综合征可累及肾脏,以肾小管间质损害为主,临床表现为低钾血症和肾小管酸中毒。

一、病　　因

干燥综合征的病因不明,往往与遗传因素和环境因素有关。干燥综合征有一定的家族倾向,发生其他自身免疫性疾病的几率亦高。病毒感染可能是干燥综合征的直接诱因。

二、临床表现

1. 外分泌腺损害的临床表现

泪腺是干燥综合征最常受累的腺体。由于泪腺被破坏,导致泪液分泌减少,进而引起角膜损伤,即干燥性角膜结膜炎。口干是干燥综合征的另一常见症状。呼吸道腺体受累时,可表现为鼻腔粘黏膜干燥、充血或鼻出血。

2. 腺体外受累的临床表现

干燥综合征为系统性疾病,几乎所有患者都可出现乏力、精神沮丧、活动期发热、体重下降。部分患者出现关节病、雷诺现象及皮肤紫癜,并可累及肾脏、中枢神经、血液和内分泌等系统。

3. 干燥综合征的肾脏损害

间质性肾炎时临床表现为肾小管性酸中毒和尿浓缩功能减退,少数可为免疫复合物介导的肾小球肾炎或淀粉样变性、肾血管炎。

肾小球肾炎的临床表现因病理类型不同而异,以蛋白尿为主,可出现肾病综合征,尿检可见镜下血尿,常伴有高血压,少部分患者可出现肾功能不全。

肾淀粉样变性临床可表现为肾病综合征,肺部结节、皮肤结节、巨舌、肝脾大和心肌损害等多系统损害。干燥综合征如并发肾淀粉样变性,应首先排除是否与类风湿性关节炎重叠。

干燥综合征偶见肾血管炎。

三、实验室检查

1. 外分泌腺功能检查

(1)泪腺分泌功能和干燥性角膜结膜炎:泪腺分泌实验包括 Schirmer 实验(泪腺滤纸条实验)和泪膜破裂实验。

干燥性角膜结膜炎的检查包括角膜荧光素钠(fluorescein sodium)染色、孟加拉玫瑰红染色(rose begal solution,又名虎红染色)或结膜印迹细胞学检查等。

(2)唾液腺检查:唾液腺分泌功能检查,一般包括涎液流速、唾液腺放射性核素扫描和腮腺碘油造影。

唇黏膜腺组织活检可作为干燥综合征诊断条件之一。

2. 血液学检查

半数以上患者有轻度正细胞性贫血,部分患者伴有白细胞、血小板减少。血生化检查表现为低钾血症、高氯血症、血清二氧化碳结合力下降,少部分血清肌酐升高。C-反应蛋白、红细胞沉降率通常增快,绝大多数患者有高球蛋白血症,IgG 水平显著升高。

干燥综合征患者体内存在多种自身抗体。抗 SS-B 抗体对干燥综合征的诊断更具特异性。半数以上患者血清 ANA、RF 阳性,少部分伴有抗线粒体抗体、抗磷脂抗体(APL),或抗中性粒细胞胞浆抗体(ANCA)阳性。

四、诊断及鉴别诊断

(一)诊断

主要依据临床表现、结合免疫学指标或组织学检查,即必须具备诊断标准中的 4 项或 4 项以上,其中必须有一项是组织学检查阳性或者血清自身抗体阳性。

(1)眼部干涩感,或反复出现的眼内沙子感,或每天需使用 3 次以上的人工泪液,持续 3 个月以上。凡有其中任何一项者为阳性。

(2)口干症状,或反复出现,或腮腺肿大持续不消退,或进食干性食物时需用水送下,持续 3 个月以上。凡有其中任何一项者为阳性。

(3)Schirmer 试验阳性(≤5mm/5min)或者角膜染色试验阳性。

(4)下唇腺活检(通过表面正常的黏膜获取)显示淋巴细胞浸润灶超过 1(浸润灶是指每 $4mm^2$ 的腺体组织内有 50 个以上的淋巴细胞聚集)。

(5)涎液流速低于 1.5ml/15min,或腮腺造影阳性,或腮腺闪烁扫描法和放射性核素测定阳性。3 项中任 1 项阳性者。

(6)血清抗 SS-A 抗体或抗 SS-B 抗体阳性。

(二)鉴别诊断

首先,应注意唾液腺和泪腺的功能是随年龄增加而受损;其次,要排除药物或治疗等因素的影响,或头面部放射治疗等导致的口干或眼干症。

1. 丙型肝炎病毒感染(HCV)

HCV 可导致干燥综合征样表现,常见唾液腺炎,腺体内有淋巴细胞浸润,可出现 Ⅱ 型混合性冷球蛋白血症和 RF,但很少有抗 Ro/La 抗体的产生。

2. 原发性淀粉样变

若累及外分泌腺时,临床可出现口干、眼干和腮腺肿大,泪腺和唾液腺功能检查也可呈阳性,但血清抗 Ro/La 抗体阴性。

3. 药物或中毒导致的间质性肾炎

药物导致的急性间质性肾炎,患者血清中无抗 SS-A 抗体或抗 SS-B 抗体,无持续高球蛋白血症,无干燥综合征腺体损害症状,较易鉴别。中毒导致的慢性间质性肾炎,除了有明确的中毒药物接触史以外,尿检以近端小管损害为主,糖尿、氨基酸尿多见,肾间质无或仅很少浸润细胞,而干燥综合征间质性肾炎以远端肾小管功能障碍为主,间质内有大量细胞浸润。

4. 狼疮性间质性肾炎

临床表现有面部红斑、关节痛、多浆膜腔炎、血清抗 dsDNA 阳性,补体低下等系统性红斑狼疮的特征。肾活检可见较多免疫复合物及补体沉积于肾小球和肾小管基底膜。

5. 类风湿性关节炎肾损害

临床表现为关节痛、血清 RF 阳性,高球蛋白血症和肾脏损害,肾脏损害可表现为肾小管间质病变,但无口干、眼干表现。肾活检病理改变除间质损害外,常伴明显的肾小球和间质血管病变。

五、治 疗

(一)对症治疗

原发性干燥综合征的治疗原则主要是对症处理,亦可使用免疫抑制剂治疗。外分泌腺受累时以对症治疗为主,干燥综合征导致的肾小管性酸中毒和低钾血症,也以对症治疗为主。

(二)肾脏疾病的治疗

1. 干燥综合征伴间质性肾炎

干燥综合征伴间质性肾炎,除对症治疗外,可根据间质病变的程度决定是否加用免疫抑制剂。轻度间质性肾炎一般无需特别护理,仍以对症治疗为主;严重间质性肾炎伴急性肾功能衰竭或伴肾血管病变时,应采用大剂量激素冲击,并联合细胞毒药物治疗,如环磷酰胺(CTX)、雷公藤多苷或硫唑嘌呤。同时使用冬虫夏草改善肾小管浓缩功能,减少夜尿次数;大黄制剂抑制间质纤维化;促红细胞生成素纠正贫血;并避免使用加重肾小管间质损害的药物。

2. 干燥综合征伴肾小球肾炎

干燥综合征导致的肾小球病变,应根据病理类型及蛋白尿程度来决定治疗方案,具体可参照狼疮性肾炎的治疗。

糖皮质激素联合细胞毒药物或雷公藤多苷等药物,可以减少蛋白尿、改善肾病综合征。新型免疫抑制剂如来氟米特(Leflunomide)、抗 CD_{20} 单抗(Rituximab)等,仅见于治疗干燥综合征肾外损害的个案报道,尚无用于干燥综合征的肾脏损害的治疗。

(吴 曼)

参 考 文 献

1　黎磊石,刘志红,秦伟松. 肾脏病学药物治疗. 见:黎磊石,刘志红主编. 中国肾脏病学. 第1版. 北京:北京人民军医出版社,2008,1830~1917
2　任红,陈楠,沈晓农. 干燥综合征合并肾脏损害 147 例临床病理及随访情况. 中华风湿病学杂志,2005,9:351~354

第6节 血管炎与肾脏病

系统性血管炎(systemic vasculitis)是指以原发于血管壁的免疫性炎症和坏死并导致组织损伤及器官功能障碍的一类系统性疾病,按其病因可分为原发性和继发性两类。继发性是指继发于其他疾病如感染、冷球蛋白血症、系统性红斑狼疮等,原发性则指目前病因不明者。为统一血管炎的分类标准,1994年在美国的Chapl Hill召开了有关系统性血管炎命名的国际会议,会议根据受累血管的大小将系统性血管炎分为三类,即大血管炎、中血管炎及小血管炎。

(1)大血管炎:如巨细胞性动脉炎(主要侵犯颞动脉,多伴风湿性肌痛)及大动脉炎(又称Takayasu动脉炎,主要累及主动脉及其分支,可发生无脉症或肾动脉狭窄性高血压)。

(2)中血管炎:如经典结节性多动脉炎及川崎病(Kawasaki病,又称黏膜皮肤淋巴结综合征,累及各种动脉,多见于儿童)。

(3)小血管炎:如韦格纳(Wegner)肉芽肿病、显微镜下多血管炎(MPA)、变应性肉芽肿性血管炎(CSS)、过敏性紫癜及皮肤白细胞破碎性血管炎等。

抗中性粒细胞胞浆抗体(ANCA)是一种以中性粒细胞和单核细胞胞浆成分为靶抗原的自身抗体,目前已经成为部分原发性小血管炎的特异性血清学诊断工具。ANCA最先由Davies等人于1982年提出。1985年,vander Woude等发现在重症韦格纳肉芽肿病患者血清中存在着ANCA,两年后Savage等发现另一种原发性小血管炎-显微镜下型多血管炎(MPA)亦和ANCA相关,且能反映病情活动。1998年Falk和Jennette又发现在大部分少免疫沉积型节段坏死性新月体性肾炎(NCGN)患者血清中也能检测到ANCA。随后,在变应性肉芽肿性血管炎(CSS)中也发现约半数患者血清中存在ANCA。目前将WG、MPA、CSS、NCGN统称为ANCA相关性小血管炎(AASV)。由于对ANCA及其靶抗原和ANCA相关疾病发病机制进行深入研究,极大的促进了对系统性血管炎的认识。

大血管是指主动脉及其供应身体各部分的最大分支(例如供应四肢和头颈部者),中等血管指主要的内脏动脉(如肾、肝、冠状及肠系膜动脉),小血管指小静脉、毛细血管、微小动脉和实质器官内连接微小动脉远端的动脉弓。AASV是西方国家最为常见的自身免疫性疾病之一,由于ANCA的应用和人们对AASV认识的提高,因此在我国其确切的发病率可能进一步提高。

一、病 因

AASV的病因尚不清楚。目前认为该类疾病的发生是多因素的,有可能是在某些遗传背景下由某些环境因素诱发的,后者包括感染、药物以及职业接触史等。

长期以来,人们一直认为感染是AASV可能的病因之一。一些研究提示冬季发病者较多,但是关于季节与发病率之间关系的研究结果并不尽一致。鼻腔慢性携带金黄色葡萄球菌是 WG 复发的一个重要危险因素,那些携带葡萄球菌超抗原的患者复发(或发病)的危险性增加,提示葡萄球菌肠毒素作为超抗原在促使疾病发生的过程中可能起了重要的作用。应用磺胺治疗可能对减少 WG 的复发有益,但是这是通过作用于葡萄球菌抑或通过其他免疫调节机制来实现,目前尚不知晓。

药物可以诱发 ANCA 阳性小血管炎,其中以丙流氧嘧啶(PTU)和肼曲嗪报道最多,研究最深入。北京大学第一医院的研究发现服用 PTU 的患者有 22.6% 产生 ANCA,约 1/5ANCA 阳性者临床上出现了系统性小血管炎的症状。AASV 的发生与吸入或接触某些特殊的过敏原或化学物质有关。各种变态反应如过敏性鼻炎及哮喘等在 WG 和 CSS 患者中很常见。另外流行病学调查显示 AASV 的发生与接触或吸入含硅物质密切相关。

二、发病机制

AASV 的确切发病机制尚不清楚。目前认为是综合因素共同参与所致,其中包括体液免疫异常中 ANCA 和抗内皮细胞抗体的作用,还有细胞免疫中 T 淋巴细胞的作用。

1. ANCA 和中性粒细胞的相互作用

Falk 等首次于 1990 年证实 ANCA 可以在体外进一步激活预先处理过的中性粒细胞。应用低剂量的肿瘤坏死因子刺激分离的正常人外周血中性粒细胞,然后加入含 ANCA 的 IgG,可以导致中性粒细胞发生脱颗粒反应,产生大量的具有致病活性的氧自由基和释放中性粒细胞颗粒的各种蛋白酶。中性粒细胞可以被一系列促炎症因子刺激而处于半活化状态,经过这些因子的处理,中性粒细胞将发生一系列变化,同时,少量的胞浆内的成分如 ANCA 的靶抗原蛋白酶 3(PR3)和髓过氧化物酶(MPO)等可以在中性粒细胞的表面表达,这样血清中的 ANCA 就可以和细胞表面的胞浆抗原成分相结合并进一步激活中性粒细胞导致脱颗粒反应。对 ANCA 介导的中性粒细胞激活其信号传导通路还没有完全清楚。部分研究认为蛋白激活酶 C(PKC)和钙离子的内流可能参与了这一过程。ANCA 激活细胞过程中观察到 PKC 可以转移到细胞膜表面,并认为可能是中性粒细胞激活的起始步骤,而这一步的反应则和细胞内的钙相关。

2. 中性粒细胞、ANCA 和内皮细胞的相互作用

ANCA 介导的中性粒细胞脱颗粒反应,使内皮细胞直接暴露于蛋白酶的损伤之下。此外,ANCA 还可以激活内皮细胞,这些效应包括使内皮细胞的通透性增高,使内皮细胞表面更易于黏附炎症细胞和血小板,并导致内皮细胞分泌的细胞因子增多。体外研究发现抗 MPO 抗体和抗 PR3 抗体可以刺激中性粒细胞并损伤内皮细胞。进一步研究发现内皮细胞和 MPO、PR3 的结合可以造成血管损伤,但其中的机制尚不清楚。在 AASV 的发病机制中,内皮细胞究竟是一个积极的参与者或一个无辜的旁观者尚不清楚。但带正电荷的蛋白酶和趋化性肽的持续释放以及 ANCA 与内皮细胞的结合,都将对初始反应进行放大,从而导致炎症的进展和持续性的血管损伤。

3. ANCA 及其靶抗原之间的相互作用

ANCA 与 MPO 及 PR3 相结合,势必对抗原分子的自身功能有一定的影响。这种影响可以是抑制其功能,也可以是稳定酶蛋白,延长其被降解时间,从而延长其发挥功能的时间。PR3 是中性丝氨酸蛋白酶,其生理抑制剂主要是 α_1 抗胰蛋白酶。在感染或炎症的状态下,α_1 抗胰蛋白酶的浓度是增高的,这样有利于控制炎症部位丝氨酸蛋白酶的活性。Dolman 等发现抗 PR3 抗体对于 PR3 和 α_1-AT 的复合物有抑制作用,类似的现象还可以发生于抗 MPO 抗体作用于 MPO 与其天然抑制物铜蓝蛋白,因此可以推测,抗 PR3 抗体或抗 MPO 抗体通过干扰其靶抗原与其抑制物的结合导致具有活性的 PR3 和 MPO 持续存在,从而引起组织的坏死。

4. ANCA 激活单核细胞

AASV 患者的肾脏病理标本中可以见到单核细胞和巨噬细胞。它们通过合成和分泌一系列趋化因子、生长因子和细胞因子参与肉芽肿的形成。由于一些 ANCA 的靶抗原是单核细胞的成分,因此这些单核细胞通常可以成为 ANCA 攻击的靶目标,并可以被 ANCA 所激活。另外,体外实验证实 ANCA 可以刺激单核细胞产生 MCP-1,提示 MCP-1 的分泌可能通过促进局部单核细胞的聚集从而参与肉芽肿的形成。

5. 抗内皮细胞抗体

抗内皮细胞抗体(AECA)是一组针对与内皮细胞相关抗原的自身抗体的总称,具有异质性,不同疾病中 AECA 识别的抗原可能不全相同。AECA、ANCA 及各种黏附/炎症因子与内皮细胞、中性粒细胞互相影响,关系密切,引起周而复始的免疫反应,造成持续的血管壁或组织损伤。

6. T 细胞的作用

许多证据提示 T 细胞可能参与 AASV 的发病机制,例如血管炎性病变或肉芽肿中存在许多 T 细胞,在 AASV 中 T 细胞被激活具有抗原驱动的 T 细胞增生反应。此外,对于难治性血管炎的患者,可以通过针对 T 细胞的治疗使病情达到缓解。在 AASV 患者外周血中存在 PR3 和 MPO 特异性的 T 淋巴细胞。这类 T 细胞在血管炎的发病机制中参与免疫反应的启动和效应阶段。抗原特异性 T 细胞的出现通常为 B 细胞提供辅助作用。在缓解状态下,患者外周血中持续存在抗原特异性 T 细胞,提示其可能与某些患者的复发倾向有关。

三、病 理

1. 基本病理变化

原发性小血管炎具有非免疫复合物性小血管炎的基本病理特征。免疫病理无或仅有少量免疫球蛋白或补体成分在免疫处沉积,故又名少或寡免疫沉积性小血管炎,光学显微镜检查表现为小血管节段性纤维素样坏死在急性期病变时常伴有中性粒细胞浸润和(或)中性粒细胞核碎裂,而病变静止期或慢性期则可见小血管壁纤维化而引起管腔狭窄。虽然小动脉,有时中动脉也可累及,但毛细血管、小静脉和微小动脉常被侵犯。坏死性小血管炎可发生在不同的组织器官,引起相应组织器官的临床症状,故而临床表现不尽相同。

WG是一种特殊病理改变的原发性小血管炎,即为伴有坏死性血管炎的肉芽肿病变。它常发生在上、下呼吸道,急性期纤维素样坏死性血管炎区域以中性粒细胞为主的炎症细胞浸润,后期则以单个核细胞浸润为主。肉芽肿病变不如结核球或类肉瘤那样致密,肉芽肿病变周围有多核巨细胞和白细胞层。

CSS病理特征为肉芽肿性坏死性血管炎,含有上皮样巨细胞和较为丰富的嗜酸性粒细胞浸润,常累及中小血管。

2. 肾脏病理变化

肾脏是 AASV 最易受累的脏器,也是经常进行活检的器官。无论是 MPA、WG 或 CSS 其肾脏病理变化基本相同,即以少量免疫沉积性坏死性新月体肾炎为特征。

光学显微镜检查绝大多数患者表现为局灶节段性肾小球毛细血管襻坏死和新月体形成,约有40%的患者表现为新月体肾炎。与免疫复合物介导的新月体肾炎不同,一般肾小球内无明显的细胞增生。肾小球毛细血管襻坏死区域肾小球基地断裂,包曼氏囊壁粘连、破裂,肾小球周围可伴有多核巨细胞。肾活检标本内经常具有多种不同病变和(或)病变的不同阶段,如细胞性和纤维性新月体,节段性坏死性肾小球和肾小球球性硬化等同时存在。

肾间质常有不同程度、范围不一的炎症细胞浸润,通常为淋巴细胞、单核细胞和浆细胞、偶可为较丰富的嗜酸性粒细胞。肾间质病变程度、范围与肾小球病变严重性和受累肾小球比例相关。病变后期或慢性病变肾间质广泛纤维化和肾小管萎缩。偶在肾间质可见上皮样细胞、巨细胞形成以血管为中心的肉芽肿样病变。偶见髓质肾小管周围血管炎。

四、临床表现

国外报道 AASV 好发于中老年,50~60 岁为好发年龄,男性多见。来自国内报道显示的男女比例基本一致,平均年龄为 56.1 岁,其中 65 岁以上的患者占40%以上,而20岁以下的患者亦接近1/10,提示本病可见于各年龄组,以老年人多见,而年轻人亦非罕见。多数患者有上呼吸道感染样或药物过敏样前驱症状,好发于冬季。

1. 肾脏受累

活动期多表现为血尿,但多为镜下血尿,可见红细胞管型,多伴有蛋白尿;缓解期患者血尿可消失。肾功能受累常见,半数以上表现为急进性肾小球肾炎,少数患者可以有少尿和高血压。患者起病急性或隐匿性,通常从局部开始发病,如 WG 多首先累及上呼吸道,逐渐进展成伴有肾受累的系统性疾病,肾脏病变可轻重不等。相比较而言,MPA 肾脏受累发生率较高,而且可以呈肾脏为惟一受累器官。肾脏病变不经治疗病情可急剧恶化。CSS 国内发生率低,只有个例报道,常于哮喘后平均3年内发生,相隔时间短则提示预后不良,CSS伴高低度AN-CA者肾脏损害程度可与WG、MPA等相仿。

2. 肾外表现

患者常有不规则发热、疲乏、皮疹、关节疼痛、体重下降、肌肉痛等非特异性症状。本病可累及任何一个系统器官,其中较为常见的肾外器官为肺脏、皮肤、关节等。肾外表现中值得注意的是肺部表现,肺出血占原发性小血管炎的30%~50%。临床症状有哮喘、咳嗽、痰中带血甚至咳血,严重者因肺泡广泛出血发生呼吸衰竭而危及生命。MPA患者胸片显示双侧中下肺野小叶性炎症,或因肺泡出血而呈密集的细小粉末样阴影,由肺门向肺野呈蝶形分布。WG常累及上、下呼吸道,肺部可见非特异性炎症浸润、中心空洞或多发性空洞。

五、实验室检查

ANCA是原发性小血管炎诊断、监测病情活动和预防复发的重要指标,特异性、敏感性均较好。ANCA的主要检测方法包括间接免疫荧光和酶联免疫吸附法。应用酒精固定的正常人的中性粒细胞可产生两种荧光形态:胞浆内呈粗大颗粒状、不均匀分布者称为胞浆型AN-CA(cANCA),荧光沿细胞核周围呈线条状分布者为环核型ANCA(pANCA)。cANCA的主要靶抗原是PR3,pANCA的主要靶抗原是MPO,其他还有弹力蛋白酶、组蛋白酶G、乳铁蛋白等。cANCA/抗PR3抗体与WG密切相关,pANCA/抗MPO抗体与MPA密切相关。晚近欧洲多中心联合研究结果证实,如cANCA合并抗PR3抗体阳性或pANCA合并抗MPO抗体阳性,则诊断AASV的特异性可以达到99%。

AASV患者在急性期常有明显的炎症反应指标异常。如常有血沉快(多≥100mm/h),C-反应蛋白阳性,甚至强阳性。可有γ球蛋白增高,类风湿因子阳性。血常规常有白细胞增高和血小板增高,部分患者特别是过敏性肉芽肿血管炎患者嗜酸性粒细胞可增高,多有正细胞、正色素性贫血。补体C_3多为正常或轻度下降。血沉和C-反应蛋白与病情活动相关,虽不如ANCA特异、敏感,但对判断病情活动、预测复发有较为重要的价值。

六、血管炎的临床活动和慢性化的指标

AASV一旦全身多系统受累则进展迅速,及时给予免疫抑制治疗可以明确地改善患者的预后。但是临床上目前面临的一个重要问题是长期应用糖皮质激素和细胞毒药物如环磷酰胺也可以引起严重的副作用。因此从临床上需要有明确的指标来判断病情的活动以指导治疗方案的选择。

实验室指标中ANCA主要用于疾病的诊断,ANCA的滴度与病情相关,但ANCA并不能作为判断病情的主要指标,一是部分ANCA阳性的患者在疾病进入缓解期后ANCA滴度虽有下降,但仍然长期维持阳性。二是ANCA仅在部分原发性小血管炎中阳性,还有相当一部分患者在疾病的活动期ANCA也是阴性。血沉和C-反应蛋白作为反映急性炎症性病变的指标和小血管炎的临床病情密切相关,目前认为C-反应蛋白的价值较血沉为高,但是二者并不特异,也不能准确的提供临床病情活动情况。

AASV受累脏器的硬化或纤维化是判断器官功能损伤、疾病的严重程度和预后最为重要的指标。如肾脏受累的小血管炎的患者,纤维性新月体、肾小球硬化和肾间质纤维化提示病变处于慢性期,这些病变可以用来判断肾功能损伤情况和预后。

七、诊断及鉴别诊断

(一)诊断

临床呈全身多系统受累表现时,高度怀疑本病的可能。组织活检如见到典型的少免疫沉积性小血管炎病变,如以小血管为中心的肉芽肿形成,小血管局灶性节段性纤维素样坏死则可以确诊。肾活检较为安全常用,其常见的典型病理改变是肾小球毛细血管襻纤维素坏死和(或)新月体形成。皮肤活检常为白细胞碎裂性血管炎。

目前国际上尚无统一、公认的临床诊断标准用于AASV的诊断。目前应用较为广泛的两个标准分别是美国风湿病学学院(ACR)1990年制定的诊断标准和1994年美国Chapel Hill会议制定的分类诊断标准。1990年ACR诊断标准把MPA和经典的结节性多动脉炎混为一谈,还需要进一步加以区分,此外ACR对WG诊断标准则过于宽松,在欧洲并未得到广泛认同,还需进一步修订。ANCA目前已经成为国际上通用的原发性小血管炎的特异性血清学诊断工具。cANCA合并抗PR3抗体阳性和pANCA合并抗MPO抗体阳性用于诊断AASV的特异性可达99%。

(二)鉴别诊断

ANCA阳性者要注意除外其他原因所致,特别是pANCA的特异性不高,还可以见于许多其他ANCA阳性疾病,如继发性血管炎和炎症性肠病。应注意结合临床表现、实验室检查及组织病理改变加以鉴别。

AASV呈肺-肾综合征者应与Goodpasture病相鉴别,因其临床症状有许多相似之处,故鉴别较难。但两者治疗方案不完全相同,预后很不相同,所以鉴别诊断尤为重要。可结合血清学免疫学检查,前者ANCA阳性,后者抗肾小球基底膜(GBM)抗体阳性;肾活检标本免疫荧光前者阴性或微量,后者IgG和C_3呈光滑线条样沿抗GBM分布,可协助鉴别。值得注意的是,Goodpasture病患者可有约20%~30%的患者除抗GBM抗体阳性外,还可同时合并AN-CA阳性,其临床表现和对强化免疫抑制治疗的反应更接近于单纯抗GBM抗体阳性者,因此疗效和预后较差。坏死性新月体性肾炎并非AASV所特有的病理改变,狼疮性肾炎、过敏性紫癜肾损害、IgA肾病、抗GBM病和细菌性心内膜炎引起的肾损害均可出现相似的病理变化,应结合临床、免疫学检查和其他病理特征加以鉴别。

八、治　疗

目前国内外对 AASV 的治疗尚无十分严格的标准化治疗方案,但十余年来部分前瞻性多中心的随机、对照临床研究积累了很多有价值的治疗经验和方法,特别是包括 10 余个国家欧洲血管炎研究组(EUVAS)为此作出了重要贡献。目前 AASV 治疗的很多方面已形成了一致的看法,治疗方案更趋向合理。

AASV 的治疗分为诱导缓解期、维持缓解期以及复发的治疗。诱导缓解期治疗是应用糖皮质激素联合细胞毒性药物,对于重症患者应采取必要的抢救措施,包括大剂量的甲泼尼龙(MP)冲击和血浆置换;维持缓解期主要是长期应用免疫抑制药物伴或不伴小剂量糖皮质激素治疗。

(一)诱导缓解期的治疗

国内外研究均表明糖皮质激素联合细胞毒药物,特别是环磷酰胺(CTX)可明显提高患者生存率。MPA 的 1 年存活率达 $80\%\sim100\%$,5 年存活率达 $70\%\sim80\%$;WG 的 1 年存活率可达 $80\%\sim95\%$。

1. 糖皮质激素联合 CTX

自 20 世纪 80 年代以来,糖皮质激素联合 CTX 已经成为治疗 AASV 特别是伴有肾脏损害的首选方法,能够使 90% 以上的患者临床显著缓解,其中完全缓解率约为 75%。泼尼松(龙)初期治疗为 $1mg/(kg \cdot d)$,治疗 $4\sim6$ 周,病情控制后,可逐步减量,治疗 6 个月后可减至 $10mg/d$,再维持 6 个月。也有学者主张以 $10mg/d$ 维持整个疗程,即作为细胞毒药物的伴随药物或基础药物,糖皮质激素治疗的时间达到 $1.5\sim2.0$ 年。CTX 口服剂量为 $1\sim3mg/(kg \cdot d)$,一般选用 $2mg/(kg \cdot d)$,分为两次服用;持续 $3\sim6$ 个月。近年来 CTX 静脉冲击疗法得到广泛应用。常用方法为 $0.75g/m^2$(多为 $0.6\sim1.0$),每月 1 次,连续 6 个月,其后维持治疗为每 $2\sim3$ 个月 1 次,整个疗程约为 $1.5\sim2$ 年。值得指出的是 CTX 静脉冲击的累积量约为口服治疗的 $1/3\sim1/2$,甚至更低,因而可以减少 CTX 高累积量所致的严重副作用。

2. 甲泼尼龙(MP)冲击疗法

AASV 特别是有重要脏器受损的重症患者(如存在小血管纤维素样坏死、细胞新月体和肺出血的患者)诱导治疗初期,MP 冲击治疗为不少学者所推崇。多数在治疗初期,先应用 MP $0.5\sim1.0/$次,每日 1 次,3 次为一个疗程,继以口服泼尼松治疗,其方法同前。MP 强大的免疫抑制作用和抗炎作用有利于疾病的尽快控制,但应注意感染、水钠潴留等副作用。

3. 血浆置换

血浆置换主要适应证为合并抗 GBM 抗体、严重肺出血或表现为急性肾衰竭起病时依赖透析者。每次置换血浆 $2\sim4L$,每日 1 次,连续 7 天,其后可隔日或数日 1 次,至肺出血或其他明显活动指标如高滴度 ANCA 得到控制。血浆置换液可用白蛋白或新鲜血浆,前者不含补体、纤维蛋白原等,有利于病变的恢复,但较长时间应用白蛋白作为血浆置换液可因凝血因子丢失而导致出血,故宜根据病情需要选用,必要时可用上述两种不同的血浆置换液交替使用。在进行血浆置换疗法的同时,以防止机体在丢失大量免疫球蛋白后代偿性大量合成而造成疾病反跳。合并抗 GBM 抗体和严重肺出血者应用血浆置换的证据基于抗 GBM 病的回顾性研究,尚无 RCT 研究,但临床经验提供的证据证明其对减少血清自身抗体和控制肺出血迅速有效。血浆置换疗法因价格昂贵,因此必须严格选择好适应证,并积极防止感染、出血等严重副作用的产生。对于肾衰竭患者,血浆置换对于尿素氮、肌酐等小分子毒物清除效果甚差。

4. 糖皮质激素联合甲氨蝶呤(MTX)

MTX 是治疗类风湿关节炎的有效药物,因此有人在 WG 患者中应用每周口服小剂量的 MTX。目前认为激素联合 MTX 诱导缓解方案可以应用于非致命性的疾病且肾功能正常或接近正常者,尤其适合于应用 CTX 有禁忌者。欧洲血管炎研究组(EUVAS)联合进行了 RCT 研究以进一步评价激素联合 MTX 在治疗早期(轻症)系统性血管炎诱导缓解期治疗的作用,后者称为 NORAM 研究。实验组和对照组分别应用激素＋MTX 与激素＋CTX,随访 18 个月,结果显示:用两种方案的诱导缓解率相似(MTX 组为 89.8％,CTX 组为 93.5％),但 MTX 组的复发率高。

(二)维持缓解期的治疗

目前较为常用的维持缓解治疗是小剂量糖皮质激素联合静脉 CTX(如每 2～3 个月 1 次)疗法,可维持 1.5～2.0 年。该疗法可以维持患者临床缓解、预防复发。少数患者 CTX 疗效差,而内脏损耗严重的患者往往需要更为长期的维持缓解治疗。考虑到长期应用 CTX 的副作用,目前正在寻找 CTX 以外的药物用于维持治疗。一般认为应在有待缓解完成后维持至少 2 年,也有学者认为应延长到 4 年。

1. 硫唑嘌呤(AZA)

目前 AZA 在诱导缓解治疗的效果不如 CTX,但是在维持缓解治疗阶段,AZA(2mg/(kg·d))则是能够替代 CTX 证据最强的药物。其中最著名的研究是 EUVAS 主持的 CY-CAZAREM 研究。该研究为高质量的 RCT 研究,随访 18 个月,发现应用 AZA 可以替代 CTX 用于系统性小血管炎的维持缓解治疗,两组患者的复发率没有显著性差别。但在著名的 CYCAZAREM 研究发表不久,又有荷兰的权威学者对其结论提出了新的补充观点。后者的最新研究显示,对于 PR3-ANCA(＋)的患者,在应用激素＋CTX 诱导缓解完成后,将 CTX(2mg/(kg·d))改为 AZA(2mg/(kg·d))时,PR3-ANCA 持续阳性者复发率显著增高,从而又对这一亚组的患者在诱导缓解完成后能否将 CTX 改为 AZA 提出质疑。

2. 吗替麦考酚酯(MMF)

MMF 作为一种新型的免疫抑制剂,已有应用其成功治疗 AASV 特别是难治性小血管炎的报道。MMF(2g/d)替代硫唑嘌呤用于维持缓解期的治疗具有副作用小的优点,但疗效还有待于进一步研究证实。

3. 来氟米特

Metzler 等报道了 20 例 WG 患者用来氟米特(20～30mg/d)进行维持缓解获得成功。但关于来氟米特治疗 AASV 的疗效和长期安全性还缺乏 RCT 研究。

4. 抗感染治疗

感染(包括病毒和细菌等)是 AASV 患者重要的并发症和致死原因,也是复发的诱因。研究证实 WG 患者鼻部携带金黄色葡萄球菌较不携带菌者复发率高 7 倍,是 WG 复发的主要原因。RCT 研究显示应用甲氧苄啶＋磺胺甲噁唑清除金黄色葡萄球菌可显著减少 WG 的复发。在应用糖皮质激素与免疫抑制剂治疗过程中,也有学者建议应用磺胺类药物预防卡氏肺囊虫的感染。推荐方案为磺胺甲噁唑 800mg 和甲氧苄啶 160mg,每周 3 次。最近有报道,鼻部局部应用莫匹罗星也可以较好地清除金黄色葡萄球菌,还可以用于肾脏受损和无法应用甲氧苄啶＋磺胺甲噁唑的 WG 患者。

(三)复发的治疗

目前缺乏循证医学证据。建议在病情出现小的波动时,可以适当增加糖皮质激素和免疫抑制剂的剂量;而病情出现大的反复时,则需要重新开始诱导缓解治疗。

(四)其他尚在研究中的治疗手段

除了经典的糖皮质激素联合细胞毒药物治疗外,近年来国外有学者应用抗淋巴细胞球蛋白、TNF-α 阻断剂以及脱氧精胍素等治疗难治性血管炎取得了初步成效,但还有待于进一步的研究来评价。

九、预 后

由于 AASV 肾脏受累则迅速进展至肾衰竭,肺脏受累可以发生大量肺出血而危及生命,因此本病未经治疗者预后较差,90％患者在 1 年内可死亡。应用激素和环磷酰胺有确切疗效,可以使患者的 5 年生存率达到 80％。因此临床可疑患者应早诊断,早治疗。

(卢雪红)

参 考 文 献

1 赵明辉,丁焦生,刘玉春,等.41 例抗肾小球基底膜抗体相关疾病的临床和病理分析.中华内科学杂志,2001,40:316～320

2　Cui Z, Zhao MH, Xin G, et al. Characteristics and prognosis of Chinese patients with anti-glomerular basement membrane disease. Nephron Clin Pract, 20005, 99:49~55

3　孙艳霞, 程庆砾, 陈香美. 表现为系膜增殖性肾炎的抗肾小球基底膜病一例. 中华肾脏病杂志, 2000, 16:151

4　崔昭, 赵明辉, 辛岗, 等. 肾功能正常的抗肾小球基底膜抗体相关疾病-附 3 例报道. 肾脏病与透析肾移植杂志, 2003, 12:211~214

5　Carreras L, Poveda R, Bas J, et al. Goodpasture syndrome during the course of a Schonlein-Henoch purpura. Am J Kidney Dis, 2002, 39:E21

6　Beaudreuil S, Lasfargues G, Lauerier L, et al. Occupational exposure in ANCA-positiv patients: a casecontrol study. Kidney Int, 2005, 67:1961~1966

7　于峰, 赵明辉, 章友康, 等. 抗内皮细胞抗体及其靶抗原在抗中性粒细胞胞浆抗体相关小血管炎中的意义. 中华肾脏病杂志, 2004, 20:S11~S15

8　Schmitt WH, Birck R, Heinzel PA, et al. Prolonged treatment of refractory Wegener's granulomatosis with 15-deoxyspergualin: an open study in seven patients. Nephrol Dial Transplant, 2005, 20:1083~1092

第 6 章

急性肾功能衰竭

急性肾功能衰竭(acute renal failure,ARF)是指由各种原因引起肾功能在短时间内(数小时至数天)急剧进行性下降,引起水电解质酸碱平衡失调及血中氮质代谢产物积聚为临床特征的急性综合征。

一、病　因

(一)肾前性

(1)血管内血容量减少:出血、肾脏丢失、胃肠道丢失、皮肤丢失、向细胞外液转移。

(2)心输出量减少:充血性心力衰竭、心肌病、心瓣膜病、心源性休克、肺栓塞。

(3)肾血管阻力增加:肝肾综合征,前列腺素抑制剂、阿司匹林、非类固醇类抗炎药物(NSAIDs)应用。

(4)肾血管过度收缩:环孢素、他克莫司、造影剂及高钙血症。

(5)药物影响肾血流量的自身调节功能:血管紧张素转换酶抑制剂(ACEI)、血管紧张素Ⅱ受体拮抗剂(ARB)应用。

(二)肾实质性

1. 肾血管疾病

(1)肾动脉:血栓形成、动脉粥样硬化栓子、血栓栓塞、主动脉分层、大动脉炎。

(2)肾静脉:血栓形成、静脉受压。

(3)肾脏微血管病变

①炎症:系统性微型多血管炎。

②血栓栓塞性微血管病变:溶血性尿毒症综合征、血栓栓塞性血小板减少性紫癜、低血小板综合征。

③血管痉挛:硬皮病、恶性高血压、先兆子痫。

2. 肾小球病变

(1)急进性肾小球肾炎。

(2)抗肾小球基底膜疾病:Goodpasture 综合征、抗肾小球基底膜肾炎。

(3)抗中性粒细胞胞浆抗体(ANCA)相关性血管炎:Wegener 肉芽肿、微型多血管炎、Churg-Strauss 综合征、局限于肾脏的血管炎。

(4)免疫复合物性肾小球疾病:急性链球菌感染后肾小球肾炎、膜增生性肾小球肾炎、亚急性细菌性心内膜炎、冷球蛋白血症、狼疮性肾炎、IgA 肾病、过敏性紫癜性肾炎。

(5)塌陷性肾小球疾病:人类免疫缺陷病毒(HIV)感染、帕米膦酸。

3. 肾间质疾病

(1)感染:病毒、细菌、真菌。

(2)药源性急性过敏性间质性肾炎(AIN):抗生素、抗结核药物、利尿剂、NSAIDs、抗惊厥药物、别嘌呤醇等。

4. 急性肾小管坏死(ATN)

(1)肾脏缺血:脓毒症、休克、出血、外伤、胰腺炎。

(2)外源性毒素和肾毒性药物:抗生素、抗肿瘤药物、造影剂、中毒。

(3)内源性毒素:肌红蛋白、血红蛋白、免疫球蛋白轻链、尿酸、肿瘤溶解综合征。

(三)肾后性

1. 输尿管梗阻

(1)腔内因素:结石、血块、坏死脱落的肾乳头、尿酸或磺胺类结晶。

(2)腔外因素:前列腺及子宫颈肿瘤、腹膜后纤维化。

2. 膀胱颈梗阻

前列腺肥大、前列腺肿瘤、膀胱肿瘤、神经源性膀胱、药物(如三环类抗抑郁剂、抗胆碱能药物)。

二、临床表现

(1)尿量明显减少:尿量骤减、渐减(尿量<400ml/d)或无尿(尿量<50ml/d)。部分患者无少尿称为非少尿型急性肾衰竭。

(2)进行性氮质血症:血肌酐和尿素氮进行性升高。

(3)水电解质和酸碱平衡失调:高钾、高磷、低钙、低钠、代谢性酸中毒等。

(4)消化系统:恶心、呕吐、食欲下降等,重者出现肝功能衰竭。

(5)循环系统：轻中度高血压、心力衰竭、各种心律失常、心包炎。

(6)呼吸系统：呼吸困难、咳嗽、咳粉红色泡沫痰、胸闷。

(7)神经系统：昏睡、精神错乱、木僵、肌痉挛、反射亢进、癫痫发作。

(8)其他：肺部感染和尿路感染、营养和代谢异常。

三、实验室及其他检查

1. 血液检查

轻中度贫血、Scr 和 BUN 升高、高钾、代谢性酸中毒、低钠、低钙、高磷等。

2. 尿液检查

尿液检查的详细内容见表 6-1

表 6-1　尿液检查

	蛋白	潜血	沉　渣	钠滤过分数(FENa,%)
肾前性肾性	−～±	−	阴性或有少量透明管型	<1
肾小球疾病	+++～++++	++	多形型血尿、红细胞及细胞管型	<1(伴肾小管损害时,可>1%)
急性间质性肾炎	+～++	+	红细胞、白细胞及管型、嗜酸细胞及管型	>1
急性肾小管坏死	−～±	−	色素颗粒、上皮细胞管型	>1
肾后性	−	−	阴性或有均一型血尿、白细胞尿	>1(梗阻早期肾小管损伤发生之前,可<1)

FENa(%)＝[(尿量×尿钠)/(GFR×血钠)]×100 或[(尿钠×SCr)/(尿肌酐×血钠)]×100

3. 影像学检查

肾脏 B 超是首选的检查方法。必要时,可行 CT 等辅助检查。

(1)明确肾脏大小：急性肾功能衰竭通常双肾增大。

(2)排除尿路梗阻。

(3)明确有无血管病变。

4. 肾组织活检

(1)存在缺血和肾毒性因素之外的肾性急性肾功能衰竭,可能需要特殊治疗,如急进性肾炎综合征、溶血性尿毒症综合征/血栓性血小板减少性紫癜和急性间质性肾炎等。

(2)原有肾脏疾病的患者发生急性肾功能衰竭。

(3)伴有系统性受累表现的患者,如伴有贫血、长期低热、淋巴结肿大等。

(4)临床表现不典型者,肾活检鉴别是缺血/中毒性急性肾小管坏死或急性间质性肾炎。

(5)临床诊断缺血或中毒性急性肾小管坏死,4~6周后肾功能不恢复。

(6)肾移植后移植肾功能延迟恢复,已排除外科并发症者。

四、诊断及鉴别诊断

(一)诊断

急性肾功能衰竭是一组临床综合征,而非单一疾病。若存在急性肾功能衰竭的诱因,临床表现出下列征象时,应考虑为急性肾功能衰竭:①突发性少尿或无尿;②原因不明的充血性心力衰竭、急性肺水肿;③电解质紊乱和代谢性酸中毒;④全身水肿或水肿加重。

监测尿量和 BUN、SCr 变化,是早期诊断急性肾功能衰竭最关键的手段。按照急性肾损伤诊断标准,当 SCr 绝对值增加超过 $26.5\mu mol/L(0.3mg/dl)$,或 SCr 上升至基础值150%~200%,或尿量少于 $0.5ml/(kg \cdot h)$,持续时间大于 6 小时即为急性肾损伤。既往无肾脏病史的患者,$C_{cr} < 60ml/min$ 和或 SCr、BUN 明显升高($SCr > 133\mu mol/L$,$BUN > 20mmol/L$),双肾增大,要考虑急性肾功能衰竭。

(二)鉴别诊断

急性肾功能衰竭的鉴别诊断见表 6-2、表 6-3。

表 6-2　急性肾功能衰竭与慢性肾功能衰竭的鉴别

	急性肾功能衰竭	慢性肾功能衰竭
肾脏大小	正常或肿大	萎缩
血红蛋白	正常或降低	低
BUN(mg/dl)/SCr(mg/dl)	>10	≤10
血钾	很高	高
pH	很低	低
血钙	正常或降低	低
血磷	正常或升高	高
甲状旁腺激素	正常	高
碱性磷酸酶	正常	高
骨骼 X 线片	正常	异常

表 6-3　肾前性急性肾衰竭与肾性急性肾衰竭的鉴别

项　目	肾前性 ARF	肾性 ARF
尿比重(urine gravit)	>1.020	1.010~1.014
尿渗透压(urine osmolality,mmol/L)	>500	<400
尿常规(routine urinalysis)	正常	肾衰管型
尿钠(urine Na,mmol/L)	<20	>40
尿肌酐/血肌酐(urine/plasma creatinine)	>30:1	<20:1
FENa(%)	<1	>1
血细胞比容	升高	下降
自由水清除率(ml/h)	<-20	<-1

五、治　疗

(一)肾前性急性肾功能衰竭

1. 血管内容量不足

(1)补足容量:失血患者可通过输血、补充等张 NaCl 溶液或其他等张溶液(如乳酸盐林格液)纠正血容量不足。非出血患者首选等张 NaCl,直至血流动力学状态稳定。

(2)清除血管外过多液体:白蛋白溶液中加入呋塞米(速尿)可增强利尿作用。襻利尿剂效果不佳时可联合使用噻嗪类利尿剂(服用襻利尿剂前 30 分钟,2.5~5mg 或氢氯噻嗪 25~50mg)。清除水、钠负荷的速度不宜过快,应与容量从血管外向血管内转移的速度相当,通常每天净脱水量不宜超过 1L。

(3)促进液体向血管内转移:补钠的同时利尿(排水),适当补充胶体。

2. 有效动脉血容量下降

(1)心功能衰竭:使用扩血管药物(如硝酸酯类)减轻心脏前负荷;利尿或超滤清除过多容量负荷;使用正性肌力药物,增加心肌收缩力;使用 ACEI 或 ARB 等,减轻心脏后负荷。

(2)外周动脉过度扩张:停用扩血管药物,输注等张 NaCl 溶液和应用收缩血管的药物,如去甲肾上腺素,有效剂量范围 $0.1\sim0.3\mu g/(kg \cdot min)$。

3. 肾脏代偿反应机制受损

停用 ACEI、ARB、NSAIDs 类药物。血容量不足或有效动脉血容量不足(如心功能衰竭)时,使用上述药物应非常谨慎,高危患者在用药后近期(7~10 天内)应监测血清肌酐和血尿素氮。

(二)肾性急性肾功能衰竭

1. 支持治疗及并发症处理

(1)保持容量平衡

①血容量不足:可在 30 分钟内快速补充 500～1000ml 晶体(低蛋白血症者可补充 300～500ml 胶体),之后视病情变化可继续给予补液治疗。

②血容量过多:限制钠和水的摄入,通常口服液体摄入量控制在 500～1000ml/d,钠摄入量控制在 1～2g/d。襻利尿剂(如呋塞米或布美他尼)先从常规剂量开始,如利尿效果不佳可在 2 小时内增大剂量(呋塞米 200mg,或布美他尼 10mg),或改持续静脉注射(呋塞米 10～40mg/h,最大剂量不能超过 160mg/h)。急性肾功能衰竭时,联合多种利尿剂比单用襻利尿剂的效果更好。口服或静脉注射噻嗪类利尿剂(如美托拉宗)30 分钟之后静脉推注襻利尿剂,可增加利尿效果。

③急性肺水肿的治疗:立即将患者改为坐位,使体液从肺循环向体循环分布;面罩高流量吸氧,改善肺换气功能;静脉注射小剂量吗啡(2.5mg,必要时可重复用药),具有扩血管和抗焦虑作用;静脉注射硝酸酯类(如硝酸异山梨醇 2～10mg/h),具有扩张血管、减轻肺毛细血管内压作用;静脉推注呋塞米 40～80mg,减少血管内容量负荷;血液净化治疗,无高钾血症和严重酸中毒者可予床边超滤,但血液透析(HD)和连续性血液净化(CBP)更为有效。少尿型急性肾功能衰竭出现肺水肿者应立即行 CBP。

(2)纠正电解质紊乱

①低钠血症:少尿或无尿患者,适当应用利尿剂,水摄入量控制在 500～1000ml/d,避免输注葡萄糖等低渗溶液,避免稀释性低钠血症。急性肾功能衰竭伴容量负荷过多及稀释性低钠血症者通常需要血液净化疗法。

②高钠血症:肠道功能正常患者首选经口或鼻胃管补液,不能进食者可以静脉注射低渗盐水或葡萄糖溶液加胰岛素。

③高钾血症:在 5 分钟内静脉推注 10%葡萄糖酸钙或氯化钙溶液 10ml;在 5 分钟内静脉推注 5%碳酸氢钠 1mmol/kg;静脉注射 50%葡萄糖溶液 50ml＋胰岛素 10U(胰岛素/50%葡萄糖＝10U/25g);非少尿患者静脉推注呋塞米 40～60mg;β_2-受体激动剂,如沙丁胺醇可以静脉注射(0.5mg)或吸入(20mg)。

(3)维持酸碱平衡:轻度代谢性酸中毒无需特殊处理;如血清 HCO_3^- 浓度小于 15mmol/L,血 pH<7.2,应口服或静脉注射碳酸氢钠纠正酸中毒。HCO_3^- 的补充量应根据估计的 HCO_3^- 缺失量(HCO_3^- 缺失量(mmol)＝0.4×体重(kg)×(HCO_3^- 目标值－HCO_3^- 实测值)来确定。

(4)防治感染:急性肾功能衰竭并发感染的发生率可达 50%～90%,且感染是急性肾功能衰竭的主要死亡原因。但急性肾功能衰竭一般不主张预防性应用抗生素。预防感染的措施包括提高对感染的警惕性,加强各种导管和其他有创通路的护理,避免长期卧床、误吸等导致肺部感染。已并发感染者,在等待药敏结果之前,一般应使用广谱抗生素作为经验性治疗,并根据病原菌及药敏试验结果及时调整抗生素。

(5)营养支持治疗:患者的热卡供应量由基础能耗量(BEE)决定,可根据 Harris-Benedict 计算公式进行计算:

男性:BEE＝66.5＋[13.8×体重(kg)]＋[5.0×身高(cm)]－[6.8×年龄]

女性:BEE＝65.5＋[9.6×体重(kg)]＋[1.8×身高(cm)]－[4.7×年龄]

急性肾功能衰竭时葡萄糖摄入量为 4～5g/(kg・d),脂肪摄入量应降至 0.8～1.0g/(kg・d),非透析患者蛋白质的摄入量应控制在 0.6～1.0g/(kg・d),血液净化治疗的高分解代谢者摄入量可达 1.0～1.5g/(kg・d),

2. 血液净化治疗

(1)透析治疗的指征和时机:原则是主张早期、频繁、充分透析。

指征:少尿(12h 尿量少于 200ml)或无尿(12h 尿量少于 50ml);高分解代谢者(每天 BUN 上升≥10.5mmol/L,SCr 上升≥176.8umol/L);高钾血症(血钾＞6.5mmol/L)或血钾为 5.5～6.5mmol/L,伴有高钾血症的心电图改变;容量超负荷而利尿剂治疗无效,特别是合并肺水肿时;pH＜7.0 或碳酸氢钠治疗后 pH＜7.2 合并容量超负荷者;氮质血症(BUN＞31.5mmol/L);合并尿毒症脑病、恶心、呕吐、尿毒症心包炎、尿毒症神经元病/尿毒症肌病;高钠或低钠血症者。

(2)血液净化治疗方式的选择

①血液透析(HD):最常用的血液净化治疗方式,一般隔日一次,每次 4 小时。高分解代谢时,需每日透析 1 次,超滤量根据水平衡决定。

②连续性血液净化(CBP):血流动力学不稳定,如休克、低血压、心功能不全及心脏手术后等;合并全身性炎症反应综合征/脓毒症;合并多器官功能障碍综合征;脑水肿或颅内高压;合并急性呼吸窘迫综合征等情形则应选择 CBP 治疗。单纯性急性肾功能衰竭者,CVVH 置换液量设定为 20～35ml/(kg・h);伴有高分解代谢及其他并发症的急性肾功能衰竭患者,置换液量应大于 35ml/(kg・h)。

③持续缓慢血液透析(SLED):兼有 CBP 与 HD 的优点,总溶质清除率高,且血流动力学状态稳定、耐受好。治疗时间为 8～12h/d,透析液流量为 100ml/min。

④腹膜透析(PD):每天更换透析液 4 次,每次留置 6 小时,或通过自动腹透机每小时更换腹透液(灌液 10 分钟,留置 30 分钟,放液 20 分钟)。

(陈　瑛)

参　考　文　献

1　黎磊石,刘志红主编. 中国肾脏病学. 第 1 版. 北京:人民军医出版社,2008,1207～1268

2　Schrier RW,Wang W. Acute renal failure and sepsis. N Engl J Med,2004,351:159～169

3　Naveen Singri,Shubhada N. Ahya,Murray L. Levin. Acute renal failure. JAMA,2003,289:747～751

4　Bellomo R,Ronco C,Kellum JA,Mehta RL,Palevsky P,The ADQI Workgroup. Acute renal failure:Definition,outcome measures,animal models,fluid therapy and information technology needs. The Second International Consensus Conference of the Acute Dialysis Quality Initiative(ADQI) Group. Crit Care,2004,8:R204～212

5　王海燕．肾脏病学．第 3 版．北京：人民卫生出版社,2008,826～932

6　Schrier RW,Wang W,Poole B,Mitra A. Acute renal failure:Definitions,diagnosis,pathogenesis,and therapy. J Clin Invest,2004,114:5～14

7　Belda Dursun,Charles L. Edelstein. Acute renal failure. Am J Kidney Dis,2005,45:614～618

第7章

慢性肾功能衰竭

慢性肾脏病(chronic kidney diseases,CKD)是指各种原因引起的慢性肾脏结构和功能损害(肾损害≥3个月),包括伴或不伴肾小球滤过率(glomerular filtration rate,GFR)下降的病理异常、血或尿液成分异常及影像学检查异常和不明原因导致GFR(GFR<60ml/(min·1.73m^2)下降超过3个月。慢性肾功能衰竭(chronic renal failure,CRF)是指各种慢性肾脏病进行性进展,引起肾单位和肾功能不可逆性丧失,导致以代谢产物和毒素潴留,水、电解质和酸碱平衡紊乱以及某些内分泌功能异常为特征的临床综合征,可进展为终末期肾衰竭(end-stage renal disease,ESRD),终末期肾衰竭又被称为尿毒症(uremia)。

在我国,将慢性肾功能衰竭分为四期:肾功能代偿期、肾功能失代偿期、肾功能衰竭期、尿毒症期(如表7-1)。

表 7-1　我国 CRF 的分期方法

CRF 分期	肌酐清除率(Cr)(ml/min)	血肌酐(Scr)	
		(μmol/L)	(mg/dl)
肾功能代偿期	50～80	133～177	1.6～2.0
肾功能失代偿期	20～50	186～442	2.1～5.0
肾功能衰竭期	10～20	451～707	5.1～7.9
尿毒症期	<10	≥707	≥8.0

一、病　因

导致慢性肾功能衰竭的病因很多,大致分为三类:①肾脏病变:原发病在肾脏,如各种慢性肾小球肾炎、慢性间质性肾炎(包括慢性肾盂肾炎)、肾结核、遗传性肾病、多囊肾等;②下泌尿系统梗阻:如前列腺增生、前列腺肿瘤、尿道狭窄和结石、神经源性膀胱等;③全身性疾病与中毒:常累及肾脏导致肾衰,如高血压、糖尿病、心衰、痛风、系统性红斑狼疮、多发性骨髓瘤、各种药物及农药中毒等。近年来,由于生活方式的改变,由此引起的肾病所占比例明显增高,如糖尿病肾病、高血压肾病等。部分患者起病隐匿，就诊时双侧肾脏已固缩，往往不能确定病因。

二、临床表现

慢性肾功能衰竭患者早期常无明显临床症状，仅存在肾小球滤过率降低，而血清肌酐和尿素氮正常。但可出现夜间尿量增多、尿渗透压降低等尿浓缩、稀释功能障碍的表现。大多数患者常常由于某些应激状态引起肾功能急剧恶化或直至尿毒症期大部分肾功能丧失后才出现临床症状。尿毒症可累及全身各个脏器和组织，并出现相应的临床表现。

1. 消化系统表现

慢性肾功能衰竭早期可表现为食欲减退、晨起恶心、呕吐等。尿毒症期常因唾液中的尿素被分解成为氨，而呼出带有尿味和金属味的口气。肾衰患者胃黏膜糜烂和消化性溃疡的发生率较正常人高，晚期可合并消化道出血等严重并发症。

2. 心血管系统表现

心血管疾病是慢性肾脏病患者的主要并发症之一和最常见的死亡原因。慢性肾脏病患者的蛋白尿和肾功能不全是心血管事件的独立危险因素。

（1）高血压和左心室肥厚：高血压是慢性肾衰竭最常见的并发症，约95％的终末期肾衰竭患者合并高血压。对于血压正常患者应注意失盐性肾病和血容量不足的可能性。造成高血压的主要原因是钠水潴留、肾素-血管紧张素升高、交感神经反射增强及某些血管舒张因子分泌不足等。长期的高血压、贫血和用于血液透析的动静脉内瘘引起心输出量增加，加重左心室负荷，造成左心室肥厚。

（2）充血性心力衰竭：充血性心力衰竭是慢性肾衰竭患者最常见的死亡原因。随着肾功能的不断恶化，心力衰竭的患病率明显增加，至尿毒症期可达65％～70％。造成心衰的主要原因有钠水潴留、高血压、贫血、尿毒症心肌病等。在发生急性左心衰时，患者可表现为阵发性呼吸困难、咳粉红色泡沫痰、舒张期奔马律、两肺满布湿啰音等。

（3）动脉粥样硬化：冠状动脉粥样硬化性心脏病是尿毒症患者的主要死亡原因之一。脑动脉、肾动脉和全身周围动脉亦可发生粥样硬化病变。造成动脉粥样硬化的主要原因有高血压、高同型半胱氨酸血症、脂质代谢异常等。尿毒症患者进行血液透析后，病变往往进展得更加迅速。

（4）尿毒症性心肌病：其病因可能与代谢产物潴留、贫血等因素有关。主要表现为心脏扩大、舒张前期奔马律、低血压及各种心律失常。

（5）心包炎：尿毒症性心包炎的发生率大于50％，但仅6％～17％的患者出现明显症状。该病的发生与尿毒症毒素蓄积、低蛋白血症、血小板功能减退、细菌或病毒感染等有关，多见于透析不充分者。早期可表现为随呼吸加重的心包周围疼痛，常有心包摩擦音和心包摩擦感。如病情进一步进展，可出现大量心包积液甚至心包填塞，临床表现为血压下降、脉压差缩小、奇脉甚至循环衰竭。典型的心电图表现为 P-R 间期缩短和弥漫性 ST 段抬高，超声心动图可明确诊断。

3. 呼吸系统表现

慢性肾功能衰竭患者肺泡毛细血管通透性增高,易发生肺水肿,低蛋白血症和充血性心力衰竭可加重其发展。临床表现为弥散功能障碍和肺活量减少,胸片可见双侧肺门对称性"蝶翼"样阴影,称为"尿毒症肺"。及时利尿或透析可改善上述症状。

15%～20%的尿毒症患者可发生尿毒症性胸膜炎。单侧或双侧均可发生,早期表现为随呼吸加重的胸前区疼痛和胸膜摩擦音,进而出现漏出性或血性胸腔积液。部分慢性肾衰竭患者可因钙、磷代谢障碍而出现肺转移性钙化,临床表现为肺功能减退。

4. 血液系统表现

慢性肾功能衰竭患者的血液系统异常主要表现为肾性贫血和出血倾向。

(1)贫血:当 GFR 下降至 30～40ml/min 时,几乎所有慢性肾功能衰竭患者均出现贫血,随着肾功能的减退,贫血进一步恶化。导致贫血的主要原因有:①促红细胞生成素(EPO)减少;②红细胞生存时间缩短;③尿毒症毒素对骨髓的抑制;④铁、叶酸等造血原料摄入不足;⑤抽血化验或血液透析等造成的急慢性失血。

(2)出血倾向:尿毒症患者常有出血倾向,其原因可能与血小板功能降低、凝血因子缺乏有关。轻者表现为皮肤或黏膜出血点、淤斑,重者可发生消化道出血、脑出血等。血液透析常能纠正出血倾向。

(3)白细胞异常:部分患者可出现中性粒细胞减少。白细胞趋化、吞噬、杀菌能力下降,容易并发感染。

5. 神经、肌肉系统表现

慢性肾功能衰竭患者的神经系统异常较为多见,表现为中枢神经系统功能紊乱(尿毒症性脑病)和周围神经病变。其发生主要与尿毒症毒素、水电解质酸碱平衡紊乱、感染、药物及精神因素有关。尿毒症脑病早期可表现为疲乏、失眠、注意力不集中等,后期出现性格改变、抑郁、记忆力减退并常有精神异常,严重者可出现癫痫发作和昏迷。尿毒症周围神经病变常有下肢感觉异常,可诉肢体麻木,有时为烧灼感或疼痛感,活动后可减轻,因此病人常不断活动下肢形成"尿毒症不安腿综合征"。初始透析患者可因透析后细胞内外液间渗透压失衡引起颅内压升高发生透析失衡综合征,表现为恶心、呕吐、头痛,严重者可有惊厥。长期透析患者可因铝中毒发生透析后痴呆。慢性肾衰竭患者可有神经肌肉兴奋性增加,表现为肌肉颤动、痉挛等。

6. 皮肤表现

慢性肾功能衰竭常有皮肤瘙痒,少数可很严重且难以治疗,可能与继发性甲旁亢有关。尿毒症患者面部皮肤灰黄,有轻度浮肿感,称为尿毒症面容。

7. 骨骼系统表现

慢性肾功能衰竭所致的骨损害称为肾性骨营养不良或肾性骨病。依常见顺序可包括纤维囊性骨炎、肾性骨软化症、骨质疏松症和肾性骨硬化症。其主要病因为继发性甲状旁腺功能亢进、骨化三醇缺乏、营养不良、铝中毒及代谢性酸中毒。可表现为骨痛、行走不便和自发性骨折。据统计,透析前患者出现上述症状者不足 10%,骨 X 线异常者约 30%,而骨活体组织检查发现异常者约 90%,故早期诊断需依靠骨活检。

8. 内分泌代谢紊乱

慢性肾功能衰竭患者常有多种内分泌功能紊乱,其中较为常见者为钙磷代谢异常和 $1,25(OH)_2D_3$ 缺乏导致的甲旁亢引起的肾性骨病;促红细胞生成素减少导致的肾性贫血;甲状腺功能减退临床上可出现低体温、黏液性水肿、基础代谢率低下等表现。由于性腺的激素抵抗和下丘脑-垂体功能紊乱,大多数女性患者闭经、不孕,男性患者阳痿、睾丸萎缩、精子发育不良;尿毒症患者一方面外周组织胰岛素抵抗导致糖利用障碍,另一方面肾功能下降对胰岛素清除减少,患者可表现为糖耐量异常。

9. 感染

慢性肾功能衰竭患者易并发严重感染,是尿毒症重要的死亡原因。患者易于感染与机体免疫功能低下、白细胞功能异常有关。临床表现为呼吸系统、泌尿系统、动静脉内瘘或静脉置管处感染。由于尿毒症对下丘脑体温调节中枢的影响,感染时体温升高常不明显。

10. 水、电解质和酸碱平衡失调

(1)水、钠平衡失调:主要表现为水钠潴留,有时也可表现为低血容量和低钠血症。慢性肾功能衰竭患者肾脏对容量过多和钠过多的适应能力下降,临床可出现不同程度的皮下水肿或体腔积液,易发生血压升高、左心功能不全和脑水肿。低血容量的主要表现为低血压和脱水。

(2)钾平衡失调:①高钾血症:慢性肾衰竭患者由于肾脏排钾能力下降,当出现钾摄入过多、酸中毒、感染、消化道出血等情况时,易出现高钾血症。可出现心律失常,严重者发生心脏骤停;②低钾血症:患者应用排钾利尿剂、饮食摄入不足、胃肠道丢失过多等原因可导致低钾血症。

(3)钙磷平衡失调:主要表现为钙缺乏和磷过多,血磷浓度由肠道对磷的吸收及肾的排泄来调节。当肾小球滤过率下降,排磷随之减少,血磷浓度逐渐升高。高血磷会抑制肾脏近曲小管产生骨化三醇,骨化三醇是维持血钙正常的主要因素,加之尿毒症患者饮食中钙剂摄取较差,导致低钙血症的发生。临床常在纠正代谢性酸中毒后发生手足抽搐等低钙症状。高血磷、低血钙促使甲状旁腺分泌甲状旁腺激素,导致继发性甲状旁腺功能亢进症,是尿毒症患者发生肾性骨病的主要因素。

(4)铝平衡:铝蓄积可导致脑病和小细胞性贫血。常与长期摄入含铝制剂和维持性血液透析用水的铝含量过高有关。

(5)代谢性酸中毒:慢性肾功能衰竭患者发生代谢性酸中毒的原因为多种代谢产物,如磷酸、硫酸等酸性物质排泄障碍;肾小管分泌氢离子功能受损;肾小管泌氨能力下降。多数患者能耐受轻度慢性酸中毒,但在内源性或外源性酸负荷过重,过多的碱丢失(如腹泻)时,患者会出现严重的酸碱平衡失调。临床表现为恶心、呕吐、虚弱无力、呼吸深长、严重者可昏迷、心力衰竭和血压下降。长期的代谢性酸中毒能加重慢性肾衰竭患者的营养不良、肾性骨病及心血管并发症,严重的代谢性酸中毒是慢性肾衰竭患者的常见死亡原因之一。

三、实验室和特殊检查

1. 血常规和凝血功能检查

血红蛋白一般在 80g/L 以下,多数仅有 40~60g/L,多为正细胞、正色素性贫血。血小板计数偏低或正常,凝血时间正常、出血时间延长。

2. 尿液检查

(1)尿比重和尿渗透压下降,晨尿比重小于 1.018,尿渗透压小于 450mOsm/L。尿毒症晚期尿比重和尿渗透压固定于 1.010 和 300mOsm/L,称之为等比重尿和等渗尿。

(2)尿量减少亦可正常,但尿中溶质排出减少,导致代谢产物潴留。

(3)尿蛋白量随原发病和尿量多少而不同,肾衰竭晚期肾小球大量纤维化尿蛋白反而减少。

(4)尿沉渣可见红细胞、白细胞、上皮细胞和颗粒管型,蜡样管型反映肾小管间质瘢痕形成和肾小管肥大,有助于慢性肾衰竭的诊断。

3. 肾功能检查

(1)血清尿素氮(BUN)水平受多种因素影响,评估肾小球滤过率的偏差较大。高蛋白饮食、循环血容量不足、发热、甲状腺功能亢进以及消化道出血可引起 BUN 水平上升,而低蛋白饮食、肝功能受损者,BUN 水平下降。

(2)血清肌酐(SCr)为临床常用指标,应用 Cockcroft-Gault 公式,经性别、年龄和体表面积校正后计算肾小球滤过率是目前推荐的方法(如表 7-2):

表 7-2　Cockcroft-Gault 公式计算肾小球滤过率

Cockcroft-Gault 公式:GFR＝CGC1×体表面积/1.73m^2

CGC1＝[(140－年龄)×体重(kg)]×(0.85 女性)/SCr×72

注:血清肌酐、尿素氮和白蛋白的单位为 mg/dl。

4. 血液生化检查

血清蛋白水平降低,特别是白蛋白降低常较明显,其程度与患者的营养状态相关。血清钙、碳酸氢盐水平降低,血清磷水平升高。高转化性骨病患者血清碱性磷酸酶水平升高。

5. 影像学检查

超声检查可以检测肾脏的大小、对称性,区别肾实质性疾病、肾血管性疾病及梗阻性肾病。如发现双肾明显缩小,则支持慢性肾衰竭的诊断。

6. 肾活检

对于肾脏大小接近正常的肾衰竭患者应实施肾活检检查。对明确原发病因、选择治疗方案具有重要意义。

四、诊断及鉴别诊断

(一)诊断

慢性肾功能衰竭诊断通常不难,过去病史不明的,有时需和急性肾衰竭相鉴别。应尽可能地查出引起慢性肾衰竭的基础疾病,必要时可行肾活检。

1. 基础疾病的诊断

早期肾衰的基础疾病诊断较易,这主要是肾影像学检查和肾活检危险性较小,而诊断意义较大。晚期肾衰则较难,但仍有必要,一些基础疾病的诊断可能仍有治疗价值,如狼疮性肾炎、肾结核、缺血性肾病、止痛药肾病等。

2. 促使肾功能恶化的因素

在确定慢性肾衰竭的诊断前以及慢性肾衰竭患者出现意外的肾功能恶化时,需寻找肾功能恶化的可逆因素。常见的有:①肾前性因素:循环血容量不足、心功能衰竭、使用血管紧张素转换酶抑制剂(ACEIs);②肾后性因素:尿路梗阻;③肾毒性药物:如使用氨基糖苷类抗生素、造影剂等;④血管性因素:肾血管性疾病(单侧或双侧肾动脉狭窄)、肾静脉血栓形成;⑤感染;⑥应激状态:严重创伤、消化道出血。

(二)鉴别诊断

1. 与急性肾衰竭的鉴别

有肾炎或肾病综合征的病史、长期夜尿、在无失血的情况下发生严重的贫血。在患者病史欠详时,可借助影像学检查(如 B 超、CT 等)或肾图检查结果进行分析。

2. 与相应系统疾病的鉴别

慢性肾功能衰竭常存在多系统损害的临床症状和体征。以食欲不振、恶心呕吐、消化道出血为主诉时,应与消化系统疾病相鉴别;以头痛、失眠、抽搐、精神症状为主诉时,应与神经精神系统疾病相鉴别;以高血压、浮肿、心力衰竭为主诉时,应与高血压心脏病相鉴别;以贫血、出血为主诉时,应与血液系统疾病相鉴别。

五、治　疗

(一)治疗基础疾病和使慢性肾衰竭恶化的因素

有效治疗导致肾功能衰竭的原发疾病和消除引起肾功能恶化的可逆因素,是慢性肾衰竭治疗的基础和前提,也是有效延缓肾衰竭进展、保护肾脏功能的关键。即使已经透析的患者,如能有效控制原发病、祛除加重因素,亦可提高透析患者的生活质量和生存率。

(二)慢性肾衰竭的一体化治疗

一体化治疗包括两个层次,一是将慢性肾衰竭的进程看作一个整体,从早期的预防、延缓其进展,到晚期的肾脏替代治疗,实施一体化系统防治;另一层是慢性肾衰竭的防治是一个包含社会、心理、信息和生物医学的综合防治。慢性肾衰竭的一体化治疗是一个对患者进行终身监测、指导和治疗的系列过程,这一过程应是肾脏专科医师主导的多学科、多级别医院(中心医院、基层社区医院)医生以及患者和其家属共同参与的过程。一体化治疗的目的在于延缓肾功能损害的进展;减少并发症;提高生存率、生活质量;促进患者回归社会生活。

1. 营养治疗

适当改善营养可以延缓健存肾单位的破坏速度,K/DOQI建议,给予低蛋白饮食应个体化考虑,并注意营养指标监测,避免营养不良的发生。

(1)保证足够能量摄入:摄入足够能量能减少蛋白质为提供热量而分解,可使低蛋白饮食的氮等得到充分利用,减少体内蛋白分解。临床上应根据患者代谢水平适当调整,一般认为每日能量摄入量应为126~147kJ。

(2)低蛋白饮食:低蛋白饮食(LPD)可减轻患者尿毒症症状和延缓肾功能进行性恶化。一般认为在高热量的前提下,每日摄入 0.6~0.8g/kg 蛋白质可满足机体需要,而不至于发生蛋白质营养不良。宜选择高生物效价的动物蛋白(即富含必需氨基酸的蛋白质),如鱼、蛋、瘦肉和牛奶等。但在下列情况下,LPD不能作为慢性肾衰竭患者的主要治疗措施:①有严重并发症,如心包炎、周围神经病变、未能控制的严重高血压;②大量蛋白尿;③严重钠水潴留;④终末期肾衰竭,消化道症状明显,不能保证足够能量摄入者;⑤病人拒绝或不能耐受LPD时。

(3)LPD加必需氨基酸(EAA)疗法:由于LPD对蛋白质限制过严,不能保证营养需要和正氮平衡,而且可加重慢性肾衰竭患者体内氨基酸代谢紊乱,故提出LPD加EAA治疗方案。LPD加EAA可减轻氮质血症,减轻继发性甲旁亢,改善营养状况,使尿毒症症状得到改善,而且可减轻高滤过、肾小管高代谢及肾间质的异位钙化和脂质代谢紊乱,从而延缓慢性肾衰竭的进展。

(4)LPD加a-酮酸(a-KA)疗法:a-酮酸是EAA前体,在体内与氨结合成相应的EAA。a-酮酸疗法与EAA有相似疗效,但与之相比有以下优势:①蛋白质代谢产物生成减少,代谢性酸中毒得到改善;②尿素氮生成率及下降率更明显;③可有效降低血磷、碱性磷酸酶和PTH水平;④不会导致肾小球滤过率升高和白蛋白排泄率增加;⑤延缓慢性肾衰竭恶化作用优于EAA疗法。

目前认为,当患者GFR>60ml/min时,可暂不给予LPD;GFR 25~60ml/min时,蛋白质摄入量为0.6g/kg;GFR5~25ml/min时,蛋白质摄入量为0.6g/kg或0.3g/kg加EAA或KA;当GFR<60ml/min伴大量蛋白尿时,蛋白质摄入量为0.8g/kg或0.3g/kg加EAA或KA,并补足相应的尿蛋白丢失量。

(5)维生素:慢性肾衰竭患者由于摄入不足、透析时丢失和本身代谢原因等,可出现水溶性维生素缺乏,故慢性肾衰竭患者一般每天应补充适量的水溶性维生素(一般慢性肾衰竭病人维生素A水平较高,因而无需补充)。

2. 心血管并发症的治疗

(1)高血压:高血压多数为容量依赖性,首先应限制水、钠摄入和使用利尿剂,使患者维持较好的水钠平衡,上述治疗后血压仍高时加用降压药物。高血压控制的靶目标值为130/80~85mmHg,伴蛋白质(>1g/d)时应为125/75mmHg。慢性肾衰竭病人理想的降压药物应该对肾脏的毒副作用小;对左心室肥大有恢复或抑制恶化作用;对肾功能恶化有延缓作用。

①血管紧张素转换酶抑制剂(ACEI)和血管紧张素Ⅱ受体阻滞剂(ARB):ACEI可以阻止血管紧张素Ⅰ转化为有活性的血管紧张素Ⅱ,从而能降低全身血压;另外ACEI尚可扩张出球小动脉,降低肾小球滤过压,减少尿蛋白,对肾脏具有保护作用,可延缓肾功能损害的进展;对伴有心功能衰竭的病人更适合应用ACEI,它可以有效地逆转左室肥厚,改善症状,延长病人的寿命。临床可供选择的ACEI类药物有卡托普利、依那普利、贝那普利、雷米普利及福辛普利等。其副作用有干咳及高血钾等。ARB与ACEI有相似作用,但副作用较小。常用的有氯沙坦和缬沙坦等。肾功能不全患者使用ARB或ACEI时应定期监测血肌酐及血钾变化,严重肾功能衰竭病人应慎用,双侧肾动脉或移植肾动脉狭窄者禁用。

②钙通道阻滞剂(CCB):CCB的特点是舒张血管作用较强,降低组织代谢,减少钙盐沉积及抗氧化作用,对保护肾功能、防止肾小球硬化有益,因而是治疗慢性肾衰竭高血压较理想的药物。常用的有硝苯地平、尼群地平、氨氯地平、非洛地平及拉西地平等。常见不良反应有心悸、面部潮红及浮肿等。

通常慢性肾功能衰竭时高血压较顽固,单一一种降压药多不能控制,需多种降压药联合使用。对于严重高血压、高血压脑病或心力衰竭者,可使用二氮嗪、酚妥拉明、硝普钠、阿方那特等静脉滴注。使用上述药物时应严密观察,血压降低不宜太快或过低。

(2)心功能不全:慢性肾衰竭心功能不全的预防主要包括控制细胞外液容量;控制高血压;纠正贫血;补充肉碱;对于容量因素占主导地位时,可以进行超滤,以达到干体重为目标。已发生心功能不全时的治疗措施包括限制水、钠摄入和使用较大剂量呋塞米利尿;洋地黄类强心药;血管扩张剂;ACEI;纠正贫血;纠正电解质紊乱和酸碱平衡失调。

(3)心包炎:最基本的治疗是强化血液透析治疗,5～7 次/周,持续 1～2 周,无效者可考虑血液滤过及腹膜透析。如出现循环衰竭,透析和药物治疗无效时,可行心包穿刺或部分心包切除。

3. 肺部并发症的治疗

尿毒症肺炎通过透析治疗能迅速获得疗效。

4. 肾性贫血的治疗

维持性透析可使贫血得到一定程度的改善,但大多数患者均需药物治疗才能有效纠正贫血。常用治疗措施包括以下几种:

(1)重组人促红细胞生成素(rHuEPO):初始剂量每周每千克体重 80～120U(通常每周6000U),每周分 2～3 次皮下注射。目标是血红蛋白(Hb)水平每月上升 10～20g/L,2～4 个月达到目标值。若 Hb 水平每月上升小于 10g/L,应增加原周总剂量的 25%;若 Hb 水平每月上升大于 20g/L,应暂时中断治疗或减少周总剂量的 25%～50%。维持治疗阶段,需每周 1～2 个月检测一次 Hb,如果 Hb 水平改变超过 10g/L 应按原有每周总剂量的 25%来逐步调整剂量。rHuEPO 常见不良反应有高血压、癫痫、头痛、高钾血症、血液凝固增加、纯红细胞再生障碍性贫血等。

(2)补充铁剂:接受 rHuEPO 治疗的肾性贫血患者,应补充铁剂。尿毒症由于胃肠道功能紊乱,对口服铁剂吸收很差,故静脉补铁是最佳的补铁途径。蔗糖铁是最安全的静脉补铁形式,其次是葡萄糖酸铁,而静脉注射右旋糖酐铁有引起严重急性过敏反应的危险。

(3)补充叶酸和维生素:每日 5～10mg,分 3 次口服;维生素 E、维生素 C、维生素 B_{12} 适量补充。

(4)贫血治疗不能达到靶目标值的常见原因:铁缺乏;感染和炎症;慢性失血或溶血;甲状旁腺功能亢进和(或)纤维性骨炎;铝中毒;血红蛋白病;叶酸和维生素 B_{12} 缺乏;多发性骨髓瘤或其他恶性肿瘤;营养不良;透析不充分。

5. 肾性骨病的治疗

肾小球滤过率低于 60ml/min 的慢性肾衰竭患者,均可发生钙、磷代谢紊乱和血浆甲状旁腺素(PTH)水平升高,进而引起肾性骨病。

(1)控制钙磷代谢失调:慢性肾衰竭高磷低钙血症不仅可引起软组织钙化,而且是肾功能恶化的诱因之一,应积极治疗。包括限制饮食中磷的摄入,口服碳酸钙或氢氧化铝凝胶等。

(2)维生素 D 治疗:维生素 D 可增加肠钙吸收,升高血钙,抑制甲旁亢。严重甲旁亢伴血钙低于 2.75mmol/L 或骨软化症者,应使用活性维生素 D_3 制剂,包括维生素 D_2 或维生素 D_3(骨化三醇)或阿法骨化醇。

(3)甲状旁腺次全切除术:如有下列情况之一者应考虑甲状旁腺次全切除:①续性高血钙超过 11.5～12mg/dl;②进行性或症状性异位钙化,血钙磷乘积大于 75;③其他治疗方法无效的病人无法耐受的顽固性瘙痒;④伴皮肤缺血性溃疡或组织坏死;⑤肾移植后其他方法难控制的持续有症状的高钙血症。

6. 纠正水电解质及酸碱失衡

(1)水、钠失衡:为防止水钠潴留需适当限制钠摄入量,一般 NaCl 摄入量应不超过 6～9g/d。有明显水肿、高血压者,NaCl 摄入量 5～7g/d,个别严重病例可限制至 2.5～5g/d。也可根据需要应用袢利尿剂(呋塞米、布美他尼等),呋塞米 20～200mg/次,2～3 次/d。噻嗪类利尿剂及保钾利尿剂对 CRF 患者(Scr>220μmol/L)不宜应用,因此时疗效甚差。对严重肺水肿急性左心衰竭者,常需及时给予血液透析或持续性血液滤过治疗。

(2)高钾血症:应首先判断该高钾血症是否由于某些加重因素所致,如酸中毒、药物(如螺内酯、血管紧张素转换酶抑制剂、含钾药物等)和(或)钾摄入量过多。如血钾仅轻、中度升高,应首先治疗引起高钾血症的原因并限制摄入量;如果高钾血症高于 6.5mmol/L,出现心电图高钾表现,甚至肌无力,则必须紧急处理。①首先用 10％葡萄糖酸钙 20ml,稀释后缓慢静脉注射;②用 5％碳酸氢钠 100ml 静脉推注,5 分钟注射完;③然后用 50％葡萄糖 50～100ml 加普通胰岛素 6～12U 静脉注射;④静脉注射排钾利尿剂,如呋塞米 60mg。经上述治疗后,立即进行血液透析治疗。

(3)代谢性酸中毒:代谢性酸中毒的处理,主要为口服碳酸氢钠,轻度代谢性酸中毒口服 1.5～3.0g/d 即可;中、重度患者口服 3～15g/d,必要时可静脉点滴。对有明显心衰的患者,要防止碳酸氢钠输入量过多、输入速度过快,以免加重心脏负荷;也可根据患者情况同时口服或静脉注射呋塞米 20～200mg/d,以增加尿量,防止钠潴留。

7. 控制感染

原则上应根据药物敏感试验采用对细菌敏感、肾毒性小的抗生素,并应依据肾小球滤过率的状况,考虑药物体内代谢过程的改变,调整药物的剂量和给药间隔时间。具体可参考美国大学内科医生手册"肾衰竭的药物处方"。

8. 胃肠道透析

尿毒症患者每天可经肠道排泄尿素 70g、肌酐 2.5g、尿酸 2.5g 和磷 2g。肠道清除尿毒症代谢产物的基本原理:①利用某些药物刺激肠蠕动增加或增加肠道内渗透压等,促进代谢产物从肠道排除,如甘露醇制剂、大黄制剂等。②利用某种药物口服后能结合肠道内有毒物质,使尿素等毒物从肠道粪便中排出,如包醛氧化淀粉、活性炭等。

9. 其他

(1)糖尿病:糖尿病肾衰竭患者随 GRF 不断下降,必须相应调整胰岛素用量,一般应逐渐减少。

(2)高尿酸血症:通常不需要药物治疗,但如有痛风,则予以别嘌呤醇 0.1g,每日口服 1～2 次。

(3)神经精神和肌肉系统症状:可以通过充分透析或加用骨化三醇等改善症状。

(4)皮肤瘙痒:可外用乳化油剂,口服抗阻胺药物,控制高磷血症及强化透析。

(5)高脂血症:未开始透析的慢性肾衰竭患者治疗原则同一般高血脂患者;对维持透析患者,高脂血症的标准宜适当放宽为好,血胆固醇 6.5～7.8mmol/L、血三酰甘油 1.7～2.3mmol/L。

10. 肾脏替代治疗

当慢性肾衰竭患者 GFR 6～10ml/min(Scr>707μmol/L)并有明显尿毒症临床表现,经治疗不能缓解时,则应进行透析治疗。对糖尿病肾病患者可适当体检安排透析(GFR 10～15ml/min)。替代治疗包括血液净化治疗和肾移植两部分。

(1)血液净化治疗:又包括血液透析和腹膜透析,二者的疗效相当,但各有其优缺点,在临床应用上可互为补充。

(2)肾移植:由于血液净化疗法仅可部分替代肾脏的排泄功能(对小分子溶质的清除仅相当于正常肾脏的 10%～15%),而不能替代其内分泌和代谢功能。患者通常应先做一个时期透析,待病情稳定并符合有关条件后,可考虑进行肾移植手术。

(徐 锋 崔文鹏)

参 考 文 献

1 陆再英,钟南山. 内科学. 第 7 版. 北京:人民卫生出版社,2008,549～561

2 陈香美主编. 实用肾脏病学. 第 1 版. 北京:北京医科大学、中国协和医科大学联合出版社,1995,404～417

3 王吉耀. 内科学(8 年制). 第 1 版. 北京:人民卫生出版社,2005,624～637

4 苗里宁. 肾功能衰竭. 第 1 版. 西安:第四军医大学出版社,2007,270～276

5 National Kidney Foundation Kidney. K/DOQI clinical practice guidelines for chronic kidney disease:evaluation,classification and stratification. Am J Kidney Dis,2002,39(Supple 1):S1～S266

第8章

囊肿性肾病

第1节　肾囊肿

肾脏是人体内最易发生囊肿的器官之一,单纯性肾囊肿(simple cysts)是最常见的肾囊性疾病。它通常为单侧和单发,但也有多发和双侧发生。任何年龄均可发病,从婴幼儿到老年,18岁以下发病比较稳定,平均发病率为0.22%,成年人随年龄增大而上升。单纯性肾囊肿究竟为先天性的还是后天性的,其发病机制尚未完全阐明,随着囊肿的增大,其压迫可损坏肾实质,但还不至于使肾功能受损。

一、发病机制

肾囊肿是由肾小管节段性进展性扩张而成,其过程与肾小管上皮细胞的异常增生、囊腔液体的异常积聚及细胞外机制的异常重建有关。重建过程中可受到外源性因子如饮食和内源性因子如修饰因子、内分泌、旁分泌和自分泌等调解,引起囊腔进行性胀大和临床表现的多样性。

二、肾囊肿病理

单纯性肾囊肿可见于肾脏各个部位,囊肿多向肾表面生长,呈球形或卵圆形,光滑,轮廓清楚,囊肿较大时使肾外形改变,并压迫邻近正常组织,下极囊肿可压迫输尿管引起梗阻、积液和感染;与周围组织可形成粘连,若腹膜粘连可造成手术困难。囊壁薄,内衬单层扁平或立方上皮。外观呈蓝色,一般囊肿为单房,含有清亮琥珀色液体,也可能伴出血、感染,大约5%~6%囊内液体为血性液体,其中约1/3~1/2的病例有囊壁恶性病变。囊肿发生在肾皮质表浅部位,亦可位于皮质深层或髓质,但与肾盂肾盏不相通。囊肿起源于肾小管,病变起始为肾上皮细胞增殖而形成之肾小管壁囊肿扩大或微小突出,其内积聚了肾小球滤过液或上皮分泌液,与肾小管相通。最终囊壁内及其邻近的细胞外基质重组,形成有液体积聚的孤立性囊,此时不再与肾小管相通。至于单纯性囊肿起源于近端或远端肾小管,尚有不同说法,过去研究已证明肾脏囊肿上皮仍保持一定的起源肾单位的功能,这种功能必然体现于囊液中各种物质浓度的变化。也有研究表明单纯性肾囊肿可能起源于近端肾小管,进一步证实尚需深入研究。

三、临床表现

单纯性肾囊肿是临床上最常见的一种囊肿性肾病,主要发生于成年人,50 岁以上者约半数至少有一个肾囊肿,囊肿可以是一侧也可以是双侧。单纯性肾囊肿增长缓慢,患者一般无症状,常见于健康检查或患其他疾病做超声、CT 检查而诊断。囊肿的大小从直径小于 1cm 到超过 10cm,而大多数小于 2cm。若直径达 4cm 时往往引起症状,主要临床表现为患侧腰、腹或背部不适或胀痛,疼痛的特点为隐痛、钝痛,固定于一侧或两侧,向下部及腰背部放射。当出现并发症时症状明显,若囊内大量出血使囊壁实质膨胀,包膜受压,可发生腰部剧痛;继发感染时,除疼痛加重外,还有发热及全身不适。囊肿巨大时,可造成腹块。大囊肿压迫肾脏,造成肾缺血,使肾素分泌增多,有时会引起高血压。一般不发生血尿,若囊肿压迫邻近的肾实质严重则可产生镜下血尿。肾下极囊肿又可造成肾盂、输尿管不完全性梗阻,甚至引起感染。囊肿随时间推延而增大或稳定不变,其大小和位置改变对肾及周围组织会造成继发性的影响,应当引起重视。

四、诊断及鉴别诊断

(一)诊断

囊肿增大时才引起症状,包括腹块、疼痛、高血压、血尿等。根据典型的症状与体征,以及 B 型超声、CT、磁共振(MRI),一般不难做出诊断。

1. 超声检查

对肾囊肿诊断有极大的帮助,应作为首选检查方法。典型的 B 型超声显像为囊肿轮廓清晰,一般为圆形、椭圆形,囊内无回声,远侧囊壁光滑,边界清楚,该处回声增强,并明显大于邻近正常肾实质的传导。当囊壁显示不规则回声或有局限性回声增强时,应警惕新生物的存在,尤其要严格检查邻近囊肿的肾实质,以免遗漏恶性病变。继发感染时囊壁增厚,囊内有稀疏回声,这是由于囊内液体存在炎性颗粒物质或碎屑所致。伴囊内出血时,囊内出现无回声及回声增强的复合型声像图,只有液体介质中的血块才出现回声增强。大约有 1%～2% 的单纯性肾囊肿发生囊壁钙化,囊壁表现为薄的"蛋壳"样钙化层。由于钙质是声传导的主要障碍,故使该病变得难以准确判断,以致错误地提示它是实质性病变,需联系其他影像学检查做出正确诊断。B 型超声显像鉴别囊性和实质性占位病变的正确率达 98%,可靠性大约是 95%。另外,5% 囊性表现可能为非囊性病变,包括乳头状腺癌、肾内和血管畸形。

2. CT

显像囊肿光滑、呈均匀的圆或椭圆形状,同邻近的肾实质有鲜明的边缘,而实质肿块常不规则。囊肿 CT 值接近于零,其范围在 $-10 \sim +20 Hu$,此值最高也明显低于正常肾实质的 CT 值($+30 \sim +50 Hu$),在给予造影剂以后肾囊肿之 CT 值无变化。只有小的和肾内囊肿因部分容积效应可出现 CT 值增高,而多数肾囊肿不出现这种人为现象。囊肿伴出血或感染时,呈不均质性 CT 值增加。高密度肾囊肿易误诊为实质性肾癌,密度增高的原因主要取决于囊液蛋白、褐色含铁物及钙盐含量。对于良性高密度囊肿的诊断应囊肿小于 3.0cm;向肾外生长,囊壁部分光整;呈圆形且边缘清楚,密度均匀;重要的是囊肿增强扫描而回声不增强。若囊肿大于 3.0cm 或完全位于肾内的高密度囊肿,诊断不能完全肯定,应手术探查或密切随访。根据报道单纯性肾囊肿诊断准确率几乎为 100%,极少数不正确诊断主要归于技术因素,常发生在小的肾囊肿,这是部分容积效应造成的问题。当 CT 显像是典型的囊肿时,可不必再做穿刺。静脉尿路造影能显示囊肿压迫肾实质或输尿管程度,常呈现光滑的弧形压迹,与肾盂肾盏不相通。

3. 磁共振(MRI)

MRI 能确定囊液性质,其优势在于能清楚地显示囊肿的位置和与肾组织的关系。

4. 囊肿穿刺和囊液检查

当 B 型超声、CT 等不能做出诊断或疑有恶变时,可在 B 超声引导下穿刺。穿刺的目的是证实肿块的非实质性质、确定含有的液体是澄清的、排除囊壁上的充盈缺损、估计不透光的囊肿与在 B 型超声显像和尿路造影上所见到的病变形状和大小是否完全一致。穿刺时将囊液抽吸,并做细胞学和生物化学检查,如胆固醇、脂质、蛋白、淀粉酶和 LDH 测定,以及双重对比造影,可以注入造影剂和(或)气体,能显示囊壁情况,若囊壁光滑表示无肿瘤存在。囊壁继发肿瘤时,囊液(为血性或暗褐色,脂肪及其他成分明显增高;细胞学阳性;瘤标 CA-50 水平增高。囊肿感染时抽出液亦呈暗色、混浊,脂肪及蛋白含量中度增高,淀粉酶和 LDH 显著增高,细胞学检查有大量炎性细胞,囊液培养可找到病原菌。此法的诊断准确性接近 100%。由于 B 型超声、CT 和磁共振成像的原因,大大提高了对肾囊肿诊断的准确性,且又为无创性检查,故囊肿穿刺已少用。

5. 尿常规

一般正常,若囊中压迫肾实质或合并有囊内感染,尿中可出现小量的红细胞和白细胞。

(二)鉴别诊断

单纯性肾囊肿需与肾积水、肾盂旁囊肿、肾细胞癌、囊性肾癌及肾外肿瘤等鉴别。

1. 肾积水

肾积水的临床表现可与单纯性肾囊肿类似,但肾积水往往有引起梗阻的病因,易继发感染,急性梗阻时其症状更为明显,如尿路结石所致肾积水,可有肾绞痛、血尿及尿路刺激征等。尿路造影则截然不同,囊肿引起肾脏变形,而肾积水则表现为由于梗阻所致的肾盏和肾盂的扩张。急性或亚急性肾盂积水由于肾盂内压的增高常产生更为局限的疼痛,并因感染而易于使其表现复杂化,鉴别诊断时可将影像学资料互为补充,一般鉴别不困难。

2. 肾盂旁囊肿

肾盂旁囊肿是位于肾门的囊肿,严格地说是由肾门部淋巴或其他非实质性组织发生的囊肿。它常为多房性,如同许多小囊肿联结成网深入肾窦内。尿路造影显示肾盏漏斗的伸长和狭窄,肾门旁圆形肿物压迫肾盂肾盏,出现弧形压迫,与肾盂肾盏不相通。B 型超声显像为肾窦内高回声区内出现无回声。CT 显示囊肿的位置,CT 值可区分肾窦脂肪和肾盂。

3. 肾脏癌肿

肾脏癌肿呈占位性病变但易发于深部,从而引起更明显的肾盏弯曲。血尿常见,而囊肿则不见。当肾实质肿瘤压在腰大肌上面,在腹平片上就看不到肌肉的边缘,而囊肿则依旧可见。出现转移的证据(如体重减轻、乏力、触及锁骨上淋结肿大、胸片显示有转移性结节)、红细胞增多症、高钙血症及血沉加快都提示为癌肿。需记住的是,囊肿壁也会发生癌性变。若肾静脉被癌肿堵塞,排泄性尿路造影就不清楚甚或不显影,超声影像及 CT 用来做鉴别诊断。血管造影及肾断层 X 光摄影术可显示在含丰富血管的肿瘤中,有一造影剂密集的“池塘”,而囊肿密度则不受影响,在被证明是其他疾病前,将所有肾脏占位性病变都假定为癌肿是明智的。

肾细胞癌以血尿、肿块和疼痛为常见的临床表现,B 型超声显像肾外形不规则,病灶回声宜减,其内部有回声,有液化时值大小不等之无回声暗区,远侧壁因回声衰减不易形成完整光带。CT 表现为 CT 值略低于或接近正常肾实质,正常肾实质 CT 值为＋30～＋50Hu。增强扫描后,肿瘤 CT 值增加明显,但仍低于正常肾实质,病灶与正常肾实质分界清楚,边界不规则,呈外向性生长,肿瘤坏死液化时可见大小不等的低密度区。CT 能显示局部淋巴转移、邻近器官浸润、肾静脉和下腔静脉瘤栓等。静脉尿路造影显示肾盂肾盏受压、变形明显。尤要注意肾实质癌出血坏死后所形成的假性囊肿。B 型超声显像囊肿壁厚,可以返回低回声,CT 显示低衰减值,但比肾囊肿高,并同邻近肾实质有鲜明界面、还显示比肾囊肿更厚的壁。

囊性肾癌又称为囊腺癌,其主要病理特点为囊壁和囊间隔覆盖一层或多层肿瘤上皮细胞,肿瘤可呈乳头状生长向囊腔突出,或为囊壁上的癌。囊性肾癌是乏血管肿瘤,超声显像反射极少的低回声,甚至表现为无回声,CT、MR 影像对囊性肾癌尚无特异的征象。有报道认为 CT 在肾囊性肿块的形态显示和定性上优于超声,囊壁及分隔不规则增厚、结节和早期强化是囊性肾癌诊断的主要依据,增强薄层 CT 扫描是诊断的有效方法。DSA 检查意义不大,有报道 PET 对鉴别诊断有帮助,但尚待进一步证实。囊液穿刺抽吸细胞学检查阳性串不足 1/3,阴性并不能排除恶性肿瘤可能。据报道,如果多房囊肿、囊肿边界不规则、钙化、囊壁和囊间隔增厚壁或壁内软组织块影和血性囊液应考虑囊腺癌可能。术中病理学检查乃是确诊的方法。因囊性肾癌的肿瘤分期分级较低,选择根治性肾切除或部分肾切除,预后较肾细胞癌为好。

4. 肾错构瘤

肾错构瘤又称肾血管肌脂瘤,它是含有不同比例脂肪、平滑肌和血管错构瘤的畸形。临床上表现为肾肿块,亦应与肾囊肿鉴别。B型超声显像的声反射最强,CT有特征性表现,显示软组织密度与脂肪密度相混杂的肿块,CT值大约$-20\sim-80\text{Hu}$。

5. 肾母细胞瘤

肾母细胞瘤又称肾胚胎瘤或Wilm's瘤,它是儿童最常见的恶性肿瘤。B型超声显像为复合的非实质性声图像,肿块内部呈低回声,有散在的无回声区,少有完好的界限。CT显像出现散在的低衰减区,对比后有不均匀的增强,并能显示解剖学的关系。

6. 肾外肿瘤

如肾上腺、混合性后腹膜肉瘤,可使肾脏移位,但很少侵犯肾脏和压迫肾盂肾盏。

7. 多囊肾

正如尿路造影所示,本病几乎总是双侧性的。弥漫的肾盏及肾盂发生扭曲已成其规律,单纯性肾囊肿则多为孤立性单发性、多囊肾往往伴有肾功能损害及高血压,而肾囊肿则没有。

五、治 疗

单纯性肾囊肿是非遗传性肾囊性疾病,又是良性的囊性病变,患者往往无症状,因此,对其治疗的看法不一。但是,单纯性肾囊肿的病情并不完全相同,何况疾病过程会有多种变化,需要予以不同的处理。

无肾实质或肾盂肾盏明显受压,无感染、恶变,输尿管引流通畅,患者无明显症状如腰痛、血尿、高血压等,一般不予以治疗,可以等待观察,采取B型超声检查,定期随访。若怀疑囊肿有恶性病变如囊腺癌、肾细胞癌,应尽早手术探查和切除。若有继发感染,由于抗生素能穿透囊壁进入囊腔,应采用广谱抗生素治疗或介入超声实施穿刺引流。在治疗无效时,可考虑开放手术。介入超声治疗肾囊肿在我国已逐步开展,过去曾采用经皮穿刺抽吸囊肿液体,有近期短暂的效果,复发率为$30\%\sim78\%$,有时囊肿反而增大,并有一定的并发症,目前不再主张以此作为治疗方法。近年介入超声技术兴起,在B型超声引导下运用细针穿刺囊肿,穿刺后注入硬化剂如无水乙醇(95%乙醇)、50%葡萄糖、碘苯酯、四环素、酚或磷酸铋等,其中无水乙醇是效果较好的硬化剂。此法适合于囊肿直径大于4cm且有症状者,尤其是老年、体弱、不愿手术或手术禁忌者。此方法定位较准确,安全、简便、效果可靠,远期效果尚待随访,还需注意注射硬化剂有可能被吸收而影响实质,若发生硬化剂外溢亦会引起并发症。囊肿去顶减压术在我国各地早已开展,开放性手术的适应证,一般认为囊肿直径4mm以上,肾实质或肾盂肾盏明显受压,或下极囊肿压迫辅尿管导致梗阻,患者有明显症状,可以考虑采用囊肿去顶减压术治疗。据报道开放性手术的治愈率100%。但有一定的并发症。20世纪90年代初腹腔镜在泌尿外科领域开始应用，腹腔镜囊肿去顶减压术获得优良的疗效，且安全、创伤小、痛苦少、恢复快，被公认为是腹腔镜规范化治疗病种。采用腹腔镜技术做肾囊肿去顶减压有经腹腔和经后腹腔（撑开的后腹膜间隙）两种途径。

（罗　萍）

参 考 文 献

1　吴阶平主编．泌尿外科学．济南：山东科学技术出版社，2004，1707～1720
2　王海燕主编．肾脏病学．第3版．北京：人民卫生出版社，2008，1746～1773
3　黎磊石，刘志红主编．中国肾脏病学．北京：人民军医出版社，2008，1024～1029
4　陈楠主编．肾小管间质疾病诊疗新技术．北京：人民军医出版社，2002，246～257
5　周永昌，郭万学主编．超声医学．第2版．北京：科学技术文献出版社，1994，718～755

第2节　多囊肾

　　自1902年William Osler首次报道多囊肾病（polycystic kidney disease，PKD）以来，人类对于PKD的研究经历了一百多年。PKD按遗传方式可分为常染色体显性多囊肾病（autosomal dominant polycystic kidney disease，ADPKD）和常染色体隐性多囊肾病（autosomal recessive polycystic kidney disease，ARPKD）两种。ADPKD是一种最常见的单基因遗传性肾病，发病率为1/400～1/1000。ADPKD临床表现为双侧肾脏皮、髓质有多个液性囊肿形成和增大，晚期出现肾脏结构和功能损害，60岁时，50%患者进入终末期肾衰竭，约占终末期肾衰竭病因的10%。PKD除影响肾脏外，还累及全身多个器官，如颅内动脉瘤、二尖瓣脱垂，肝、胰、脾囊肿，腹壁病及结肠憩室等。因此，ADPKD也是一种系统性疾病。ARPKD是一种罕见的疾病，发病率为1/20 000，多见于婴幼儿，父母为致病基因携带者，1/4子代患病，男女发病率相同，不同种族间无明显差异。ARPKD主要特征是肾脏集合管纺锤形扩张和先天性肝纤维化，50%患儿在出生后数小时至数天内死于呼吸衰竭或肾衰竭。随着细胞分子生物学理论及技术的进步，PKD基因已先后被克隆，有关PKD分子发病机制研究正深入开展，新的诊断及治疗方法不断出现，成为肾脏病研究的热点之一。

一、病　因

　　ADPKD遵循常染色体显性遗传规律，即：①男、女发病几率相等；②父、母有一方患病，子女50%获得囊肿基因而发病，如父母均患病，子女发病率增加到75%；③不患病的子女不携带囊肿基因，如与无ADPKD的异性婚配，其子女（孙代）不会发病，亦即不会隔代遗传。真正非经父母遗传,由基因突变而致病者极少见。

ADPKD 主要病因是上代将致病基因遗传给下代,约占 60%,其余 40% 无家族遗传史,系患者自身基因突变所致。目前已知,引起 PKD 的突变基因主要有两个,按照发现先后分别命名为 PKD1 和 PKD2。PKD1 基因突变引起 ADPKD 约占 85%～90%,其余病例是由 PKD2 基因突变所致。第三个基因(PKD3)可能存在,但尚未在染色体上定位和克隆。PKD1 编码的多囊蛋白-1(polycystin 1,PC1)是一种分布在细胞膜上的糖蛋白。PC1 在早期的后肾发育的输尿管芽上皮的基底膜上高度表达,破坏 PKD1 基因的小鼠会出现多囊肾且在胚胎期或出生前后死亡。因此,人们推测,PC1 的功能是胞外基质和肌动蛋白骨架通过局部的黏附蛋白相联系的基质受体。它的主要功能是介导细胞与细胞、细胞与基质的相互作用;促进上皮细胞分化、细胞极性维持;可能有离子钙或钠通道的作用。当配体与 PC1 结合后,产生的细胞内信号传至细胞核,抑制胚胎基因转录。当 PC1 发生异常,信号不能传至细胞核,胚胎基因转录增强,引起一系列细胞生物学行为改变。PKD2 基因编码的多囊蛋白-2(polycystin 2,PC2)也是一种膜蛋白。PC2 的特性与以往所知的细胞内离子通道不同,在一较大的电压范围内经常性地开放或关闭,激活后主要起非选择性阳离子通道作用,对 Ca^{2+} 的通透性是 Na^+ 等离子的 5 倍。当 PC2 功能受损,造成细胞内钙离子动态平衡的紊乱,促进了 PKD 的发生和发展。

近年来 ARPKD 研究领域取得的最重大成果是发现了 ARPKD 的致病基因 PKHD1(Polycystic kidney and Hepatic Disease 1)PKHD1 基因目前发现 63 种不同形式的突变。PKHDl 基因具有多种剪切方式,最长开放阅读框编码的蛋白质产物称为 fibrocystin,polyductin 或 tigmin。该蛋白含 4074 个氨基酸残基,相对分子质量 447 000,是一种跨膜蛋白,大部分位于细胞外,只有一个跨膜区和很小的胞质尾。fibrocystin 结构类似肝细胞生长因子受体(hepatocyte growth factor receptor)和 plexins,目前确切功能不明。fibrocystin 与 PC1,PC2 共同分布在肾脏集合管及胆管上皮细胞初级纤毛的基体,而 ARPKD 组织中 fibrocystin 表达下调,甚至缺如。推测 fibrocystin 可能作为受体在肾脏集合管和胆管发育和维持正常管腔结构中起着关键作用,蛋白的纤毛定位提示与 ADPKD 相似,纤毛异常与 ARPKD 的发病有关联。

二、发病机制

1."二次打击"(two-hit)学说

该学说认为 PKD 小管上皮细胞遗传了父代的 PKD 基因突变(生殖突变),基因型为杂合子,此时并不引起 PKD,只有在感染、中毒等后天因素作用下,杂合子的正常等位基因也发生了突变(体细胞突变),即"二次打击",丢失了正常单倍体,个体才发生 PKD。根据"二次打击"学说,第二次基因突变发生的时间和部位决定肾囊肿发生的时间和部位。因此在细胞水平上 ADPKD 是常染色体隐性方式遗传的。除了单一的 PKD1 或 PKD2 基因二次突变外,新近有学者报道,在生殖细胞 PKD1 基因突变基础上发生了体细胞 PKD2 基因的突变或在 PKD2 突变基础上发生了 PKD1 基因的突变,这一现象称为"交叉杂合性"(trans-heterozygous),即单一个体同时发生 PKD1 和 PKD2 基因的突变。这种交叉杂合性突变较单一基因突变的病情更重。

2. 螺旋区—螺旋区相互作用假说（coil-coil interaction hypothesis）

PC1 分布于细胞膜表面，胞外区有一见于海胆精子的卵子胶（REJ）受体区域，该区激活后发生顶体反应，调节离子通道转运活性。PC2 分布于内质网，两者通过 C 端的螺旋区，发生螺旋区—螺旋区相互作用，作为受体共同感知胞外配体的刺激，以阳离子作为第二信使将信号通过共同途径传至细胞核，调节细胞的增殖、分化和迁移，保证正常肾小管形态的生成和维持。因此，两种 PC 中的任何一种发生突变，都会导致信号产生及转导通路的异常，引起细胞异常增生、囊液积聚，导致肾囊肿发生及长大。

3. 初级纤毛的异常将导致 PKD

纤毛是存在于大多数细胞表面的一种细长的管状结构，按结构和功能分为初级纤毛以及运动纤毛两种。初级纤毛在维持肾脏形态和功能中起着关键作用，初级纤毛的异常将导致 PKD。可能的发病机制是 PC1 的胞外段充当感受器，感知小管内尿液流动造成的纤毛弯曲，通过与其紧密相连的 PC2 钙离子通道，将机械信号转化为化学信号，激活局部钙离子内流。以钙离子为第二信号调节细胞各种功能，包括基因表达、生长发育、分化和凋亡等。当基因突变造成多囊蛋白结构功能异常，PC1 不能感知细胞外尿流的变化和（或）PC1 不能将机械信号转化为化学信号，小管细胞的生长发育、分化和凋亡发生异常，出现肾小管上皮细胞异常增生、囊腔内液体异常积聚及细胞外基质异常重建，从而导致小管膨胀和囊肿的形成。

4. 细胞因子的作用

在囊肿形成过程中，一些细胞因子等生物活性物质通过自分泌、旁分泌及内分泌的形式在上述三个环节的进一步发展中均起一定的作用。如有学者应用研究本病的代表性细胞株（madin darby canine kidney，MDCK）观察到上皮细胞生长因子（EGF）、胰岛素及腺嘌呤环化酶信号传递系统均调节囊肿细胞的生长。垂体后叶素、PGE_1、PGE_2，cAMP 等不仅调节细胞生长而且调节囊液的分泌。又有报告本病患者囊液中均可测得 $IL_1\beta$、$TNF\alpha$、IL_2 及 PGI_2，其中 $IL_1\beta$ 具有促进其他炎症介质的生物活性。内分泌、旁分泌和自分泌在囊肿形成和长大中也起了一定作用。

5. 感染和中毒的作用

感染及毒素能作用于小管激发囊肿基因，改变小管细胞代谢，甚至直接造成上皮细胞坏死、坏死后细胞脱落亦可造成梗阻、而坏死后再生亦促进细胞增生。

总之，在囊肿基因的作用下，小管和囊壁细胞的增生（以及由增生造成的梗阻）、囊壁上皮细胞的活动性分泌和细胞外基质成分的改变是囊肿形成和发展的三大主要原因。环境因素（感染和中毒）和某些生物活性物质对囊肿的形成和发展均能起促进作用。

三、病　理

肾脏切面肉眼可见皮质和髓质满布大小不等的囊肿，如一簇葡萄。囊呈球形、圆柱形或梭形，直径 0.1cm 至数厘米。囊壁为上皮细胞且常有限局性增生，甚至形成息肉。囊内充满液体，外观清亮至血性不等。即便是晚期病例，囊与囊之间仍可见到少量正常肾组织。镜下观察，囊肿来源于肾小管某一节段、或集合管、或肾小囊，并与它们相通。晚近扫描电镜发现大的囊肿通道常有续发性闭锁，囊壁上皮细胞的基底膜增厚，致密度下降。

四、临床表现

ADPKD 发展缓慢，发病前多无症状。临床症状绝大多数出现于 35～45 岁之间，但也有迟至 70～80 岁才表现者，男女性别无明显差异，常有家族史。当出现症状后，病情可以发展很快，是中年人尿毒症常见原因之一，也是最多见的遗传性肾脏病之一。症状分为两方面，一方面是与囊肿有关，另一方面则与所剩余受损肾组织有关。

(一)多囊肾的表现

幼年时肾脏保持正常大小或略大，偶可发现些小的囊肿。随着年龄的增长囊肿的数目和大小均逐步增加，但进程一般缓慢，多数到 30 岁以后囊肿和肾脏长到比较大时才出现症状（亦有少数幼年时囊肿即明显而出现症状，或 80～90 岁时因偶然机会才被发现）。

1. 肾脏肿大

可大于正常 5～6 倍，两侧可有明显差别。肾脏肿大早期需影像学检查才能发现。腹部肿块为多囊肾的重要体征，出现症状时，70％的病例已可扪及腹部肿块，但一般只能触及一侧。

2. 腰、腹局部不适、隐钝痛

这是肾囊肿增大，肾包膜张力增加或牵引肾蒂血管神经引起的。突然加剧的疼痛常为囊内出血或继发感染，合并结石或出血后血块堵塞输尿管可引起肾绞痛。

3. 镜下或肉眼血尿

常呈发作性，主要原因是囊壁血管牵扯破裂所致，届时腰痛常加重。

4. 蛋白尿和白细胞尿

20～40 岁病人中 20％～40％有轻度持续性蛋白尿，24 小时尿蛋白定量一般在 1g 以下。白细胞尿比较多见，不一定意味尿路感染。

5. 高血压

是本病常见的早期表现,并直接影响预后。

6. 肾功能损害

一般在 30 岁以前很少发生慢性肾功能衰竭,至 59 岁时约有半数病人已丧失肾脏功能而需替代疗法。本病肾功能不全时贫血出现较晚,透析病例的平均红细胞容积较非 ADPKD 透析者高,这可能与本病的肾脏增大以及结构变化的肾组织仍具有分泌促红细胞生成素、合成 $1,25(OH)_2D_3$ 和保持代谢甲状旁腺激素的功能有关,后二者可减缓继发性甲旁亢的发展,从而减轻骨髓的纤维化,使骨髓对促红细胞生成素的反应比较正常。发生慢性肾功能衰竭的机理除因囊肿压迫,取代周围正常肾组织外,尚与两个外加因素有关:①非囊肿组织的缺血、硬化和(或)炎症、纤维化;②进行性功能肾单位的丧失引起剩余的正常功能肾单位的高灌注、高滤过以及生长因子的产生均促进肾单位的进一步损坏。另外,在出现慢性肾功能衰竭前,即可有肾小管功能的改变:①钠水代谢异常;②尿浓缩功能损害;③急性和慢性酸负荷时排氢和排氨能力均下降。

(二)多囊肾引起的并发症

最常见的并发症是肾盂肾炎、膀胱炎及囊肿本身炎症等尿路感染,其发生率为 50%,女患者更容易并发。其他并发症还有肾结石、尿路梗阻,囊肿癌变以及因高血压致颅内动脉瘤破裂、心力衰竭、心肌梗死等。

(三)肾外表现

本病发病原理中细胞外基质合成/分解的缺陷不仅影响肾脏形成多发性囊肿,也同样影响肾外器官、组织(如肝脏、颅内血管和心脏瓣膜等)而发生病变,其中发病率最高的是多囊肝,危险性最大的是颅内血管瘤。

1. 多囊肝

ADPKD 患者 60 岁以后 70% 可发现多囊肝。发生率并不与肾囊肿的严重程度相平行,一般较肾囊肿晚发现 10 年,且发展更慢。女性(特别是经产妇)发病率高且发病年龄提前,囊肿数目亦多,这提示女性激素可能也参与其形成。囊肿可能由迷路胆管扩张而成,发生机制可与多囊肾相近似。囊呈球形,一般单房、多个或广泛分布,直径数厘米,偶可巨大,内容清亮至黏性液体,壁为薄纤维囊,内层为类似胆道上皮细胞的单层柱状上皮细胞(但不与胆道系统相通)。与多囊肾不同,多囊肝并不影响肝功能。有报告个别 ADPKD 家系多囊肝合并先天性肝纤维化,其发展缓慢,二者是否均有遗传关系尚未肯定。

2. 颅内动脉瘤

发生率为 10%～40%。特别应注意本病动脉瘤破裂多发生于中年(平均发病年龄为 39

岁），30％发生于血压正常，46％发生于肾功能正常的患者。ADPKD的颅内动脉瘤可有家族群集性，有复发趋势，所以有脑出血或（和）脑动脉瘤家族史，以及有可疑动脉瘤破裂症状者，都应作进一步检查。磁共振扫描一般能发现直径小于1cm（有破裂危险）的脑动脉瘤，如阳性，可再作脑动脉造影予以证实。

3. 心瓣膜发育异常

据超声心动图观察，二尖瓣脱垂发生率为26％，二尖瓣或三尖瓣关闭不全分别为31％、15％，此均明显高于患者家系中正常成员和正常人的对照。另外，尚有合并主动脉瓣关闭不全及三尖瓣脱垂的报告。伴瓣膜脱垂者可合并脑栓塞，亦可合并感染性心内膜炎。另外，约10％合并胰腺囊肿，少于5％合并脾囊肿。结肠憩室的并发率可高达80％，结肠穿孔的发生率亦增加。

ARPKD均为双侧性肾脏明显增大，其外表尚正常，内有许多呈放射状排列的大小比较一致的棱状囊肿，囊肿主要由集合管扩张而形成。无尿由于胎儿尿液生成少引起羊水过少，许多新生患儿有Potter面容。大多数病例同时有肝脏病变，如胆囊扩张，胆道增殖，门脉高压等。ARPKD经常在生后几小时或几天即夭折，轻症可存活至婴儿、儿童时期，甚至成年。肝和肾的病变程度常呈反比。还可伴发肺泡发育不全。

五、实验室检查和特殊检查

(一)影像诊断

影像学方法因其敏感、简便和无创性，一直是PKD的主要诊断方法。近年来主要致力于用影像学方法监测疾病进展的研究。

1. 超声检查、CT及肾盂造影

诊断时首选B超，B超灵敏度高，无创、价廉。在诊断PKD2突变导致的ADPKD时，14岁以下儿童B超不推荐作为常规检查，而在30岁以上成人，应首选B超。小于30岁可疑患者可选用CT，如结果仍不明确，可采用基因诊断方法。目前超声检查已基本上取代了肾盂造影检查，因为它比较敏感，而且没有放射性，因此超声检查已成为诊断囊性疾病的首选方法。CT检查较超声检查更为准确、敏感，但由于有一定的放射性，加之费用较高，故未能作为首选方法。

2. 磁共振成像(MRI)

一项ADPKD多中心研究表明，血尿、高血压和肾衰竭发生与肾脏体积大小密切相关，肾脏的大小直接反映ADPKD进展。多项临床研究也表明，ADPKD相当晚期，肾小球滤过率（GFR）和血清肌酐才有改变。因此，药物治疗早、中期ADPKD，GFR和血清肌酐不能作为评价药物疗效的指标。用MRI检查肾脏体积，计算囊肿与正常肾组织截面积比值能敏感地反映

ADPKD进展,可以作为观察药物疗效的指标。

3. 彩色多普勒

近年来有人使用彩色多普勒检测肾动脉血流频谱的峰值血流速度(PFV)、血管阻力指数(RI)和血流量(Q),结果表明3个参数能反映ADPKD患者的肾脏血流情况,较监测高血压和肾功能更为敏感,为临床评价肾动脉的功能状态及疾病的转归、疗效的判定提供了一种新的方法。

(二)分子诊断

1. 基因连锁分析

自1985年首次采用基因连锁分析将PKD1基因定位于第16染色体以来,国内外先后开展了基因连锁分析诊断ADPKD的工作。目前发现的与PKD1基因连锁的微卫星遗传标记有SM6、SM7、CW2、CW4、AC2.5、KG8、SIII6等。新近使用毛细管电泳—基因扫描技术使基因连锁分析更精确、检出率更高。基因连锁分析方法虽简便易行,但缺点是患者家族中至少要有其他两名患者提供DNA样本,父母必须是杂合子。

2. 单链构象多态性分析(single-stranded conformational polymorphism,SSCP)

是指人染色体基因组DNA中的单个核苷酸突变,引起突变前后DNA在变性条件下形成的单链在进行非变性聚丙烯酰胺凝胶电泳时,由于碱基三维构象不同,导致迁移速度出现差异的检测方法。ADPKD患者体内存在多个PKD基因突变,利用SSCP分析技术相对简单,可以灵敏地揭示发生在$150\sim200bpDNA$上的点突变,对单个位点变异所致的致病基因突变检出率高。然而,由于PKD致病基因一致性和突变位点不固定性,SSCP检测方法仍有$5\%\sim30\%$漏检率。

3. 变性高效液相色谱分析(denaturing high performance liquid chromatography,DHPLC)

DHPLC是利用离子对反向液相色谱技术,通过DNA分离基质,对特定PCR反应产物进行分离。DHPLC能通过温度调节的异源双链分析,自动检测单碱基替换、小片段插入和缺失等基因序列的改变。DHPLC具有灵敏性高、特异性强、省时省力且成本低等优点。采用DHPLC技术检测ADPKD突变检出率高达95%以上,最大检测片段可达1.5kb,是近年来较成熟、应用最普遍的ADPKD分子诊断方法。

4. 其他

除以上几种方法外,还有RNAse酶切保护法、荧光素原位杂交技术等,应用相对较少。

六、诊断及鉴别诊断

(一)诊断

双侧性多囊肾的诊断一般不难,根据家族史(父母、兄弟、姐妹、子女有多囊性疾病等),双侧肾脏肿大和蛋白尿、血尿、高血压等表现,可做出临床诊断。超声检查、CT 及肾盂造影为主要的确诊方法。如果不能作基因连锁分析试验,以下几点可作为诊断的辅助根据:①多囊肝;②颅内动脉瘤;③胰腺囊肿;④肾功能不全。

(二)鉴别诊断

1. 单纯性肾囊肿

两侧多发的单纯性肾囊肿有时不易与 ADPKD 区分,应注意单纯性肾囊肿的特点:①囊肿分布不规则;②囊与囊之间有较多的肾实质;③肾功能正常;④无肝囊肿、胰腺囊肿、颅内动脉瘤、二尖瓣脱垂、结肠憩室等系统性表现;⑤无 ADPKD 遗传家族史;⑥ADPKD 的囊肿基因连锁分析阴性。

2. ARPKD

二者鉴别主要依靠遗传基因、家系分析,以及肝脏超声和肝活体组织检查。在 ARPKD 时,肝显示弥漫性囊性病变,在成人型则是局灶性病变。

另外多囊肾尚需与肾癌、肾积水、畸胎瘤等鉴别,这些疾病多为单侧性。ADPKD 尚应与多囊性肾发育不良、获得性肾囊肿病、Bourneville 病和 Lindau 综合征相鉴别,这些病都有各自的特点,一般鉴别不难。

七、治 疗

1. 一般注意事项

避免剧烈的体育活动和腹部创伤,当肾脏肿大比较明显时应避免腰带过紧,以防囊肿破裂。

2. 控制高血压

控制高血压在保护肾功能中能起决定性作用。血管紧张素转换酶抑制剂是首选的降压药物。虽有提倡用利尿剂降压者,但基于此药:①抑制钠回吸收使囊液增加;②造成低血钾可促进肾囊肿生长;③血容量降低可刺激肾素—血管紧张素系统的分泌,所以也有学者反对使用。其他降压药如钙离子拮抗剂、血管扩张药和 β-受体阻断剂的应用均与其他肾性高血压相同。

3. 积极防治尿路感染

此多见于女性,预防方法:①洗澡用淋浴,不用盆浴;②勿憋尿,养成勤排尿习惯;③解大便后手纸向后擦;④经常注意外阴部卫生;⑤性生活前服氟哌酸 0.2g,事后立即排尿并清洗外阴;⑥尽量避免导尿或其他尿路器械检查。

对膀胱炎和肾盂肾炎的治疗方法与一般非多囊肾者相同,但应避免应用肾毒性药物。对囊肿感染的治疗应考虑药物的囊肿穿透性:青霉素类、氨基甙类和先锋霉素类抗生素易进入来源于近端肾单位的囊肿,不易进入远端肾单位的囊肿;而红霉素、氯霉素、四环素、氯洁霉素(Clindamycin)、甲氧苄氨嘧啶(TMP)、Ciptofloxacin 和 Norfloxacin 均易进入近端和远端肾单位的囊肿。因此,当上尿路感染对通常的肾盂肾炎治疗反应不理想时应加用后一类(近端和远端肾单位的囊肿均易透入)的药物。感染性囊肿如能定出部位,则可穿刺抽液减压和局部用药。

4. 肉眼血尿发作的处理

一般在减少活动和卧床休息后即缓解。严重血尿不能控制时可用肾动脉栓塞技术,晚近还有抑肽酶(Aprotinin)和去氨加压素(Desmopressin)成功治疗的报道。

5. 囊肿减压术

由 Roving 倡导的囊肿减压术对表浅而较大的囊肿,尤其伴有顽固性疼痛、进展性高血压或进展性肾功能不全者,疗效不错。与此疗法相仿,Bennett 等主张先用比较简便的 B 超引导下穿刺减压术,国内亦有 B 超导向穿刺并注入四环素的报道。Frang 等认为处理肾门周围囊肿对改善肾的血液供应有重要作用。

6. 慢性肾功能不全的治疗

处理与非 ADPKD 患者相同,低蛋白($0.6\sim0.8$g/(kg·d)),低磷(10mg/(kg·d))、低脂肪以及充分必需氨基酸和热量的饮食,同样适用于本病肾功能受损者,甚至早年发现它的治疗效果较其他肾脏疾病引起的慢性肾功能不全更好。近年欧洲的联合观察再次证实低蛋白饮食患者的病情发展显然比随意进食者慢。

7. 终末期肾衰的替代疗法

本病的血液透析存活率,以及肾移植后病人和肾的存活率都与非 ADPKD、非糖尿病患者相同。腹膜透析虽然可行,但毕竟做得比较少。近年来对本病采用肾移植已获得一定效果。肾移植前是否切除原肾各家作法不一,但如有严重血尿,难以控制的疼痛和肾性高血压,或伴有肾的新生物时均应切除之。由于患者的主要死亡原因是肾功能衰竭、心血管合并症及感染等,所以处理合并症如高血压、充血性心力衰竭、抗感染则显得很重要。

8. 合并结石和颅内动脉瘤的治疗

合并结石时,由于囊肿压迫,肾盂扩张不全,以及尿路器械介入易发生感染,此时应积极控制感染。至于结石处理,经皮肾切开和碎石技术难度都较大,需由有经验者操作。对无症状的脑动脉瘤直径小于 1cm 者可继续观察,如直径超过 1cm,尤其有脑症状者,因有破裂危险应考虑手术治疗。

9. 治疗的实验研究进展

虽然大多数 PKD 的治疗研究仅限于实验阶段,但随着对 PKD 病因、发病机制认识的不断深入,随着新药研究的不断进展,相信 PKD 的治疗前景将日益光明。

(1)抗突变剂和抗炎剂:随着"二次打击"学说被广泛承认,减少突变被认为可以避免 PKD 的发生。方法包括应用药物阻止内源性、外源性诱变剂的活化以及加强解毒剂的作用。目前公认 PKD 存在着肾间质炎症,产生的炎症因子又进一步促进 PKD 的恶化。据报道一种新型的磷脂酶 A 和环氧化酶-2 的抑制剂可延缓 PKD 大鼠肾脏体积增大和功能衰竭。其他抗炎剂对 PKD 作用的研究正在进行之中。

(2)基质金属蛋白酶(MMP)抑制剂:PKD 时囊肿不断增大,囊肿周围基质扩张,造成基质重构。此时抑制 MMP 可阻断囊肿对周围的扩张,减慢其发展速度。有报道应用一种广谱的 MMP 抑制剂减少了 Han:SPRD 大鼠的囊肿数目和肾脏重量。

(3)表皮生长因子受体及酪氨酸蛋白激酶抑制剂:EGF-TGF-α-EGFR 轴异常在 ADPKD 的囊肿发生和发展中的作用已得到公认。应用针对 EGFR 细胞外区的中和性抗体、抗体钆合物、可溶性受体结合片段、反义寡核苷酸、融合蛋白能有效阻断该异常信号转导途径,并已在动物试验中取得了令人满意的疗效。

(4)Ras 抑制剂:在鼠类 ADPKD 模型和人类 ADPKD 肾脏都发现 H-ras 和 K-ras 的高表达,且 Ras 转基因小鼠表现出囊肿表型,因此 Ras 的激活在 PKD 的发病机制中起一定作用。通过应用法尼基转移酶(Ras 活化过程中的关键酶)的类似物竞争性抑制酶活性可以抑制 Ras 活化。另有学者应用洛伐他汀(HMG-CoA 还原酶抑制剂),抑制 Ras 异戊二烯化以达到抑制 Ras 活化的目的,并在 Han:SPRD 大鼠动物试验中证实确有肾脏保护作用。

(5)cAMP 拮抗剂和 1 型蛋白激酶 A 抑制剂:目前已证实 cAMP 能促进囊液分泌及囊肿细胞增殖,这种作用是通过 1 型蛋白激酶 A(PKA1)介导的。应用 cAMP 类似物能与 cAMP 竞争 PKA1 的结合位点,或应用 PKA1 的反义寡核苷酸可阻断其对 PKD 的促进作用。EGFR 抗体与 PKA1 的反义寡核苷酸具有协同作用,今后可用于 PKD 的治疗。

(6)效应蛋白激酶抑制剂:抑制或阻断信号转导通路下游的效应分子,如 Raf,MEK 也能阻断 PKD 的进展。在体外培养的上皮细胞应用 MEK 抑制剂能有效抑制 EGF 和 cAMP 诱导的细胞增殖。

(7)脂质介导的信号抑制剂:PKD 时各种激素、生长因子和细胞因子受体激活后通过各种生物活性脂类分子传递信号。研究发现,ADPKD 时 PLC-γ 活性增强,各种第二信使如 DAG、PIP2 等增加,DAG 还能激活蛋白激酶 C(PKC)启动下游的级联反应。目前用于肿瘤治疗的 PKC 反义寡核苷酸及抑制剂可能对 PKD 也有治疗作用。PKD 时 Ras 的激活导致 PI3K 酶活性增加,进一步活化凋亡的抑制因子 PKB。目前已有 PI3K 抑制剂用于 PKD 治疗的临床前研究。

(8)维生素 A 和维生素 D 类似物:维生素 A 类似物是一类结构类似于维生素 A 的物质。

它控制正常细胞的生长、分化，胚胎发育过程中细胞的凋亡，以及以后的上皮细胞凋亡。试验研究已经证明，类维生素 A 衍生物可显著抑制囊肿的生成和增大。维生素 D 与受体结合后，显著抑制细胞增殖，诱导细胞分化及凋亡。因此其类似物也可用于治疗 PKD。

(9)增生/凋亡调节剂：在 PKD 的鼠类模型和人类的 ADPKD 中，肾脏囊肿或非囊肿实质部分细胞的增生和凋亡都明显增加。在 cpk 小鼠 caspase 和 Pax2 介导的凋亡都明显增加。研究发现，降低 Pax2 基因能诱导凋亡，减轻囊肿疾病的严重程度。

(10)激素调节剂：cAMP 可刺激囊肿衬里上皮细胞分泌液体增加。抑制 cAMP 产生，或应用襻利尿剂抑制基底膜面一种钠-钾-氯共转运子(NKCC1 和 BSC2)的活性就可达到减少囊液分泌的目的。血管加压素 V2 受体(AVP-V2R)拮抗剂也有延缓囊肿及肾衰竭进展的作用。

(11)1986 年 Wilson 体外培养 ADPKD 病人囊肿上皮细胞成功为本病的实验研究开辟了新路。囊肿基因的发现以及对其进一步的研究就有可能利用基因改造工程来彻底治疗本病。作为基因突变导致的遗传性疾病，治疗 ADPKD 的理想方法是采用正常基因替换突变基因，纠正蛋白功能异常，但 ADPKD 基因治疗面临技术上的障碍：ADPKD 是局灶病变，囊肿仅发生在 1%～5% 的肾小管，致病基因 cDNA 片段很长，肾小管上皮细胞存在胞吞功能障碍，很难将基因导入病变节段。此外，PC1 和 PC2 在体内分布广泛且参与多种功能，基因导入后带来的生物学效应难以估计。由此可见，ADPKD 基因代替治疗目前还不是一种现实可行的方法。

八、预　后

ADPKD 个体差异大，其病程的差异在于是否有并发症及进行性尿毒症。若不做透析疗法及肾移植，平均死亡时年龄是 50 岁，即一般于症状出现后存活 10 年。据近年 580 例病人及 194 个家系健康成员追踪结果：肾功能正常率于 50 岁时为 71%、58 岁时为 58%、70 岁时为 23%。带 PKD1 基因者预后较 PKD2 基因者差，男性预后差，起病早者预后差。其他可人为控制的影响预后因素有高血压、妊娠次数、继发泌尿系感染的频度等。多数 ARPKD 死于慢性肾功能衰竭，严重的病例出生时多为死婴或出生后不久死亡，巨大的多囊肾可引起难产。

（许钟镐）

参 考 文 献

1 Harris PC. Molecular basis of polycystic kidney disease：PKD1，PKD2 and PKDHD1. Curr Opin Nephrol Hypertens，2002，11：309～314

2 Wu G，Somlo S. Molecular genetics and mechanism of autosomal dominat polycystic kidney disease. Mol Genet Metab，2000，69：1～15

3 梅常林，张彤．常染色体显性多囊肾病．见：黎磊石，刘志红主编．中国肾脏病学．第 1 版．北京：人民军医出版社，2008，1015～1023

第9章

肾结核

结核病是我国最常见的传染疾病之一。肾结核多在肺结核发生或恢复多年后才出现症状。肾结核是泌尿系统结构病的初发病灶,泌尿系统结核病从肾脏开始,逐步蔓延到输尿管、膀胱和尿道,男性生殖系结核多继发于肾结核。肾结核的特点是其潜伏期可达 20 年之久,其发生发展与机体抵抗力有关,病变过程非常缓慢,本病的病变主要在肾脏,但病肾本身的症状并不多见,几乎都表现为下尿道症状,许多肾结核病例当发生不可逆性肾破坏时仍没有临床表现。肾结核是最常见的肺外结核,大约占肺外结核的 27%。肾结核多在成年人发生,75%的病例发生在 20~40 岁之间,男性发病略高于女性。肾结核的临床表现取决于病变侵犯的范围、组织损害的程度以及输尿管膀胱继发结核的程度。

一、病 因

肾结核是由结核分枝杆菌引起的肾脏感染,是全身结核的一部分,多继发于肺结核。

二、临床表现

1. 膀胱刺激症

膀胱刺激症状是肾结核最常见的首发症状,特别是尿频,早期因结核杆菌和脓尿对膀胱黏膜刺激所致,晚期则是由膀胱挛缩引起。当病变累及膀胱黏膜出现炎症、溃疡后症状加重。通常最早出现的是尿频,排尿次数逐渐增加,由每天数次增加到数十次,严重者甚至可出现类似尿失禁现象。

2. 血尿

反复发作均呈现肉眼血尿是另一个重要症状,血尿的来源大多为膀胱病变,但也可来自肾脏本身。血尿程度不等,多为肉眼血尿或镜下血尿,但约 10%的病例为明显的肉眼血尿。

3. 脓尿

肾结核患者均有脓尿。虽然无菌性脓尿是泌尿结核的特征,但约 20% 的患者会出现继发细菌感染。典型的"结核性脓尿"的特征是尿液混浊不清甚至呈米汤样,可出现大量脓细胞并混有干酪样物质,但常规细菌培养却无菌生长。

4. 腰痛

肾周积脓时,可出现腰钝痛。若出现结核性脓肾、肾积水,肾脏体积增大,肾包膜受牵扯可出现腰痛。少数病人在血块、坏死组织通过输尿管时可引起肾绞痛。

5. 全身症状

泌尿系是全身结核病中的一部分,因此可以出现一般结核病变的各种非特异症状,如食欲减退、消瘦、乏力、盗汗、低热等。肾结核患者高血压少见。

6. 男女差别

男性泌尿系结核通常伴有生殖系统结核。女性患者肾结核较少累及生殖系统,主要表现粘连性输卵管炎而导致不孕。

三、诊　断

(一)症状

(1)患者长期慢性尿频、尿急、尿痛,且一般抗炎治疗经久不愈的膀胱炎,应考虑肾结核。
(2)青年男性出现尿路感染而普通尿培养无菌生长,应高度怀疑。

(二)体征

(1)体格检查时应注意有无肾区叩痛、肾区有无肿块、肋脊角有无叩痛。
(2)应仔细检查有无全身结核病灶。
(3)男性患者更应注意前列腺、输精管、附睾有无结节。

(三)辅助检查

1. 尿常规

新排出的尿呈酸性,是肾结核尿的特点,常有红细胞和白细胞。若合并混合性尿路感染时则尿液呈碱性,镜下可见大量白细胞或脓细胞。

2. 尿液结核杆菌检查

尿液结核杆菌检查是诊断泌尿系结核的关键,对治疗也具有决定性意义。在检查前应停用对结核杆菌有效的药物一周,在采集尿液标本时应注意避免污染。常用方法有以下几种:①尿沉渣涂片检查抗酸杆菌是最常用的方法。推荐连续取清晨第一次尿三天以上,以提高阳性率。②尿液结核菌培养是泌尿系检查的金标准。尿液培养结核菌阳性,即可确定泌尿系结核的诊断。③尿结核菌动物接种费时较长,亦需要 2 个月以上才能得结果,目前较少采用。④PCR检查具有快速、特异性高、敏感性高、样本量需要小等优点。但对实验条件要求更高,若不能熟练进行常出现污染和假阳性结果。

3. 结核菌素试验(PPD 皮试)

PPD 皮试是检查人体有无受到结核感染的一种检查方法,最早应用于肺结核病,对泌尿系结核亦有参考价值:PPD5OI(0.1ml)于前臂皮下注射,72 小时观察结果。小于 5mm 为阴性,5～9mm 为一般阳性,10～19mm 为中度阳性,大于 20mm 或伴有水疱为强阳性。通常大于 15mm 有提示作用。

4. 腹部平片(KUB)和胸片

腹部平片对泌尿系结核的诊断亦有一定价值。肾结核钙化灶呈片状、云絮状或斑块状,分布不规则。事实上,常限于一侧肾脏。若钙化遍及结核肾的全部,甚至输尿管时,即形成所谓的"自截肾"。部分病人的胸片检查可发现肺内结核征象。早期诊断价值不大,约 40%无异常X 线表现。

5. 静脉肾盂造影(IVP)

早期可呈全正常。IVP 仅在肾脏明显破坏之后才出现改变。典型的表现为肾乳头和肾小盏不开口模糊边缘毛糙,不规则,虫蛀样变;小盏变形、缩小或消失;严重时可见结核性空洞;若全肾破坏,形成脓肾,肾功能丧失,则患肾不显影。如病人肾功能较差,一般剂量造影显示肾脏情况不佳时,可进行大剂量静脉肾盂造影。应注意大剂量造影剂所致的肾损害甚至急性肾衰竭可能。

6. 逆行肾盂造影

肾功能受损、IVP 显影不佳时可考虑采用逆行肾盂造影。

7. CT

CT 在泌尿系结核的诊断有重要意义,可提供患肾的结构资料,可鉴别肾肿瘤和肾上腺肿瘤,而且还能够了解肾内播散情况以及肾周围累及情况。

8. B 超

B 超能够发现肾脏瘢痕、脓肿、肾盂肾盏结构改变、肾盂输尿管扩张、肾积水、膀胱黏膜变化,对泌尿系结构的诊断有提示意义。B 超还可以发现腹腔和盆腔脏器的结核性改变,对泌尿系结核的程度和范围判断也有重要意义。

四、治　疗

(一)一般治疗

充分的营养和适当的休息,适度的体育活动对于肾结核患者的康复非常有帮助。一般患者无需卧床休息。

(二)药物治疗

抗结核化学药物治疗对控制结核病有决定性的作用。合理的药物治疗可以缩短传染期、降低死亡率、感染率。同全身结核病一样,泌尿系结核合理化的原则也是早期、联合、适量、规律和全程使用敏感药物。

1. 泌尿系结核进行化疗的适应证

(1)临床前期肾结核;

(2)局限部分肾盏内的单侧或双侧肾结核;

(3)孤立肾肾结核;

(4)伴有身体其他部位活动性结核或其他严重疾病暂不宜行手术治疗者;

(5)双侧重度肾结核不宜手术者;

(6)术前用药;

(7)术后常规用药。

2. 常用的抗结核药物

(1)异烟肼(INH,H):是目前最有效的抗结核药物,对结核杆菌有杀菌作用。常规剂量以每日300mg(成人5mg/kg,儿童10mg/kg)一次口服,此剂量很少引起不良反应,可长期服用。服药时血清转氨酶可升高,但一般不造成肝脏损害。

(2)利福平(PFP,R):半合成口服广谱抗生素,对结核杆菌具有强杀菌作用,常与异烟肼联合用药。常规每日用量450mg,每天一次口服。副作用少,偶有消化道反应及皮疹。肝损害发生率较异烟肼低。

(3)利福布丁(RFB)和利福喷丁(PRT):这两种药物都是利福平的衍生物。RFB的常规剂量为300mg/d口服。利福喷丁是一种长效制剂,每周顿服或每周2次服用RPT450~600mg与每日用RFP组疗效一致,且未见严重的药物毒副反应。

(4)吡嗪酰胺(PZA,Z):能杀死吞噬细胞内、酸性环境中的结核杆菌。多与利福平、异烟肼联用。常规剂量15~30mg/kg。主要副作用为肝损害,用药期间应定期复查肝功能。

(5)乙胺丁醇(EMB,E):对结核杆菌有抑菌作用,与其他药物联用可延缓耐药性的产生。常规剂量:每日25mg/kg,8周后减量为15mg/kg。乙胺丁醇由肾脏排泄,肾功能不全患者应减量。

(6)链霉素(SM,S):对细胞外碱性环境中的结核杆菌具有杀菌作用。成人剂量每日15～20mg/kg;间歇疗法时,每周注射2g,或每3日注射1g。主要的副作用是听力障碍、眩晕、肾功能损害。目前链霉素已逐渐少用。

(7)氟喹诺酮类药物(FQN):第三代氟喹诺酮类药物中有不少具有较强的抗结核杆菌活性,目前这类药物已成为耐药结核病的主要用药。常用的是左旋氧氟沙星(常用剂量250～500mg,2次/d),儿童和孕妇禁用。

(8)对氨水杨酸(PAS,P):对结核杆菌有抑菌作用,与其他药物联用减缓耐药发生。每日剂量8～12g,分3～4次服用。主要副作用有恶心、呕吐、腹泻等胃肠道反应。

(9)阿米卡星(AMK):对结核杆菌有杀菌作用,一般用量为每日肌注或静滴15mg/kg。主要的不良反应是肾毒性和耳毒性。

3. 抗结核药治疗的停药标准

(1)全身情况明显改善,血沉正常,体温正常;

(2)膀胱刺激症状完全消失;

(3)反复多次尿液常规检查正常;

(4)尿浓缩检查抗酸杆菌多次检查皆阴性;

(5)尿结核菌培养、尿动物接种查找结核杆菌皆为阴性;

(6)X线尿造影检查病灶稳定或已愈合;

(7)全身检查无其他结核病灶。在停止用药后,患者仍需强调继续长期随访观察,定期作尿液检查及泌尿系造影检查。

(三)手术治疗

虽然抗结核药治疗可以使大部分泌尿系结核患者得以控制、治愈,但仍有部分病人药物效果不佳,需进行手术治疗。手术方式的选择需根据患者病变程度、范围以及并发症等情况决定。需要注意的是任何手术治疗都必须配合强有力的药物治疗。肾切除术前应至少治疗1个月以上;保留肾组织的手术(肾病灶清除术、肾部分切除术等)以及并发症整形手术(输尿管梗阻手术、膀胱挛缩手术、窦道修补术等)术前应使用药物治疗3～6个月。若患者合并全身结核或病情严重则应适当延长药物治疗时间。术后也应使用药物治疗1年以上。主要手术治疗方式有以下几种。

1. 全肾切除术

手术适应证有以下几种:

(1)单侧肾结核病灶破坏严重、患肾功能严重受损或无功能;

(2)结核性脓肾;

(3)双侧肾结核,一侧破坏严重,而另一侧较轻,可切除严重侧,再采用药物治疗;

(4)合并严重的继发感染、高血压或大出血。在进行肾结核切除术时,应将受累的输尿管一并切除,若输尿管下段并发积脓时,应将输尿管全长切除。术后伤口一般不旋转引流以减少窦道形成。

2. 肾病灶清除术

病灶清除术是药物治疗的补充,在进行手术时应尽量保存肾组织。病灶清除术适用于所有闭合性的结核性脓肿(与肾盏不通、无钙化者),若病灶与肾盏相通或下尿路有梗阻时不宜于进行手术治疗。有条件的医院也可以在超声或 CT 引导下进行穿刺排脓治疗代替手术治疗。

(四)并发症的处理

1. 膀胱挛缩的治疗

挛缩较轻的病例中可通过训练病人逐渐延长排尿相隔时间,使膀胱容量逐渐增大。绝大多数膀胱挛缩的治疗常须手术。

2. 对侧肾盂积水的治疗

(1)对侧肾输尿管轻、中度扩张积水而合并膀胱挛缩:在处理上按照膀胱挛缩的手术治疗。

(2)对侧肾输尿管轻、中度扩张积水而无膀胱挛缩(积水是由输尿管口或输尿管下段狭窄所致):行输尿管扩张或切开术或输尿管下端狭窄部扩张。若扩张不能取得成功,则可考虑进行输尿管切断后与膀胱重新吻合术。

(3)对侧肾输尿管重度扩张积水而致肾功能减退者:应行积水肾脏的引流手术。

随着抗结核药物治疗的发展,大部分肾结核早期病例,可通过药物治愈,避免肾切除或其他手术治疗。

(周文华)

参 考 文 献

1　关天俊．泌尿系结核．见:黎磊石,刘志红主编．中国肾病病学．北京:人民军医出版社,2008,1175～1183

2　黄锋先,余学清．肾结核．见:王海燕主编．肾脏病学．第 3 版．北京:人民卫生出版社,2008,1292～1301

3　吴阶平．泌尿生殖系结核病．见:施锡恩,吴阶平主编．泌尿外科学．第 2 版．北京:人民出版社,1978,189～223

第 10 章

尿 路 感 染

第 1 节　常见尿路感染

　　尿路感染(urinary tract infection)是指细菌、真菌等微生物在尿路异常繁殖所致的尿路急性或慢性炎症。临床表现多样化，从无症状菌尿到典型尿路感染症状，与发病年龄、性别、基础疾病、感染部位和病原体种类有关，感染累及肾盂肾盏者可导致全身炎症反应。绝大多数尿路感染经抗感染治疗可痊愈，但少数伴有基础疾病(复杂性尿路感染)者可反复发作，或导致肾脏瘢痕和肾功能不全。本节主要介绍尿路细菌感染。

一、诊断及鉴别诊断

(一)诊断

　　典型的尿路感染结合临床表现、尿沉渣与尿细菌检查诊断并不困难，尿路感染诊断标准见表 10-1。在诊断尿路感染时应考虑以下几个问题：①尿路刺激症状是尿路感染还是急性尿道综合征？②真性白细胞尿还是假性白细胞尿？③是有意义菌尿还是污染？④尿路感染部位？⑤尿路感染病原体？⑥有无机体抵抗力下降的因素？前 3 个问题主要明确是否存在尿路感染，后 3 个问题主要进一步明确感染的性质以指导治疗。

1. 确定尿路感染

　　首先要规范留取尿标本，避免污染。临床表现、一般尿液检查、尿液病原体检查均支持尿路感染时，可以明确诊断。若没有临床症状，须重复行尿液细菌学检查，若 2 次为同一病原体，可以明确诊断。若仍有疑问，可以考虑膀胱穿刺留取尿标本，以明确诊断。

表 10-1 尿路感染诊断标准①

(1)正确留取清洁中段尿(要求尿液在膀胱停留 4～6 小时以上)细菌定量培养,菌落数≥10^5/L

(2)清洁离心中段尿沉渣白细胞数＞10/HP

(3)膀胱穿刺尿细菌培养阳性②

(4)准确留取的离心尿沉渣革兰染色细菌＞1 个/油镜视野③

(5)尿细菌数在 10^4～10^5/L 者应复查,如仍为 10^4～10^5/L,须结合临床表现进行诊断或膀胱穿刺尿培养来确诊④

注:①有尿路感染症状,具备 1 和 2 者可以确诊,如无第 2 项,则应再做尿细菌计数复查,如仍 10^5/L 以上,且 2 次的细菌相同者,可以确诊;②此项阳性可以确诊;③尿细菌培养计数有困难者,可用治疗前清晨的清洁中段尿(尿停留于膀胱 4～6h 以上)行此项检查;④结合临床尿路感染症状,亦可确诊。

2. 确定尿路感染部位

上尿路与下尿路感染均可以表现尿路刺激症,但上尿路感染出现明显全身感染症状如寒战、发热、可伴恶心、呕吐,体检可以有腰痛、肋脊角压痛。尿沉渣镜检可以检出白细胞管型,肾小管功能异常。

3. 确定病原体、明确病原体性质

依赖尿细菌学检查,尿细菌学检查结合药敏试验,不仅对诊断有帮助,对治疗也有指导意义。

4. 潜在致病因素

对于反复发作的尿路感染、难治性尿路感染或伴持续肾小管功能异常者,应积极寻找是否存在泌尿系统畸形、梗阻,糖尿病或机体抵抗力下降等因素。

(二)鉴别诊断

1. 全身感染性疾病

上尿路感染的全身症状较突出,易误诊为流行性感冒、疟疾、脓毒症、伤寒等。

2. 肾乳头坏死

3. 急性尿道综合征

二、治 疗

尿路感染治疗目的在于缓解症状、清除潜在感染源、预防和治疗全身脓毒症、预防并发症。

一般来说,尿路感染的治疗应根据细菌培养及药敏结果选择抗生素,且应选择肾毒性小、不良反应少、尿液内有较高药物浓度的抗生素。还应根据病变的部位、病情的严重程度及是否存在复杂因素而合理用药和确定疗程,病情严重者应联合用药。疗效的判断标准为:①有效:治疗后复查尿沉渣镜检与细菌学检查阴性;②治愈:抗生素疗程结束后,尿沉渣镜检与细菌学检查尿阴性,在停止抗菌药物后2周、4周和6周追踪复查尿细菌学检查仍为阴性;③失败:在治疗后仍持续有菌尿。

(一)急性单纯性膀胱炎

抗生素首选喹诺酮类或复方磺胺甲噁唑,这二类药物在阴道分泌物和尿液中具有较高浓度,足以消灭大肠埃希杆菌与其他致病菌,同时并不影响阴道内正常厌氧菌及微需氧菌。相反,β-内酰胺类药物可以促进致病菌在阴道内增殖。可选单剂治疗或3天疗程,两种方法均可有效地杀灭膀胱内致病菌。单剂疗法则使用方便、依从性好、疗效确切,医疗费用低,不良反应小、耐药菌株产生率低。但大样本临床对照研究证明,单剂疗效不及3天疗法,且治疗后复发率相对较高,其主要原因是单剂疗法不能够根除生殖道和下消化道的致病微生物。与传统的7～14天疗法相比,3天疗法疗效与之相近,但不良反应较少,复发率低。

(二)反复发作膀胱炎

1. 重新感染

首先应改变个人行为如性交后立即排尿,采用子宫帽和服用杀精虫剂避孕药的妇女应更换避孕药具。若上述行为改变后仍不能奏效,应采取下列措施:①酸化尿液:可选用孟德立胺或马尿酸多洛托晶联合维生素C(抗坏血酸);②呋喃妥因50mg睡前服用;③复方磺胺甲噁唑半片(每片含磺胺甲基异噁唑200mg,三甲氧苄胺嘧啶40mg),每周3次,睡前服用,最为常用。也可选用小剂量喹诺酮类药物,预防尿路感染。

2. 复发

主要源于潜在的深部组织感染,且14天疗程并不能清除这种感染,同时常合并泌尿道结构异常。若为敏感菌株感染,抗菌治疗应持续6周。若为耐药菌株感染,依据药敏试验,选择敏感抗生素,14天短程治疗,继续以长期小剂量抗生素预防。同时行影像学检查,了解有无解剖上的尿路异常。

(三)老年女性急性单纯性膀胱炎

老年女性尿路感染的病原体谱与年轻患者不同。在有症状、白细胞尿,而尿普通细菌培养阴性的患者,应考虑泌尿系统结核、全身真菌感染、膀胱或尿道憩室病或憩室脓肿。除了抗菌治疗外,局部和(或)全身雌激素替代治疗可降低尿道pH,恢复局部乳酸杆菌,抑制肠球菌增殖。陈敏等对不同生理阶段女性下尿路感染的特点研究,结果发现绝经期女性下尿路感染患者加用雌激素制剂的治疗效果(96.2%)明显优于单独使用抗生素组(76.0%)。

(四)急性单纯性肾盂肾炎

治疗目的是为控制或预防脓毒症的发生,消灭入侵致病微生物,预防复发。治疗前应做尿细菌培养及药敏试验。治疗上可分为两部分,首先静脉应用敏感的、可在血循环中很快达到有效浓度的抗生素,迅速控制感染。如果在用药48～72小时仍未见效,则应根据药敏试验选用有效药物治疗。其次在热退后24小时(常在治疗后72小时内)改用口服抗生素,消除组织内感染和胃肠道内残留的致病菌群。静脉用药可选择氨苄西林、羟氨苄西林和头孢菌素,口服药物可选用复方磺胺甲噁唑、喹诺酮类药物。轻症患者也可选用生物利用度好、抗菌能力强的抗生素,如复方磺胺甲噁唑、喹诺酮类药物完成整个疗程。若致病菌为革兰阳性球菌或来源不明可选用氨苄西林或万古霉素加用氨基糖苷类抗生素。若致病菌为革兰阴性杆菌可选用复方磺胺甲噁唑、喹诺酮类药物或氨基糖苷类抗生素。对于既往有肾盂肾炎,新近有泌尿道操作者可选用广谱抗生素如头孢曲松、氨曲南、β-内酰胺/β-内酰胺酶抑制剂合成制剂(氨苄西林-舒巴坦、替卡西林-克拉维酸、哌拉西林-他佐巴坦、亚胺培南/西拉司丁(泰能))等。治疗后应追踪复查。如在治疗14天后仍有菌尿,则可参考药敏试验改用有效药物,药物再用至6周。如果患者于近1年内已有多次症状性尿路感染发作,则应直接给予6周疗程。

(五)妊娠期尿路感染

妊娠期妇女无症状菌尿和下尿路感染治疗同非妊娠期妇女下尿路感染,也选用短程治疗的3天疗法。其不同点在于出于对婴儿安全性考虑,能够选用的抗生素受到一定的限制。妊娠早期可选用磺胺类药物、呋喃妥因、氨苄西林和头孢氨苄。临产期应避免使用磺胺类药物,以免诱发胆红素脑病。喹诺酮类药物与四环素可影响胎儿软骨发育,不宜选用。

(六)男性尿路感染

50岁以下的男性尿路感染少见,主要见于同性恋、获得性免疫缺陷患者。这类患者可选用复方磺胺甲噁唑或喹诺酮类药物治疗,疗程10～14天。50岁以上的男性可罹患前列腺感染,前列腺感染难以治疗,主要原因有:①许多抗生素不能通过前列腺上皮到达感染灶;②可能合并前列腺内结石;③前列腺肿大引起膀胱颈梗阻致尿潴留。目前认为至少要4～6周强化治疗,必要时延长至12周。可选用复方磺胺甲噁唑,磺胺增效剂联合喹诺酮或头孢类抗生素。男性尿路感染复发多有解剖异常、腐生葡萄球菌或铜绿假单胞菌感染。对于复发患者可选:①长程抑菌治疗;②复发时重复4～12周治疗;③在全身抗感染的情况下,外科手术纠正解剖异常。

(七)儿童尿路感染

儿童肾盂肾炎患者开始时应选用广谱抗生素,根据药敏试验再选用窄谱、毒性小的抗生素,体温降至正常24～48小时改用口服治疗,总疗程1～3个月。急性单纯性下尿路感染患儿,疗程7～14天。青春期少女例外,可选用短程治疗,抗生素不宜选用喹诺酮类。儿童尿路感染应注意排除有无输尿管反流与肾脏疾病。

(八)复杂性尿路感染

对于存在复杂因素的下尿路感染患者,如尿路梗阻或结石、医院内获得性感染、接受免疫抑制剂或近期曾做尿道器械检查等,应考虑给予 7 天疗法或更长程治疗,同时应于感染控制后清除结石和纠正尿路畸形等,以避免复发。轻症肾盂肾炎患者可选用复方磺胺甲噁唑或喹诺酮类药物,疗程 2 周,必要时延长至 4~6 周。明显的肾盂肾炎或脓毒症患者应选用强有力的抗生素—氨苄西林加氨基糖苷类抗生素,哌拉西林—他佐巴坦。同时尽可能纠正潜在的解剖和(或)功能异常。

尿路感染经首次治疗后症状消失,应于停药后 1~2 天、第 2 周、第 6 周进行复查,可先查尿常规,如尿沉渣检查异常则应做尿细菌培养。如果随访观察期间尿菌落数 $\geqslant 10^5$ cfu/ml 则需继续治疗。复杂性尿路感染抗菌治疗的疗程至少 10~14 天,治疗后停药 10~14 天需行中段尿培养以明确细菌是否清除。

对于反复发作,经内科抗菌治疗经久不愈,同时出现以下几种情况,可考虑外科手术治疗:①尿路解剖或功能异常引起尿路梗阻,包括结石、肿瘤、狭窄、先天性畸形或神经源性膀胱等。②一侧肾无或基本无功能,但术前应慎重考虑另一侧肾脏是否也有感染,其肾功能如何。③重度反流(Ⅳ级)引起肾盂积水,输尿管口狭窄伴肾损害者;一侧严重的膀胱输尿管反流和先天畸形者为手术适应证,对严重膀胱输尿管反流引起的膀胱壁增厚、纤维化者,手术疗效差。

(九)留置尿管相关的尿路感染预防

留置尿管相关医院获得性尿路感染的最有效方法是限制尿管使用,尽可能地缩短保留时间,耻骨上造口和避孕套式尿管可能比一般尿管留置方式发生尿路感染的机会少。为避免长期留置尿管、尿管堵塞和严重的尿管相关医院获得性尿路感染,应经常检查留置尿管,当有膀胱炎或尿管堵塞时,及时更换尿管。魏建民等比较不同引流方法引起菌尿症的几率,结果发现应用一次性抗逆流引流袋可减少逆行感染的发生率,同时降低了护理工作量。贺彩芳等使用单向活瓣集尿袋能有效地降低神经内科尿管留置患者的尿路感染发生率,可能原因单向活瓣集尿袋在集尿袋与导尿管的连接处装有单向活瓣,排放尿液时,活瓣以上部分仍然保持着相对密闭状态,同时集尿袋中的尿液不会逆流入膀胱。张黎明等对 ICU 患者中预防性 0.5%碘仿(聚维酮碘)膀胱冲洗可显著减少尿管相关医院获得性尿路感染的发生率,另一方面 0.5%碘仿膀胱冲洗治疗尿管相关医院获得性尿路感染治愈率亦显著增加。预防性抗生素的使用尚有争议,抗生素冲洗膀胱和引流袋,频繁清洗尿道口无明显预防效果。对准备进行手术或有创性泌尿生殖道操作的患者,应预防性应用抗生素。

留置尿管相关性菌尿一般无症状,仅不足 5%并发菌血症,因此对无症状菌尿不用抗生素。对于留置尿管伴明显的全身感染症状如寒战、发热、低血压应立即给予有效的抗菌治疗(同复杂性尿路感染)。由于细菌可隐藏在导尿管表面的生物膜中从而逃逸抗生素作用,需更换导尿管。

(十)特殊类型尿路感染的治疗

1. 糖尿病并发尿路感染

治疗原则为严格控制血糖,合理使用抗生素。对无症状性菌尿不宜长期使用抗生素,如发生肾盂肾炎则必须应用抗生素。抗生素使用原则以药物敏感试验为指导,在留取清洁中段尿标本后,立即开始治疗,并予以足量、足够疗程。严重尿路感染者应予静脉给药、联合用药。当临床表现为高热、剧烈腰痛和血尿,尤其是发生肾绞痛,有坏死组织从尿中排出,提示可能合并肾乳头坏死,宜加强抗菌药物治疗和解除尿路梗阻。张磊对 160 例糖尿病合并尿路感染的患者研究表明,合理抗生素治疗疗效显著,治愈率(临床症状消失,尿细菌学检查阴性)75%、好转率(临床症状减轻,尿沉渣镜检正常,尿细菌学检查仍阳性)25%、无效者仅 5%。

2. 肾脓肿

肾皮质脓肿常由金黄色葡萄球菌血行播散至肾脏引起,抗生素治疗一般有效,治疗反应不佳时给予引流。肾髓质脓肿多系尿路解剖异常(如尿路梗阻、输尿管反流)引起的上行感染所致,常见致病菌为大肠埃希杆菌及其他肠道杆菌,脓肿可侵及肾实质,穿破肾脂肪囊形成肾周脓肿。有些肾脏脓肿患者需要穿刺抽脓,脓肿弥漫扩散或严重脓毒症患者甚至需要行肾切除术。

3. 肾周脓肿

常存在尿路梗阻或其他复杂因素,可因肾内脓肿破裂、血行感染或邻近感染所致,常见致病菌与复杂性尿路感染致病菌类似,包括金黄色葡萄球菌、肠球菌,常为混合性感染,也有为厌氧菌或结核菌感染。基本治疗为穿刺抽脓,有时甚至需要行肾切除术,早期诊断和及时治疗可明显降低病死率。

4. 无症状菌尿

除合并高危因素,如孕妇、肾移植受者、中性粒细胞减少,以及存在泌尿系统解剖或功能上异常、糖尿病和解脲酶的细菌(假单胞菌、克雷伯菌等)感染需抗生素治疗外,无症状菌尿一般不需要治疗。

三、预　防

尿路感染容易复发,应加以预防。

女性尿路感染约 25%会再发,危险因素包括存在基础疾病和性行为两方面。导致尿路感染复发的因素为使用杀精子剂类避孕药。欧洲泌尿学指南推荐再发性尿路感染预防性抗生素给药可以采用两种不同方法。一种为小剂量长期预防用药,另一种在性交后预防性用药。通常选用氟喹诺酮类和头孢菌素类。

糖尿病患者要增加日常饮水量、注意个人卫生、加强盆底肌群的训练(床上抬腿运动和肛门会阴收缩运动)、膀胱功能训练(在膀胱区适度地叩打,再用力夹)、加强留置尿管护理可有效降低尿路感染发生率。

预防尿路感染的一般措施:①多饮水,保证每日尿量 2L 以上;②存在膀胱输尿管反流者,每 2～3 小时定时排尿,且为 2 次排尿(2 次排尿:每一次排尿后数分钟,再重复排尿一次);③睡前或性交后排尿;④避免在浴缸水中加入起泡剂或化学添加剂;⑤保持大便通畅。

绝经后妇女由于缺少雌二醇致病菌更易于定植,雌二醇替代治疗的结果不一。留置尿管相关尿路感染是最为常见的医院获得性感染之一,以下措施可以减少留置尿管相关尿路感染:①严格掌握适应证,及时拔除尿管;②由训练有素的医护人员操作,避免不必要的操作;③必须有密闭的无菌引流系统;④尿管碘仿(碘伏)消毒后,必须从尿管中吸取尿液行尿细菌培养;⑤引流袋必须低于膀胱水平面,定期排空引流袋;⑥及时处理导尿管堵塞与粘连;⑦注意隔离和严格无菌操作。

有研究显示,使用含乳酸杆菌阴道塞可显著降低有尿路感染反复复发女性的尿路感染发病率,但目前在临床上尚未得到广泛应用。

(周文华)

参 考 文 献

1 关天俊. 尿路感染. 见:黎磊石,刘志红主编. 中国肾脏病学. 第 1 版. 北京:人民军医出版社,2008, 1160～1174

2 黄锋先,余学清. 尿路感染. 见:王海燕主编. 肾脏病学. 第 3 版. 北京:人民卫生出版社,2008, 1246～1272

3 Nicolle LE. A practical guide to the management of complicated urinary tract infection. Drugs,1997,53: 583～592

4 Tan JS,File TM Jr. Treatment of bacteriuria in pregnancy. Drugs,1992,44:972～980

第 2 节 特殊类型的尿路感染

一、真菌性尿路感染

随着免疫抑制剂在自身免疫性疾病、器官移植及肿瘤患者中的广泛应用,抗生素的大量使用甚至滥用以及糖尿病、接受有创性检查和治疗患者增多,真菌已成为尿路感染的重要原因之一。既往国内文献报道占尿路感染 0%～4.8%,近年呈现上升趋势。对 2000—2002 年浙江地区尿路感染病原菌的变迁及耐药性分析发现,6306 例疑似尿路感染患者尿液标本中,真菌的检出率为 10.1%,超过革兰阳性菌而居第二位。因机体免疫状态不同,真菌性尿路感染可分为原发性感染和机会性感染两类,它们所涉及的病原体也有所不同。

(一)病因和发病机制

许多真菌都可引起真菌性尿路感染,如新型隐球菌、曲霉菌、酵母菌、荚膜组织胞浆菌、放射菌以及白色念珠菌等,但到目前为止由念珠菌种引起的尿路真菌感染最常见。大多数这种感染出现在接受广谱抗生素治疗的留置导尿管的病人,特别在合并糖尿病或给予糖皮质激素时,本节予以重点讨论。念珠菌尿感的发生主要有血行感染和上行感染两条途径。

1. 血行感染

在播散性念珠菌病中,尿路更常是被转移传播的部位,而较少是播散传播的入口。实际上,当在伴随血行传播性细菌感染的非妊娠、非糖尿病、非留置导管的病人尿中出现念珠菌株,特别是白色念珠菌或热带念珠菌,可以是播散性念珠菌病的早期信号。多数肾脏念珠菌感染为血行播散性感染而非下尿路感染逆行所致,念珠菌属具行嗜肾组织性。尸检证实:肾脏可以是血行播散性念珠菌感染的惟一部位,特别是在一过性念珠菌菌血症之后;死于弥漫性念珠菌感染患者中,90% 有肾脏受累。在肾小球、肾间质和肾小管周围血管内可见多发性脓肿,还可见肾乳头坏死,偶见气肿性肾盂肾炎。

血行传播到肾脏和泌尿生殖道的其他部位在任何系统性真菌感染中都可以见到,特别是球孢子菌病和芽生菌病。在球孢子菌病中,肾播散更常见;在芽生菌病中,常累及下泌尿生殖道。在免疫抑制病人,播散性隐球菌感染的一个常见特点是尿中出现这种微生物。隐球菌通常种植于前列腺,在极少见的情况下,可引起肾乳头坏死、肾盂肾炎和类似结核病中见到的脓尿症群。因此,具有无菌性脓尿的病人,除外结核病和衣原体感染,应该考虑不同真菌血行播散的可能性。

2. 上行感染

肠道、生殖系统的念珠菌感染时,真菌可侵入尿路并上行感染下尿路,再经膀胱输尿管上行侵入肾脏。真菌是一种条件致病菌,只有在机体抵抗力下降和(或)念珠菌过度生长时,才可能成为致病菌。有利于念珠菌尿感产生的因素有:①应用抗生素治疗,引起正常菌群失调,尤其是长期大量应用广谱抗生素时;②激素、免疫抑制剂的使用以及肿瘤病人行放射治疗,使机体的防御功能减弱;③保留尿管、尿路畸形等致使尿路局部抵抗力下降(有学者发现,保留尿管病人的念珠菌尿的发生时间比其他相匹配对照病例早 1 倍);④糖尿病病人抗念珠菌的能力降低,当血糖高于 8.3mmol/L(>150mg/dl)时,念珠菌生长率提高;⑤念珠菌生长的适宜 pH 是 5.1~6.4,正常尿液呈酸性,有利于念珠菌生长。

(二)临床表现

可无症状,而仅有脓尿,亦可呈典型尿感表现,甚至发生肾衰竭。

1. 肾盂肾炎型

其临床表现与细菌性肾盂肾炎相似,可表现急性或慢性,主要有多发性肾皮质脓肿和集合管或乳头弥散性真菌浸润(可有乳头坏死)两种形式。此两种形式常同时出现,常伴真菌球形成。

2. 膀胱炎型

女性多见。常继发于细菌性膀胱炎治愈后。主要症状有尿频、尿急、排尿困难、夜尿增多、血尿和脓尿,偶有气尿(因尿中念珠菌对尿中糖的发酵所致),有时在膀胱内可见大的真菌球。

3. 输尿管梗阻型

由真菌石或真菌球引起。真菌石可出现在尿路任何部位,但最常见于肾盂或输尿管上段。真菌球移行至输尿管,可发生肾绞痛,若双侧输尿管完全梗阻则出现无尿,肾盂积液等。念珠菌性梗阻性尿道疾病在具有尿道先天性解剖异常的儿童和肾移植受者中多见。对于肾移植病人,由念珠菌引起的梗阻性尿道疾病是特别危险的情况,因为由尿路引起系统播散的危险率高。

4. 肾乳头坏死型

临床表现同一般肾乳头坏死,由于乳头坏死脱落,IVP可见多个不规则的小空洞。

(三)诊断

提高真菌性尿感的诊断率在于提高对本病的警惕性。凡存在真菌感染的易感因素(如长期用抗生素或免疫抑制剂、糖尿病等),出现尿感症状或尿中白细胞增多,而细菌培养阴性时,均应注意真菌性尿感的存在。诊断主要依据临床表现,以及反复血、尿标本培养。

一般认为,判断念珠菌感染的界限是念珠菌菌落数高于 10 000~15 000/L。而未经离心沉淀的导尿标本镜检,平均有 1~3/HP 真菌,即相当于菌落数高于 10 000~15 000/L,其准确性为 80%,对于留置导尿管者,该标准并不适合。Schone-beck 认为,在男性的清洁中段尿标本或女性的导尿标本中,凡真菌培养阳性都意味着存在尿路真菌感染。

念珠菌以酵母菌和真菌丝两种形式存在于尿中,有人认为真菌丝存在意味入侵,但仍有争议。

血清抗念珠菌抗体(血清沉淀素、凝集素等)的测定有助于诊断,肾念珠菌感染的病人血清沉淀素的阳性率为 83%,但约有 1% 的假阳性。

(四)治疗

真菌性尿感,如能早期诊断,恰当治疗,效果颇佳。

1. 消除易感因素

这是预防和治疗真菌性尿感的最好方法,如避免长期使用抗生素及免疫抑制剂,解除尿路梗阻,控制糖尿病等使机体抵抗力下降的疾病,尽量减少导尿及长期保留尿管等。

经上述处理,无症状念珠菌尿感多可减轻或消失。在免疫功能良好的病人除去易感因素,部分病例可以自愈。

2. 药物治疗

有症状的念珠菌尿感,需用抗真菌药物治疗。常用有效药物是两性霉素 B、5-氟胞嘧啶(5-Fc)、咪唑衍生物等。给药途径包括局部及全身应用。

(1)局部应用:体弱保留尿管病人有持续性念珠菌尿存在,临床上并不少见,如果移去导尿管、停用广谱抗生素后真菌尿仍存在,则可行膀胱冲洗,常用药物有两性霉素 B,50mg/L,每日 1 次,持续 7~10 天;婴幼儿则应用低剂量,10~24mg/d,用 15 天左右;有效率约 90%;咪康唑 50mg/d;制霉菌素 200 万 U/L,每 6 小时冲洗 1 次,至尿真菌阴转。适用于膀胱真菌感染。其缺点是需要置导尿管,使尿路细菌感染的几率增多。在目前有其他口服抗真菌药可替代此作用。膀胱灌洗法在病人需插尿管时适宜于应用,并可应用于真菌感染的定位诊断。

(2)全身应用:对于尿路感染症状较重而持续不退,或者尿路真菌感染为全身播散性念珠菌感染的一部分时,考虑全身抗真菌治疗。轻症者口服用药,严重者静脉用药,最常见药物有两性霉素 B、5-氟胞嘧啶以及唑类衍生物。①两性霉素 B(Amphotericin B):自从唑类抗真菌药问世以来,两性霉素 B 在很多情况下已不再为首选用药,但在严重的深部真菌感染时仍为首选药物之一,本品口服吸收差,通常为静脉用药。用量为 0.3~1mg/kg。开始每日静滴 1~5mg,以后逐渐增高至每日 0.65mg/kg,日剂量不超过 1mg/kg。药液应避光缓慢滴入,根据病人的耐受程度及临床疗效调整剂量。对于病情严重者,每日剂量可用至 60mg,本药在肾脏中浓度最高,但副作用大,静滴易发生寒战、高热、头痛、恶心、呕吐、血压下降;几乎所有患者在治疗过程中均可出现不同程度肾毒性反应,如蛋白尿,红、白细胞和管型、肾功能减退等;有贫血、血小板减少等毒性;此外有肝功能损害、心律失常等不良反应。故应用时应权衡利弊,肾功能损害时据肌酐清除率调整剂量,有肝损害时应避免应用,用药期间应随访血、尿常规及肝、肾功能等。目前有新型的脂溶性两性霉素 B,其抗真菌效果与传统的剂型相似,但不良反应明显减少,临床可以大剂量使用脂溶性两性霉素 B(1~5mg/kg·d))。②5-氟胞嘧啶:应用于局限性尿路感染 150mg/(kg·d),分次服用,连服 1~3 日,该药约 80%~90%以原形由肾脏排泄,故对尿路真菌感染效果好,单独应用时真菌易对之产生耐药性,故治疗严重深部真菌病疗程较长时宜与两性霉素 B 合用。该药与两性霉素 B 有协同作用,合用时可减少两性霉素 B 的用量,副作用主要为消化道反应、皮疹、转氨酶升高、骨髓抑制等,动物试验可致畸,在原有肾功不全者,尤其与两性霉素 B 或其他肾毒性药物合用时,易致肾损害,孕妇忌用。③唑类(azole)抗真菌药:酮康唑(Ketoconazole)毒性较小,为口服给药,初始剂量 400mg/d,可渐增至 800mg/d,分次服用,但该药很少从肾脏排泄,尿中浓度低,因此疗效较差。氟康唑(Fluconazole)为新一代唑类衍生物,该药 80%以原型由尿排泄,尿中浓度高,对真菌性尿感效果良好,目前为尿路

临床用药 技巧丛书

真菌感染的首选用药。口服吸收好,与静脉应用疗效相当。口服首剂负荷量 200mg/d,顿服,以后每日剂量为 100mg,应用 1~2 周。静脉应用首剂 0.4g/d,以后 0.2g/d;用至症状消失后改为口服用量至 14 天。氟康唑副作用较少,常见为恶心、呕吐、头痛、皮疹及腹痛、腹泻。此外有动物肾盂肾炎模型证实,伊曲康唑(Itraconazole)的疗效与氟康唑相当。但尚须临床验证。另外还有棘球白素类抗真菌药(卡泊芬净-β_1-3 葡聚糖合酶抑制剂)是已获得 FDA 批准的棘球白素类抗真菌药,几乎可以治疗所有念珠菌感染,包括吡咯抵抗菌和曲霉菌(但对隐球菌无效)。棘球白素类抗真菌药(卡泊芬净、米卡芬净和阿尼芬净)的突出优点是可以与其他类型抗真菌药物联合使用,有报道棘球白素类抗真菌药联合两性霉素 B 治疗难治性真菌感染效果良好,可能与两类药物的协同作用有关。其他有效组合包括脂溶性两性霉素 B 联合棘球白素类、脂溶性两性霉素 B 联合新型吡咯类,以及棘球白素类联合新型吡咯类。肾功能衰竭时棘球白素类不需调整剂量。

3. 外科治疗

真菌多见于念珠菌属,因其有生成假菌丝的倾向,故肾内出现真菌球并伴有梗阻征象,应考虑上尿路念珠球菌感染,伴有上尿路梗阻的患者极易发生真菌血症。这类患者需行经皮肾造瘘术放置导管,解除梗阻,并经导管输注抗真菌灌洗液或经导管移除真菌球。

4. 碱化尿液

真菌在酸性尿中繁殖迅速,故宜适当给予碳酸氢钠口服以碱化尿液。每次 1.0g,每日 3 次。

5. 停止抗真菌治疗的指征

治疗过程中通常应每周验尿一次,连续两次尿标本无菌或尿路造影证实充盈缺损消失时方能停止抗真菌治疗。

二、支原体尿路感染

支原体是目前所能发现的能在无生命培养基中生长繁殖的最小的微生物,是一种简单的原核细胞,其大小介于细菌和病毒之间,没有细胞壁,只有三层结构的细胞膜,故具有较大的可变性。与泌尿生殖道感染有关的主要是解脲支原体和人型支原体。解脲支原体 Uu 和人型支原体 Mh 主要寄居于人泌尿生殖道,其所引起的疾病最常见的是非淋球性尿道炎(NGU),主要传播途径为性接触传播和母婴传播。女性患病率明显高于男性。

(一)临床表现

支原体引起的尿感,其临床表现与一般的细菌性尿感相似。可有发热、腰痛、膀胱刺激征及尿沉渣白细胞增多等急性肾盂肾炎表现;也可表现为下尿路感染症状;有部分患者可完全无任何尿感的症状和体征,尿沉渣也可无白细胞增多,仅尿支原体培养阳性。因此,临床上常易漏诊。

(二)诊断

本病的临床诊断较难,提高诊断率需提高对本病的警惕性。凡临床怀疑尿感、而反复尿培养阴性者,均应及时做尿支原体检查。

支原体尿感的诊断主要靠实验室检查。

1. 支原体分离培养

培养基内生长相当缓慢,故临床上较少采用此法进行诊断。

2. 血清学诊断

血清学诊断是诊断支原体感染的实用方法。可用支原体制成抗原,与病人血清做补体结合试验,在疾病后期的血清补体结合抗体滴度比初期升高 4 倍或以上,有诊断意义。

(三)治疗

1. 药物治疗

对于支原体感染的治疗,由于它没有细胞壁,因此对影响细胞壁合成的抗生素,如青霉素等不敏感,但红霉素、四环素、卡那霉素、链霉素、氯霉素等作用于核蛋白体的抗生素,可抑制或影响支原体的蛋白质合成,有杀伤支原体作用。抗生素的广泛但不合理的应用,造成支原体对一些传统的抗生素耐药性提高。目前常用几类药物包括大环内酯类、四环素类及喹诺酮类,有研究指出大环内酯类中的交沙霉素和四环素类的衍生药物强力霉素、美满霉素是敏感度较高的 3 种药物,三者在对解脲支原体、人型支原体及混合感染的敏感率分别为 98.48%、96.40%、94.60%、93.75%、87.50%、93.75%、93.75%、90.63%、87.50%,可作为目前支原体感染的首选药物。克拉霉素对于解脲支原体的敏感性很高,达到 72.98%,可以对单纯解脲支原体感染的患者应用。罗红霉素对于各类支原体感染敏感性均差,故不能选用。而且阿奇霉素的敏感性下降,耐药性明显增加。

以下是常用药物用量及用法。

(1)多西环素 100mg,口服,每日 2 次,连服 7~14 天。

(2)盐酸四环素 500mg,口服,每日 4 次,至少连服 7 天,一般为 2~3 周。也可在 7 天后改为 250mg,每日 4 次,直至 21 天。

(3)米诺环素 100mg,口服,每日 2 次,连服 10 天。

(4)红霉素 0.5g,口服,每日 4 次,连用 7 天,以后改为 0.25g,每日 4 次,再服 14 天,共21 天。

(5)其他抗菌药物如阿奇霉素(1g,单剂量口服,可维持有效浓度 5 天,);罗红霉素(Roxithromycin,0.3g,口服,每天 1 次,共 14~21 天);氧氟沙星(0.2g,口服,每日 2 次,连续 7~14天)等。可根据病情需要采用。孕妇和哺乳期妇女可服红霉素。应注意红霉素对解脲支原体有效,但对人型支原体无效。

2. 对性伴侣治疗

对性伴侣应同时治疗,治疗期间禁忌房事。

3. 治愈标准

无症状、体征,尿沉渣涂片镜检无白细胞。

(崔英春)

参 考 文 献

1 关天俊. 尿路真菌感染. 见:黎磊石,刘志红主编. 中国肾脏病学. 北京:人民军医出版社,2008,1185～1193

2 彭立人. 真菌性尿路感染. 中国临床医生,2002,30:15～16

3 蒋锦琴,沈蓓琼,吕火祥,等. 2000～2002 年浙江地区尿路感染病原菌的变迁及耐药性分析. 微生物学,2004,24:80～82

4 黄锋先,余学清. 特殊类型的尿路感染. 见:王海燕主编. 肾脏病学. 第 3 版. 北京:人民卫生出版社,2008,1302～1307

5 Sobelisk JD, Vazquez J. Fungalinfection of the urinary tract. Johnson RJ, Fee-hally J, eds. Comprehensive clinical nephrology. 2nded. London:Mosby,2003;715～721

6 Rubin RH. Infection in the organ transplant patient. Rubin RH, YoungLS. Clini-cal Approach to Infection in the compromised Host. 4thed. New York:Kluwer, Aca-demic,Plenum,2002;629

7 许华强. 泌尿系真菌感染的治疗与进展. 医学综述,2006,12(20):1270～1272

8 鲍海燕,刘弘,王翠芳. 泌尿生殖系统支原体感染及药敏分析. 淮海医药,2008,26(6):475～477

9 赵宇,陈岚,吴玮,等. 泌尿生殖道支原体感染患者药敏试验结果分析. 临床皮肤科杂志,2006,35(1):25

第11章

代谢、全身性疾病及感染性
疾病与肾脏损害

第1节　糖尿病肾病

糖尿病肾病(diabetic nephropathy,DN)是糖尿病常见的并发症,也是糖尿病患者主要死亡原因之一。DN早期表现为肾小球内高血压、高灌注、高滤过,进而出现肾小球毛细血管袢基底膜增厚和系膜基质增多,最后肾小球硬化;临床上早期表现为肾小球滤过率升高,随后出现微量白蛋白尿,一旦出现明显蛋白尿,病情将不断进展,直至发展为肾衰竭。DN所致慢性肾衰竭的预后明显较其他肾脏疾病所致者差。

一、病　因

1. 氧化应激与糖代谢紊乱

氧化应激是指过氧化物过量形成或抗氧化防御作用缺陷,致使细胞产生大量活性氧(ROS)。活性氧具有细胞毒作用,其过多积聚对蛋白质、脂肪和核酸均有损害作用。

2. 胰岛素抵抗

胰岛素抵抗是2型糖尿病发病的重要原因,在糖尿病肾病的发生中也有重要作用。胰岛素抵抗和高胰岛素血症可通过多种途径引起血压增高、影响血管内皮细胞的功能。

3. 细胞因子的作用

细胞因子包括转化生长因子β(TGF-β)、结缔组织生长因子(CTGF)、血管内皮生长因子(VEGF)、胰岛素样生长因子(IGF-Ⅰ)、血小板源性生长因子(PDGF)等。

4. 血流动力学改变

肾小球内出现"三高现象"，即肾小球内高压力、高灌注、高滤过，这在糖尿病肾病的形成中起关键作用。

5. 遗传和环境因素

DN 的发病有遗传因素参与，有家族聚集性，双胞胎中一位患 DN 则另一位患 DN 的危险性显著升高。有研究提示 DN 的发生可能与血管紧张素转换酶（ACE）的基因多态性有关，双缺失基因型者易患 DN。环境或后天因素包括肥胖、高血压、高脂血症、吸烟、男性等，也在疾病的发生和发展过程中起重要作用。

二、病　理

在糖尿病早期肾脏体积增大，如血糖控制正常，肾脏体积常可恢复正常。

1. 肾小球病变

肾小球病变是 DN 的主要病理改变，包括弥漫性肾小球硬化和结节性肾小球硬化，前者常见但无特异性；后者少见却为 DN 较为特异性的病变，但并非 DN 特有，又称为 Kinmmelsteil-Wilson 结节。沉积的基质呈嗜伊红和 PAS 染色阳性。在肾小球硬化的同时尚可见渗出性病变。

2. 肾小管-间质病变

肾小管基底膜增厚和间质增多在糖尿病早期即可出现，晚期可见肾小管萎缩和间质纤维化。

3. 血管病变

常见肾小球入球和出球小动脉管壁透明样物质沉积。

三、临床表现

DN 多起病隐匿，进展缓慢。临床上根据尿液检查、肾功能及病理改变，将 1 型糖尿病肾病分为五期。

1 期：肾小球滤过率（GFR）升高 25%～45%，肾脏体积增大。尿白蛋白排泄率（urine albumin excretion rate，UAER）和血压正常。上述改变在糖尿病确诊时即已存在，为可逆性，随血糖得到严格控制而恢复。

2 期：GFR 仍升高，UAER 和血压也正常，但病理上出现肾小球基底膜增厚和系膜基质增多。糖尿病起病后 5～15 年进入该期。

3 期:出现微量白蛋白尿,即 UAER 为 $30\sim300mg/24h$。或夜间 UAER 为 $20\sim200\mu g/min$,6 个月内不同时间测定 3 次达上述标准。血压多在正常范围但有升高趋势,部分病人血压昼夜节律发生改变。GFR 下降至正常范围。

4 期:尿蛋白量明显增多(UAER>300mg/24h),选择性变差,并可出现大量蛋白尿。大多数病人出现高血压,GFR 逐渐下降。

5 期:肾衰竭期,尽管肾功能衰竭,尿蛋白常无明显减少,高血压常见。

2 型糖尿病肾病的临床表现与 1 型相似,但起病更隐匿。高血压常见且发生早,故就诊时常已存在蛋白尿。由于高血压为胰岛素抵抗的临床表现之一,因此在 2 型糖尿病早期高血压并非肾脏病变所致,并在 DN 发生发展中起重要作用。

四、诊断及鉴别诊断

对于确诊的糖尿病,均应密切随访尿蛋白尤其是尿微量白蛋白、肾功能和血压等,如病程中逐渐出现微量白蛋白尿、蛋白尿、肾功能减退等,则 DN 的诊断并不困难。但对于糖尿病早期或糖尿病和肾脏病变同时发现时,诊断需要结合糖尿病其他脏器系统的损害如糖尿病眼底病变和外周神经病变等,有肾损害表现但可排除其他病因所致者,以及 DN 的一些特点如血尿少见、虽进入肾衰竭期但尿蛋白量无明显减少、肾体积增大或缩小程度与肾功能状态不平行(应与肾淀粉样变作鉴别),必要时作肾穿刺活组织检查。

五、治 疗

强调早期、严格控制血糖和血压,有效纠正其他危险因素。

(一)控制血糖

控制血糖是预防 DN 发生、延缓 DN 进展最重要的方法。严格控制血糖,能使 1 型糖尿病微量白蛋白尿的发生率下降 39%,临床蛋白尿的发生率下降 54%。对于 2 型糖尿病也能使其微量白蛋白尿的发生率下降 33%。

糖尿病患者尤其是 2 型糖尿病早期,可以通过控制饮食、增加体育运动来控制血糖,最终往往需要口服降糖药和(或)胰岛素治疗。对新诊断的糖尿病患者早期用胰岛素强化控制血糖,可明显减轻高糖毒性,抑制炎症反应,保护胰岛 β 细胞功能,进而缓解病情,降低慢性并发症的发生风险。2 型糖尿病患者肥胖的发生率较高,长期强化胰岛素治疗,可使患者体重增加。胰岛素强化治疗,可能出现的低血糖反应,对 2 型糖尿病患者有更大的危害性。

(二)控制高血压

血压升高不仅是加速糖尿病肾病进展的重要因素,而且也是决定患者心血管病预后的主要风险因素。严格控制高血压能明显地减少糖尿病肾病患者尿蛋白水平,延缓肾功能损害的进展。另外,强化血压控制还可使心血管病终点事件的风险下降 20%~30%。一般来说,糖尿病患者理想的血压水平为 130/80mmHg。当蛋白尿高于 1g/24h 时,血压应控制在 125/75mmHg 以下。循证医学已证实,在糖尿病肾病患者控制高血压、减少蛋白尿、延缓肾功能进展中 ACEI 和 ARB 为首选药物。

1. 血管紧张素转换酶抑制剂(ACEI)

ACEI 可抑制血管紧张素生成,使肾小球出、入球小动脉扩张,且出球小动脉扩张更明显,故肾小球内血压和滤过压下降,因此,ACEI 可纠正肾小球"三高"现象。在用药过程中要注意观察患者肾功能及血钾的变化,对伴有肾动脉狭窄、有效血容量不足包括长期或大量应用利尿药的患者要慎用和(或)禁用。糖尿病肾病患者对缺血性损伤非常敏感,在使用 ACEI 时应注意观察上述可能的不良反应。

2. 血管紧张素 II 受体阻滞剂(ARB)

ARB 也有类似作用,且对 GFR 的影响较小。ARB 的上述副作用较 ACEI 少见,一般不会引起咳嗽。

3. 钙通道阻滞剂(CCB)

因其不影响胰岛素的敏感性及血脂水平,故在糖尿病肾病高血压时常应用。不同 CCB 对糖尿病肾病患者尿蛋白的影响不同,这主要与它们各自作用的特点有关。地尔硫䓬的作用以扩张出球小动脉为主,因此有较好的减少肾小球内压力和减少蛋白尿的作用。

(三)纠正脂质代谢紊乱

高脂血症是糖尿病代谢紊乱的一个突出表现。积极纠正糖尿病肾病患者体内脂质代谢紊乱,在糖尿病肾病的防治中具有重要意义。根据美国糖尿病学会(ADA)和美国肾脏病基金会(NKF)的推荐,糖尿病肾病患者血 LDL > 3.38mmol/L(130mg/dl)、三酰甘油(TG) > 2.26mmol/L(200mg/dl),应开始降脂治疗。治疗的目标将 LDL 水平应降至 2.6mmol/L 以下,TG 降至 1.7mmol/L 以下。

(四)限制饮食蛋白质摄入

限制饮食中蛋白质摄入可降低肾小球毛细血管内血压和血流量,延缓 DN 进展,这一作用与血糖和全身血压的控制无关。蛋白质摄入量控制在每天 0.6~0.8g/kg 较为合适,以优质蛋白质为主。

(五)雷公藤的应用

雷公藤总甙,每次 20mg,每日 3 次口服,有降尿蛋白作用,可配合激素应用。国内研究显示雷公藤多苷具有抗炎、抑制免疫、抑制肾小球系膜细胞增生作用,并能改善肾小球滤过膜通透性;雷公藤甲素对足细胞具有直接保护作用。临床试验也证实雷公藤多苷对糖尿病肾病患者大量蛋白尿有显著疗效。主要不良反应为性腺抑制、肝功能损害及外周血白细胞减少等,及时停药后可恢复。

(六)肾脏替代治疗

由于糖尿病肾病出现肾功能不全时,已伴有冠心病、脑血管并发症和外周血管病变等较严重并发症,尿毒症症状出现较早,故应比非糖尿病肾病提早开始透析治疗。一般透析指征为内生肌酐清除率在15~20ml/min。对DN引起的慢性肾衰,血液透析和腹膜透析的长期生存率相似,但明显低于非DN引起者,主要死亡原因为心血管并发症。肾移植后血糖的控制常成为一个难题,肾-胰联合移植可解决这个问题。

(张冬梅)

参 考 文 献

1 刘志红. 胰岛素抵抗在糖尿病肾病发病中的作用. 中国实用内科杂志,2002,22:519~521

2 刘志红. 糖尿病肾病:深入研究,全面认识,推进临床. 中华肾脏病杂志,2006,22:519~520

3 Hostetter TH, Troy JL, Brenner BM. Glomerular hemodynamics in experimental diabetes. Kidney Int. 1981,19:419~421

4 刘志红,黎磊石. 糖尿病肾病. 见:黎磊石,刘志红. 中国肾脏病学. 第1版. 北京:人民军医出版社,2008,626~654

5 林善焱. 糖尿病肾病. 见:王海燕主编. 肾脏病学. 第3版,北京:人民卫生出版社,2008,1414~1434

6 Guideline 2:Manangement of hyperglycemia and general diabetes care in chronic kidney disease. KDOQI clinical practice guidelines and linical practice recommendations for diabetes and chronic kidney disease. Am J Kidney Disease. 2007,49:S62~S73

7 郑春霞,刘志红,孙吉平,等. 雷公藤甲素对飘零霉素模型足细胞病变的影响. 肾脏病与透析肾移植杂志,2007,16:110~118

8 陈朝红,刘志红,孙桦,等. 雷公藤甲素干预足细胞病变的体外观察. 肾脏病与透析肾移植杂志,2007,16:119~126

第2节 肥胖相关性肾病

肥胖(obesity)是一种疾病,它不仅是糖尿病、冠心病、高血压、高脂血症和睡眠呼吸暂停综合征等疾病的高危因素,同时也能导致肾脏病。自从1974年Weisinger首次报道了重度肥胖与蛋白尿之间的关系,肥胖相关性肾病(obesity-related glomerulopathy,ORG)日益受到重视。

一、病 因

确切的病因机理还不十分清楚,可能是肥胖者肾包膜下脂肪紧紧包裹,部分脂肪向肾实质内渗透,造成对肾组织的机械压力,导致肾组织局部缺氧性损伤;肥胖者常常伴有高血压、高血脂及胰岛素抵抗,这些变化能造成肾脏血流动力学的改变,也就是说有可能引起肾脏的高滤过、高灌注性的损伤。

二、临床表现

各年龄肥胖患者均可发生 ORG。患者常伴发其他代谢疾病,如高脂血症(尤其高三酰甘油血症)、高尿酸血症、胰岛素抵抗综合征及糖尿病等。

ORG 通常隐袭起病,54.4% 的患者临床无明显症状,多在体检时发现尿检异常而就诊。早期 GFR 增高,出现微量白蛋白尿,而后逐渐出现显性蛋白尿,乃至大量蛋白尿,但是低白蛋白血症及肾病综合征发生率低(可能与肾小球足细胞损伤程度、蛋白尿选择性、肾小管重吸收及分解蛋白能力等因素相关,机体能充分代偿尿蛋白丢失)。约 14% 患者有镜下血尿,无肉眼血尿发作。部分患者可出现肾功能不全,但是肾功能损害进展缓慢。

三、实验室检查

1. 尿液检查

表现为肾病性或非肾病性蛋白尿,少数患者合并镜下血尿。

2. 血液检查

血液黏质度升高,血色素多高于正常水平;糖代谢异常,空腹血糖升高(7.0>空腹血糖>6.1mmol/L);游离脂肪酸增加;高胰岛素血症(空腹胰岛素>25mIU/L);高脂血症(尤其是高三酰甘油血症);高尿酸血症;皮质激素水平异常;C-反应蛋白(CRP)可轻度升高;一般不合并严重低蛋白血症,白蛋白大于 30g/L;较少进展至终末期肾脏病患者可伴有尿素氮、肌酐增高。

3. 肾脏 B 超

可表现肾脏体积增大。

4. 病理检查

光镜下最突出的表现为肾小球体积增大,肾小球体积的增加幅度与肥胖程度相关。组织学改变包括单纯肾小球肥大、局灶节段性肾小球硬化(FSGS)或球性硬化,肾小管及肾间质病变轻,小动脉正常或呈轻、中度玻璃样变。免疫荧光可见肾小球节段硬化区域 IgM、C_3 沉积。电镜下可见肾小球毛细血管襻扩张和系膜区增宽。

四、诊断及鉴别诊断

(一)诊断

ORG 目前尚无统一诊断标准。要依据临床及病理表现综合分析。

(1)肾脏疾病起病前存在明确肥胖：BMI>28kg/m²,可伴有腰围>90cm(男)/>85cm(女),排除内分泌性、药物性肥胖。

(2)临床呈现代谢紊乱及蛋白尿,病理表现为肾小球体积增大,或肾小球体积增大伴FSGS 等,并需排除其他肾小球疾病如糖尿病及特发性 FSGS 等才能诊断。

(二)鉴别诊断

肥胖相关性肾病应与特发性 FSGS 鉴别。ORG 患者年龄常较大,临床上虽可呈大量蛋白尿,但低白蛋白血症及肾病综合征较少见,虽有脂肪代谢紊乱,但三酰甘油增高常较胆固醇增高明显,虽可出现肾功能不全,但肾损害进展速度缓慢,病理表现上常呈"经典型"表现,非硬化的肾小球体积增大。

五、治　疗

治疗应该把握两个基本点,即控制代谢紊乱和纠正肾脏局部存在的血流动力学异常。治疗的关键在于控制肥胖,减轻体重,纠正代谢紊乱。强调以行为、饮食、运动为主的综合治疗,必要时辅以药物或手术治疗。

(一)减轻体重

治疗的两个主要环节是减少热量摄取及增加热量消耗。通过宣传教育使患者及其家属对肥胖症及其危害性有正确认识从而配合治疗,采取健康的生活方式,将饮食控制和增加运动有机结合,自觉地长期坚持,达到治疗肥胖的长期效果。

1. 医学营养治疗

控制总进食量,采用低热量、低脂饮食。对肥胖患者应制订能为之接受、长期坚持下去的个体化饮食方案,使体重逐渐减轻到适当水平,再继续维持。只有当摄入的能量低于生理的需要量、达到一定程度负平衡,才能把贮存的脂肪动员出来消耗掉。由于每千克身体脂肪含热量31 050kJ(7500kcal),因而如果每天热量负平衡达到 2070kJ(500kcal)则每 15 天可使体重减轻1kg。热量过低患者难以坚持,而且可引起衰弱、脱发、抑郁,甚至心律失常等,有一定危险性。一般所谓低热量饮食指每天 62~83kJ(15~20kcal)/(kg·IBW),极低热量饮食指每天少于62kJ(15kcal)/(kg·IBW)。减重极少需要极低热量饮食,而且极低热量饮食不能超过 12 周。饮食的合理构成极为重要,需采用混合的平衡饮食,糖类、蛋白质和脂肪提供能量的比例,分别占总热量的 60％～65％、15％～20％ 和 25％ 左右,含有适量优质蛋白质、复杂糖类(例如谷类)、足够新鲜蔬菜(400～500g/d)和水果(100～200g/d)、适量维生素和微量营养素。避免油煎食品、方便食品、快餐、巧克力和零售等,少吃甜食,少吃盐。适当增加膳食纤维、非吸收食物及无热量液体以满足饱腹感。限制饮酒。

2. 体力活动和体育运动

提倡有氧运动与抗阻力运动,如走路、慢跑、骑自行车等,与医学营养治疗相结合,并长期坚持,可以预防肥胖或使肥胖患者体重减轻。尽量创造多活动的机会、减少静坐时间,鼓励多步行。

肥胖相关性肾病患者应在医生指导下,制定出个体的科学饮食和运动方案,持之以恒。减轻体重以达到从根本上治疗本病,达到减少心血管疾病的风险和降低糖尿病的发生、改善长期预后的目的。

(二)纠正胰岛素抵抗

胰岛素抵抗是肥胖相关性肾病发生的一个重要病理生理基础,提高胰岛素敏感性,是治疗肥胖相关性肾病的有效途径。目前临床上应用的胰岛素增敏剂主要有噻唑烷二酮类和双胍类(二甲双胍)。

1. 噻唑烷二酮类药物

噻唑烷二酮类药物主要有罗格列酮和比格列酮。该类药物可以提高胰岛素受体、胰岛素受体底物-1、磷脂酰肌醇 3 激酶和葡萄糖转运蛋白-4(GLUT-4)的表达,促进 GLUT-4 从细胞内移位于细胞的表面,增加外周组织对葡萄糖的摄取,抑制肝糖输出。在有效改善胰岛素抵抗的同时,还具有降低血脂水平和抑制炎性因子的作用。噻唑烷二酮的不良反应主要为体重增加、水钠潴留。在治疗中,患者充血性心力衰竭的发生率增加。

2. 双胍类药物

双胍类药物主要有二甲双胍,二甲双胍改善胰岛素敏感性的机制是其可作用于胰岛素的靶器官如肝脏、骨骼肌和脂肪组织,增加胰岛素受体的数目以及亲和力,增加胰岛素受体后的信号传导,提高 GLUT-4 的活性,抑制肝糖输出,促进外周组织对葡萄糖的利用,减低脂肪氧化。二甲双胍还可以抑制肠道对葡萄糖的吸收,有效降低体重。二甲双胍主要不良反应为消化道反应,表现为腹部不适、腹泻、便秘、恶心和腹痛等。一般在服药 1 个月后减轻,但长期使用带来的肝毒性不容忽视。

近年来,一系列体内和体外研究证明大黄酸具有逆转胰岛素抵抗,改善机体代谢紊乱的作用。大黄酸抑制细胞 GLUT-1 的过度表达,进而抑制己糖胺通路的过度活化。目前,临床上应用的制剂为大黄酸胶囊(炎黄保肾胶囊)口服,100mg,每日 2 次(最大可用至 200mg,每日 2 次)。除个别患者有腹痛、腹泻外,无明显不良反应。

(三)纠正肾脏局部血流动力学异常

由于肾脏血流动力学改变(高压、高灌注及高滤过)在发病中起着一定作用,因此可以应用血管紧张素转化酶抑制剂(ACEI)或(和)血管紧张素Ⅱ受体拮抗剂(ARB)进行治疗。抑制肾素-血管紧张素系统活性是控制高血压,纠正肾脏局部血流动力学异常,减少蛋白尿,减轻炎症反应和保护肾功能的有效措施。ACEI/ARB不仅是肥胖相关性肾病患者高血压的首选药物,在血压正常的患者也是常规治疗用药。对于血压不低于120/70mmHg的情况下,氯沙坦(科素亚)起始剂量为100mg/d,而缬沙坦(代文)的起始剂量为160mg/d。

(四)减肥药物治疗

1. 适应证

根据《中国成人超重和肥胖预防控制指南(试用)》,药物减重的适应证为:①食欲旺盛,餐前饥饿难忍,每餐进食量较多;②合并高血糖、高血压、血脂异常和脂肪肝;③合并负重关节疼痛;④肥胖引起呼吸困难或有睡眠中阻塞性呼吸暂停综合征;⑤BMI≥24有上述并发症情况,或BMI≥28不论是否有并发症,经过3～6个月单纯控制饮食和增加活动量处理仍不能减重5%,甚至体重仍有上升趋势者,可考虑用药物辅助治疗。

2. 禁忌证

下列情况不宜应用减重药物:①儿童;②孕妇、乳母;③对该类药物有不良反应者;④正在服用其他选择性血清素再摄取抑制剂。

3. 减肥药物的种类

目前对减重药物治疗的益处和风险的相对关系尚未作出最后评价。减重药物应在医生指导下应用。减重药物主要有以下几类:①食欲抑制剂:作用于中枢神经系统,主要通过下丘脑调节摄食的神经递质如儿茶酚胺、血清素能通路等发挥作用。包括拟儿茶酚胺类制剂,如苯丁胺(Phentermine)等;拟血清素制剂,如氟西汀(Fluoxetine);以及复合拟儿茶酚胺和拟血清素制剂,如β-苯乙胺(西布曲明,Sibutramine)。②代谢增强剂:β3-肾上腺素受体激动剂可增强生热作用、增加能量消耗,其效应仍在研究和评价之中;甲状腺素和生长激素已不主张应用。③减少肠道脂肪吸收的药物:主要为脂肪本酶抑制剂奥利司他(Orlistat)。目前获准临床应用的只有奥利司他和西布曲明,且尚需长期追踪及临床评估。

4. 治疗方法

(1)奥利司他:非中枢性减肥药,是选择性胃肠道脂肪酶抑制剂,可减慢胃肠道中食物脂肪水解过程,减少对脂肪的吸收,促进能量负平衡从而达到减重效果。可降低体重指数,预防体重反弹,改善血脂异常,降低血压与血糖及心血管疾病风险。推荐剂量为120mg,每天3次,与餐同服。不良反应主要表现为轻度消化系统副作用如肠胃胀气、大便次数增多和脂肪泻等。

（2）西布曲明：中枢性减肥药。特异性抑制中枢对去甲肾上腺素和 5-羟色胺二者的再摄取，抑制食欲，促进肌肉对葡萄糖利用，降低血糖与血脂，同时不引起 5-羟色胺释放，不发生二尖瓣瓣膜病变。推荐剂量为每天 10～30mg。常见不良反应为不同程度口干、失眠、乏力、便秘、月经紊乱、心率增快和血压增高等。老年人及糖尿病患者慎用；高血压、冠心病、充血性心力衰竭、心律不齐或卒中患者不能使用；血压偏高者应先降压后方可使用。

（五）外科治疗

可选择使用吸脂术、切脂术和各种减少食物吸收的手术，如空肠分流术、胃气囊术、小胃手术或垂直结扎胃成形术等。手术有一定效果，部分患者获得长期疗效，术前并发症不同程度地得到改善或治愈。但手术可能并发吸收不良、贫血、管道狭窄等，有一定危险性，仅用于重度肥胖、减重失败而又有严重并发症，这些并发症有可能通过体重减轻而改善。术前要对患者全身情况作出充分估计，特别是糖尿病、高血压和心肺功能等，给予相应监测和处理。

（六）其他

由于高血压、高脂血症、高尿酸血症也能促进本病进展，因此也应相应治疗。

（孙 晶）

参 考 文 献

1　刘志红．肥胖相关性肾病．见：刘志红，黎磊石主编．中国肾脏病学．第 1 版．人民军医出版社，2008，655～671
2　刘志红，黎磊石．探索糖尿病肾病防治的新途径．肾脏病与透析肾移植杂志，2002，11：1～2

第 3 节　高血压肾小动脉硬化

高血压肾小动脉硬化常见，为西方国家导致终末期肾衰竭的第二位疾病，我国发病率也在日益增多。本病可分为良性小动脉性肾硬化症（benign arteriolar nephrosclerosis）和恶性小动脉性肾硬化症（malignant arteriolar nephrosclerosis）两种。

一、良性小动脉肾硬化症

（一）病因

由长期未控制好的高血压引起的小动脉硬化累及肾脏所致的病变。高血压持续 5～10 年即可出现良性小动脉性肾硬化症的病理改变，10～15 年可出现临床症状。

(二)病理改变

本病主要侵犯肾小球前小动脉，导致入球小动脉玻璃样变，小叶间动脉和弓状动脉肌内膜增厚。如此将造成这些小动脉管腔狭窄，供血减少，而继发缺血性肾实质损害，导致肾小球硬化、肾小管萎缩以及肾间质纤维化。

(三)临床表现

肾小管对缺血敏感，故临床上首先出现夜尿多及肾小管浓缩功能减退。肾小球缺血病变发生后，尿常规可呈轻度异常，尿蛋白常少于 1g/d，有少量红细胞和管型。进而肾小球功能受损，逐渐进展至终末肾衰竭。与肾损害同时，也常出现高血压眼底病变及心脑并发症。

(四)实验室检查

(1)多为轻中度蛋白尿，24 小时定量多在 1.5～2.0g；镜检有形成分(红细胞、白细胞、透明管型)少，可有血尿；早期血尿酸升高，尿 NAG 酶、β_2-MG 增高；尿浓缩-稀释功能障碍；Ccr 多缓慢下降，血尿素氮、肌酐升高。肾小管功能损害多先于肾小球功能损害。

(2)影像学检查肾脏多无变化，发展致肾功能衰竭时可出现肾脏不同程度缩小；核素检查早期即出现肾功损害；心电图常提示左心室高电压；胸部 X 线或超声心动图常提示主动脉硬化、左心室肥厚或扩大。

(3)临床诊断困难者在早期应作肾活检。

(五)诊断及鉴别诊断

1. 诊断标准

(1)50 岁以上患者或长期高血压未能良好控制，高血压中等度以上。

(2)轻度蛋白尿，伴肾小管功能损害为主。

(3)伴有心、脑动脉硬化表现及眼底改变。

(4)排除其他肾病(如慢性肾炎)所引起的高血压。

2. 鉴别诊断

鉴别诊断应除外各种继发性高血压，尤其是慢性肾炎高血压型。

(六)治疗

1. 治疗原则

(1)低盐，低脂，戒烟酒，防超重，避免过度紧张或精神刺激。

(2)降压治疗，应避免降压过快、过低。

(3)抗动脉硬化治疗。

(4)合并肾功能不全者应按肾功能不全治疗。

(5)对症支持治疗或参考高血压病的治疗方案。

2. 用药原则

(1)早期高血压以口服利尿药及普通降压药为主。每次选一两种,无效依次更换,利尿药、β-受体阻滞剂、钙离子拮抗剂和转换酶抑制剂。

(2)中后期高血压则以"二联"或"三联"抗高血压药并用,辅以降脂药。必要时可静脉使用血管扩张药。

(3)若合并肾功能不全时,除了适当降压外,还要参考肾功能不全治疗。

(4)对症支持治疗,注意维生素、电解质补充。

(5)晚期肾功能不全尿毒症期,用透析治疗。

(七)预防

本病应重在预防,积极治疗高血压是关键。血压一定要控制达标(平均动脉压达100mmHg 以下,收缩压达 140mmHg 以下),才能预防高血压肾脏损害的发生。良性小动脉肾硬化症发生后,控制高血压仍然是延缓肾脏损害紧张的关键。如果肾功能已减退,则按慢性肾衰竭处理。

二、恶性小动脉性肾硬化症

(一)病因

恶性小动脉性肾硬化症是恶性高血压引起的肾脏损害。既往恶性高血压几乎都引起肾脏损害,但是随着治疗手段的进展,近代仅 63%～90%恶性高血压患者发生恶性小动脉性肾硬化症。

(二)病理改变

恶性小动脉性肾硬化症:主要侵犯肾小球前小动脉,但是病变性质及程度与良性小动脉肾硬化症不同。可见入球小动脉、小叶间动脉及弓状动脉纤维素样坏死,及小叶间动脉和弓状动脉高度肌肉内膜增厚(高度增生的基质及细胞成同心圆排列,使血管切面呈"洋葱皮"样外观),故动脉管腔高度狭窄,乃至闭塞。

本病肾小球有两种病变:一为缺血性病变,与良性小动脉肾硬化症相似;另一为阶段坏死增生性病变(阶段性纤维素样坏死、微血栓形成、系膜细胞增生乃至新月体形成)。恶性高血压的肾脏实质病变进展十分迅速,很快导致肾小球硬化、肾小管萎缩及肾间质纤维化。

(三)临床表现

1. 肾脏表现

(1)蛋白尿:恶性小动脉性肾硬化症的表现为突发性蛋白尿,1/3 以上患者甚至出现大量蛋白尿,即每 24 小时尿出的蛋白超过 3.5g。

(2)血尿:1/5 患者出现无痛性肉眼血尿,半数患者可表现为镜下血尿,可出现红细胞管型和颗粒管型。

(3)无菌性白细胞尿:约 3/4 患者可有无菌性蛋白尿。

(4)肾功能不全:多数患者是在血压升高的同时出现肾功能恶化,部分患者起病初期肾功能正常,随病变进展肾功能快速转坏,往往尿蛋白排泄量高的患者血清肌酐水平也高。

2. 肾外表现

(1)血压:低压一般在 130mmHg 以上,但血压变动范围大,低压在 100~180mmHg,高压在 150~290mmHg,大多既往存在良性高血压数年。

(2)眼底:视网膜病变见于所有恶性高血压患者,约 35%~60% 的患者有视力障碍,严重时可导致失明。

(3)神经系统:60% 以上患者就诊时有头痛,28% 表现为眩晕,严重者出现恶心、呕吐、抽搐、短暂意识丧失等颅内压升高和脑水肿现象,称为高血压脑病。

(4)心血管系统:高血压导致的心脏损害主要是心肌肥厚及大或中等的冠状动脉粥样硬化,这些病变会损害冠状血管的调节能力。这样就会导致有或无症状的心肌缺血,临床出现心绞痛或心电图缺血性改变。

(5)其他:少数患者恶性高血压导致的小动脉纤维素样坏死发生在腹腔内,可出现急性胰腺炎、肠梗阻、肠坏死等急腹症。

(四)诊断及鉴别诊断

诊断主要依据病史、临床表现及辅助检查,肾活检病理诊断为金标准。

恶性肾小动脉硬化症应与急进性肾炎、系统性血管炎等病相鉴别。

(五)治疗

恶性高血压是内科急诊,及时控制严重高血压,防止威胁心、脑、肾并发症的发生是关键。为有效降低血压,治疗初常需静脉滴注降压药物,而后再口服降压药物巩固疗效。但是,血压不宜下降过快、过低,以免影响肾灌注,加重肾缺血。推荐方案是在治疗初期 2~3 小时,将舒张压降到 100~110mmHg,然后继续在 12~36 小时内,将血压进一步降达 90mmHg。如果恶性小动脉性肾硬化症已发生并已出现肾衰竭,则应及时进行透析治疗。

高血压肾小动脉硬化由长期未控制好的高血压引起的小动脉硬化累及肾脏所致的病变。高血压持续 5~10 年即可出现良性小动脉性肾硬化症的病理改变,10~15 年可出现临床症状。本病已成为导致终末期肾病（尿毒症）的主要原因之一。

（马俐儒）

参 考 文 献

1 Muntner P,Hamm LL,Kusek JW,et al. The prevalence of nontraditional risk factors for coronary heart disease in patients with chronic kidney disease. Ann Intern Ged,2004,140:9～17

2 皱洪斌. 高血压肾小动脉硬化与慢性肾功能衰竭. 见:苗里宁主编. 肾功能衰竭. 第1版. 西安:第四军医大学出版社,2007,170～174

第4节 肝肾综合征

肝肾综合征（hepatorenal syndrome,HRS）是慢性肝病患者出现进展性肝衰竭和门静脉高压时,以肾功能不全、内源性血管活性物质异常和动脉循环血流动力学改变为特征的一组临床综合征。根据临床特征,肝肾综合征分为两种类型:I型指2周内血清肌酐（Scr）超过原水平2倍至大于225μmol/L(2.5mg/dl),或内生肌酐清除率（Ccr）下降超过50%至Ccr<20ml/min,往往有明确诱因。II型指缓慢发生肾功能不全,Scr>132.6μmol/L(1.5mg/dl),常伴有难治性腹水。

一、病 因

肝肾综合征最常见于失代偿性肝硬化、即有门脉高压的肝病晚期患者,也可见于其他严重肝病,如暴发性肝炎、酒精性肝炎、肝肿瘤等。国内程友忠等报道56例肝肾综合征中,肝硬化42例（75%）,原发性肝癌6例（10.7%）转移性肝癌4例（7.1%）,暴发性肝炎4例（7.1%）。

70%～80%的I型肝肾综合征存在诱发因素,临床上较常见的诱因为细菌感染、大量放腹水而未扩容和消化道出血。

二、临床表现

肝肾综合征主要发生在肝硬化晚期,多数患者具有晚期肝功能衰竭和门脉高压的症状和体征,特别是黄疸、凝血机制障碍、营养不良、肝性脑病、腹水等。具有钠水潴留及稀释性低钠血症的腹水患者尤其容易发生肝肾综合征。

肾衰竭是肝肾综合征的主要表现,如电解质紊乱、心血管受损和感染等。还表现以钠水超负荷为特征的钠潴留。可引起稀释性低钠血症和高钾血症。

肝肾综合征者心血管功能也可受到严重影响,在大多数肝肾综合征患者体循环血管阻力降低和动脉压下降。

严重性细菌感染是肝肾综合征患者常见的并发症和主要死亡原因。

三、诊断及鉴别诊断

(一)诊断

严重肝病患者出现氮质血症,少尿或无尿,尿浓缩(尿渗透压大于血渗透压、尿比重大于1.020),低尿钠(<10mmol/L)、低血钠,GFR 显著降低,血肌酐升高。在排除肾前性氮质血症,肾脏本身原有病变和假性肝肾综合征后,肝肾综合征的诊断即可成立。具体诊断标准见表11-1。

表 11-1 国际腹水协会关于肝肾综合征的诊断标准

1. 主要标准

(1)慢性或急性肝病伴有进行性肝功能衰竭和门静脉高压;

(2)GFR 下降:Scr>132.6μmol/L(1.5mg/dl),或 Ccr<40ml/min;

(3)无休克、进行性细菌感染,无胃肠道体液丢失(反复呕吐或严重腹泻)或经肾体液丢失(腹水不伴外周水肿患者体重下降)500g/d,或伴外周水肿患者失液>1000g/d,持续数日、目前或最近未使用肾毒性药物;

(4)经撤停利尿剂及 1.5L 等渗盐溶液扩容治疗后、肾功能无持续性改善(Scr 下降至 132.6μmol/L(1.5mg/dl)或以下;或 Ccr 增至 40ml/min 或以上);

(5)蛋白尿<500mg/d,无尿路梗阻的超声影像学证据,无器质性肾脏病。

2. 附加标准

(1)尿量<500ml/d;

(2)尿钠<10mmol/L;

(3)尿渗透压>血浆渗透压;

(4)尿红细胞<50/高倍视野;

(5)血钠浓度<130mmol/L。

(二)鉴别诊断

肝肾综合征需与造成急性肾功能不全的其他病因相鉴别。

1. 肾前性氮质血症

与肝肾综合征在实验室指标,如尿钠、尿比重、尿渗透压和尿沉渣等有许多相似之处,有时难以鉴别。鉴别主要依靠临床资料(见表11-2):①有无肾前性因素,如胃肠道体液丢失(呕吐、腹泻、鼻胃饲管引流)和肾性体液丢失(过度利尿);②对试验性补液的反应,单纯肾前性氮质血症补液后肾功能迅速恢复,肝肾综合征则无效。故补液试验在鉴别诊断上尤为重要。

2. 急性肾小管坏死(acute tubular necrosis, ATN)

ATN与肝肾综合征在治疗和预防方面均有明显不同,应认真加以鉴别。鉴别要点参见表11-2。

表 11-2　肝肾综合征与 AIN、肾前性急性肾衰竭的鉴别

检测指标	肾前性急性肾衰竭	急性肾小管坏死	肝肾综合征
尿量	少尿	不一定	少尿
尿钠	<20mmol/L	>30mmol/L	<10mmol/L
尿渗透压	>血渗透压	等渗	>血渗透压
尿肌酐/血肌酐	>40:1	<20:1	>40:1
对扩容的肾脏反应	好	无反应	一般无反应
肾功能过程	双相发展	可获改善	进行性恶化
尿沉渣	正常	管型、细胞沉渣	正常

3. 肝病合并慢性肾病

患者往往有明确慢性肾脏病史,既往较长时间常有水肿、高血压等症状,氮质血症病程长,尿常规有蛋白、管型及红细胞,尿比重低而固定。B超多显示双肾缩小等。上述临床表现及实验室特点有助于肝肾综合征的鉴别。

4. 肝肾同时受累的疾病

某些疾病可以引起肝肾两个器官同时受损,故有学者称为假性肝肾综合征,以期与真性肝肾综合征相区别。临床上较为常见的该类疾病包括系统性红斑狼疮、淀粉样变、钩端螺旋体病、脓毒血症、多囊肾和多囊肝、子痫、休克、心力衰竭和中毒等,其可同时累及肝和肾,应注意与肝肾综合征的鉴别。

此外,重症肝病患者应用非固醇抗炎药后,可因皮质血流量减少出现肾功能损害。而肝病患者应用抗生素或非固醇抗炎药等也可以引起急性药物性间质性肾炎,出现急性肾衰竭,也应与肝肾综合征鉴别。

四、治　疗

肝肾综合征的根源在肝功能衰竭,因此治疗的关键在于改善肝功能。对肝硬化导致的肝功能衰竭而言,肝脏移植是最根本的治疗措施。其他措施包括药物治疗、经颈静脉肝内门体分流术和血液净化治疗。对急性肝功能衰竭所致的肝肾综合征,在积极保肝、促进肝细胞再生的同时,应采取血液净化治疗度过急性肝功能衰竭危险期,使肾功能得以恢复。

(一)一般治疗

1. 监测中心静脉压

评估患者血容量状态,注意纠正患者水、电解质和酸碱平衡失调。

2. 饮食

低蛋白、高糖和高热量饮食,以降低血氨,限制水盐的摄入。

3. 积极排查诱发因素及其他可能导致急性肾功能衰竭的原因

防治消化道出血、感染。避免大量放腹水和过度利尿、避免使用或慎用肾毒性药物。

(二)药物治疗

1. 腹水的治疗

除限盐外,可适量给予利尿剂,但应避免过度利尿。还有部分学者认为每次 500ml 少量放腹水,每日 2～3 次可获持久的疗效。

2. 扩容治疗

有过度利尿、大量放腹水、出血、脱水等引起血容量减少因素时,可试用扩容治疗。扩容一般可用白蛋白、血浆、全血或腹水浓缩回输等。

3. 糖皮质激素

既往有人报告少数应用糖皮质激素在肝脏综合征中,获得良好疗效。但观察例数较少,也未得到更多研究的证实。

4. 利尿治疗

确定最小有效利尿剂量对于保持肝硬化患者稳定尿量是重要的。特别是过度利尿当尿量超过腹水重吸收导致血管内容量减少时易发生肾损害,应值得重视。一般而言,利尿剂引起肾损害较为温和,及时发现、尽早停药可望使之迅速恢复。

5. 缩血管药物及改善肾血流量的血管活性药物

目前多数学者认为,改善肾血流量的血管活性药物的应用是惟一对肝肾综合征内科治疗有一定疗效的方法。迄今所有的药物可分为两大类:血管加压素类似物-特利加压素(Terlipressin)、鸟氨酸加压素(Ornipressin)和 α-肾上腺素受体激动剂-去甲肾上腺素(Norepinephrine)、米多君(Midodrine),分别作用于血管平滑肌细胞 V_1 血管加压素受体和 $α_1$ 肾上腺素受体。许多研究都将上述两类药物与静脉输注白蛋白联合应用,以期达到进一步改善动脉低灌注的疗效。

6. 其他

其他血管活性药物还有多巴胺(Dopamine)、米索前列醇(Misoprostol)、内皮素(Endothelin,ET)等。

(三)外科手术

1. 经颈静脉肝内门体分流术(TIPSS)

TIPSS可通过降低门静脉压力、抑制肝肾反射、增加有效循环血容量和肾小球滤过率。

2. 肝移植(orthotopic liver transplantation,OLT)

OLT是治疗肝肾综合征唯一有确切疗效的方法,不仅使肝功能恢复,也能有效恢复肾功能,显著提高患者生存率。

(四)血液净化治疗

对于那些血管收缩剂和TIPSS治疗无反应、容量负荷过多、顽固性代谢性酸中毒或高钾血症的肝脏移植等待患者,应积极血液净化治疗。血液净化治疗对纠正氮质血症、酸中毒、高钾血症和体液过多有一定疗效,但研究证实血液透析并不能增加存活率。目前对血液净化治疗肝肾综合征的疗效仍存在争议。

(五)分子吸附再循环系统

分子吸附再循环系统是一种将以白蛋白为透析液的蛋白透析与血液净化技术结合起来的无细胞改良透析技术,能持续清除水溶性及白蛋白结合的毒素(如胆红素、胆汁酸等),清除与肝肾综合征发病有关的水溶性细胞因子(TNF和IL-6)及与白蛋白结合的血管活性药物(例如NO),并且具有维持血流动力学稳定及纠正电解质紊乱的优点。目前多项临床研究表明该疗法的有效性,对于应用该疗法治疗肝肾综合征的疗效尚需进一步研究。

(六)小结

1. I型肝肾综合征的推荐治疗方案

(1)适宜移植者优先考虑尸体肝移植。
(2)首先给予缩血管药物加静脉输注白蛋白。
(3)存在肺水肿、严重高钾血症或代谢性酸中毒且内科治疗无效者考虑肾脏替代疗法。
(4)中度肝衰竭且治疗后肾功能好转的患者,如果无法进行取材于尸体的肝移植,可考虑亲体肝移植。

2. Ⅱ型肝肾综合征推荐的治疗方案

(1)考虑肾移植。

(2)只有当利尿排钠效果明显(尿钠排泄＞30mmol/d)时,才考虑应用利尿剂治疗腹水。饮食钠摄入应限制在 40～80mmol/d。

(3)反复发作的大量腹水患者给予反复抽腹水加静脉输入白蛋白。

(4)低钠血症者应限制液体入量。

(5)考虑在肝移植前进行缩血管药物或 TIPSS 治疗。

(张　睿)

参 考 文 献

1　Ellis AJ,O'Grady. Clinicial disorders of renal function in acute liver failuer. Arroyo V,Gines P,Rodes J,et al. Ascites and renal dysfunction in liver disease:Pathogenesis,disgnosis,and treatment. Malden:Blackwell Science,1999,36～62

2　kriviadis E,Botla R,Briggs W,et al. Pentoxifylline improves short-term survival in severe acute alcoholic hepatitis:a doule-blind,placeo-controlled trial. Gastroenterology. 2000,119:1637～1648

3　程友忠,徐璐,蒋建新,等. 肝肾综合征 56 例的诊治分析. 临床和实验医学杂志,2007,6:81～82

4　Arroy V,Guevara M,Gines P. Hepatorenal syndrome in cirrhosis:pathogenesis and Treatment. Gastroenterology. 2002,122:1658～1676

5　Bataller R,Guevara M,et al. Hapatorenal syndrome. Semin Liver Dis. 1997,17:233～248

6　Epstein M. Hepatorenal syndrome I. Epstein M,ed. The Kidney in Liver Disease,4th Ed. Philadephia:Hanley & Belfus,1996,75～108

7　Gines P,Guevara M,Arroyo V,et al. Hepatorenal syndrome. Lancet. 2003,362:1819～1827

8　Gines P,cardenas A,Arroyo V,et al. Management of cirrhosis and ascites. N Eng J Med,2004,350:1646～1655

9　Dagher L,Moore K. The hepatorenal syndrome. Gut. 2001,49:729～737

10　Gines P,Uriz J,Calahorra B,et al. Transjugular intrahepatic portpsystemic shunting verse paracentesis plus albumin for refractory ascites in cirrhosis. Gastorenterology. 2002,123:1839～1847

第5节　乙型肝炎病毒相关性肾病

乙型肝炎病毒相关性肾炎(hepatitis B virus associated glomerulonephritis, HBV-GN)是由慢性乙型肝炎病毒(hepatitis B virus,HBV)感染导致的免疫复合物性肾小球疾病,HBV 感染后激发人体一系列免疫反应,产生免疫复合物沉积于肾脏,是导致肾小球损伤的主要致病机制。乙型肝炎病毒相关性肾炎临床表现轻重不一，可以表现为无症状尿检异常，也可以表现为肾病范围的蛋白尿，可伴不同程度的血尿。肾脏损害病理类型多样，以膜性肾病（membranous nephropathy，MN）最多见，其次是膜增生性肾小球肾炎（membranoproliferative glomerulone-phritis，MPGN），其他如 IgA 肾病、系膜增生性肾炎（MsPGN）、局灶节段性肾小球硬化（FSGS）、局灶增生性肾炎、轻微病变及新月体肾炎也有报道。

一、诊　断

目前国际上对乙型肝炎病毒相关性肾炎并无统一的诊断标准。参照 1989 年北京座谈会的标准，建议国内试用下列三条对乙型肝炎病毒相关性肾炎进行诊断：①血清 HBV 抗原阳性；②患膜性肾病或膜增生性肾炎，并除外狼疮性肾炎等继发性肾小球疾病；③肾组织切片上找到 HBV 抗原（如能发现 HBV-DNA 或 HBeAg，提示乙型肝炎病毒在肾组织中复制）。但这一诊断标准存在一些缺陷：其一，肾组织切片上找到 HBV 或其抗原，但 HBV 及其抗原并不致病（因肾脏为富血器官，可能出现含 HBV 的血液污染肾组织标本），而是合并其他肾小球肾炎；其二，HBV 导致肾小球肾炎，但染色时 HBV 及其抗原阴性，可能是假阴性也可能是 HBV 启动肾脏损害后，肾活检时肾组织已无 HBV 抗原或其抗原。因此，南京军区南京总医院解放军肾脏病研究所乙型肝炎病毒相关性肾炎的诊断采用以下的诊断标准：①存在 HBV 感染；②肾脏病理提示免疫复合物性肾炎（病理形态学改变在儿童主要为膜性肾病，成人主要为膜增生性肾小球肾炎），HBV 抗原（HBsAg、HBeAg、HBcAg）抗体复合物在肾小球内染色阳性，但肾小球内是否存在 HBV 不能作为确诊或排除该病的依据；③存在免疫系统清除功能障碍（如儿童免疫系统发育不完善，成人肝脏病变、肝硬化或脾切除后导致网状内皮系统功能受损等）；④排除其他病因引起的免疫复合物性肾炎。

二、治　疗

HBV 相关肾炎的治疗原则是降低尿蛋白、防治再发及又出现蛋白尿、保护肾功能及延缓肾脏病进展。至于肝硬化等肾外脏器受累的情况不在此讨论。大量临床研究已经表明，抑制 HBV 复制和清除 HBeAg 有助于减少乙型肝炎病毒相关性肾炎患者蛋白尿和改善肾功能。抗病毒治疗是乙型肝炎病毒相关性肾炎的主要治疗手段，存在病毒复制是抗病毒治疗的适应证。胸腺肽可通过免疫调节抑制病毒复制，但其效果有待进一步验证。应用免疫抑制剂具有风险，一般仅应用于肝脏损害较轻或无明显 HBV 复制者，目的在于阻断肾脏炎症反应，减少蛋白尿，保护肾功能。儿童患者较成人预后好，随着年龄增长，儿童免疫系统功能逐渐发育完善，部分患儿可以获得自发缓解。

1. α-干扰素

α-干扰素（IFN-α）是有效的抗病毒药物，它主要通过免疫机制抑制病毒复制，疗效比较稳定。治疗乙型肝炎的有效率为 30%～50%，复发率为 15%～20%。主要适用于存在病毒复制的乙型肝炎患者,失代偿性肝硬化和无症状 HBV 携带者不主张使用 IFN-α。

推荐用法:未成年人每次 3～5MU,每周 3 次;成人每次 5MU,每日 1 次,肌内注射或皮下注射,疗程至少 6 个月。由于 IFN-α 治疗效应存在明显的个体化差异,因此强调疗程个体化,30％以上的患者需要 6 个月以上的治疗。IFN-α 不良反应较多,包括发热、肌痛、恶心、呕吐、腹痛、腹泻、骨髓抑制和自身免疫病等,停药后均能消失。

Bhimma 等人及 Lin 分别观察了 24 例黑人儿童乙型肝炎病毒相关性膜性肾病患者,和 40 例糖皮质激素治疗无效的乙型肝炎病毒相关性肾炎患者,结果前者 52.6％的患者 HBeAg 转阴,HBV-DNA 水平降低,蛋白尿减少。而后者治疗组 40％患者在治疗 4 个月和 6 个月后 HBeAg 转阴,对照组乙型肝炎病毒学标记物持续阳性;3 个月后治疗组所有患者尿蛋白转阴,而对照组 50％的患者仍存在大量蛋白尿,另 50％患者尿蛋白量有波动。国内学者对 12 例经肾活检确诊的儿童乙型肝炎病毒相关性肾炎患者(病理类型包括膜性肾病、膜增生性肾小球肾炎和系膜增生性病变)给予 IFN-α 治疗(1MU,隔日 1 次,疗程 6 个月),结果显示 5 例患者尿蛋白转阴,3 例明显减少,10 例 HBeAg 阳性患儿中 4 例转阴。IFN-α 对乙型肝炎病毒相关性肾炎的治疗效果具有显著的个体差异,可能与 HBV 抗原抗体复合物沉积类型、乙型肝炎病毒相关性肾炎的病理类型、HBV 感染的时期及机体免疫清除能力等因素有关。

2. 核苷类似物

核苷类似物的效应靶位为病毒聚合酶,对 HBV-DNA 有很强的抑制作用,是可逆的,停药后 HBV 又可由 cDNA 模板开始复制。只要 HBV 不发生耐药变异,维持治疗可以长期抑制病毒复制,但停药后容易复燃。

拉米夫定(Lamivudine)是目前临床广泛应用的核苷类似物,主要是通过干扰病毒聚合酶的产生来抑制 HBV 病毒复制。初期抑制 HBV-DNA 较 IFN-α 迅速。由于该药不抑制 HBeAg 合成,因此会出现 HBeAg＋/HBV-DNA 分离的现象。适应证较 IFN-α 广,除一般存在病毒复制的乙型肝炎患者外,对失代偿性肝硬化及重型肝炎病毒复制活跃时也可应用。

拉米夫定推荐用法:100mg,1 次/d,口服,如无耐药变异和病毒复制、转氨酶反跳等特殊情况,应长期维持。药物不良反应罕见。该药主要通过肾脏排泄,内生肌酐清除率(Ccr)低于 50ml/min 的患者需要减少剂量(Ccr 为 30～50ml/min 者减量至 50mg,15～30ml/min 者减量至 25mg,小于 15ml/min 者减量至 15mg)。

在核苷类似物中,拉米夫定的病毒耐药变异发生率最高。处于持续病毒复制状态的患者长期应用拉米夫定,病毒易发生耐药变异,容易形成临床拉米夫定耐药性。耐药变异的高危因素包括基础病毒水平高和治疗后病毒水平下降慢、HBeAg 持续阳性以及转氨酶持续升高等。

有学者试用拉米夫定治疗乙型肝炎病毒相关性肾炎患者,取得理想疗效。但是目前不主张 IFN-α 和拉米夫定联合用药。

3. 胸腺肽

胸腺肽是生物应答调节剂,通过增强细胞功能而调节免疫,可诱导 T 细胞分化成熟,增加 IL-2、IFN-α 等细胞因子产生,并增强 B 细胞的抗体应答,从而提高机体抗病毒免疫能力,抑制病毒复制。我国和美国药品监督局尚未批准该药作为独立的抗 HBV 药物,目前仅作为辅助用药。

推荐用法:1.6mg 或 $900\mu g/m^2$,每周 2 次,皮下注射,疗程 6 个月。胸腺肽与 IFN-α 或与核苷类似物联合治疗对初治病例或 IFN-α 治疗失败病例都能显著提高疗效,但病例数较少,尚无肯定结论。目前尚缺乏胸腺肽治疗乙型肝炎病毒相关性肾炎的研究报道。

4. 激素和免疫抑制剂

糖皮质激素的应用存在争议,多主张慎用,因激素虽可使部分患者获得短期缓解,但可削弱宿主清除病毒的能力,延迟中和抗体生成,促进 HBV 复制而加重病情,此外 HBV-MN 50% 可自然缓解,而且多数对激素不敏感(37 例 HBV-GN 中 34 例对激素治疗不敏感),因此多数不主张使用。不过,若病理类型为 HBV-MN Ⅰ～Ⅱ期或 MsPGN,且临床表现为肾病综合征(NS)者,且肝病病情稳定,血清 HBV 无复制(HBV-DNA、HBV-DNA 多聚酶、HBeAg 及高价 HBe-IgM 阴性)时可予泼尼松 1mg/(kg·d),4～6 周为一疗程,必要时加用环磷酰胺,但必须监测 HBV 复制指标及肝功能。雷公藤多苷为非特异性免疫抑制剂,临床上用于治疗 HBV-GN 有一定的疗效,配合干扰素治疗可提高肾病综合征的缓解率。

乙型肝炎病毒相关性肾炎属于免疫复合物介导的肾小球肾炎,有应用免疫抑制剂指征,但免疫抑制剂可能加快 HBV 复制,使肝炎病情恶化,有一定的风险。应根据患者个体情况慎重选用。一般仅应用于肝脏损害较轻或 HBV 无明显复制的患者,且对于存在病毒复制者应联合应用抗病毒药物。儿童乙型肝炎病毒相关性肾炎患者一般无肝炎临床表现,仅为病毒携带,应用免疫抑制剂的风险小于成人。应用免疫抑制剂目的在于阻断肾脏炎性反应,减轻肾脏病变,减少蛋白尿,保护肾功能。不建议长期大剂量应用免疫抑制剂。应用过程中须严密监测肝功能及 HBV 复制情况,必要时果断停用免疫抑制剂,以免加重肝脏病情。可选用霉酚酸酯、他克莫司或雷公藤多苷等。国内学者报道 18 例经肾活检确诊的乙型肝炎病毒相关性肾炎,随机分为 2 组,每组 9 例,治疗组采用霉酚酸酯(1.0～1.5g/d)联合糖皮质激素[(0.5～0.8)mg/(kg·d)],对照组仅给予相同剂量糖皮质激素,两组存在 HBV 复制者均给予 IFN-α 或拉米夫定,治疗 6 个月后显示治疗组尿蛋白显著低于对照组。

免疫抑制剂联合抗病毒药物治疗乙型肝炎病毒相关性肾炎的疗效及安全性有待进一步临床研究。

5. 非特异性降蛋白尿治疗

血管紧张素转换酶抑制剂(ACEI)/血管紧张素Ⅱ受体拮抗剂(ARB)、他汀类降脂药物、抗凝药物等对减少蛋白尿具有一定疗效,可以与抗病毒药物和免疫抑制剂联合应用。儿童乙型肝炎病毒相关性膜性肾病强调 ACEI/ARB 的应用,对降低蛋白尿、保护肾功能具有积极意义。临床表现为少量蛋白尿的乙型肝炎病毒相关性肾炎患者可以单独应用 ACEI/ARB 联合抗病毒治疗。非特异性降蛋白尿治疗乙型肝炎病毒相关性肾炎的疗效尚须进一步临床研究。

6. 对症处理

对症处理包括支持、抗凝、降压等,HBV-MN 者多伴高凝,可用肝素、尿激酶、双嘧达莫。

7. 中药治疗

针对乙肝病毒相关肾炎的毒侵、正虚、气郁、血阻病机,经用清热解毒,疏肝解郁,健脾益气,温补肾阳,滋阴柔肝、活血化瘀等治则有一定的疗效。中医药辨证治疗多以祛邪扶正、标本兼治为其原则,祛邪重点在于清热解毒利湿,扶正以补肾为主兼以益气。中药如黄芪、丹参、大黄等可提高机体的免疫功能,抑制炎症,改善细胞代谢,对 HBV-GN 有益处,但需依患者情况辨证论治才能取得好的疗效。许多 HBV-GN 湿热较重,要注重清热解毒。

(崔英春)

参 考 文 献

1 杨光,王金泉.乙型肝炎病毒相关性肾炎.见黎磊石,刘志红主编.中国肾脏病学.第1版.北京:人民军医出版社,2008,720~729

2 汤力,陈香美,赵威,等.霉酚酸酯治疗乙肝病毒相关性肾炎的临床研究.北京医学,2005,27:166~169

3 杨光,唐政.儿童乙型肝炎病毒相关性膜性肾病.肾脏病与透析肾移植杂志,2004,13:295~298

4 林丹华,陈洪,徐海山,等.一清胶囊联合雷公藤多苷治疗乙型肝炎病毒相关性肾炎32例.临床观察、中药药理与临床,2005,21(6):83~84

5 庄永泽.乙型肝炎病毒相关性肾炎的治疗进展.中国中西医结合肾病杂志,2008,9(7):646~648

6 Bhimma R,Coovadia HM,Kramvis A,et al. Treatment of hepatitis B virus-associated nephropathy in black children. Pediatr Nephrol. 2002,17:393~399

7 Lin CY. Treatment of hepatitis B virus-associated membranous nephropathy with recombinant alpha-interferon. Kidney Int,1995,47:225~230

第 6 节　丙型肝炎病毒相关性肾病

丙型肝炎病毒(hepatitis C virus,HCV)感染能引起慢性肝病,但同时也会有多种肝外表现,如混合的冷球蛋白血症(mixed cryoglobulinemia)、淋巴增生性疾病和肾脏疾病。丙型肝炎病毒相关性肾炎(HCV associated glomerulonephritis,HCV-GN)是 HCV 感染介导的免疫复合物性肾小球肾炎,临床表现差异较大,可表现为尿检异常、肾病范围蛋白尿、镜下和(或)肉眼血尿、高血压、肾功能不全,甚至表现为急进性肾炎综合征。膜增生性肾小球肾炎(membranoproliferative glomerulonephritis,MPGN)合并 Ⅱ 型冷球蛋白血症即为 HCV 相关性肾炎的最主要的类型。另外还包括一些不常见的肾小球肾炎类型,如 MPGN 不合并冷球蛋白血症、膜性肾病、局灶节段性肾小球硬化、增生性肾炎、肾脏血栓微血管病相关的 anticardiolipin 抗体、免疫类晶体肾小球病等。

一、发病机制

丙型肝炎病毒相关性肾炎发病机制尚不明确,目前认为该病是由免疫复合物所介导,包括非混合性冷球蛋白免疫复合物介导和混合性冷球蛋白介导。

1. 非混合性冷球蛋白介导

HCV 感染可诱发特异性的体液免疫应答反应,感染后机体产生抗 HCV 中和抗体,进而形成循环免疫复合物(circulation immune complex,CIC),主要为 IgG 型 CIC,可在肾小球沉积并激活补体,导致肾小球肾炎。此外,也可出现肾小球原位免疫复合物沉积。免疫复合物主要沉积在肾小球毛细血管襻内皮下和系膜区,形成 I 型膜增生性肾小球肾炎,少数可沉积于上皮侧,形成膜性病变或 III 型膜增生性肾小球肾炎。沉积的部位和多少与免疫复合物分子大小、亲和性以及机体对免疫复合物的清除能力有关。

2. 混合性冷球蛋白介导

冷球蛋白也是一种免疫复合物,主要成分是免疫球蛋白,此外还有抗原(如纤维蛋白原、HCV 等)、补体等成分。在低温时自然沉淀,加热后又溶解。混合性冷球蛋白常与补体结合,故混合性冷球蛋白血症可伴有低补体血症。HCV 感染是混合性冷球蛋白血症常见原因,70%～90%膜增生性肾小球肾炎合并 II 型混合性冷球蛋白血症者存在 HCV 感染。冷球蛋白可以导致全身系统性损害(包括肾小球肾炎)。其主要致病机制包括:①冷球蛋白在小血管沉积形成血栓,引起远端缺血症状(雷诺现象);②冷球蛋白作为免疫复合物沉积于小血管,激活补体级联反应,引起系统性免疫复合物性血管炎(皮肤紫癜、黏膜溃疡、中枢神经系统损害等);③IgM-κ 与肾小球系膜基质具有很强的亲和力,致使冷球蛋白沉积于肾小球,损伤内皮细胞,介导局部白细胞渗出,引起肾小球肾炎(冷球蛋白介导肾小球肾炎)。

二、肾脏病理

1. 光镜

丙型肝炎病毒相关性肾炎的病理改变以 I 型膜增生性肾小球肾炎最为多见,光镜下肾小球弥漫性肿胀,系膜细胞和基质高度增生,肾小球分叶或系膜结节样病变。弥漫毛细血管内增生,导致毛细血管腔狭窄,可见基底膜增厚,银染色可见肾小球周边毛细血管襻系膜插入,形成"双轨"现象。与特发性膜增生性肾小球肾炎不同之处在于肾小球内炎性细胞浸润更突出,"双轨"分布较局限,部分病例可出现毛细血管襻坏死或新月体形成。其次为 III 型膜增生性肾小球肾炎光镜下改变是在 I 型的基础上增加上皮侧嗜复红物沉积,部分患者有"钉突"形成(银染)。丙型肝炎病毒相关性膜性肾病的病理改变与原发性膜性肾病类似,但伴有系膜增生,部分患者小管间质慢性化病变重。其他少见的光镜下病理改变包括毛细血管内增生、毛细血管襻塌陷、襻坏死,新月体形成及肾小球内炎性细胞浸润等。

合并混合性冷球蛋白血症的患者肾小球毛细血管襻腔内常见由冷球蛋白组成的"血栓",常伴单核细胞和中性粒细胞浸润。内皮下可见大量沉积物,大小不一,有的呈节段性,有的则为球性,可占据整个肾小球毛细血管襻,HE 染色时为嗜伊红性,PAS 呈强阳性,Masson 三色染色为红色,非嗜银,刚果红染色阴性。沉积物中常见单个核细胞。近 30％肾活检标本中见叶间动脉和小动脉的血管病变,包括坏死性小动脉病变,内皮下沉积物等,一般仅有轻微的炎症反应。

2. 免疫荧光

免疫荧光可见免疫球蛋白及补体呈颗粒状弥漫沉积于血管襻和系膜区,沉积的免疫球蛋白以 IgG 最常见,其次为 IgM 和 IgA。几乎所有病例都存在补体 C_3 的沉积,部分病例可见 C_4、$C1q$ 的沉积。

合并混合性冷球蛋白血症者通常是 IgM、IgG 沉积于肾小球毛细血管襻,且 IgM 常伴有 κ 轻链的沉积,肾小球毛细血管襻及襻腔内可伴有补体 C_3、C_4、$C1q$ 及纤维素的沉积,IgA 沉积较少见。

三、临床表现

丙型肝炎病毒相关性肾炎临床表现分为肾脏损害、肝脏损害等方面,合并混合性冷球蛋白血症者还会出现相应的其他系统性损害。

1. 肾脏损害

临床表现差异较大,可表现为尿检异常、肾病范围的蛋白尿、镜下和(或)肉眼血尿,部分患者伴有肾功能减退,甚至表现为急进性肾炎综合征。超过半数患者会出现较严重的高血压。肾脏损害是混合性冷球蛋白血症最严重的并发症,出现肾功能不全时预后较差。

2. 肝脏损害

大多数患者存在慢性肝炎,表现为乏力、厌食、腹胀、腹泻、肝区钝痛、黄疸等症状。随病程迁延可进展至肝硬化,出现腹水、脾大、静脉曲张等肝硬化相应表现,部分患者发生肝细胞性肝癌。

3. 其他系统性损害

合并混合性冷球蛋白血症者几乎所有患者出现紫癜,常发生于双下肢,少数患者见于臀部、躯干,极少数可见于面部,呈间歇性反复发作,不痒,消退后可留有色素沉着,严重的紫癜可发展为皮肤和黏膜溃疡,紫癜和溃疡的病理改变均为血管炎。其他系统性损害表现多样,如发热,关节炎、腹痛和雷诺现象等。

四、治 疗

1. 一般治疗

对有水肿、大量蛋白尿、血尿、高血压或肾功能不全者都应该强调休息，避免过度劳累。大量蛋白尿或肾功能不全的患者饮食上需要限制蛋白摄入，以延缓肾脏病变进展，可给予 0.6g/(kg·d)优质蛋白联合 α-酮酸(150～200)mg/d。摄入足够的维生素、电解质和微量元素(尤其是锌)，避免摄入过多的脂肪。对于水肿和高血压明显者宜予以低盐饮食，并注意每日出入水量。在治疗中尽量避免应用对肝、肾功能有损害的药物，最大限度地保护肝、肾功能。水肿较明显者可应用利尿剂消肿，常用的有双氢克尿噻、呋塞米、螺内酯等。对于血压较高者，常常选择单独应用血管紧张素转换酶抑制剂或者联合血管紧张素受体拮抗剂来控制血压，且可以发挥降低蛋白尿的作用。如果血压控制仍不理想，可联合应用其他种类的降压药物以维持血压在适当的范围。高脂血症者须应用 HMG-CoA 还原酶抑制剂降低血脂水平。

2. 抗病毒治疗

通过抗病毒治疗清除患者血清中的 HCV 是治疗丙型肝炎病毒相关性肾炎的主要手段。干扰素是公认有效的抗 HCV 药物。大量临床研究结果显示，干扰素-α(IFN-α)可有效治疗慢性丙型肝炎，疗效呈剂量依赖性，但是中断治疗后大多复发。聚乙二醇干扰素(pegylatedIFN，PEG-IFN)显著增加治疗慢性丙型肝炎的疗效，停药后，持久病毒学应答(持续性 HCV 标志转阴)率为 20％～45％，约为 IFN-α 的 2 倍。研究发现，PEG-IFN 与利巴韦林(ribavirin)联合治疗方案的疗效较单独应用 IFN-α 优越，停药后的持久病毒学应答率可达 49％～61％。因此 PEG-IFN 联合利巴韦林的治疗方案为目前丙型肝炎的标准治疗方案，也是疗效最好的方案。PEG-IFN 和利巴韦林的剂量及疗程与疗效呈正相关，适当加大两种药物的剂量并延长疗程有助于提高疗效，对难治性病例具有重要意义。现行的慢性丙型肝炎标准治疗方案依据基因型(1 型，2 型和 3 型)确定，推荐个体化治疗原则。2 型、3 型的患者只需要常规剂量：PEG-IFN 每周 0.75μg/kg，利巴韦林 15mg/(kg·d)，并根据血药浓度调整剂量，将谷浓度维持在 10～15mmol/L，疗程 24 周，可获得很高的持久应答率(73％)。而 1 型 HCV 感染者的治疗效果较差，往往需要更大剂量的 PEG-IFN(每周 1.5μg/kg)，联合利巴韦林，延长疗程(≥48 周)。

PEG-IFN 联合利巴韦林在丙型肝炎病毒相关性肾炎治疗中已经显示出较好的疗效。Bruchfeld 等观察 7 例丙型肝炎病毒相关性肾炎患者，4 例接受 IFN-α 联合利巴韦林治疗，2 例接受 PEG-IFN 联合利巴韦林治疗，1 例由于不能耐受 IFN-α 而单纯接受利巴韦林治疗。利巴韦林谷浓度控制在 10～15mmol/L。停止抗病毒治疗后 5 例患者病毒阴转，持续 6～32 个月，1 例患者在停止抗病毒治疗 3 个月后复发，单一接受利巴韦林治疗者病毒学持续阳性。所有患者血清白蛋白恢复正常，尿蛋白减少。3 例患者肾小球滤过率增加，另 4 例肾功能稳定。Rossi 等发现联合治疗不仅减少蛋白尿，肾脏病理改变也减轻。Alric 等对 18 例丙型肝炎病毒相关性膜增生性肾小球肾炎合并混合性冷球蛋白患者采用 IFN 联合利巴韦林治疗，所有患者既往均接受呋塞米(速尿)治疗,部分患者接受血管紧张素转换酶抑制剂、血浆置换或激素治疗,其中 14 例接受 IFN-α(3MU,每周 3 次),4 例接受 PEG-IFN(每周 1.5μg/kg)利巴韦林 600~1000mg/d,平均治疗 18 个月(6~24 个月),平均随访 16.7 个月(6~30 个月)。同时以 7 例未接受抗病毒治疗者为对照。结果联合治疗组 67% 患者病毒转阴,其中 PEG-IFN 联合利巴韦林治疗者中有 3 例(75%)病毒转阴。抗病毒治疗者蛋白尿与血清冷球蛋白均明显减少;病毒转阴者血清白蛋白较未阴转者或对照组明显增高。无论是否接受抗病毒治疗,也不论抗病毒治疗后血清病毒是否转阴,所有患者肾功能保持稳定。笔者据此推荐抗病毒治疗应持续 48 周,在血清 HCV-RNA 转阴后,血清冷球蛋白血症仍会持续一段时间。该联合疗法治疗丙型肝炎病毒相关性肾炎的疗效和安全性尚有待大样本临床研究证实。

PEG-IFN 的药物不良反应与 IFN-α 类似,在病情较重及老年患者中比 IFN-α 更显著。此外,在部分丙型肝炎病毒相关性肾炎肾移植患者,干扰素可能诱发排斥反应,应用时须慎重。利巴韦林主要不良反应仍为溶血性贫血,此时应将利巴韦林减量,同时加用铁剂与促红细胞生成素。

3. 免疫抑制和血浆置换治疗

传统免疫抑制剂治疗包括糖皮质激素和细胞毒药物等,这些药物并非适用于所有丙型肝炎病毒相关性肾炎患者,只有表现为大量蛋白尿和(或)进行性肾功能减退的重症丙型肝炎病毒相关性肾炎患者才考虑传统免疫抑制治疗。可以考虑:①甲泼尼龙:0.5~1.0g/d,连续 3 天,后续泼尼松 60mg/d,在 2~3 个月内缓慢减量;②环磷酰胺:2mg/(kg·d),疗程 2~4 个月;③血浆置换:每次 3L,每周 3 次,连续 2~3 周,适用于伴混合性冷球蛋白血症者。在治疗过程中须注意监测患者免疫功能和病毒复制状态,尽量避免长期应用,以减少感染、肝炎复发等药物不良反应。

4. 单克隆抗体治疗

利妥昔单抗是一种人鼠嵌和的能与 CD20 抗原反应的单克隆抗体,能够直接并选择性的作用于 B 细胞,对 B 细胞非霍奇金淋巴瘤的患者有效并有很好的耐受性。最近利妥昔单抗被用来治疗混合性冷球蛋白血症和 HCV 相关性冷球蛋白血症。MPGN. Zaja 等应用利妥昔单抗 375mg/m²,疗程 4 周治疗 HCV 相关性冷球蛋白血症 MPGN,其中 2 例患者对传统治疗(包括 IFN-α、血浆置换、类固醇以及环磷酰胺或 2-chlorodeoxyadenosyne)无效,结果 1 例最近出现肾小球肾炎的患者尿蛋白和红细胞很快消失,HCV RNA 的滴度下降不明显;另 1 例患者因出现视网膜动脉血栓而停止治疗,没能观察到改善的状况。肾外系统性损害均明显缓解,包括皮肤血管炎(溃疡、紫癜、荨麻疹)、外周神经病变症状、关节痛及发热。血清类风湿因子与冷球蛋白水平下降,C_4 增加,而 HCV-RNA 滴度无变化。Roccatello 等用利妥昔单抗治疗 6 例 HCV 相关性冷球蛋白血症 MPGN 患者,1 例患者接受标准的为期 4 周的治疗,另 5 例在标准治疗方案的基础上在第 1、2 月时各多输注 1 次利妥昔单抗,结果所有患者的尿蛋白均减少,2 例患者的血清肌酐水平降低,1 例上升,余 3 例保持不变,所有患者的 HCV 滴度都下降或保持不变。Base 等发现利妥昔单抗对 HCV 阳性或阴性冷球蛋白血症相关性 MPGN 肾移植受者有益,但会出现较多感染并发症,这可能与这些患者的 T 细胞和 B 细胞的功能缺陷有关,目前还需要进一步随机对照的研究来明确利妥昔单抗的确切指征、剂量以及对丙型病毒性肝炎的长期疗效。该药的不良反应包括心动过缓、低血压、视网膜动脉栓塞、胃肠道症状、血小板和中性粒细胞减少、纯红细胞再生障碍性贫血、溶血性贫血、变态反应(引发支气管痉挛和血管神经性水肿)以及糖代谢紊乱等。其优点为可以避免大量免疫抑制剂及其不良反应,且无直接的致癌作用,应用相对安全。

目前还需要有关前瞻性随机对照的循证医学指南来指导治疗 HCV 相关性肾小球肾炎。

（崔英春）

参 考 文 献

1 Cacoub P,Costedoat-Chalumeau N,Lidove O,et al. Cryoglobulinemia vascultis. CurrOpin Rheumato,2002, 14:29~35

2 DA' mico G. Renal involvement in hepatitis C infection:cryoglobulinemic glomerulonephritis. Kidney Int, 1998,54:650~671

3 Morales J,Morales E,AndresA,et al. Glomerulonephritis associated with hepatitis C virus infection. CurrOpin-Nephrol Hypertens,1999,8:205~211

4 Stehman-breen C,Alpers CE,Fleet WP,et al. Focal segmentalglomerular sclerosis among patients infected with hepatitis Cvirus. Nephron,1999,81:37~40

5 Johnson RJ,Gretch DR,Couser WG,et al. Hepatitis C virus-associated glomerulonephritis. Effect of alpha-intenferon therapy. Kidney Int,1994,46:1700~1704

6 Baid S,Pascual M,Williams Jr WW,et al. Renal thrombotic microangiopathy associatedwith anticardiolipin antibodies in hepatitis C positive renal allograft recipients. J Am Soc Nephro,1999,10:146~153

7 Markowitz GS,Cheng JT,Colvin RB,et al. Hepatitis C viral infection is associatedwith fibrillary glomerulonephritis and immunotactoidglomerulopathy. JAm SocNephrol,1998,9:2244~2252

8 杨光,王金泉．丙型肝炎病毒相关性肾炎．见:黎磊石,刘志红主编．中国肾脏病学．北京:人民军医出版社,2008,730~737

9 孙雪鹏,汪年松．丙型肝炎病毒相关性肾小球肾炎的治疗研究进展．临床肝胆病杂志,2008,24(2): 127~129

10 陈越,钟一红．丙型肝炎病毒相关性肾小球肾炎的治疗研究进展,2007,19(1):8~9

11 Zaja F,De Vita S,Mazaro C,et al. Efficacy and safety of rituximab in type Ⅱ mixed cryoglobulinemia. Blood,2003,101:3827~3834

12 Roccatello D,Baldovino S,Rossi D,et al. Long term effects of anti-CD20 monoclonal antibody treatment of cryoglobulinaemic glomerulonephritis. Nephrol Dial Transplant,2004,19:3054~3061

第 7 节　肾综合征出血热

肾综合征出血热(hemorrhagic fever with renal syndrome，HFRS)是由汉坦病毒(hanta-virus)感染引起的广泛小血管和毛细血管损伤，以鼠类为主要传染源的急性自然免疫源性疾病，又称为流行性出血热(epidemic hemorrhagic fever，EHF)。主要表现为发热、低血压休克、出血和肾损害。

一、病　因

汉坦病毒至少可分为 11 型，其中我国流行的主要是汉滩病毒(野鼠型)和汉城病毒(家鼠型)。汉坦病毒的储存宿主和传染源是鼠类，当其感染后，病毒可随尿、粪、唾液及血液排出体外，当人从呼吸道吸入、消化道食入或皮肤黏膜破损处直接接触污染物后，即可能被感染。此外，也可通过虫媒传播或垂直传播。

肾脏是 HFRS 病程中主要的受损器官。HFRS 导致的急性肾衰的原因为肾小球和肾小管的损伤，而肾小管的损伤比较明显，也是引起急性肾衰的主要原因。肾小管损伤包括肾小管上皮细胞的肿胀、变性、坏死和脱落以及管腔阻塞等。

二、临床表现

HFRS 在临床上突出的表现是发热、出血和肾损害，而早期较为特殊的表现有"三红"(颜面、颈部和上胸部皮肤显著充血、潮红，似醉酒貌)、"三痛"(头痛、腰痛和眼眶痛)。典型患者可经历五个阶段：发热期、低血压期、少尿期、多尿期及恢复期。全程一般 4～6 周，但恢复期有时可持续数月。

1. 发热期

发热是最早出现的必有症状，起病急骤，一般在 39～40℃之间，热型以弛张型为多。此期肾脏损害主要表现为蛋白尿，通常在发病的 3～5 天出现，可伴有镜下血尿、肌酐清除率下降，部分患者血肌酐和尿素氮升高。

2. 低血压期及少尿期

低血压期与少尿期常无明显界限，可接踵而来、同时存在或直接进入少尿期，此两期较危险。除了低血压、少尿，还可表现有尿中膜状物。因休克和急性肾衰从而引起水电解质紊乱、酸中毒、肺水肿、消化道症状(如呃逆、恶心、呕吐、腹胀、腹痛、腹泻等)、神经系统症状(如脑疝)等。

3. 多尿期及恢复期

多尿期的长短与肾损害的严重程度相关。多尿期尿量增多,可达 4000～8000ml/d,甚至更多,然后进入恢复期。

另外,出血可见于任何一期,表现不一,可仅表现为出血点,严重的可有消化道出血、脑出血、甚至 DIC。

三、肾脏病理表现

1. 大体解剖

肾脏增大,脂肪囊水肿、出血,皮质苍白,髓质充血、出血、肿胀发紫。

2. 光镜

肾脏小血管内皮细胞肿胀、变性、坏死,管壁不规则收缩和扩张,最后纤维素样坏死和崩解;肾髓质间质水肿、出血及炎细胞浸润,后期可有轻度纤维化;肾小管上皮细胞不同程度变性,严重者出现肾小管坏死,管腔内有较多红细胞和管型;肾小球系膜细胞和基质轻度增生。

3. 免疫荧光

IgG、IgM、C_3 呈颗粒样沉积于肾小球毛细血管壁和系膜区、肾小管上皮细胞和基底膜、小血管壁及肾间质。

4. 电镜

在肾小球基底膜内、内皮下及系膜区,偶可在上皮下、肾小管基底膜内见到电子致密物。

四、实验室检查

1. 尿常规

可见显著蛋白尿,还可有红细胞、管型或膜状物。

2. 血常规

不同时期变化不同,中性粒细胞明显左移,可出现幼稚细胞,异型淋巴细胞增多,一般在 10%～20%。血小板可不同程度降低,并有异型、巨核血小板出现。红细胞和血红蛋白先上升,至少尿期下降。

3. 生化

血肌酐、尿素氮增高,二氧化碳结合力降低,少尿期达高峰,之后逐渐下降。血钾在发热期及休克期降低,少尿期上升为高血钾,多尿期又降低。

4. 凝血功能

血小板减少,有 DIC 者可表现为低凝血和继发性纤溶亢进。

5. 特异性血清学检查

对临床不典型的患者尤有助于诊断。检测方法有间接免疫荧光试验、酶联免疫吸附试验、酶标 SPA 组化试验、血凝抑制试验、免疫黏附血凝试验、固相免疫血球吸附试验及固相放射免疫试验等。特异性 IgM 阳性或发病早期和恢复期两次血清特异性 IgG 抗体效价递增 4 倍以上,均有确诊价值。

五、诊　断

(1)流行病学特点:多于春秋季节发病,有与鼠类接触或曾食用鼠类排泄物污染的食物史,进入疫区或两个月内有疫区居住史。

(2)起病急,有发热、"三红"、"三痛",咽部、腋下、前胸等部位可见出血点,伴有消化道症状,并逐渐出现低血压、少尿及多尿,表现为急性肾衰。病程中经历发热、低血压、少尿、多尿及恢复期五期。

(3)实验室检查可见尿蛋白、尿白细胞、尿红细胞,血白细胞总数增高、异常淋巴细胞、血小板降低,尿素氮及肌酐水平逐渐增高,特异性 IgM 阳性或发病早期和恢复期两次血清特异性 IgG 抗体效价递增 4 倍以上。

六、治　疗

HFRS 必须尽早采取综合治疗,基本原则是"三早一就"(早发现、早休息、早治疗和就近治疗),把好"五关"(休克、肾功能衰竭、大出血、肺水肿、继发感染),是提高治愈率的关键。

(一)发热期的治疗

1. 一般治疗

患者应严格卧床休息,就地治疗,给予高热量、高维生素、半流质易消化的饮食,补充足量液体,预防休克,保证肾血容量灌注,减轻损伤。对于高热的患者,给予物理降温,慎用发汗退热的药物,避免出汗后致血容量不足,引起休克。

2. 液体疗法

发热期时由于特有的血管损害,导致血浆大量渗出及出血,加上患者高热、食欲不振、呕吐、腹泻等原因,引起大量体液丧失,导致有效循环血量不足、电解质平衡失调、血液渗透压开始下降,引起内环境紊乱。此期应根据患者体温、血液浓缩情况、血压以及电解质水平,补充足够的液体和电解质,输液以等渗盐液为主,常用平衡盐液、葡萄糖盐水等。对于有少尿倾向的患者,应区别是肾性还是肾前性,合理补液。

3. 激素疗法

肾上腺皮质激素具有抗炎、抗渗透、抗休克、保护血管壁、促血小板再生的作用,并能稳定溶酶体膜、降低体温中枢对内源性致热源的敏感性等,早期应用对于降体温、减轻中毒症状、缩短病程均有一定的效果。中毒症状重者可应用氢化可的松 $100\sim200mg$ 或地塞米松 $5\sim10mg$ 加入液体稀释后静点,疗程一般为 $3\sim4$ 日。高热持续不退,尤其是发热、低血压期重叠者可适当加大剂量。但激素可促进胃酸分泌增加,易引起应激性溃疡,进而损伤血管,抑制凝血因子形成,加剧凝血功能障碍,使血管脆性和通透性增高,所以要慎用。

4. 免疫药物治疗

环磷酰胺为免疫抑制剂,主要抑制体液免疫反应。早期应用可减少抗体产生和免疫复合物形成,从而减轻病情,晚期应用则效果差。应用时将环磷酰胺 $300mg$ 溶于生理盐水 $30ml$,静脉注射,每日 1 次,疗程 $3\sim4$ 日。

植物血凝素(PHA)为免疫增强剂,能增强 T 细胞功能,促进淋巴母细胞转化。将 PHA $20mg$ 溶于葡萄糖液静脉滴注,每日 1 次,疗程 $3\sim4$ 日。

其他免疫药物有阿糖胞苷、转移因子、小牛胸腺素、聚肌胞等,均有一定效果。

5. 抗病毒治疗

病毒唑为一种人工合成的广谱抗病毒药物,对 RNA 和 DNA 病毒均有作用,而对本病毒最为敏感,应早期应用,应用时将病毒唑 $1000mg$ 溶于葡萄糖溶液中静点,每日 1 次,连用 3 天。但此药大剂量可引起贫血、白细胞减少等血液系统病变,停药后可恢复,孕妇忌用,严重贫血者慎用。

另外还可应用干扰素以及干扰素诱生剂聚肌胞,可作用于正常细胞产生抗病毒蛋白,从而抑制病毒复制,同时增强吞噬系统的吞噬功能,促进抗体形成。干扰素 20 万~100 万单位,肌内注射,每日 2 次,连用 3 天;聚肌胞 $2\sim4mg$,肌内注射,每日 1 次;或 $10mg$ 加入溶液中静脉滴注,每日 1 次,连用 3 天。

6. 抗凝治疗

根据出血情况,酌情选用止血药物。当有 DIC 指征者,在检验的监测下,可给予肝素治疗。早期应避免使用抗纤溶药物。

7. 甘草酸苷制剂治疗

此药具有皮质激素样作用,而无其副作用,且有抗过敏作用,还可诱生血清中 γ-干扰素,提高单核-吞噬细胞功能。将甘草酸苷制剂 $60\sim80ml$ 加入溶液中静脉滴注,每日 1 次,5~10

天为一个疗程。

8. 中医中药治疗

丹参为活血化瘀药物,其作用有:①增加红细胞膜表面电荷,防止红细胞聚集,降低血液黏滞度,防止 DIC 和抑制纤溶的发生;②解除血管痉挛,提高微循环灌注量,改善微循环障碍。将丹参注射液 24g 加入葡萄糖溶液中静脉滴注,每日 1～2 次,疗程 3～4 天。

黄芪为补气药物,有增强细胞免疫功能的作用。将黄芪注射液 24g 溶于葡萄糖液中静脉滴注,每日 1 次,疗程 3～4 天。

(二)低血压期的治疗

一旦休克发生,应针对休克发生的病理生理变化,积极补充血容量,调整血浆胶体渗透压,纠正酸碱平衡,调节血管舒缩功能,消除红细胞、血小板聚集,防止 DIC 形成,提高心脏搏出量,维护重要脏器功能等。

1. 补充血容量及调整血浆胶体渗透压

早期补充血容量是治疗低血压休克的关键性措施,应早期、快速、适量补充平衡盐液及胶体液。在治疗休克过程中,应监测患者血浆胶体渗透压,低者应先输注胶体液。血浆胶体渗透压明显降低,血管内液体大量流向组织间隙,造成血管内血容量急剧下降,组织间隙组织液迅速增加。重型休克或血管渗出现象特别显著者,若单纯输晶体液,血浆胶体渗透压将进一步下降,大量液体又迅速渗出血管外,以致造成血压不稳和内脏、浆膜腔进行性水肿的恶性循环,还易诱发肺水肿等。

常用的溶液为 10% 低分子右旋糖酐。此药有扩充血容量、提高血浆渗透压、抗血浆外渗、减少红细胞与血小板的聚集、改善微循环、改善组织灌注和渗透性利尿的作用。首次可用 200～300ml 快速滴注,维持收缩压在 100mmHg 左右,然后根据血压、脉压差、血红蛋白值、末梢循环和组织灌注的动态变化,决定滴注速度和用量。一般以每日输注 500～1000ml 为宜。超过此数量时,可配用平衡盐液或 5% 葡萄糖盐水、葡萄糖液等,每日补液总量一般不超过 2500～3000ml。快速补液应注意液体温度及患者的心肺功能,对于老年人心功能不全者,应适当减慢补液速度。

必要时应及时输注新鲜血或血浆 300～400ml/次,调整血浆胶体渗透压,减轻组织水肿,使血压稳定恢复,将有利于及时逆转休克,保护肾功能。

2. 纠正酸碱平衡

休克时常伴有代谢性酸中毒。酸中毒时可降低心肌收缩力和血管张力,并可影响血管对儿茶酚胺的敏感性,因此纠正酸中毒是治疗休克的重要措施之一。可应用 5% 碳酸氢钠,用量不宜过大,24 小时内用量不超过 800ml,以防钠潴留加重组织水肿及心脏负担。治疗过程中根据情况调整剂量。

3. 血管活性药治疗

此类药物一般不宜早期使用,如血容量基本补足,血红蛋白量恢复正常,而休克仍得不到纠正时,则应及时加用血管活性药物,以调整血管舒缩功能,从而中断休克的恶性循环。

血管活性药物有血管收缩药和血管扩张药两类,根据休克类型来选用。

(1)血管收缩药物:适用于血管张力降低的患者。出血热休克以小血管扩张为主的温暖型休克为多见,一般采用血管收缩药如去甲基肾上腺素、间羟胺、麻黄碱等。①去甲基肾上腺素:常用剂量为 0.5～1mg 置于 100ml 液体中静脉滴注。②间羟胺(阿拉明):常用量为 10mg 置于 100ml 液体中静脉滴注。③麻黄碱:应用量为 10～20mg 置于 100ml 液体中静脉滴注。

(2)血管扩张药物:适用于冷休克病例,应在补足血容量的基础上给予。常用者有:①β-受体兴奋剂:多巴胺,常用量为 10～20mg 置于 100ml 液体中静脉滴注,滴速为每分钟 2～5μg/kg。②α-受体阻滞剂:苄胺唑啉,常用量为 0.1～0.2mg/kg 置于 100ml 液体中静脉滴注。

(3)血管活性药物的联合应用:一种血管活性药物的效果不明显时,可考虑联合应用,缩血管药物和扩血管药物合用,如去甲肾上腺素＋苄胺唑啉、间羟胺＋多巴胺、去甲肾上腺素＋多巴胺等,有利于疏通微循环,并增强升压效果。

4. 肾上腺皮质激素

休克时也可给予氢化可的松 200～300mg 或地塞米松 5～10mg 静脉滴注。

5. 其他

在心功能不全而持续休克者可应用强心药物,常用者为毛花苷丙 0.2～0.4mg 加入溶液中稀释后静脉缓慢推注。如伴有 DIC 或继发纤溶发生,应结合实验室检查给予肝素或抗纤溶药物治疗。

(三)少尿期治疗

患者出现少尿时,必须严格鉴别是肾前性少尿还是肾性少尿,确定为肾性少尿后,则可按照急性肾衰竭处理。治疗原则是稳定内环境,促进利尿,保护肾功能,防治尿毒症、酸中毒、高血容量、出血、肺水肿等并发症。

1. 一般治疗

一方面给予高热量、高维生素半流质饮食,为减缓氮质血症发展,每日糖量不少于 200g,必要时可加用适量胰岛素,还可应用能量合剂如辅酶 A、ATP 及细胞色素 C 等,同时给予蛋白合成激素如苯丙酸诺龙等。另一方面限制入液量,可根据患者排出量决定摄入量,即前一日尿量、大便与呕吐物量加 500～700ml 为宜,应以高渗糖为主。当发生无尿时,液体要严格控制,24 小时进液量不宜超过 1000ml,并以口服为主。少尿时多有高血钾,一般应限制含钾药剂的应用。少尿期血钠降低多为稀释性低钠,不需补钠。若出现酸中毒,则酌情应用碳酸氢钠。

2. 促进利尿

一般宜早期应用。可选用：①利尿合剂(咖啡因 0.25～0.5g、氨茶碱 0.25g、维生素 C 1～2g、普鲁卡因 0.25～0.5g、氢化可的松 25mg)溶于 25%葡萄糖液 300ml 中静脉滴注，每日 1 次。②呋塞米：20～200mg/次静脉推注。③利尿酸钠：剂量为 25～50mg/次，肌注或静脉推注，在肾实质严重损害时，往往无效，不宜盲目加大剂量，效果不显著则应停止使用，尽早透析治疗。

3. 导泻疗法

本法可使体内液体、电解质和尿素氮等通过肠道排出体外，对缓解尿毒症、高血容量综合征等有较好的效果，且使用方法简便，副作用小，是目前治疗少尿的常用方法之一。常用：①20%甘露醇 250～350ml 一次口服。效果不显时，可加用 50%硫酸镁 40ml 同服。②大黄 30g，芒硝 15g。将前者泡水后冲服后者，也可与甘露醇合用。

4. 肾脏替代疗法

(1)连续性血液净化治疗：现代观点针对此病需行肾脏替代治疗时应首选连续性血液净化(CBP)，包括多种治疗模式，有设备的单位可以根据患者进行个体化选择，尤其对于伴有多器官功能障碍，特别是呼吸窘迫综合征等重症患者，更应尽早采用 CBP。CBP 治疗肾综合征出血热患者具有明显的优势：①能更好地替代肾功能，更好地维持水、电解质和酸碱平衡，纠正氮质血症；②患者无需限制蛋白的摄入量，为营养支持创造条件，可行肠内、肠外营养治疗，以利于脏器功能的恢复；③血流动力学稳定，容量负荷缓慢纠正，可预防肺水肿，避免体内容量变化过大或反复低血压；④使用合成膜滤器，血-膜反应小，而且通透性和吸附能力强，可持续滤过和吸附各种中大分子的炎性介质，使炎症反应减轻，血流动力学更稳定；⑤可明显改善单核细胞的分泌功能，重建机体免疫系统内稳功能。

(2)常规透析疗法：可排除血中尿素氮和过多水分，纠正电解质和酸碱平衡失调，为肾脏修复和再生争取时间，可根据患者情况选择腹膜透析和血液透析。应用指征为经利尿等治疗无效，尿量持续减少，血尿素氮与肌酐持续增高；高钾血症；高血容量综合征；严重出血倾向者；病情进展迅速，早期出现意识障碍。

①腹膜透析：操作时应严格执行消毒隔离制度，防止继发感染，并保持管道通畅。透析期间蛋白质丢失较多，应适当补充白蛋白、血浆等，以防止发生低蛋白血症。腹膜透析需行腹膜透析置管术，待患者肾功能恢复后还需拔管，对腹部损伤较大。

②血液透析：优点是比腹膜透析作用快，效果好，短期内可清除尿素氮等毒素，可迅速使尿毒症缓解。缺点是肝素化时易引起出血，因此出血倾向严重者应行无肝素血液透析。透析时应注意透析液的渗透压，如低于血液渗透压，可使透析液流向血液，易引起肺水肿和心力衰竭；透析超滤过多、过快，或休克刚刚缓解，血容量不足的病人，易引起休克，应及时停止超滤，并给予输液或输血。

5. 防治并发症

(1)出血:明显出血者应输新鲜血,以提供大量正常功能的血小板和凝血因子。血小板数明显减少者,应输血小板。消化道出血者的治疗予止血、抑酸、保护胃黏膜。

(2)抽搐:常见原因为尿毒症脑病及脑水肿。除针对病因治疗外,立即静脉缓慢推注地西泮 10mg,肌注 5％苯妥英钠 5ml。抽搐反复出现者,可用冬眠疗法,冬眠灵、异丙嗪(非那根)、哌替啶各 25mg 置于葡萄糖液中静脉滴注。

(3)高血压:血压高于 160/100mmHg,可应用降压药物。

(4)继发感染:以肺炎、肾盂肾炎为多见。应用抗菌药物可根据病情和致病菌种类及其药敏而定,并应选用对肾脏无毒性或低毒性的抗菌药物,剂量应根据肾功能适当调整。

(四)多尿期治疗

多尿期处理水电解质紊乱,其治疗原则是及时补足液体及电解质,防止失水、低钾与低钠,防止继发感染。补充原则为量出为入,以口服为主,注意钠、钾的补充。过多静脉补液易使多尿期延长。此期早期尿素氮、肌酐值下降不明显甚至可有小幅度升高,故还应进行透析治疗。

(五)恢复期治疗

患者到恢复期后,需继续休息 1～3 个月,病情重者,休息时间宜更长,体力活动需逐步增加,加强营养,给予高糖、高蛋白、高维生素饮食。

七、预 后

本病的病死率一般在 5％～10％左右,重型病人的病死率仍较高,主要死亡原因是休克、尿毒症、肺水肿、出血(主要是脑出血和肺出血等)。若治疗及时,预后较好。

(张晓暄)

参 考 文 献

1 陈惠萍,陈欣 . 流行性出血热相关的肾损害 . 肾脏病与透析肾移植杂志,2002,11(2):190～191

2 季大玺,季曙明,黎磊石,等 . 血液净化技术在危重型流行出血热肾功能衰竭的应用及评价 . 中华器官移植杂志,1991,12:89～91

3 庄永泽,王金全 . 流行性出血热肾脏损害 . 见:黎磊石,刘志红主编 . 中国肾脏病学 . 第 1 版 . 北京:人民军医出版社,2008,735～751

4 赵明辉 . 肾综合征出血热 . 见:王海燕主编 . 肾脏病学 . 第 3 版 . 北京:人民卫生出版社,2008,1522～1525

第 8 节 肾淀粉样病变

淀粉样变性病是一种全身性疾病,其临床表现和病理改变是淀粉样物质沉积于全身不同脏器所致。淀粉样物质沉积于肾脏引起的肾脏病变成肾淀粉样变性病。肾脏是淀粉样变性病最常受累的器官之一,大量蛋白尿和肾病综合征是肾淀粉样变性病的主要临床表现,后期肾功能可迅速恶化导致肾衰竭,预后差。随着认识水平和诊断手段的提高,肾淀粉样变性病已不再被视为少见病。有临床研究显示,老年患者(60 岁以上)中临床上初步推测为原发性肾病综合征,经肾活检和详尽的其他检查 10%～20% 被明确诊断为肾淀粉样变性病,它是老年非糖尿病继发性肾病综合征中常见的病因之一。

一、分型与发病机制

淀粉样物质包括多种不同类型,其沉积部位和受累组织也各不相同。依据多种不同的前体蛋白,分为 AL 型淀粉样变性、透析相关性淀粉样变性($A\beta_2 M$)、AA 型淀粉样变性、遗传性淀粉样变性等不同类型。研究显示淀粉样蛋白尤其相应的蛋白前体经部分的蛋白水解和构象的修饰而形成。淀粉样蛋白是一种特殊蛋白,其结构成分呈多样性,不同结构成分具有不同的理化特性和相异的亲组织性,其从无害的可溶性蛋白转变为不溶性、并聚合形成不溶性的原纤维沉积于不同组织的细胞外基质中,形成不同组织、器官的淀粉样变性病和临床表现。本文重点介绍四种临床上常见的,并与肾脏受累较为密切的淀粉样变蛋白。

1. AL 蛋白

AL 蛋白为常见的原发性淀粉样变性病及部分为多发性骨髓瘤合并淀粉样变性病。原发性 AL 淀粉样病发病机制并未阐明,已知 AL 由免疫球蛋白轻链氨基端可变区所组成,AL 蛋白前体为免疫球蛋白轻链,可为 λ 或 κ 轻链。推测可能有一种单株骨髓浆细胞亚群,可持续产生小的轻链片段,或者一类免疫球蛋白为巨噬细胞以不正常方式裂解为一种部分降解的淀粉样轻链片段。近年的研究显示 AL 淀粉样变性病患者 λ 轻链远超过 κ 轻链,λ 与 κ 轻链的比为 3:1,而正常人群 λ 与 κ 轻链比为 1:2,显示 λ 轻链形成具有 β 折叠超微结构的淀粉样蛋白。流行病学统计数据也显示,AL 型在系统性淀粉样变性病中比例已远高于继发性 AA 型淀粉样变性病。

多发性骨髓瘤患者约 10% 可合并 AL 型淀粉样变性病,其中 20% 本身即为轻链型多发性骨髓瘤患者。AL 型淀粉样变性病中多发性骨髓瘤合并淀粉变性病与原发性 AL 型淀粉样变性病所占比例,并无显著性差异。

2. AA 蛋白

AA 蛋白为继发性淀粉样变性病,常见与自身免疫性疾病(如类风湿性关节炎)、慢性感染和炎症(如慢性化脓性感染、肉芽肿性感染特别是结核、炎症性肠病)、偶见肿瘤(如霍金奇淋巴瘤)有关。AA 蛋白的前体为血清淀粉样蛋白 A(serum amyloid A,SAA)是一种急性时相反应物,微量存在于正常人血清中,当组织损伤或炎症反应时可增加 100～1000 倍。内毒素、酪蛋白等可诱导单核细胞分泌白细胞介素-1,后者可刺激肝细胞产生 SAA。AA 型淀粉样变性病患者,尤其在病情进展期,血清 SAA 水平显著升高。单核细胞或白细胞源性的丝氨酸蛋白酶裂解 SAA(切除羧基端部分),形成淀粉样蛋白 A,持续沉积于组织内形成继发性淀粉样变性病。此外,AA 蛋白降解能力下降在淀粉样变性病发生、发展中也具有一定作用。近年来随着医疗条件的改善,抗生素的应用,慢性感染所致的继发性淀粉样变性的发病率下降。自身免疫性疾病,如类风湿性关节炎所致的继发性 AA 型淀粉样变性病的比例增加。

地中海热(Mediterranean fever,MEFV)基因有 10 个外显子,至今已证实有 30 个 MEFV 突变基因相关于家族性地中海热(FMF),其对多种微生物产生快速的全身反应。Pyrin 为 MEFV 疾病基因编码的一种蛋白,主要表达在中性粒细胞和单核细胞,是机体重要的炎症成分。这种异常的 Pyrin 可通过活化半光氨酸天门冬氨酸蛋白酶-1 引起 IL-1 的生成和分泌显著增加,后者进而导致肝细胞产生 SAA 的异常增加。肿瘤坏死因子受体相关性周期性综合征为继 FEF 之后常见的周期性发热性疾病,和 FEF 均为遗传基因突变所致自身免疫性疾病,并可导致继发性 AA 型淀粉样变。

3. Aβ₂M 蛋白

其蛋白前体为 β₂ 微球蛋白,临床分型称之为血透相关性淀粉样变性病。近年的研究表明,Aβ₂M 蛋白为晚期糖基化终末产物修饰是的 β₂ 微球蛋白。分子量为 11.0～11.8kD,是一个含 99 个氨基酸的多肽。Aβ₂M 蛋白可沉积于患者的关节、肌肉、内脏和滑膜等多种组织中,常呈现腕管综合征,见于长期维持性血液透析患者。

4. 家族性淀粉样变性病

家庭性淀粉样变性病又称家族遗传性淀粉样变性病,通常有多发神经病变,根据临床主要受累器官分为神经病变、肾脏病变、心肌病变。近年来,许多研究证实了除上述以外非多发性神经病变的遗传性肾淀粉样变性病,由其相应的淀粉样蛋白前体的突变所致,如纤维蛋白原 A-α 链、溶菌酶、载脂蛋白 A-Ⅱ。

二、病理改变

尽管淀粉样蛋白的生化成分和来源不尽相同、呈现多样性,但在染色和某些物理性状方面具有许多共性:①可被刚果红染色成砖红色,偏振光下呈特有的苹果绿色双折光;②HE 染色呈嗜酸性均质物;③高锰酸钾预处理试验:AL 性淀粉样变性刚果红染色仍阳性,AA 型淀粉样变性转为阴性;④电镜下为直径为 8～10nm、不分支纤维丝状结构,排列紊乱。近年的淀粉样变性病肾脏病理学研究结果显示,AA 型淀粉样变性病的肾脏受累率几乎达 100%;AL 型淀粉样变性病肾脏受累率约为 50%,血管受侵犯可相当突出。无条件肾活检者,可行直肠黏膜活检(取材至黏膜下层),且临床表现肾病综合征,可诊断 AL 型肾淀粉样变性。

1. 肾脏大体改变

肾淀粉样变性病肾脏体积通常增大,但也可正常大小,后期可缩小。

2. 光镜

早期肾小球细膜区呈无细胞性增宽,进而逐步发展为基底膜(GBM)增厚、血管腔闭塞,形成无结构的淀粉样物质团块。沉积的淀粉样蛋白 Masson 染色可见特殊蛋白。小动脉壁为淀粉样蛋白常见的沉积部位,肾间质、偶尔肾小管基底膜(TBM)也可由淀粉样物质沉积。当病变突出时,嗜银染色可呈类似膜性肾病所见的钉突样改变,呈"睫毛样"或"羽毛"样改变。病变较轻或早期时可类似微小病变或轻微病变。

3. 免疫荧光

IgG、IgA、IgM、C_3、C1q 等有时可呈非特异性阳性,一般无特殊诊断价值。抗体与相应淀粉样蛋白呈阳性反应,具有协助诊断和鉴别其类型的意义。临床上常用抗 AA 蛋白、抗 κ 或 λ 轻链、抗 $A\beta_2$ 微球蛋白抗血清来协助诊断 AA、AL、$A\beta_2$ 微球蛋白淀粉样变性病。

4. 电镜

电镜具有重要的诊断价值。主要为特征性细纤维丝样结构,直径为 8～10mm,僵硬无分支、呈紊乱无规律排列。常见于肾小球细膜区、GBM、小血管壁和肾间质。在淀粉样病变沉积早期或较轻时,难以用刚果红染色证实,电镜超微观察成为作重要的,甚至唯一的病理学诊断依据。

三、临床表现

无论原发性、继发性还是其他类型的淀粉样变性病,淀粉样蛋白在组织中的沉积均可引起组织结构的损伤和器官功能失调甚至衰竭。可累及肾、心血管、肝脾、胰腺、胃、脑、甲状腺、神经、皮肤和关节等,引起相应的临床表现。下面将其临床表现归纳为肾脏表现及肾外表现,并着重介绍肾脏受累的临床表现(即肾淀粉样变性病)。

(一)肾脏表现

年龄多在 50 岁以上,男性多见。国外的研究显示肾淀粉样变性病是老年肾病综合征的重要原因,10%～20%初步诊断为原发性肾病综合征的老年患者(60 岁以上)经活检证实为肾淀粉样变性病。依据肾淀粉样变性病的临床表现可分为四个阶段:临床前期(无明显症状,或仅有乏力、体重减轻等非特异性症状)、蛋白尿、肾病综合征和肾衰竭。

蛋白尿是肾淀粉样变性病常见的早期临床表现之一，国外研究资料显示绝大多数本病患者由于不同程度的蛋白尿，其中约 55%～60%患者蛋白尿超过 1g/24h，约 25%～40%患者表现为肾病综合征，少于 5%无蛋白尿患者常以淀粉样周围神经病变为主。蛋白尿的多少与肾活检时淀粉样蛋白沉积范围并无相关性。部分轻度蛋白尿可持续数年，甚至少数病例可达 10 余年之久。肾淀粉样变性病患者一旦出现肾病综合征发展迅速，平均存活时间为 19 个月，预后甚差。部分肾病综合征患者可合并肾静脉血栓，加速肾功能恶化，偶可导致急性肾衰竭。本病肾病综合征患者高胆固醇血症发生率较其他原因的肾病综合征患者要低。部分肾淀粉样变性病患者可有镜下血尿，肉眼血尿罕见，如出现明显血尿者应认真检查排除膀胱和输尿管的淀粉样变性病。本病出现慢性肾衰竭时，肾病综合征有时仍可持续，肾脏大小仍可正常甚至增大。

AL 型淀粉样变性病确诊时约有 1/4 患者血肌酐大于 $176.8\mu mol/L$。本病肾病综合征患者从诊断至开始透析的平均时间为 14 个月，从透析开始平均存活时间为 8 个月，腹膜透析与血液透析的存活时间无明显不同。肾衰竭和心血管疾患是患者死亡的最主要原因。

因肾间质、髓质肾小管周围直小血管、偶尔 TBM 等可有淀粉样蛋白沉积，少数患者可出现多尿、低比重尿等尿浓缩功能受损表现，极少数患者可出现尿崩症。此外，也有少数患者出现肾性糖尿、肾小管酸中毒(Ⅱ型)等近端肾小管受损表现，偶见典型的 Fanconi 综合征。

淀粉样变性病高血压发生率较低，约为 20%；后期肾衰竭患者高血压发生率约为 20%～50%，远低于其他原因引起的肾衰竭患者。与此相反，直立性低血压发生率却明显增多，推测与淀粉样病变所致周围神经病变和(或)自主神经病变有关。

(二)肾外表现

1. AL 型淀粉样变性病

病变可累及多系统和多器官。常侵犯心脏，引起限制性心肌病、心脏扩大、心律失常和传导阻滞，冠状动脉受累可引起心绞痛和心肌梗死。50%原发性 AL 型淀粉样变性病患者死于充血性心力衰竭和心律失常，为该病最为常见的致死原因。胃肠道受累常见，可引起胃肠动力学异常，患者可有便秘、腹泻、吸收不良和肠梗阻等症状，也可因黏膜下血管受侵犯而伴发消化道出血，甚至大出血。约 1/4 患者肝大，但肝功能变化一般较轻，偶见脾大。部分患者因舌被侵犯而出现巨舌，患者言语不清，吞咽困难，影响呼吸道通畅。周围神经受累表现为剧烈疼痛，为感觉性多发性神经病。自主神经病变可引起直立性低血压、排汗障碍、胃肠功能紊乱、膀胱功能失调、阳痿等症状。这些自主神经病变可单独出现，也可与周围神经受累的症状共同存在。皮肤受累可形成眼周围特征的淤血、淤斑、丘疹、结节、斑块，通常在面部和上躯干。关节受累可表现多发关节肿痛，类似于类风湿或不对称的血清学阴性的滑膜炎。部分患者可出现腕管综合征或肩垫征，也有引起腹膜后纤维化的报道。淀粉样变性病患者偶可出现高钾血症，可能与肾上腺受累所致醛固酮减少症有关。

多发性骨髓瘤合并 AL 型淀粉变性病与原发性 AL 型淀粉样变性病显著不同的症状是前

者常有难以忍受的骨痛。前者肾病综合征、直立性低血压和周围神经病变发生率较后者低,而腕管综合征则前者发生率较高。充血性心力衰竭发生率相同。

2. 继发性 AA 型淀粉样变性病

肾脏为最常见受累器官,胃肠道功能障碍是仅次于肾脏的常见的临床表现,包括有腹泻、便秘、消化不良。与 AL 型淀粉样变性病相比,本病患者充血性心力衰竭、周围神经病变、巨舌和腕管综合征并不常见。肝脾肿大也并不常见,约见于 4% 的患者。应特别注意本病的临床症状易为原发病,如慢性感染、结核、类风湿关节炎或恶性肿瘤等疾病的临床症状所掩盖。

3. 血透相关性淀粉样变性病

主要见于长期维持性血透患者,尤其是透析时间长于 5～10 年的患者,研究证明透析超过 10 年、15 年约有 65%、100% 患者发生该并发症。有关研究显示,长期使用铜仿膜或赛珞璐膜透析器的患者易出现血透相关性淀粉样变性病,因该类透析膜对尿毒症患者血中 β_2 微球蛋白清除很少的缘故。

患者主要临床表现有:①腕管综合征:症状主要有腕部横韧带或手指屈肌滑膜的 β_2 微球蛋白沉积所致。早期常表现为双侧手部正中神经分布区域的感觉异常,其后掌部关节病变伴运动障碍也随之发生;②淀粉样关节炎:长期透析患者的肩、髋、腕、膝、肘、踝及指关节受累常见,其中肩关节受累最为常见,表现为关节疼痛、僵硬和肿胀;软骨下骨囊性损害和关节的侵蚀性改变是最主要的放射学特征;③全身性淀粉样变:少见,程度通常较轻。

四、诊断及鉴别诊断

(一)诊断

肾脏是淀粉样变性病最常见和易早期受累的器官,肾脏病理学检查是诊断淀粉样变性病最可靠的手段之一。据报道肾脏病理学检出的阳性率为 85%～95%,是已知组织活检中阳性率最高的。虽至今无确凿证据说明肾活检易导致出血,但谨慎防治肾活检出血,尤其对肾脏、肝脏明显受累,并有出血倾向的患者非常必要。凡有以下情况,应做进一步检查和必要时做肾活检以明确肾淀粉样变性病诊断:①有明确类风湿性关节炎或慢性感染性疾病,如结核、支气管扩张、骨髓炎等,出现蛋白尿或肾病综合征,尤其是同时合并心脏疾患(心衰、心律失常、心脏肥大等)和胃肠道功能紊乱(腹泻、便秘和消化不良等)或肝脾大者;②中老年患者不明原因出现蛋白尿、肾病综合征、慢性肾功能不全而呈肾脏体积增大者;③多发性骨髓瘤患者出现大量蛋白尿或肾病综合征,特别是有充血性心力衰竭或腕管综合征等其他并发症者;④呈家族性发病,出现大量蛋白尿或肾病综合征,有时合并神经病变、脑或内分泌腺病变,应认真做好家系调查,相关遗传基因的检测和必要时应行肾活检进一步明确诊断。

肾淀粉样变性病诊断依赖于肾脏病理学检查,主要依据为光镜下 HE 染色肾小球内嗜伊红的均质无结构的团块状沉积,刚果红染色阳色;电镜下在肾小球系膜区、GBM、血管壁等部位可见 8～10nm 不分支、杂乱排列的细纤维丝样物质。

(二)鉴别诊断

区别 AA 型和 AL 型淀粉样变性病除根据病史和临床表现外,肾组织免疫荧光或免疫组化(抗 AA 蛋白和抗 γ 或 κ 轻链抗体)可资区别。同样,鉴别不同成分的淀粉样变性病,也可应用不同成分的相应抗体予以鉴定。

电镜下肾淀粉样变性病观察到纤维丝样淀粉样物质,必须与纤维样肾小球病、冷球蛋白血症、血栓性微血管病、恶性高血压、移植性肾小球病、免疫触须样肾小球病等相鉴别,肾淀粉样变性病刚果红染色阳性,而余者均阴性是重要的鉴别依据。此外,纤维丝的直径、形状、分布部位、范围和各自的临床及实验室检查特点等均有助于鉴别。轻链沉积病同样为刚果红染色阴性,电镜下电子致密物呈颗粒样沉积,主要分布于 GBM 内皮侧;已有报道肾淀粉样变性病与轻链沉积病共同存在的病例。

AL 型淀粉样变性病属浆细胞病,故全部 AL 型淀粉样变性病患者骨髓中均有浆细胞或淋巴浆细胞克隆群。应用敏感的血和(或)尿免疫固定电泳,AL 型肾淀粉样变性病患者单克隆轻链的检出阳性率可高达约 90%。因肾淀粉样变性病是非糖尿病、非高血压成人肾病综合征患者常见的病因,近年来不少学者强烈呼吁,对成人、特别是中老年“原发性”肾病综合征患者用血和尿免疫固定电泳进行常规过筛实验,以尽早发现和诊断 AL 型淀粉样变性病或多发性骨髓瘤等浆细胞病。

五、治　疗

(一)药物治疗

1. 原发性肾淀粉样变性病

应用烷化剂等抗肿瘤药物抑制单克隆浆细胞株过度增殖和轻链的产生是目前治疗原发性 AL 型淀粉样变性病的主要方法。至今最大样本前瞻性有对照、随机的研究结果显示:应用美法仑($0.15mg/(kg \cdot d)$)和泼尼龙($0.8mg/(kg \cdot d)$)×7 天,每 6 周 1 次的治疗方案;治疗组中约有 28% 的患者对治疗有反应,表现为血或尿单克隆轻链消失或减少超过 50%,或呈现肾病综合征范畴尿蛋白减少超过 50%,肾功能维持稳定或偶改善。而单独应用秋水仙碱的对照组中仅有 3% 对治疗有反应,两组治疗反应相比较有高度显著性差异。该研究还显示美法仑和泼尼松治疗延长患者存活期,对照组与治疗组平均存活时间分别为 8.5 个月和 18 个月,两组有显著差异。既往的研究显示美法仑联合治疗优于单独使用美法仑、泼尼龙、秋水仙碱。但长期使用美法仑有诱发白血病和骨髓异常增生综合征的严重副作用,应予以警惕和监测。

按照英国血液学标准委员会(BCSH)2004 年发表的指南:①长春新碱+多柔比星(阿霉素)+地塞米松(VAD)方案反应率高,反应时间短,可作为 70 岁以下无心力衰竭、无自主及外周神经系统受累患者的一线治疗。②有 VAD 禁忌或有不良反应者可予中等剂量马法仑静脉使用,但拟行自体干细胞移植(ASCT)者用该方案前应先收集外周血干细胞。③如上述两方案均不适用,可选用 MP 方案(泼尼松＋美法仑)。重症 AL 型淀粉样变性患者常因生存期短无法接受足疗程 MP 治疗,美法仑经肾脏排泄,肾功能减退时应减量或改用其他方案,同时其对干细胞有抑制作用,如考虑行 ASCT 者不宜使用;大剂量地塞米松对细胞毒药物化疗禁忌及其他方案效果差者可选用,地塞米松 40mg/d,于第 14、第 9~12、第 17~20 天使用,每 35 天重复,3~6 个周期,无骨髓毒性,且适用于肾功能不全患者;沙利度胺(反应停):其他化疗禁忌或无效者可采用,用于难治或复发性骨髓瘤,但治疗 AL 型淀粉样变尚须更多循证医学证据。

尽管有不少研究报道,但就总体而言原发性肾淀粉样变性病的治疗效果并不理想。

2. 继发性肾淀粉样变性病

要针对原发病治疗,有效控制感染和炎症,常可使继发性淀粉样变停止发展或好转,减少蛋白尿,延缓肾功能恶化。

最近一项多中心、随机、双盲有对照的研究显示,应用 Eprodisate(1,3 二钠丙胺二磺酸盐)治疗慢性炎症继发性 AA 型淀粉样变二年,结果显示 Eprodisate 治疗组与对照组 Ccr 每年下降分别为 $10.9ml/(min \cdot 1.73m^2)$ 和 $15.6ml/(min \cdot 1.73m^2)$。研究表明 Eprodisate 治疗有延缓慢性炎症继发性 AA 型淀粉样变患者肾功能恶化的作用,抑制淀粉样纤维丝的聚合和组织的沉积相关。

3. 家族性地中海热(AA 型淀粉样变性病)

应用秋水仙碱有较肯定的疗效,可使腹痛和发热消退,血 SAA 水平下降;并可预防和减少 FMF 的急性发作。秋水仙碱的使用可阻止蛋白尿产生,甚至偶尔可逆转肾病综合征和阻止非肾病综合征范畴蛋白尿患者肾功能恶化。

4. 血透相关性淀粉样变性病

选用生物相容性较好的高通量膜有助于增加 β_2 微球蛋白的清除。前瞻性研究已证实,采用聚硝酸酯膜 AN-69 长期维持性血透患者,血透相关性肾淀粉样变性病的发生率较采用低生物相容性和低通量铜仿膜透析患者明显降低。目前血透相关性淀粉样变性病本身缺乏特效的药物治疗。

(二)大剂量美法仑联合自体干细胞移植

鉴于应用标准 AL 型淀粉变性病的治疗方案仅约 20%~30%的患者有治疗反应,及借鉴自体干细胞移植治疗多发性骨髓瘤获得良好效果的思路,晚近的研究报告显示延长平均生存时间,血液和器官的反应率各自达 62%和 44%,提高生存质量,显示出良好的治疗前景。值得一提的是,有研究报道肾病综合征作为唯一临床表现的原发性 AL 型淀粉样变性病患者有较好的治疗反应,尿蛋白均下降超过 50%、且肾功能稳定。

(三)一般对症和支持治疗

对肾病综合征患者限盐、适当应用利尿剂,补充足够热量和维生素是必要的。小心直立性低血压的发生,特别是应用利尿剂时,试用有一定压力的弹力袜和紧身衣可能有一定的防治作用。严重水肿时,输入白蛋白后适当加用利尿剂可暂时减轻水肿,但应严格控制,不宜常规频繁使用。肾功能不全应限制蛋白质摄入,优质低蛋白饮食,若有条件配合 α 酮酸制剂。少数有高血压的患者,应控制好血压。

(四)肾脏替代治疗

血液透析和腹膜透析是肾淀粉样变性病终末期肾衰竭患者维持生命和提高生活质量的有效措施,透析治疗肾淀粉样变性患者平均存活率低约 20%。血液透析应特别注意心脏病并发症和低血压,前者可能与淀粉样变性病累及心脏有关,常为致死原因;后者除神经系统调节紊乱外,也可能与淀粉样变累及肾上腺相关,血液透析中低血压发生率甚高,部分学者建议肾上腺受累所致低血压者应加用肾上腺皮质激素。腹膜透析对血流动力学影响少,理论上可增加轻链蛋白的排出似有一定优越性,然而至今并无腹膜透析增加存活率的报道。

肾移植的研究多数来自 AA 型淀粉样变性病(主要为类风湿性关节炎)及少数 AL 型患者的报道。与肾小球肾炎慢性肾衰竭相比较,肾淀粉样变性病患者肾移植后存活率明显低,其主要原因为感染和心血管并发症。移植后一年,移植肾再发淀粉样变性病,约为 10%～30%。

六、预 后

肾淀粉样变性病病因目前尚无特殊有效的治疗方法,预后不良。原发性 AL 型淀粉样变性病患者平均存活时间少于 2 年,而多发性骨髓瘤相关者平均存活时间仅为 5 个月;心脏受累所致心力衰竭、心律失常、猝死是原发性 AL 型淀粉变性病患者主要死亡原因。继发性 AA 型淀粉样变性病患者存活时间一般长于前者,血肌酐升高和血浆白蛋白的下降是预后不良的重要指标,其主要的死亡原因是肾衰竭及其透析相关并发症,而不是心脏并发症。

肾脏替代治疗(血液透析、腹膜透析、肾移植)使肾淀粉样变性病患者存活期有所延长。

原发性 AL 型淀粉样变性病的化疗,其疗效尚不够令人满意,但大剂量美法仑联合自体干细胞移植给患者带来了新的治疗前景。

(卢雪红)

参 考 文 献

1　Gertz MA,Lancy MQ,Dipenzier A. Immunoglobulin light chain amyloidosis and the Kidney. Kidney Int,2003,61:1～9

2　Makino H,Yoshinaga Y,Yamasaki Y,et al. Renal involvement in rheumatoid arthritis?:analysis of renal biopsy specimens from 100 patients. Mod Rheumatol,2002,12:148～154

3　Dember LM,Hawkins PN,Hazenber bouke PC,et al. Eprodisate for the treatment of renal disease in AA amyloidosis. New England Journal of medicine. 2007,356(23):2349～2360

第9节　多发性骨髓瘤肾损害

多发性骨髓瘤(multiple myeloma,MM)为骨髓异常浆细胞增生的恶性疾病,又称浆细胞骨髓瘤或浆细胞瘤。本病好发于 $50\sim60$ 岁以上的老年人,平均发病年龄约 60 岁,并随年龄增长而增加。在人群中每年发病率约 $2\sim4/10^5$,占造血系统恶性肿瘤的 15%,在全部恶性肿瘤中约占 1%。

<h2 style="text-align:center">一、病　因</h2>

MM 的病因尚不明确。可能与辐射、接触某些化学物质以及遗传相关。EB 病毒可能是某些病例的病因。IL-6 是骨髓瘤细胞重要的增殖因子,通过阻断 IL-6/IL-6R 的增殖回路,可使骨髓瘤细胞和血中 M 蛋白减少,为 MM 的治疗开辟了新的途径。

MM 病人在整个疾病过程中迟早会出现肾损害,肾脏病变对 MM 的病程和预后有着重要的意义。因此,通常将 MM 导致的肾损害称为骨髓瘤肾病。近年来的研究认为 MM 肾病的发病与游离轻链蛋白的肾毒性、高钙血症、高尿酸血症、高黏滞综合征及肾淀粉样变等有关。按其病灶部位,大体上可分为肾小管损害和肾小球损害。

1. 轻链蛋白的肾毒性作用

B 淋巴细胞或浆细胞异常增生,产生和分泌异常的单克隆免疫球蛋白,由于重链和轻链生物合成不平衡,产生过多的游离轻链。血浆游离轻链(分子量较小,单体为 2.2 万,二聚体为 4.4 万)大增,流经肾小球易被滤过,滤过的轻链蛋白超过肾小管最大重吸收率,过多的轻链蛋白由尿中排出,称为本-周蛋白尿。轻链蛋白导致肾损害,主要有两个学说:

(1)管型阻塞学说:此学说认为被肾小球滤过的轻链蛋白超过近端肾小管最大重吸收率,到达远端肾小管的轻链蛋白,在浓缩的酸性小管液中与 T-H 蛋白共同形成管型,阻塞了远端小管。这些管型的成分除轻链蛋白及 T-H 蛋白之外,尚有纤维蛋白原及白蛋白,呈嗜酸性。围绕以炎性细胞及上皮合胞体,形成巨大管型,使远端小管或集合管完全阻塞,此即骨髓瘤肾的特征。

(2)肾小管毒性学说:肾小球滤液中的轻链蛋白被近曲小管重吸收后,在溶酶体内降解产生毒性,引起肾小管损害。轻链蛋白在 $10^4\sim10^6$ mol 浓度时能抑制肾皮质肾小管浆膜的 Na^+-K^+-ATP 酶的活性。

(3)轻链沉积病:MM 病人往往可见到肾小球系膜增长或出现结节性硬化,类似糖尿病肾病的 KW 病变。在肾小球内皮下及肾小管基膜外侧可见到无定形颗粒状物质沉积。此外,在肾间质、肾小管壁、肝血窦及许多脏器的血管壁也可见到单克隆轻链或其片段。病人常有较多的蛋白尿,可达肾病综合征范畴,伴有进行性肾功能衰竭。

2. 高钙血症

MM 多有轻度高钙血症,这与骨髓瘤细胞分泌大量的破骨细胞活化因子导致骨质吸收有密切关系。由于患者有局限性骨质吸收,钙进入血液而致高钙血症。此时钙离子浓度可正常,由于 MM 时甲状旁腺激素分泌不增多,可出现高钙尿症。高钙血症引起的肾功能和肾组织损害称为高钙血性肾病,是 MM 病人肾功能衰竭的主要因素之一,其肾损害主要在肾小管和集合管。临床上出现尿浓缩功能障碍,肾小管酸中毒及尿路结石,最后发生肾功能衰竭。

3. 尿酸肾病

由于 MM 病人核酸分解代谢增强,常有高尿酸血症,尤其在并发浆细胞白血病或化学治疗时血尿酸增高更明显。长期高尿酸血症在低氧、低 pH 状态的肾髓质易使尿酸沉积,使肾小管-间质受到损害。

4. 肾淀粉样变

MM 病人约 6%～15%并发淀粉样变性,这种淀粉样纤维是由免疫球蛋白轻链变区的氨基末端片段在酸性环境中降解而成,在肾内主要沉积于肾小球基底膜、系膜、肾小管基底膜及间质,导致肾功能障碍。MM 并发肾淀粉样变时预后更凶险,生存期不超过 1 年。

5. 高黏滞血症

骨髓瘤细胞分泌大量单克隆免疫球蛋白,促使血液内红细胞聚集形成缗线状,血浆外移而使血液浓缩,致使全血黏滞度增高。由此可引起肾小球毛细血管阻塞,肾血流量显著降低,出现肾功能不全。此外,高度红细胞聚集及高黏滞血症可引起肾静脉血栓形成,进一步损害肾功能。

6. 肾盂肾炎

MM 病人由于免疫抗菌能力极度减低,因此感染和败血症是病人最常见的死亡原因。肾脏因轻链蛋白及高血钙所致的广泛管型阻塞肾小管及肾实质钙盐沉积,局部抗病力显著降低,故易继发肾盂肾炎。MM 并发肾盂肾炎时可使肾功能加速恶化,甚至出现急性肾功能衰竭。另一方面细菌进入血液造成败血症,尤其是革兰阴性杆菌败血症较多见,死亡率很高。如有感染存在,应避免使用肾毒性抗菌药物。

二、临床表现

(一)肾外表现

1. 血液系统

早期主要的临床表现为贫血,多属正常细胞、正常色素型,骨髓检查,浆细胞异常增生超过

10%。后期常有全血细胞减少。多数患者伴有出血倾向,以鼻出血及齿龈出血为常见,也可有皮肤紫癜。少数病人伴有冷球蛋白血症,可出现雷诺现象及指端干性坏死。

2. 骨骼系统

骨痛为 MM 的主要早期症状,疼痛部位以骶部及胸部为多见,偶可发生自发性骨折。胸、腰椎破坏,压迫脊髓导致截瘫或神经根损伤。浆细胞侵犯骨骼也可引起大小不一的肿块,常见于肋骨、锁骨、胸骨及颅骨,在胸、肋及锁骨连接处形成串珠状结节。少数病例仅损害单个骨骼,称为孤立性骨髓瘤。

骨骼改变的 X 线所见的特点有三种类型:①典型溶骨性病变为凿孔状、虫蚀状或小囊状破坏性病灶,常见于盆骨、肋骨、颅骨及胸腰椎等处;②骨质疏松以脊柱及盆骨为多见;③病理性骨折常发生在肋骨、脊柱及胸骨等处。X 线常规摄片阴性者,CT 往往可以发现病变。

3. 其他

如浆细胞骨髓外浸润,可致肝、脾及淋巴结肿大,也可浸润其他软组织。由于正常免疫球蛋白明显减少,T 淋巴细胞亚群失调及粒细胞减少,极易继发感染。常发生呼吸道感染和尿路感染,甚至败血症。

(二)肾脏表现

MM 病人在整个病程中迟早会出现肾损害的临床表现。其中约半数病人最初表现为蛋白尿或肾功能不全,而后发生骨髓损害及贫血等症状,临床上易误诊或漏诊。按其临床表现分为五型。

1. 蛋白尿型

蛋白尿是骨髓瘤肾病早期的表现。部分病人仅表现为蛋白尿,数年后才出现骨髓瘤的其他症状或肾功能不全。

2. 肾小管功能不全型

MM 病人的肾损害以肾小管最早和最常见。临床上常表现为范科尼(Fanconi)综合征,临床特点为氨基酸尿、葡萄糖尿、磷酸盐尿、碳酸氢盐尿及 50 000 分子量以下的蛋白尿,同时伴有肾小管酸中毒和抗利尿激素对抗性多尿。

3. 肾病综合征型

多数伴有肾淀粉样变、结节性毛细血管间肾小球硬化症。应注意病人尿中排出大量单克隆轻链蛋白,超过 3.5g/d,营养较差使血清白蛋白减低,误诊为原发性肾病综合征。

4. 急性肾功能衰竭

在 MM 病程中约有半数病人突然发生急性肾衰,其发病机制多非单一因素所致,其中半数为可逆性。主要的诱发因素为：①各种原因引起的脱水及血容量不足，如呕吐、腹泻或利尿等；②原有高尿酸血症，化疗后血尿酸急剧增高，导致急性尿酸肾病；③严重感染；④使用肾毒性药物，如氨基苷类抗生素，退热镇痛剂或造影剂等。

5. 慢性肾功能衰竭

骨髓瘤肾病的后期病人都会出现慢性肾衰。骨髓瘤细胞直接浸润肾实质、轻链蛋白导致的肾小管及肾小球损害、肾淀粉样变性、高尿酸血症、高钙血症及高黏滞血症等长期对肾组织的损害，导致肾小管及肾小球功能衰竭。本病的肾损害以肾小管间质为主，故在慢性肾衰时常无高血压或不甚严重。

(三)MM 免疫学分型的临床表现

1. IgG 型

此型最常见，病程进展较 IgA、IgD 及轻链型为慢，易并发感染及高黏滞血症，发生肾损害较常见。血清 IgG 明显增加。约 60％出现尿轻链蛋白，常呈间歇性，以 κ 型为多见，预后较好。

2. IgA 型

高钙血症、高黏滞血症及淀粉样变较多见，常伴有髓外浆细胞瘤，易发生肝脾肿大和出血倾向。肾损害发生率与 IgG 型相似，血清 IgA 显著增高。70％有尿轻链蛋白，也可呈间歇性，以 κ 型轻链蛋白为多，预后较差。

3. IgD 型

此型较少见，在 MM 中仅占 4％。发病年龄较前两型小 5～9 岁，年龄小于 60 岁者占65％。病人常有肝脾及淋巴结肿大，骨外浆细胞浸润常见。发生溶骨性病变及浆细胞白血病较前两型多见。其 M 蛋白成分中多数为 λ 型轻链，尿轻链蛋白几乎都是阳性。发生肾损害及淀粉样变也较多见，约 90％会发生肾功能衰竭。故预后较 IgG、IgA 型差。

4. IgM 型

此型少见，所有病型血中 IgG、IgA 减低。60％发生肾损害，本-周蛋白尿阳性率为 40％。50％以上合并高钙血症、高黏滞综合征。40％有肝、脾、淋巴结肿大。30％出现白血病化，高于其他类型。

5. IgE 型

极少见，尿轻链蛋白都阳性，但很少发生肾功能衰竭。

6. 轻链型

轻链型又称轻链病，此型较常见，临床特点为血及尿单克隆轻链蛋白阳性，而血清蛋白电泳无 M 蛋白,各种免疫球蛋白浓度较低。溶骨性病变多见,多数有高钙血症。骨髓浆细胞数超过 10%。肾损害及淀粉样变较常见,尿轻链蛋白几乎都阳性,约 70% 为 λ 型。

7. 双克隆型

双克隆型又称双 M 蛋白血症,以轻链型为最多见,其骨髓浆细胞达 10% 以上,骨性损害或骨质疏松常见。本型易发生肾损害。

8. 不分泌型

指血和尿中均无 M 蛋白的 MM,较罕见。骨髓涂片浆细胞数超过 10%,骨骼有多处溶骨性缺损,多次血清和浓缩尿蛋白电泳无 M 蛋白,免疫电泳无异常沉淀线为其诊断依据。血清免疫球蛋白减少或正常,血沉可正常或轻度增快,多数无肾损害。

9. 孤立性骨髓瘤

骨髓或软组织病理证实为浆细胞瘤,局限在 1～2 处;骨髓无浆细胞增生;血及尿中无 M 蛋白;血清 Ig 浓度正常;无贫血、无高钙血症,肾功能正常。

三、诊断及鉴别诊断

MM 由于异常浆细胞恶性增生程度和浸润范围不一,合成和分泌单克隆免疫球蛋白多少不同,其临床表现多种多样极易导致误诊和漏诊。对怀疑 MM 的病人应做进一步检查以明确诊断。主要诊断依据包括以下几点:

(1)血清蛋白电泳异常:M 蛋白峰出现在 β 与 γ 之间或尿中轻链蛋白持续阳性,伴有下列一项者:①骨髓浆细胞数超过 5%,且排除慢性感染及结缔组织疾病所致的反应性浆细胞增多症;②组织活检阳性;③有溶骨性损害灶,能排除癌肿骨转移及甲状旁腺功能亢进者。

(2)骨髓涂片浆细胞数超过 10%,并见到原、幼浆细胞或浆细胞数超过 30%。

(3)醋酸纤维薄膜电泳未见血清异常免疫球蛋白,尿中未检到轻链蛋白,但有溶骨性病变或可触及肿瘤者,伴有下列一种表现:①骨髓涂片浆细胞数超过 20%,能排除引起浆细胞增多的其他疾病;②肿块活检有浆细胞浸润。

四、治 疗

未经治疗的 MM,其自然病程约 6～12 个月。使用化疗方案,可使病程延长至 20～50 个月,对化疗敏感者可达 5 年以上,平均存活 3 年。死亡的主要原因是化疗无效应,患者因衰竭、感染和肾功能衰竭而死亡。本病的治疗可分为三个部分,即全身化疗、骨髓移植及其并发症的治疗。

(一)化学疗法

常用的化疗药物如美法仑(Melphalan,M)、环磷酰胺(CTX)、卡莫司汀(BCNU)、洛莫司汀(CC-NU)、长春新碱(Vincristine,V)、阿霉素(Adriamycin,A)及泼尼松(P)等。目前公认联合用药比单用一种药物的疗效高。

联合用药的方案很多,MP 方案为治疗 MM 的最早有效方案,现仍作为疗效对照标准。多种药物联合使用是否优于 MP 方案,在国际上仍有争议。缓解后全身瘤细胞总量仍在 $10^{10}/m^2$ 以上,是否需用维持治疗也有争议。

1. 疗效判断标准

(1)美国国立卫生研究院肿瘤研究所的标准:以血清 M 蛋白或 24 小时尿轻链蛋白量减少 50% 以上作为有效。

(2)美国西南肿瘤研究组标准:以血清 M 蛋白减少 75%(降至 25g/L 以下)和尿轻链蛋白量减少 90% 以上(降至 0.2g/24h 以下)作为有效。

(3)北京市肿瘤防治研究所的疗效标准:①显效 M 蛋白降低 75% 以上或完全恢复正常,血清 Ig 正常者尿蛋白消失,溶骨损害无进展,无高血钙;②有符合上述标准,但 M 蛋白降低 50% 以上或尿蛋白量减少 50% 以上;③进一步符合下列一项或以上指标,如血红蛋白上升 20g/L 以上,骨髓浆细胞总数下降 20% 以上,血清钙恢复正常,肾功能恢复正常;无效:未达进步标准。

2. 治疗方案

常用的药物联合方案如下:

(1)MP:美法仑 8mg/(m² · d)、泼尼松 2mg/(kg · d),口服 4 日,每 3~4 周重复 1 次。

(2)BCP:卡莫司汀 75mg/m²、环磷酰胺 0.4g/m²,两者在第一天静注,泼尼松 0.6mg/(kg · d)服 7 天,每 4 周重复给药。

(3)M2:卡莫司汀 20mg/m²、环磷酰胺 0.4~0.6g/m²,第 1 天静注;美法仑 8mg/(m² · d),服 4 天;泼尼松 40mg/d,服 7 天;长春新碱 2mg,第 21 天静注;间隔 2 周重复给药。

(4)VMCP:长春新碱 1mg,第 1 天静注。美法仑 5mg/(m² · d)、环磷酰胺 0.1g/(m² · d),泼尼松 60mg/d,均服 4 天,每 3 周给药一个疗程。

(5)VACP:在 VMCP 中以阿霉素 25mg/m² 第 2 天静注代替美法仑。

(6)其他:如 BCNU 和阿霉素各 30mg/m² 每 3 周 1 次。有人用环磷酰胺 1.2g/m² 1~3 天,泼尼松 2mg/kg 4 天,每 4 周重复使用。

近年有人用 IL-2、IL-6 单克隆抗体、IgG 或环孢素等治疗,似能提高缓解率。对局限性肿瘤可采用放射治疗。

上述这些治疗方案可按病情轻重及肾功能情况选用,有效率可达 50%~80%。中数生存期达 40 个月。多种抗肿瘤药物联合使用可以提高疗效,但应密切注意骨髓抑制及胃肠反应等副作用。

(二)骨髓移植

同卵子间的同源基因骨髓移植和人白细胞抗原(HLA)相配的异基因骨髓移植已用于治疗本病。但复发率太高,且发生移植物抗宿主病。

自体骨髓移植和末梢血干细胞移植,比通常的化疗使生存期延长。特别对难治性 MM 的高龄患者,提倡自身骨髓移植。近年来用自身末梢血干细胞移植代替自体骨髓移植已成为一种趋势。现已证明外周血干细胞比自体骨髓移植更可靠,疗效也更好。

(三)肾损害的防治

本病常见和致死的并发症是感染和肾功能衰竭。因此,除肿瘤本身的化疗之外,应以防治感染和针对肾损害有关因素进行合理治疗就显得十分重要。

1. 充分饮水,保持足够尿量

大量饮水,保持充分的尿量,有利于轻链蛋白、尿酸和钙盐的排泄,以防肾小管及集合管内管型形成。如遇轻度脱水时更应多饮水,甚至需静脉补液。在化疗或放疗期及期后摄入水量应更多些。

2. 防治尿酸肾病

在高尿酸血症时服用别嘌醇 0.1～0.3g,每日 3 次,尤其在化疗开始数月内应用,很有价值。碱化尿液可减少尿酸及轻链蛋白在肾内沉积和管型形成。

3. 防治高钙血症

血钙急性增高超过 3.2mmol/L 时有发生高钙血症危象的危险,病人突发极度乏力、腹绞痛、嗜睡、抽搐及昏迷,甚至心搏骤停。充分补充生理盐水可达到扩张血容量和促进排钙。静脉快速输入等渗盐水同时注入呋塞米 100～200mg,每 2 小时 1 次,能有效地降低血清钙。此时钾和镁从尿中排出亦大增,易发生低血钾和低血镁,应及时补充。泼尼松能降低肠道钙的吸收,增加尿钙排泄,每日 60～100mg,数日后可使血清钙降到正常范围。

血清钙超过 3.2mmol/L,可用普卡霉素 25μg/kg 静脉注射,1 日内可使血清钙降至正常,维持数日。其作用是抑制骨吸收。降钙素 50～100MRC 单位静脉或肌注,每 6 小时 1 次,能较快地使血清钙降低,但停药后数小时又出现高钙血症。此外,前列腺素合成酶抑制剂,如吲哚美辛或阿司匹林常用于各种恶性肿瘤所致的高钙血症,但严重肾功能减退时不宜使用。

4. 抗感染治疗

常见的继发感染为肺炎及肾盂肾炎,易发展成败血症而致死。对这些病人应密切监测,发现隐潜性感染或早期感染,若采用有效抗生素治疗常能取效。但肾毒性抗生素应慎用。采用抗生素预防感染是无益的。

5. 血液净化疗法

MM 病人半数以上会发生肾功能衰竭,部分病人可并发顽固性高钙血症(或危象),这些并发症都应进行透析疗法。腹膜透析对移除游离轻链蛋白较血液透析有效,故许多学者认为在血液透析之前以做腹膜透析为好。必须指出,血液透析发生心血管问题较多,尤其是老年病人,而腹膜透析易并发感染。发生肾功能衰竭的病人血液中都存在大量单克隆 Ig 及其片段,透析疗法虽不能除去单克隆免疫球蛋白,但可移除部分轻链蛋白,故 1 年生存率达 50% 或以上。为了延长病人生命,除积极化疗和透析之外应同时进行血浆置换疗法。

MM 不可逆肾衰患者是否可做肾移植,主要是取决于病人选择得当与否。移植前病人 MM 病情必须完全静止,如果病变活动,移植肾很快会发生肾功能障碍。至目前为止,进行肾移植者已超过 10 例,移植后主要死亡原因仍为感染。多数移植肾保持肾功能,少数移植肾也有轻链蛋白沉积。

(远 航)

参 考 文 献

1 顾勇,赖凌云. 多发性骨髓瘤肾损害. 见:陈灏珠主编. 实用内科学. 第 12 版. 北京:人民卫生出版社,2005,2205~2207

2 陈南,史浩. 多发性骨髓瘤肾损害. 见:黎磊石,刘志红主编. 中国肾脏病学. 第 1 版. 北京:人民军医出版社,2008,1475~1488

第 10 节　高尿酸血症肾病

近年来,随着我国居民膳食结构中动物蛋白比例的增加,高尿酸血症的人群也在日益增多。高尿酸血症本身对肾脏和心血管系统有着直接的操作作用,是肾脏疾病和心血管疾病的独立危险因素。

尿酸与肾脏疾病之间的关系在很久以前就很明确,但人们主要关注的是痛风所导致的肾脏疾病。随着近年对高尿酸血症研究的深入,发现尿酸对肾脏的损伤不仅仅是尿酸结石所导致的,高尿酸血症对肾脏纤维化的进展有着更为复杂的机制,较以往所认识的更为严重,并且对心血管系统的影响也非常显著。本部分内容主要阐述除痛风外的高尿酸血症与肾脏操作之间的关系以及治疗。因此,维持正常的血尿酸水平对人体是非常重要的。

一、病 因

1. 遗传因素

家族性高尿酸血症性肾病（尿调制蛋白的突变）、莱-尼氏综合征 Lesch-Nhyan syndrome（次黄嘌呤-鸟嘌呤磷酸核糖转换酶 HGPRT 的突变）、S-磷酸核糖-1 焦磷酸合成酶（PRPPs），的突变。

2. 食物因素

高嘌呤饮食（动物内脏、贝类、高脂肪肉类）、高果糖含量食物（高果糖的玉米糖浆、调味糖、蜜）、乙醇、低盐饮食。

3. 药物

噻嗪类利尿剂、襻利尿剂、钙神经蛋白抑制剂（环孢霉素＞他克莫司）、吡嗪酰胺、低剂量阿司匹林。

4. 低血容量状态

缺氧状态（组织性的或者系统性的）、细胞更新显著增加性疾病（骨髓增生性疾病，真性红细胞增多症）、与高尿酸血症相关的状态：肾功能衰竭、肥胖/代谢综合征、未治疗的高血压、非裔美国人、先兆子痫、剧烈运动。

二、临床表现

高尿酸血症导致的临床异常主要有痛风、肾结石和肾病三种。

1. 痛风

急性痛风性关节炎发病前没有明显先兆。轻度外伤、暴食高嘌呤食物或过度饮酒、疲劳、内科急症，均可诱发痛风急性发作。夜间发作的急性单关节或多关节疼痛通常是首发症状。疼痛进行性加重，急剧痛。体征类似于急性感染。大趾的跖趾关节累及最常见，全身表现包括发热、心悸、寒战、不适及白细胞增多。疾病初始阶段局部症状和体征消退，关节功能恢复。随着病情的进展，如果不进行预防，将出现慢性关节症状，并发生永久性破坏性关节畸形。手、足可出现增大的痛风石并排出白垩样尿酸盐结晶碎块。

2. 肾结石

尿酸在尿路结晶可引起结晶尿、结石和梗阻。患者有排尿困难和血尿，尿中析出尿酸结晶。

3. 无症状高尿酸血症

临床上高尿酸血症所致的肾脏损伤不一定必须有尿酸结晶在肾脏的沉积,患者往往合并肥胖、高血压病、高脂血症、糖尿病、动脉硬化、冠心病、脑血管疾病、肾结石和尿路感染等多因素共同参与。这些合并的疾病或并发症会加重,肾脏损害,使病情复杂化。

除血液系统肿瘤化疗时导致的急性尿酸性,肾病可表现为少尿性肾功能衰竭外,慢性尿酸性肾病主要表现为间质性肾损害,肾小管浓缩功能受损早于肾小球功能受损,临床上并无特异性的特征。

三、诊 断

诊断主要依靠临床表现、血尿酸水平,急性血尿酸升高有时可以在尿中找到尿酸盐结晶,但慢性高尿酸血症的临床表现和影像学检查没有特异性表现,因此主要靠化验检查。

1. 高尿酸血症的定义

高尿酸血症一般定义为血清尿酸水平大于 $408\mu mol/L$(6.8mg/dl),但不同种族和医院设定的标准可能略有不同。大部分儿童的血尿酸水平在 $180\sim240\mu mol/L$(3.0～4.0mg/dl),随年龄增长而达到成人水平。但女性在绝经期前血尿酸水平较男性低,绝经期后与男性一致,这可能与雌激素影响尿酸排泄有关。成人和绝经期前妇女血尿酸水平分别为 415 和 $360\mu mol/L$(6.8 和 6.0mg/dl)。高尿酸血症在正常活动的成人中比例约为 2.0～13.2%,但在卧床患者中更高。

2. 影响血尿酸水平的因素

饮食对血尿酸的影响与其嘌呤含量成正比。严格控制嘌呤摄入量可以使血尿酸水平降低约 $60\mu mol/L$(1.0mg/dl),尿尿酸排泄水平降低约 1.2mmol/d(200mg/d)。尿尿酸的测定可将痛风或高尿酸血症分为产生过剩型和排泄不良型。在无嘌呤饮食情况下,肾功能正常的男性每天分泌的尿酸少于 3.6mmol/d(600mg/d)。因此,如果每日的尿酸排泄量超过这个值,说明为产生过多,如果低于这个值,则为分泌减少。但在正常饮食情况下,这个值应定在4.2mmol/d(800mg/d),绝大多数发生痛风的原因,都是因尿酸盐排泄不足所致(约占 90%)。

3. 各种疾病情况下血尿酸水平的特点

急性血尿酸增高多有肿瘤化疗等因素存在。肿瘤破坏导致的高尿酸血症通常会高于15mg/dl($893\mu mol/L$),而其他急性肾衰一般不高于 12mg/dl($714\mu mol/L$)。对于肾功能已经有减退的患者,如果血尿酸水平超过一定程度,说明高尿酸血症不仅仅由肾功能减退引起:血肌酐≤1.5mg/dl($132\mu mol/L$),血尿酸>10mg/dl($5361\mu mol/L$);血肌酐 1.5～2.0mg/dl($132\sim176\mu mol/L$),血尿酸>10mg/dl($595\mu mol/L$);晚期肾衰,血尿酸>12mg/dl($714\mu mol/L$)。

4. 检查血尿酸的注意事项

需要空腹 8 小时以上，一般要求晚上 12 点后禁食，但可饮水。而且要排除患者是由其他疾病导致的血尿酸水平升高，如淋巴或者骨髓的增生改变、红细胞增多、氯仿中毒、牛皮癣、维生素 B_{12} 缺乏、铅中毒、子痫、妊娠反应、脱水状态等疾病。另外，饮水、利尿剂和药物应用等因素均可影响血尿酸水平。

5. 肾活检

单纯性尿酸性肾病，如果病因非常清楚，一般不需要肾脏活检。但如果考虑是伴随其他肾脏疾病出现的高尿酸血症，则需要进行肾活检以明确诊断。

(1)急性尿酸性肾病：由短时间内大量尿酸结晶堆积于肾脏集合管、肾盂和输尿管所导致。由于尿液中尿酸浓度骤然增高形成过饱和状态。显微镜下可见管腔内尿酸结晶的沉积，形成晶体或呈雪泥样沉积物。可阻塞肾小管，近端肾小管扩张，而肾小球结构是正常的。这种肾病通常是可逆的，这些沉积物导致梗阻及急性肾衰，间质纤维化及痛风石通常不会出现。如果得到恰当的治疗，肾功能可恢复正常。

(2)慢性尿酸性肾病：长期但不严重的高尿酸血症患者易出现肾脏的小管间质的慢性病变，有时也叫痛风性肾病。其严重程度与血尿酸升高的持续时间和幅度有关。慢性高尿酸血症可导致尿酸晶体主要在远端集合管和肾间质沉积，尤其在肾髓质和乳头区。镜下可见尿酸和单钠尿酸盐在肾实质内沉积。间质尿酸结晶来源于集合管。这些结晶体形成核心，周围有白细胞、巨噬细胞浸润及纤维物质包裹，这种标志性组织学改变称为痛风石。经典的痛风性肾病，痛风石在皮髓交界处及髓质深部沉积。在有长期痛风病史的患者中，肾脏不仅表现为痛风石形成，而且还伴有纤维形成、肾小球硬化、动脉硬化及动脉壁增厚。

(3)肾结石：镜下可见尿酸结晶在肾乳头和集合管内沉积。

6. 影像学检查

纯尿酸性结石在 X 线下不显影，超声检查可见回声。痛风受累关节的特征性 X 线表现是软组织和骨质破坏。骨与关节的 X 线下不显影，超声检查可见回声。痛风受累关节的特征性 X 线表现是软组织和骨质破坏。骨与关节的 X 线表现晚于临床症状，骨质破坏大约在起病 10 年以后才出现，当然进展特别快的患者例外。一般说来，X 线检查如发现有骨质破坏，则说明病情已经较重，病变往往不可逆。

四、治疗方案及原则

(一)饮食控制

大部分高尿酸血症患者是无症状的。对于血尿酸轻度升高 $420\sim600\mu mol/L$ 的无症状患者是否给予积极治疗仍有争议。由于饮食中的嘌呤含量对血尿酸水平影响非常，因此严格控制高嘌呤食物的摄入是非常重要的。我们常吃的食物种类繁多,对每种食品都进行嘌呤含量测试很难做到,而且各家测得的数据差异较大,所以只根据食品中嘌呤含量进行分类并不十分准确。一般认为动物内脏、肉汤(长时间炖肉使大部分嘌呤进入汤中)等嘌呤含量最高,其次包括大部分鱼类、贝类、肉食及禽类。蔬菜中以芦笋、菜花、四季豆、菜豆、菠菜、蘑菇、花生等含量较多。而奶、蛋、米及面制品和其他大部分蔬菜嘌呤含量较低。蔬菜水果多属碱性食物,可以增加体内碱储量,使体液 pH 值升高。不少蔬菜水果中含有少量的钾元素,钾可以促进肾脏排出尿酸,减少尿盐沉积。另外要注意多喝水。血尿酸与体重指数呈正相关,因此应节制每日的进食总热量。控制每天饮食中的总热量,减轻体重。痛风病人的饮食以控制在正常人食量的80%左右为妥,严禁暴饮暴食。

(二)药物治疗

1. 别嘌呤醇

别嘌呤醇是治疗高尿酸血症的首选药物,抑制尿酸生成。应用于对饮食控制等常规治疗无效、结石复发或痛风患者。别嘌呤醇也可以使已形成的结石体积减小,但有些人会出现严重的过敏反应,皮肤坏死溶解、表皮脱落性皮炎、多行红斑(Stevens-Johnson 综合征),白细胞增多等。有肾功能减退的患者风险更大,尤其是没有调整用药量的时候。如果肾功能是正常的,别嘌呤醇的初始剂量应该为 100mg/d,逐渐加量至 300～400mg/d,最大剂量 800mg/d。如果有肾功能不全,应随时调整剂量。300mg/d 的剂量对于 85%的患者都是有效的。

2. 促进尿酸排泄的药物

①丙磺舒(Probenecid,羧苯磺胺);②苯溴马隆(Benzbromarone,苯溴马龙)是迄今为止最强效的利尿酸药物。对于严重的肾脏疾病患者也可服用。通常病人都能适应,可用于长期性治疗高尿酸血症及痛风病。毒性作用轻微,对肝肾功能无明显影响;③磺吡酮(Sulfinpyrazone,硫氧唑酮);④Benziodarone:对于别嘌呤醇过敏者可使用,有临床观察发现其大剂量应用时,在肾移植患者中降尿酸效果优于别嘌呤醇;⑤氯沙坦:该药物除可降低血压外,还有促尿酸排泄的功能。其机理可能是与尿酸竞争转运,并可以保护肾功能。

3. 尿酸酶类药物

静脉注射尿酸酶药物可以将尿酸分解为尿囊素。目前商品化的尿酸酶主要有两类:一类是天然的尿酸酶,如从黄曲霉菌提取纯化的 Uricozyme,另一类则是用基因重组技术制备的尿酸酶,如 Rasburicase。

4. 其他

促进肠道排泄尿酸药,如一些活性炭类的吸附剂,和别嘌呤醇合用效果好。血液透析对于因恶性肿瘤治疗而产生的急性高尿酸血症可以考虑使用。

(周文华)

参 考 文 献

1 陈香美,吴镝.高尿酸血症肾病.见:王海燕.肾脏病学.第3版.北京:人民卫生出版社,2008, 1435～1449

2 陈香美,吴镝.尿酸性肾病.见:陈香美,吴镝.中华内科杂志,2005,44:231～233

第11节 人类免疫缺陷病毒相关性肾损害

艾滋病(acquired immunodeficiency syndrome,AIDS)是人类免疫缺陷病毒(human immunodeficiency virus,HIV)引起的致命性慢性传染病。病毒主要侵犯和破坏机体的辅助性 T 细胞(CD$_4^+$ T 细胞),损伤机体的细胞免疫功能,最后并发各种严重的机会感染和肿瘤。1981年,在美国首次发现艾滋病患者后,艾滋病迅速在全球蔓延流行,特别是在非洲和亚洲地区流行十分严重。截至 2005 年底,全球有 3900 万人感染艾滋病。艾滋病的并发症之一,人类免疫缺陷病毒相关性肾病(human immunodeficiency virus associated nephropathy,HIVAN)已成为 20～64 岁非洲裔美国人终末期肾病(ERSD)的第三大原因。我国自 1985 年发现首例 HIV 感染者以来,目前实际感染人数已超过 100 万,并且每年新增感染者以 30% 速度递增。HIV 病毒分 HIV-1 和 HIV-2 两型。艾滋病主要由 HIV-1 型病毒感染所致。HIV-1 感染患者的肾脏损害包括因感染和(或)肾毒性药物引起的急性肾功能衰竭,多种 HIV 相关的肾小球疾病。本节主要介绍 HIVAN。HIVAN 是由 HIV-1 感染引发的一种特殊类型的肾脏疾病,约 10% 成人和儿童 HIV-1 感染者发生 HIVAN,临床主要表现为蛋白尿和进行性肾功能减退,肾脏病理损害以塌陷型局灶节段性肾小球硬化(FSGS)和肾小管微囊样扩张为特点。

一、发病机制

近年来,HIVAN 的发病机制研究取得很大进展。HIV 转基因小鼠和 HIVAN 的研究证实,肾小球上皮细胞和肾小管上皮细胞直接感染 HIV-1 病毒后导致了 HIVAN。大量体内和体外研究表明,HIV 病毒基因及其编码蛋白具有明显的致病性,尤其是 nef 基因及其编码的 NeF 蛋白。此外,细胞凋亡、细胞因子的调节异常和人类遗传背景差异,在 HIVAN 的发病机制中也起着重要作用。

二、肾脏病理

肾脏病理上 HIVAN 特指光镜下表现为塌陷型 FSGS 及其相关的系膜病变,可见肾小球毛细血管襻皱缩、管腔狭窄或关闭。肾小球内病变既可呈节段性分布,也可为全球性分布。急性期系膜基质并无明显增加,也无明显玻璃样变,但明显肥大、肿胀的足细胞聚集在塌陷的肾小球周围。研究发现病变处足细胞丧失了转分化的标志,而具有细胞增殖的能力,说明病变足细胞的表型调节存在异常。与特发性 FSGS 或海洛因相关 FSGS 相比,即使肾功能和蛋白尿一致,HIVAN 肾小球塌陷比例高、硬化病变少和足细胞肿胀更严重。其肾小管和间质性病变也较为严重。肾小管常严重扩张成微囊样,内含蛋白管型。免疫荧光检查可见 IgM 和 C_3 沉积,但电镜下未见电子致密物沉积。HIVAN 患者肾活检组织中肾小球和血管内皮细胞可见大量包涵体,呈现管网状结构(tubular reticlar)。

三、临床表现

HIVAN 临床上主要表现为蛋白尿、肾病综合征和肾功能不全,部分患者可有高血压,但也有部分患者仅表现为蛋白尿、镜下血尿和无菌性白细胞尿。肾脏 B 超多回声较强,可能与肾小管和肾间质的病变相关,但即使已达严重肾衰竭,其肾脏体积不小。

四、治　疗

HIVAN 确诊后如无任何治疗,多在 1 年内进展至终末期肾衰竭。HIVAN 的治疗包括 HAART、免疫抑制治疗和非特异性的降蛋白尿治疗。

1. 抗病毒治疗

HIV 的抗病毒治疗经历了 3 个阶段。第一阶段:为单一的核苷类反转录酶抑制剂(necleoside reverse transcriptase inhibitors,NRTI),如 AZT 自 1987 年开始使用,对 HIV 复制起到一定的抑制作用,但在治疗 12 周后几乎 100% 的服药者会出现病毒负荷量的反弹。第二阶段:两种 NRTI 联合,于 20 世纪 90 年代中期开始临床应用,加强了抗病毒作用,维持时间延长,但仍不能长期维持疗效。第三阶段:HAART,俗称鸡尾酒疗法。美籍华人科学家何大一于 20 世纪 90 年代后期,首先使用一个蛋白酶抑制剂(protease inhibitors,PI)联合两个 NRTI 治疗。HAART 具有强大的抗病毒作用,能明显降低血浆内 HIV-RNA 水平(<50 拷贝),并能较长时间维持疗效,同时又能降低药物的不良反应。1995 年,HAART 广泛应用于临床后,证实 HAART 能阻止或延缓 HIVAN 的进展,减轻肾脏病理损害。Ifudu 等观察 23 例血清 HIV-1 阳性患者,14 例患者尿蛋白阳性,5 例经肾活检确诊为 HIVAN。全部 23 例患者均接受齐多夫定(Zidovudine)治疗,15 例患者依从性好,随访 20.4 个月,无一例肾功能恶化,8 例依从性差的患者,8 周后均进展至终末期肾病。Winston 等观察 2 例治疗前肾功能严重受损需行血液透析的患者,接受 HAART 后,肾功能均明显改善,并摆脱透析。重复活检证实,塌陷型局灶节段性肾小球硬化和小管微囊样病变明显减轻。Schwartz 等在 2005 年的统计显示,HAART 应用后,艾滋病相关的死亡人数急剧下降,因艾滋病引起的终末期肾病(HIV＋终末期肾病)病例上升势头明显遏制,但发病率并未下降,而是维持在一定水平上。这与艾滋病患者的总体感染人群增加有关。HIV＋终末期肾病患者的病死率也显著降低(图 11-1)。统计结果显示,HAART 能降低 HIV＋终末期肾病的发生率约 38%(图 11-2)。

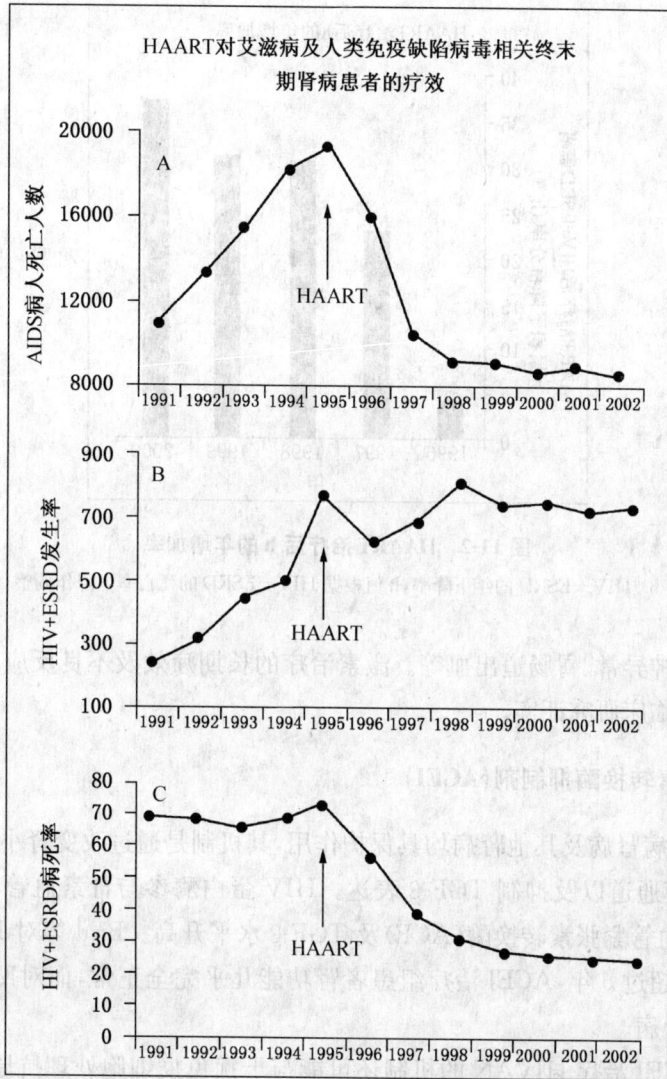

图 11-1　HAART 对艾滋病及人类免疫缺陷病毒相关终末期肾病患者的疗效

2. 糖皮质激素

应用糖皮质激素(以下简称激素)治疗 HIVAN 有一定疗效,但其机制尚不明确。目前,临床上已开始应用激素治疗 HIVAN 患者,并进行长期疗效观察。Smith 等进行了 20 例 HIVAN 的临床无对照研究。患者起病初均有肾功能不全和(或)大量蛋白尿。泼尼松起始量 60mg/d,逐渐减量,直至停药,疗程为 28～37 周。17 例患者肾功能改善,12 例尿蛋白减少。5 例患者停药后复发,但重新治疗后缓解,然而 1 年后仅有 2 例患者未发展至终末期肾病。终末期肾病发生率与未经治疗的患者无明显差异。Eustace 观察 21 例 HIVAN 患者,采取泼尼松 (60mg/d)治疗 1 个月,在随后的 2～4 个月内减量,发现尿蛋白平均减少 5.5g/24h,23％的患者随访 1 年,肾功能稳定未进入替代治疗。在激素治疗过程中,也会出现一些不良反应如出现

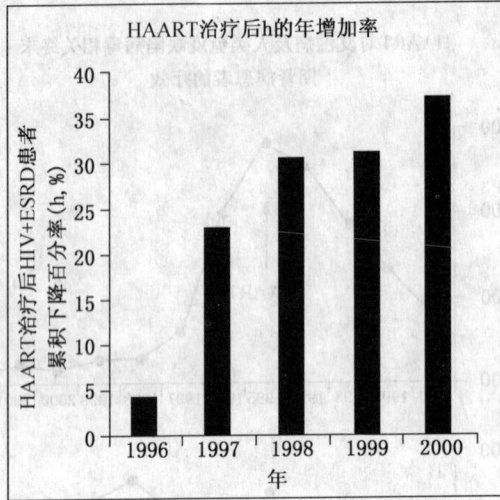

图 11-2 HAART 治疗后 h 的年增加率

h. HIV+ESRD 的年下降率,h 值根据 HIV+ESRD 的死亡率下降作调整

新的机会感染、精神异常、胃肠道出血等。激素治疗的长期疗效及不良反应尚有待大样本、前瞻性、随机对照的临床研究证实。

3. 血管紧张素转换酶抑制剂(ACEI)

ACEI 对糖尿病肾病及其他肾病均具保护作用,其机制是通过改变肾小球内血流动力学、减少血浆蛋白跨膜通道以及抑制 TGF-β 表达。HIV 蛋白酶参与肾素血管紧张素系统活化,HIV 感染者血清血管紧张素转换酶(ACE)及 TGF-β 水平升高。Bird 等对 HIVAN 患者进行了长期随访,疗程超过 5 年,ACEI 治疗组患者肾功能几乎完全正常,而对照组患者 6 个月内全部进入终末期肾病。

除上述外,ACEI 治疗 HIVAN 的机制还可能与干扰免疫细胞处理抗原、抑制 HIV 蛋白酶活性有关。在应用 ACEI 治疗时,应注意监测患者的血钾和肾功能,防止出现高钾血症和肾功能进一步恶化。

4. 血液透析

血液透析可延长 HIVAN 患者的生存期,但患者 HIV 感染的临床分期,严重影响患者的存活时间。HIVAN 患者应尽早适时地建立动静脉内瘘,以降低与导管有关的血栓或感染所致的病死率,延长患者的生存时间。此外,患者的年龄也与预后密切相关,每个月病毒感染的次数和尿蛋白量越多,预后则越差。HIV 感染已进入和未进入艾滋病的透析患者,1 年存活率分别为 16% 和 77%。接受腹膜透析或血液透析的患者其存活率无明显差异。

Ahuia 观察了 22 例 HIV 感染患者,在接受血液透析治疗的同时行 HAART 治疗,随访(28±17)个月,病死率为 20%,而仅接受血液透析未同时行 HAART 的患者,随访(13±10)个月,病死率高达 57%,而且血清中病毒负荷量明显高于前者。提示 HAART 能明显延长 HIV

感染血液透析患者的存活时间。

5. 肾移植

许多移植中心认为 HIV 感染是移植的禁忌证。然而美国近年有数个中心开始了一项临床试验,旨在判定肾移植和免疫抑制治疗对 HIV 感染患者的影响。发现肾移植及其免疫抑制剂能有效治疗 HIVAN,延长 HIV 感染患者存活时间。

体外研究证实,神经钙蛋白(calcineurin)抑制剂环孢素(CsA)和他克莫司(Tacrolimus),能抑制 HIV-l RNA 的转录和复制。CsA 对 T 细胞的激活也有影响。神经钙蛋白抑制剂的作用靶点之一为转录因子 NFAT 家族,NFAT1 主要在外周血 CD_4^+ T 细胞表达。Cron 等发现 CsA 和他克莫司均能抑制 T 细胞 NFAT1 和 NFAT2 的表达,从而抑制病毒复制,而且认为 CsA 能增强 HAART 疗效。霉酚酸酯(MMF)作为一种较强的免疫抑制剂,能抑制淋巴细胞增生,作用在次黄嘌呤核苷酸脱氢酶,阻断次黄嘌呤向鸟嘌呤核苷的合成。是否具有抗 HIV 的活性正在研究中。

6. 最新治疗研究进展

HIVAN 的主要特点在于足细胞的增生和去分化。因此,寻找抑制足细胞增生和去分化的药物,成为治疗 HIVAN 的新选择。体内研究表明,全反式维 A 酸(tretinoin,ARTA)能减少 HIV-1 转基因小鼠的蛋白尿、足细胞增生及去分化。体外实验证实,全反式维 A 酸能减少 HIV-1 诱导的足细胞增生和去分化效应,作用机制在于使细胞停滞于 G1 期,并使细胞重新表达分化标记如 synaptopodin、nephrin、podocin 和 WT-1。He 等对全反式维 A 酸作用机制进行了研究,认为全反式维 A 酸逆转 HIV-1 感染的足细胞增生和去分化作用,主要通过全反式维 A 酸介导的细胞内 cAMP 增加。全反式维 A 酸治疗效果仍处于试验阶段,尚未进入临床应用。

(崔英春)

参 考 文 献

1 曾彩虹,陈惠萍. 人类免疫缺陷病毒相关性肾脏损害. 见:黎磊石,刘志红主编. 中国肾脏病学. 北京:人民军医出版社,2008,752~767

2 赵明辉. 人类免疫缺陷病毒(HIV)相关的肾脏病. 见:王海燕主编. 肾脏病学. 第3版. 北京:人民卫生出版社,2008,1527~1529

3 Carbone L,D'Agati V,Cheng JT,et al. Course and prognosis of human immunodeficiency virus-associated nephropathy. Am J Med,1989,87:389~395

第 12 章

血管疾病与肾病

第 1 节　肾动脉狭窄

　　肾动脉狭窄(stenosis of renal artery)引起的肾性高血压,约占高血压病人的 5%～10%。肾动脉狭窄的原因常见为动脉粥样硬化、多发性大动脉炎、肾动脉肌纤维增生症、术后狭窄。动脉粥样硬化多见于老年人,多发性大动脉炎及肾动脉肌纤维增生症常见于青年人,尤其是女性。

一、病因病理

1. 多发性大动脉炎

　　多发性大动脉炎是国内肾动脉狭窄最常见的病因。病变累及动脉全层,以中膜最重;肾动脉病变多位于肾动脉开口部或近段,呈向心性局限缩窄,亦可呈串珠状狭窄和扩张并存,侧支循环较广泛。多见于青壮年女性,近 90% 病例在 30 岁以下。

2. 动脉粥样硬化

　　动脉粥样硬化为国外最常见病因,在我国占第二位。老年男性多见,狭窄多位于肾动脉开口处(2cm 内)多发,多累及双侧。

3. 肾动脉肌纤维增生症

　　肾动脉狭窄主要发生于中 1/3～远 1/3 段,常延及分支。青年多发,女多于男。可主要侵犯内、中或外膜。

4. 术后狭窄

主要见于肾移植术后,多由排斥反应所致。

二、临床表现

(1)年龄一般小于 30 岁或大于 50 岁,30 岁以下者占 78%。

(2)有头晕、头痛、恶心、呕吐,突然失明,昏倒、脑溢血或癫痫样发作、舒张压显著升高常大于 120mmHg。

(3)有持续性的高血压,有时上肢可无脉搏触及,而上肢及下肢血压有时亦可有显著差别。长期高血压可突然加剧或突发性高血压发展迅速,呈恶性高血压症状。

(4)上腹部血管杂音,2/3 病例可于上腹部、肾区或背部听到收缩期杂音,音调高,呈连续性。体检常可闻及肾动脉区有杂音,分辨性尿量的测定,患侧可明显减少。

三、影像学表现

1. 血管造影

血管造影是确诊肾动脉狭窄的唯一方法。不同病因的狭窄,造影表现可有一定差异。

(1)动脉粥样硬化性狭窄:狭窄多位于肾动脉起始部或近端 1/3。粥样斑块狭窄多呈偏心性,较大斑块突入管腔可表现为充盈缺损,狭窄段后可出现梭形扩张。腹主动脉常同时可见迂曲、延长、扩张及狭窄等动脉硬化的表现。

(2)肾动脉肌纤维增生症:肾动脉狭窄多位于中或远端 1/3,呈长或短段向心性狭窄,常伴有狭窄后扩张,典型者因多发节段性狭窄使肾动脉呈串珠状表现。主动脉或其他动脉无狭窄及扩张等异常表现。

(3)多发性大动脉炎:狭窄多位于肾动脉起始段,狭窄段光滑呈管状,常伴有狭窄后扩张,腹主动脉、髂总动脉或胸主动脉同时有狭窄与扩张相间,甚至动脉瘤扩张表现。

2. B 超表现

作为筛选有无缺血性肾萎缩有一定意义。缺血肾体积小,但形态及内部回声正常。彩超可显示肾动脉狭窄,但因肾动脉较小,常显示不太清楚,容易误诊。

3. CT 表现

作为筛选检查除清楚显示肾大小及轮廓外,动态增强扫描早期有时可见肾皮质边缘强化,提示有肾缺血后肾包膜侧支循环供血现象。

4. MRI 表现

从冠状和矢状位可显示缺血性肾萎缩的全貌,其内部皮髓质分界清楚,有时可显示狭窄的肾动脉,确诊仍需依靠血管造影。

四、实验室检查

除尿常规异常外可见血尿素氮和肌酐升高,部分患者有低血钾症。快速连续静脉尿路造影、肾动脉造影,肾图、肾扫描、肾静脉肾素测定等特殊检查有助于确诊。

五、诊断及鉴别诊断

(一)诊断

诊断肾动脉狭窄主要依靠以下 5 项检查,前两项检查仅为初筛检查,后两项检查才为主要诊断手段,尤其肾动脉血管造影常被认作诊断的"金指标"。

1. 超声检查

B 型超声能准确测定双肾大小,彩色多普勒超声能观察肾动脉主干及肾内血流变化,从而提供肾动脉狭窄间接信息。

2. 放射性核素检查

仅做核素肾显像意义不大,阳性率极低。需做卡托普利肾显像试验(服卡托普利 25～50mg,比较服药前后肾显像结果),肾动脉狭窄侧肾脏对核素摄入减少,排泄延缓,而提供诊断间接信息。

3. 磁共振或螺旋 CT 血管造影

能清楚显示肾动脉及肾实质影像,并可三维成像,对诊断肾动脉狭窄敏感性及特异性均高,不过它们显示的肾动脉狭窄程度常有夸张。由于螺旋 CT 血管造影的碘造影剂对肾脏有一定损害,故血清肌酐大于 $221\mu mol/L$ 的肾功能不全患者不宜应用;从前认为此时可选用磁共振血管造影,但是近年发现此时造影剂钆体内蓄积可引起严重的肾源性系统性纤维化(nephrogenic systemic fibrosis),这必须注意。

4. 肾动脉血管造影

需经皮经腔插管做主动脉-肾动脉造影(以免遗漏肾动脉开口处粥样硬化斑病变)及选择性肾动脉造影,能准确显示肾动脉狭窄部位、范围、程度及侧支循环形成情况,是诊断"金指标"。肾功能不全患者宜选用非离子化造影剂,并于造影前后输液以促进造影剂排泄,减轻肾损害。

(二)鉴别诊断

1. 肾动脉先天性发育不良

一般为肾动脉全段纤细伴肾发育不良。

2. 萎缩性肾盂肾炎

肾动脉主干无局限性狭窄,肾内动脉普遍变细并常相互靠拢或呈卷曲状,肾实质萎缩伴外形不规则,无肾动脉狭窄后扩张及侧支循环表现。

六、并 发 症

肾动脉狭窄常引起肾血管性高血压(renal vascular hypertension),这是由于肾缺血刺激肾素分泌,体内肾素-血管紧张素-醛固酮系统(RAAS)活化,外周血管收缩,水钠潴留而形成。动脉粥样硬化及大动脉炎所致肾动脉狭窄还能引起缺血性肾脏病(ischemic nephropathy),患侧肾脏缺血导致肾小球硬化、肾小管萎缩及肾间质纤维化。肾动脉狭窄由动脉粥样硬化或大动脉炎引起者,常有肾外系统表现,前者可出现脑卒中、冠心病及外周动脉硬化,后者可出现无脉病。患者早期临床上多没有典型的体征,可因动脉造影等原因发现。随着病情的进展,当肾动脉的狭窄达到 $60\%\sim70\%$ 以上时可出现不同程度的肾血管性高血压病、尿常规异常及氮质血症。高血压是通常认为肾动脉狭窄最可能引起的表现,肾动脉狭窄引起血流减慢,肾小球缺血导致肾素、血管紧张素升高,从而导致高血压或原有高血压的难以控制。然而大多数研究表明肾动脉硬化性狭窄可存在于未患高血压的患者,提示高血压并不是与深动脉硬化狭窄高度相关。肾动脉硬化性狭窄占终末期肾病的 $5\%\sim15\%$。在临床中有近一半的肾功能减退患者无血压升高,长期慢性肾动脉硬化的病人可有侧支吻合的形成,这些侧支循环可以来自肾上腺动脉、腰动脉及输尿管动脉等,其对肾脏的供血虽不能满足其正常的生理需要,但可以使肾脏的功能得到一定程度的改善。肾动脉硬化性狭窄患者常同时有全身动脉硬化性疾病,仅 15% 的患者不伴冠心病或周围性疾病。这些病人于 5 年内有 47% 仍会累及心脏。肾动脉硬化性狭窄为一种进行性疾病,可引起无症状性肾功能进行性恶化,直至发生终末期肾病,也有多个报道发现,肾动脉硬化性狭窄可伴有心绞痛和反复肺水肿。

七、治疗及预后

肾动脉狭窄引起本病传统上以外科治疗为主,主要治疗手段为患肾切除、肾自体移植和体外肾血管显微修复术。介入治疗采用肾动脉球囊导管扩张和(或)肾动脉支架植入术,具有创伤小、安全简便和效果好等优点,是治疗肾血管性高血压首选方法。各种原因,如动脉粥样硬化、纤维肌发育不良、多发性大动脉炎等导致的肾动脉狭窄并高血压均首选肾动脉球囊扩张成形术(PTA)。常规 PTA 术效果不佳或复发者、肾动脉开口处狭窄者、肾动脉 PTRA 后出现内膜损伤者等适用于血管内支架植入术。对肾移植术后的肾动脉狭窄，则一般采用 PTA，必要时亦可进行血管内支架植入术。

（郭桥艳）

参 考 文 献

1　王梅．动脉粥样硬化性肾动脉狭窄．见：王海燕主编．肾脏病学．北京：人民卫生出版社，2008，1644～1661

2　王芳，王梅，刘玉春，等．动脉粥样硬化性肾动脉狭窄的发病趋势．中华医学杂志，2005，85：2762～2766

3　秦卫，王芳，王梅，等．彩色多普超声在动脉粥样硬化肾动脉狭窄诊断中的应用．中华超声影像学杂志，2005，14：508～511

4　杨进刚，胡大一，刘坤申，等．冠状动脉造影患者中肾动脉狭窄的发生率．中华内科杂志，2002，41：24～27

第 2 节　肾静脉血栓

肾静脉血栓（renal vein thrombosis，RVT）是指肾静脉主干和（或）分支内血栓形成，导致肾静脉部分或全部阻塞而引起一系列病理改变和临床表现。肾静脉血栓形成（renal vein thrombosis，RVT）是一个不常见疾病。1840 年 Rayer 首先发现 RVT 与肾病综合征（NS）的关系，以后逐渐引起人们的重视。1956 年 Harrison 等将其分为两类：①急性完全性肾静脉血栓形成，病人突现严重腰或腹痛，患侧肾肿大，伴有蛋白尿、水肿及肾功能减退；②仅有 NS 而无急性症状及体征。肾静脉急性完全性血栓形成，以小儿多见，因没有充足的侧支循环形成，临床表现为寒战、发热、剧烈腰肋痛及腹痛、肋脊角明显的压痛、肾区叩痛，血白细胞升高、血尿和病肾的功能丧失。

一、病　因

肾静脉血栓的常见原因包括两类疾病：一是血液高凝状态，常见引起血液高凝状态的疾病有肾病综合征；婴幼儿严重脱水；妊娠或口服避孕药；先天性血栓症如先天性抗凝血酶Ⅲ缺乏，先天性蛋白 C 缺乏症等；系统性红斑狼疮、骨髓纤维增生症等。二是静脉壁受损，常见引起静脉壁受损的疾病有肾细胞癌侵犯肾静脉；肾脏外伤；邻近器官组织病变压迫肾静脉，如肿大淋巴结，腹主动脉瘤等。

早年部分学者认为 NS 与 RVT 互为因果，近年已公认 NS 时发现的 RVT 是由 NS 引起的。RVT 由其他病因所致者仅有轻度蛋白尿，肾病理检查无膜性肾病改变。肾静脉血栓形成的实验动物亦证明无 NS 的病理和症状表现。因此，现在都认为 NS 提供了 RVT 的条件。

二、发病机制

肾静脉血栓的发生机制主要有凝血因子的合成过多和灭活不足,以及纤维溶解系统活性下降,血小板数量增加、活性增强、血管内皮细胞功能异常等。这些因素常常共同存在,彼此影响,互为因果,处于极其复杂的动态变化之中。下面以肾病综合征为例探讨肾静脉血栓形成的机制。

1. 凝血与抗凝系统

肾病综合征时大量蛋白质随尿液排出而丢失,尤其是小分子量蛋白质,抗凝血酶Ⅲ、抗凝血因子蛋白 C、蛋白 S、抗胰蛋白酶等抗凝物质分子量均较小(5.4 万～6.9 万 Da),易随尿液排出而丢失,造成抗凝活性下降。而凝血因子Ⅴ、Ⅶ、Ⅷ及凝血因子Ⅰ等均为大分子量蛋白质(20 万～80 万 Da),不易由肾脏排出,却能随肝脏合成的代偿性增加而增多,使凝血活性增强。

2. 纤维溶解系统

纤溶系统的正常活性作用是与凝血系统构成血液流动状态的动态平衡,防止机体出血或血栓形成的发生。肾病综合征的病人纤溶酶原丢失过多(分子量小),而纤溶酶抑制物(如 α_2-巨球蛋白等)因分子量大难以从尿中排出,血浆浓度增高,又使纤溶酶的灭活增加。因此,肾病综合征时纤溶活性下降,易于形成血栓。

3. 其他致高凝因素

部分肾病综合征病人血小板计数可增加或正常,也有部分患者表现为血小板聚集功能增强,此作用可能也与血浆的蛋白含量下降和血脂增高有关。具体机制尚未明了,临床上利尿过度,血液黏稠度增大,加重高凝状态;长期大量皮质醇治疗,刺激血小板生成,使某些凝血因子含量增高,使高凝状态加重。肾病综合征患者由于间质和细胞内水肿,使血管内皮功能受损,内皮细胞内前列环素(prostacyclin,PGI_2)与血栓素 A_2(TXA_2)之间的平衡受破坏,有利于血栓的形成。

三、临床表现

本病临床表现有很大的个体差异性,视 RVT 发生的缓急和轻重而异。肾静脉急性完全性血栓形成,以小儿多见,因没有充足的侧支循环形成,临床表现为寒战、发热、剧烈腰肋痛及腹痛、肋脊角明显的压痛、肾区叩痛,血白细胞升高、血尿和病肾的功能丧失。影像学可发现肾肿大,如双侧肾静脉均发生血栓形成,或原先有一侧肾已没有功能,而另一侧肾静脉血栓形成,则可发生少尿和急性肾衰。在肾病综合征、妊娠、口服避孕药等病人,通常病人年龄较轻,常因不明原因的急性或急进性的肾功能恶化,伴蛋白尿和血尿进行性加重,而引起怀疑并进一步检查才被发现 RVT。在年龄较大的人中,如果血栓形成较慢,侧支循环已充分建立,肾功能受损则不大。临床可仅表现为多次发生肺栓塞或身体其他部位的栓塞。有些病人可发生高血压、下肢水肿。所有 RVT 病人，如果下腔静脉受累，均可发生下腔静脉阻塞综合征，发生下肢水肿和腹壁的静脉侧支循环形成。在肾静脉血栓形成中最严重的并发症为肺栓塞，约有一半的慢性肾静脉血栓形成者有肺栓塞，且常为首发症状。

肾病综合征病人由于血液是高凝状态的，故可发生血栓形成，其临床表现也有很大的个体差异性。RVT 可没有特别的临床表现，亦可有某些临床症状如发热（17%）、急性腰痛（10%~64%）和肾区压痛和叩痛、突然发生血尿（74%）、血肌酐升高，B 超检查发现肾脏增大（43%）。在肾病综合征病人发现这些症状时，应注意 RVT 的可能性。但大部分（75%）RVT 是没有典型的临床表现（慢性型或亚临床型），与肾病综合征病情波动也没有明显的关系。故对这些RVT 则很难做出诊断。

四、实验室检查及辅助检查

(一)实验室检查

1. 血液检查

血白细胞增高；血浆乳酸脱氢酶升高；抗凝血酶Ⅲ及纤溶酶原含量下降，既是肾静脉血栓的成因，也是血栓形成后机体代偿性凝血-纤溶活性增强的结果。纤维蛋白原和血浆纤溶酶抑制物 α_2-巨球蛋白含量增加，在急性期也可因消耗而偏低或正常。

2. 尿液检查

血尿和尿蛋白明显增加；肾功能急剧下降可见尿素氮、肌酐明显增加。

(二)其他辅助检查

1. 影像学检查

无创的影像学检查如 B 超、CT、磁共振及肾核素扫描等，只对肾静脉主干血栓有诊断意义。典型的征象为扩大的肾静脉内见到低密度的血栓，病肾周围静脉呈现蜘蛛网状侧支循环。对肾静脉分支血栓诊断价值不大。

2. 经皮肤静脉穿刺选择性肾静脉造影

对肾静脉血栓的诊断具有确诊意义。可明确显示血栓阻塞的部位、范围、是否有侧支循环等。但因肾血流量大，造影剂逆行充盈有一定困难，甚至可出现假阳性结果。掌握好插管深度，注射造影剂的速度及总量很重要。也有临床医师采取肾动脉插管注射 $10\mu g$ 肾上腺素减少肾血流量后再行肾静脉造影，或于造影时用肾静脉球囊一过性阻断肾血流，以保证造影剂充分逆行至各肾静脉分支，提高显影效果。肾静脉造影可能造成严重并发症，应该尽量预防。其一,操作过程可能触动血栓,脱落栓子引起肺栓塞;其二,病人常有血液高凝状态,造影过程损伤血管壁(如穿刺口处)可能形成血栓,造成健侧肾静脉或下肢静脉堵塞;其三,造影剂对肾脏的损害。前二者可通过正确、细心的操作而避免,后者则可通过大量饮水或输液而冲淡造影剂的浓度。近年来采用的非离子碘造影剂,较原来常见的离子碘造影剂对肾脏损害减轻很多,但价格较昂贵。

3. 组织病理学检查

肾静脉血栓时患侧肾病理改变为脏体积增大,可呈出血性梗死的病理改变。在肾病综合征的病人,急性期肾活检除可显示肾病综合征的组织类型外,还可见到肾间质水肿,肾小球毛细血管襻扩张淤血,可有微血栓形成,有时可见毛细血管壁有多形核细胞黏附。长期不能解除的肾静脉血栓,可导致肾小管萎缩,肾间质纤维化改变。

五、诊断及鉴别诊断

(一)诊断

肾静脉血栓临床诊断有一定困难,漏诊率高,医师必须提高警惕性。具有肾静脉血栓致病因素的病人,凡有下述情况者,应行进一步辅助检查,以明确诊断:①突然出现剧烈腰痛;②难以解释的血尿增多;③难以解释的尿蛋白增加;④难以解释的肾功能急剧下降;⑤不对称的下肢水肿;⑥肾病综合征病人出现顽固性的激素抵抗;⑦肾病综合征病人出现肺栓塞或其他部位栓塞。再加实验室检查和影像学检查符合本病特点,可对肾静脉血栓做出诊断。

(二)鉴别诊断

应与其他栓塞性疾病鉴别如肾动脉血栓和栓塞及其他原因所致的肾脏疾病鉴别。

六、治 疗

肾静脉血栓确诊后,应尽快给予抗凝或溶栓疗法,以阻止血栓扩散,争取溶解血栓,尽快促使静脉回流恢复。对于急性血栓形成患者,溶栓治疗可能取得显著效果,而对于慢性血栓形成者,长期抗凝治疗也能防止和减少血栓扩散和新的血栓形成,以改善肾功能和减少并发症发生。

(一)溶栓疗法

溶栓疗法即激活纤溶酶原,溶解纤维蛋白,使血栓溶解消散,对部分血栓形成后发生自溶的病人,也可起加速血栓溶解和预防再发的作用。常用的溶栓剂有以下几种:

1. 尿激酶

剂量为 20 万～40 万 U 加入 5‰葡萄糖液 100ml 中,半小时内滴完,10 万 U/h 维持静脉滴注 24～72 小时,后改用肝素静滴,2 次/d,共用 7～10 天。

2. 链激酶

用法与尿激酶相同,但有过敏反应,如既往未用过链激酶者应先做过敏试验。

3. 阿替普酶(组织纤溶酶原激活剂,t-PA)

t-PA 是位于血管内和组织中的丝氨酸蛋白酶,为天然的血栓选择性纤溶酶原激活剂,对全身性纤维溶解系统的影响较小,可能比前者更安全有效,但价格昂贵,临床尚未能普及。穿刺插管行病肾静脉局部溶栓的临床经验不多,静脉插管注药,局部药物浓度难以保证,因而确切效果有待进一步观察。有报道肾动脉内注药治疗肾静脉栓塞取得良好效果。肾动脉内用药可能比静注用药更有针对性,值得临床进一步验证和应用。

(二)抗血小板药的应用

抗血小板药可防治血栓形成及其扩展。

1. 阿司匹林

许多非甾体类抗炎药均可抑制血小板花生四烯酸代谢,使血栓素 A_2 生成减少,降低血小板聚集。一般主张小剂量阿司匹林,如 40～80mg/d。磺吡酮(Sulfinpyrazone)0.2g,每日 3 次。

2. 双嘧达莫

增加血小板 CAMP(抑制了磷酸二酯酶),抑制血小板聚集。0.1g,每日 3 次。

3. 低分子右旋糖酐(Dextran)

吸附在血小板表面,抑制血小板聚集及其凝血作用。稀释血液降低血液黏滞性,改善微循环。6％右旋糖酐 400～500ml 静脉滴注,每日 1 次,共用 14～20 次。

4. 噻氯匹定(Ticlopidine)

噻氯匹定为纤维蛋白原受体拮抗剂,能显著抑制血小板聚集。抑制血栓素 A_2 合成,增强 PGI_2 作用。0.25～0.5g,每日 1～2 次口服。

(三)抗凝药的应用

RVT 或其他血管血栓形成诊断确立,应立即使用抗凝疗法。

1. 肝素

为抗凝的首选药物,它为带高价阴离子的酸性蛋白多糖,结合在血管内皮表面通过抗凝血酶Ⅲ起抗凝血作用。肝素钠 25mg 加生理盐水或 5％葡萄糖盐水,作深皮下注射或静脉滴注,每 6～8 小时 1 次。肝素钙不减少毛细血管的钙胶质,故皮下注射不易致皮下出血,5000～10 000U 每 12 小时皮下或静脉滴注。低分子量肝素是以抗凝血因子 X 活性为主,又促使血管内皮释放纤溶酶原活化素,增强纤溶作用,故其抗血栓作用较肝素为强,出血并发症较少。80～120U/(kg·d)每日 1 次皮下或静脉滴注,一般连用 4 周。肝素类药物治疗血栓形成,应做凝血时间测定(试管法),凝血时间应达 25 分钟或用药前的 2 倍,若用药后 2 小时未达到此值,应加量。但必须密切观察。

2. 双香豆素类

阻断维生素 K 在肝内合成和凝血因子 Ⅱ、Ⅶ、Ⅸ 及 Ⅹ,故抗凝作用起效较慢,一般需 24 小时才起效,持续时间较长,适用于较长时间使用。RVT 时可使用 1 年以上。双香豆素(Dicoumarol)0.1g,2～3 次/d,维持量每日 50～100mg 口服。华法林钠(Warfarin Sodium)效果较前者为佳,每日 5～10mg,数日后改维持量每日 2.5～5mg 口服。醋硝香豆素(Acenocoumarol),又名新抗凝,作用较双香豆素强,作用时间较短而快。服用 24 小时即出现最大药效。首日8～16mg,次日即减量,维持量为每日 2～6mg。

(四)手术治疗

手术摘除血栓的效果尚不肯定,目前临床并不做为常规治疗。手术取血栓治疗仅适用于肾静脉主干以及有下腔静脉血栓形成者,肾内静脉血栓手术治疗效果不佳。肾内小静脉血栓形成的临床表现一般不明显,对肾功能损害不严重,不是手术的适应证。急性肾静脉主干血栓致肾功能衰竭而内科治疗无效者,为了挽救生命,可以试行手术治疗,但风险可能较大。

七、预后及预防

(一)预后

肾静脉血栓的预后与血栓形成的时间、治疗开始的时间有密切关系,及早的溶栓和抗凝治疗可减少并发症,减轻肾功能损害。未能及时溶栓或溶栓不成功者,可能死于肾功能衰竭的并发症和肺栓塞。急性肾静脉主干血栓对肾功能影响大,且可有高血压危象等并发症,近期预后较差。缓慢形成的血栓,可因良好的侧支循环形成而减轻病理改变,预后良好。

(二)预防

1. 促进血液循环

鼓励患者增加活动,必要时协助患者定时翻身,注意进行肢体主动或被动运动,如四肢自主伸屈活动,或按摩腿部肌肉,4 次/d,每次 10 分钟,以促进静脉回流。

2. 避免血液淤滞

对高危患者,包括活动减少的老年人、肥胖者、手术后或制动的患者,术毕即在双下肢套上弹性绷带或穿弹力袜以促进血液回流；避免在膝下垫硬枕，过度屈髋，以免影响静脉回流。

3. 保护静脉血管

避免血管壁受损尤其对手术后长期输液的患者，尽量保护其静脉，特别是下肢静脉，避免在同一静脉同一部位反复穿刺；输刺激性药物时，尽量避免药液渗出血管外。

4. 抑制血小板凝集

口服小剂量肠溶阿司匹林、复方丹参片等减少血小板积聚。

（郭桥艳）

参 考 文 献

1 贺石林. 凝血辅因子外源性凝血栓途径抑制物与血栓形成. 见：李家增，贺石林主编. 血栓形成与临床医学. 长沙：湖南科学技术出版社，1991，95～100
2 潘家绮，张之南. 血栓形成分子标志物及其临床意义. 中华内科杂志，1990，29：395～397
3 刘玉春. 肾静脉血栓. 见：王海燕主编. 肾脏病学. 北京：人民卫生出版社，2008，1685～1700

第 3 节 肾动脉血栓

肾动脉血栓形成和栓塞是指肾动脉主干或较大分支由于血管壁因素或血液因素导致肾动脉腔内发生的完全闭塞，引起肾功能损害、一过性高血压、肾区疼痛及肾组织缺血性坏死。患者主要表现为发热、尿常规改变、细胞酶学增高等一系列临床综合征。既往临床上较少报道，近年来，随着放射介入性诊治技术的发展，肾梗死的诊断率有所提高。本病男女均可发病，男女之比为 2∶1，年龄 7～70 岁，平均 47 岁，本病发病率随年龄增加而增加，至 60 岁左右发病率最高。

一、病 因

1. 血栓形成

（1）肾动脉壁病变：肾动脉粥样硬化，肾动脉外伤，肾动脉或腹主动脉夹层，肾动脉炎症（梅毒、大动脉炎、血栓闭塞性脉管炎、真菌感染等），肾动脉纤维肌性发育不良症等。

（2）血液高凝状态：肾病综合征，先天性抗凝血酶Ⅲ缺乏，先天性抗凝蛋白缺乏或拮抗（如蛋白 C 缺乏或拮抗，蛋白 S 缺乏，肝素辅因子Ⅱ缺乏等）、获得性抗磷脂抗体血栓综合征，阵发性夜间血红蛋白尿,骨髓增生性综合征,系统性红斑狼疮,溃疡性结肠炎,库欣综合征,糖尿病,慢性心力衰竭,骨髓纤维化,血栓性血小板减少紫癜等。

2. 血栓栓塞

(1)心源性栓子:各种心脏病引起的心房纤颤(如高血压性心脏病、风湿性心瓣膜病、甲状腺功能亢进性心脏病等)所致的左心房血栓,感染性心内膜炎,各种涉及心内膜的心脏手术(如换瓣术,房、室间隔缺损修补术等)。

(2)心外性栓子:癌栓子、脂肪栓子、气体栓子、羊水栓子、血栓等。

二、临床表现

肾动脉血栓形成或栓塞的临床表现,取决于动脉堵塞的速度、程度和范围。小分支堵塞可能无任何症状或体征,而肾动脉主干及其大分支堵塞却常出现典型的临床表现。

1. 急性肾梗死的表现

病人可突然出现剧烈的腰痛、腹痛、背痛,可类似于肾绞痛,向大腿放射,也可类似于急性胆囊炎,疼痛向肩背部放射,有些病例可类似于急性胰腺炎或急性心肌梗死。常有发热、呕吐、恶心,体查患侧肾叩击痛及压痛明显。血白细胞增加,核左移。可有血尿及蛋白尿。血清酶增高,谷草转氨酶常在梗死后立即升高,2 周后恢复正常,碱性磷酸酶常于梗死后 3~5 天升至高峰,4 周后恢复正常。

2. 高血压

约 60% 的病人在肾动脉堵塞后,因肾缺血,肾素释放而在短期内出现高血压。一般持续 2~3 周,其中 50% 的病人遗留持续性高血压,而另一半患者血压可恢复正常。肾动脉主干闭塞可出现高血压危象。

3. 急性肾功能衰竭

缓慢形成的血栓可出现慢性肾功能不全,急性闭塞的肾动脉分支堵塞可出现急性肾功能不全,而双肾动脉或孤立肾的肾动脉栓塞则出现急性的快速恶化的肾功能衰竭,常须立即血透,如不能尽快开通闭塞动脉,则预后不良。另外,肾胆固醇栓子的临床表现,常与其他原因引起的肾栓塞性疾病不同,肾梗死少见。其最常见的临床表现是急性、亚急性或慢性进行性肾功能不全,并由此做出肾胆固醇栓子的诊断。粥样栓塞碎片可行至小动脉分支而影响入球微动脉,致 GFR 下降。由于栓塞区域缺血性肾节段肾素的释放可致发生不稳定的高血压。与粥样化栓塞疾病相关的急性肾衰,当存在明显的小管损伤时常有明显的少尿阶段,伴有钠排泄分数增高。但是肾功能不全也可是非少尿性的且慢速进展,这是由于自发性斑块溃疡和破裂反复发作之故。尿检可发现中度蛋白尿、镜下血尿或脓尿,后者不具诊断意义。

三、实验室及辅助检查

(一)实验室检查

1. 血液检查

可见血白细胞增加,核左移;血清乳酸脱氢酶增高(常是正常值上限的 5 倍以上)伴血浆转氨酶轻度升高;谷草转氨酶常在梗死后立即升高,2 周后恢复正常,碱性磷酸酶常于梗死后 3～5 天升至高峰,4 周后恢复正常。血中肾素-血管紧张素升高。肾功能衰竭时肾功能检查明显异常如血浆肌酐升高。血浆酶升高和尿中乳酸脱氢酶排泄增多时应高度怀疑肾梗死。

2. 尿液检查

胆固醇栓塞综合征常见嗜酸性粒细胞增多伴或不伴嗜酸性粒细胞尿、低补体血症、贫血和血小板减少、血沉增快、高淀粉酶血症、血清肌酸激酶升高、血清谷草转氨酶升高。尿检可有血尿及蛋白尿,常为中度蛋白尿、镜下血尿和少数脓尿。

(二)辅助检查

1. X 线

(1)腹平片:肾影多正常,少数病例可见患侧肾影明显缩小。常有反射性肠胀气表现。

(2)静脉肾盂造影:可见患肾无功能,肾盂不显影,而逆行造影示肾盂肾盏无异常,是诊断急性肾动脉栓塞的有力证据。

(3)肾动脉造影:为确诊本病的首选方法。肾动脉造影可见到病变血管分布区域出现充盈缺损,而缺损外周肾实质或包膜下可因侧支循环而显影,形成所谓的"肾影环",但细小分支闭塞则只可见到患段肾实质不显影。梗死后漏出性出血可形成血肿造成邻近正常血管的推压移位。

2. 核医学 ^{99m}TC-DTPA 肾动态显像

栓塞形成后即出现患侧肾血流灌注曲线低平,无灌注峰,患肾显影淡而且低于周围组织,形成"黑洞";后期侧支循环形成,则出现不均匀显像,晚期肾动脉未获再通者,则出现肾萎缩,与其他肾病引起的肾萎缩、肾功能不全难以鉴别。

3. 电子计算机断层扫描或磁共振显像

可显示肾实质缺血坏死特征性改变,是特异性较高的无创性检查方法。

4. 超声心动图

有助于确定心源性的肾栓塞、腔壁栓子的存在、瓣膜钙化和功能不全、赘生物瓣膜栓子。

并可监测心脏节律,有助于诊断心律失常。

四、诊断及鉴别诊断

(一)诊断

肾动脉较大分支或主干出现急性闭塞,可出现明显的临床表现,但较细小的肾动脉分支闭塞更易漏诊和误诊,因本病多不具有确诊价值的特异性症状或体征,因此,临床各专科医生均应有警惕性,凡有下述情况,应疑及本病的可能性:

(1)有肾梗死的致病因素。

(2)持续性腰痛伴恶心、呕吐、发热,肾区叩击痛及压痛。

(3)突然出现的血尿。

(4)不明原因的进行性加重的氮质血症及难治性高血压。

(5)不明原因的血清酶学增高。

一旦出现上述表现,应行有关影像学检查以协助诊断,确诊须行肾动脉造影。目前临床常用的影像学诊断方法较多,对急性肾动脉闭塞的诊断具较高价值的为上述辅助检查各项。

(二)鉴别诊断

1. 本病须与急性胆囊炎、胰腺炎等急腹症鉴别

急性胆囊炎患者有发热、腹痛、黄疸等"夏科"三联征,体查墨氏征阳性,腹部 B 超可见到胆囊炎症或胆结石的存在;急性胰腺炎腹痛可呈"腰带状",血、尿淀粉酶的增高及动态曲线有确诊意义。

2. 与其他肾脏疾病鉴别

肾结石伴泌尿系感染可出现类似肾梗死的症状和体征。也可出现一过性血尿,但肾功能受损轻微或正常,无高血压及血清酶学增高。

3. 与其他部位动脉栓塞鉴别

肠系膜动脉闭塞引起肠缺血坏死的早期表现与肾梗死相类似,但腹痛重而无固定压痛及反跳痛是前者特点,病情发展可出现血便或呕血。不典型的急性心肌梗死,症状也可与急性肾梗死混淆。动态观察心肌酶和心电图的衍变很重要,核素心肌热区显像如发现节段性心肌异常浓聚可以辅助诊断;选择性动脉造影是确诊的"金标准",也是确定进一步治疗方法的重要依据。

五、治 疗

各种急性和慢性肾血栓、栓塞性疾病的治疗,目标是保存肾功能以及预防和治疗肾素介导

的高血压。肾动脉血栓形成和栓塞治疗的关键是尽快开通闭塞血管,恢复肾血流。以往的内科治疗只能做到对症处理,减少并发症的发生。而外科手术风险和创伤较大,而且受全身情况的影响。治疗方案的选择,取决于肾动脉血栓形成或栓塞的原因,以及从堵塞到开始治疗的时间和患者的年龄,原有的基础病变及全身状态。

(一)外科治疗

尽快进行手术取栓或血管再造术能使病肾缺血坏死面积减至最小,有效挽救肾脏功能,但手术创伤性大,对于同时合并急性肾功能衰竭,难治性高血压,甚至有急性肺水肿、脑水肿及基础病变严重患者来说,风险很大。因此,是否进行外科手术,应考虑患者全身情况耐受程度。手术主要适应证是外伤性肾动脉闭塞;双侧肾动脉主干或大分支闭塞(或孤立肾动脉闭塞);肾动脉堵塞时间在 12 小时以内,12 小时以后进行手术者,肾功能恢复可能性下降,12~18 小时内手术的肾功能恢复仅 50%,但时间再延迟者,肾功能不一定能得到恢复。

(二)介入性治疗

选择性肾动脉造影术是诊断肾梗死的确诊手段,在此基础上进一步行肾动脉取栓、溶栓及成形术,是目前文献报道较为有效安全的方法。虽然因为该病早期诊断率低,缺乏大规模临床治疗经验总结,但介入治疗操作简单易行,创伤性小,可重复进行,且病情危重时,病人仍能耐受,值得有条件的医院开展和应用。方法是用 2%普鲁卡因约 4ml 局部麻醉,穿刺股动脉(多取右侧),送特制的肾动脉造影导管、取栓用导管或球囊导管至肾动脉闭塞处,按需要行动脉内溶栓、套取栓子或球囊扩张术。临床诊断为急性血栓形成,血栓栓塞者,先采用溶栓治疗,如诊断为癌栓、心瓣膜赘生物栓塞、异物(如血管内支架,心房、室间隔补片等)栓塞或陈旧性血栓栓子在局部溶栓未能溶通者,应试行栓子套取术。动脉内溶栓和取栓不成功,或溶通和取栓后肾动脉仍存在明显肾动脉狭窄者(一般认为狭窄超过 75%则可能引起病理改变),应给予球囊扩张术,以便开通肾动脉主干或大分支(血栓被球囊挤压碎裂后可能堵塞小动脉分支,但缺血坏死面积则明显缩小),彻底解决肾缺血的解剖学原因。动脉内溶栓的给药方法为尿激酶或链激酶 10 万 U 用生理盐水 20ml 稀释,缓慢导管内推注,约半小时推完,可重复使用,局部用药剂量在 50 万 U 以内一般认为是比较安全的。

(三)内科治疗

1. 静脉溶栓

静脉溶栓效果不如动脉内溶栓确切,但因其费用少,不须介入治疗用的昂贵设备和操作技术,一般医院均可进行。因此值得推广。

(1)适应证:所有肾动脉血栓形成或血栓栓塞患者均适用。

(2)禁忌证:①高龄患者,一般认为年龄 75 岁以上不宜行静脉溶栓治疗。②出血倾向。③半年内深部组织外伤或穿刺病史。④半年内脑血管意外病史。⑤溶栓剂过敏。⑥不能控制的高血压。

（3）给药方法：尿激酶或链激酶 20 万～40 万 U 溶于 100～500ml 液体中，3 小时内静脉滴注完毕。应用链激酶或尿激酶局部动脉内注入比静脉注射溶栓在肾组织仍活的低危病人中常更有效。1 次/d，连用 3～7 天（也有专家认为每天用量可达 50 万～100 万 U 仍较安全）。溶栓过程每天查出、凝血时间及纤维蛋白原定量。

2. 抗凝治疗

对于有血栓形成或栓塞病史的患者，外科手术后，介入治疗和静脉溶栓治疗后的病人也应常规抗凝治疗，以防栓塞再次发生。住院病人可以给予普通肝素或相对低分子肝素静脉滴注或皮下给药。长期应用可给予华法林、噻氯匹定（力抗栓）或阿司匹林等口服抗凝药，用药剂量要求个性化，用药过程定期监测出、凝血时间，随时调整剂量，以防出血并发症。

3. 对症治疗

（1）高血压的治疗：高血压常于发病 1 周内出现，在 2～3 周恢复正常，部分病人持续终身。其发生机制与肾缺血导致肾球旁细胞分泌肾素增多，肾素-血管紧张素系统活性增加有关，因此血管紧张素转换酶抑制剂或血管紧张素 II 受体拮抗药可能有效。但是，由于这两类药物在扩张全身动脉的同时也扩张出球小动脉，当入球小动脉的灌注压因肾动脉血栓形成或栓塞而下降时，可造成肾小球血流量进一步下降，导致肾功能恶化，因此，应慎重权衡用药。其他降压药物治疗效果欠佳，高血压危象应给予硝普钠或酚妥拉明（立其丁）等强而起效快的静脉用降压药。

（2）急性肾功能衰竭的治疗：对于急性肾功能衰竭者，应及时血透治疗可减轻症状，可为进一步外科或介入治疗赢得时间。

（3）纠正水、电解质及酸碱平衡失调。

六、预后及预防

（一）预后

肾动脉栓塞与血栓形成的预后与致病原因、肾动脉阻塞范围及有效治疗开始的时间有关。外伤性肾动脉血栓形成时，多数病例有严重多脏器损害，病死率达 44%，不少病人（约 25%）死于肾外并发症（如心肌梗死、心力衰竭、脑梗死等），死于急性肾功能衰竭者较少。动脉粥样硬化基础上发生血栓形成者，因肾动脉闭塞前已出现长期狭窄，反复肾缺血促进侧支循环形成，减轻了急性期病理改变，近期预后可能较好，但如同时有冠状动脉或脑动脉事件发生则预后也较差。先天性和获得性高凝状态导致血栓形成的近、远期预后与原发病的治疗有效性有关，如先天性蛋白 C 缺乏症患者及时给予蛋白 C 制剂可收到显著疗效，系统性红斑狼疮、骨髓纤维化症等因临床尚无确切有效的治疗方法，溶栓或取栓治疗为其对症处理的一部分，其预后视病人对整个综合治疗的反应而异。肾动脉栓塞如能及时行溶栓或取栓治疗，急性期预后较好，远期预后则与栓子来源有关，死亡原因多为基础疾病进展的结果。

(二)预防

(1)积极预防和治疗引起本病的原发疾病,尤其是中老年,更应该注意早期诊断和治疗引起动脉硬化的各种常见病。

(2)尽量避免外伤及创伤性检查和治疗方法。

（郭桥艳）

参 考 文 献

1 刘玉春. 肾静脉血栓. 见:王海燕主编. 肾脏病学. 北京:人民卫生出版社,2008,1700~1708

2 李家增. 血栓形成的机制(血栓栓塞性疾病防治系列第 1 讲). 中华医学会杂志,2004,84:74~75

3 Lacombe M. Acute non-traumatic obstructions of the renal artery. J Cardiovasc Surg(Torino),1992,33:163~168

第 13 章

药物、中毒导致的肾损害

第 1 节　中药相关性肾损害

　　中草药肾病变的概念首先在 1993 年被提出,比利时的医师报道年轻妇女服用含有中草药成分的减肥药后,发生快速进行性肾间质纤维化的病例。进一步植物生化分析,发现这些减肥药含有马兜铃酸的成分。马兜铃酸是一种很强的肾毒性物质,并且具有致突变能力,因而马兜铃酸被认为是引发中草药肾病的主要物质。中草药肾病的病例除了比利时的报告以外,在法国、西班牙、日本及英国也陆续被发现。在国内也发现不少相同病例,这些病人服用中草药并不是为了减肥,有的是为了保健,有的是作为其他疾病的辅助治疗。由于这些药物的来源复杂,因此很难证实马兜铃酸的角色。我们推测可能有其他无法获知的植物毒性(phytotoxicity)存在于药物中,引起这种独特的肾脏病变。本文重点讲述马兜铃酸肾病(Aristolochic acid nephropathy,AAN)。

一、马兜铃酸及其代谢

　　马兜铃酸是植物界中发现的第一个硝基菲化合物,是 3,4-次甲二氧基-10-硝基-1-菲酸的衍生物。根据其甲氧基位置的不同可分为 AA-Ⅰ、AA-Ⅱ、AA-Ⅲ、AA-Ⅳ,按含羟基的有无和位置不同又可分为 AA-Ⅰa、AA-Ⅱa、AA-Ⅲa、AA-Ⅳa,此外还包括 7-OH-AAⅠ7-0CH3-AAⅠ等化学成分。AA 在体内通过硝基还原反应被转化为结构更为稳定的马兜铃内酰胺(aristololactam,AL),后者又可进一步被细胞色素 P_{450} 和过氧化酶两个系统激活从而形成 DNA 加合物。AA 的主要毒性成分为 AA-Ⅰ,含量最丰富,是马兜属植物的主要毒性成分。此外,马兜铃酸的衍生物也具有肾毒性。

二、病因及发病机制

过去认为品种变迁、剂量过大、用药时间过长、炮制方法不当等因素是 AAN 的主要病因，近年研究发现个体差异也是一个重要因素。研究表明合并用药、吸烟、环境化学物质，尤其是 AA 生物转化代谢酶的基因多态性可能与个体对 AA 毒性的易感性有关。AA 引起肾脏损害的特点是广泛的肾间质纤维化，其机制目前仍不十分清楚。可能有以下几方面：①直接损伤作用及小管上皮细胞修复不良；②肾小管上皮细胞分化及成纤维细胞活性增加；③肾脏局部缺血缺氧；④免疫炎症反应机制；⑤马兜铃酸-DNA 加合物学说；⑥马兜铃酸致癌机制：与 AA-DNA 加合物的形成有关。

三、临床表现和病理

1. 急性马兜铃酸肾病

临床上呈现非少尿型或少尿型急性肾衰竭，以非少尿型多见。急性 AAN 常伴有肾外表现，可出现上消化道中毒症状，严重者可有上消化道出血、肝功能异常及血小板减少。尿液检查可有少量蛋白尿，以小分子量蛋白为主，肾小管功能受损严重。绝大多数急性马兜铃酸肾病患者肾功能无法恢复而转为慢性马兜铃酸肾病。病理特征为肾小管上皮细胞重度变性、坏死、崩解、裸基底膜形成，肾小球基本正常。

2. 慢性马兜铃酸肾病

主要表现为慢性肾小管间质肾病，肾功能进行性损害，即使停药也不能阻止其发展。常伴较早出现的贫血及轻、中度高血压，尿沉渣改变多较轻。B超可发现肾脏缩小及不对称。病理特征为分布不均的寡细胞性肾间质纤维化。

3. 单纯肾小管功能障碍

以肾小管酸中毒和（或）Fanconi 综合征为主要表现，常伴肾小管浓缩功能障碍，血清肌酐及尿素氮基本正常。病理特征为肾小管上皮细胞的变性及萎缩。也有学者认为尽管 AAN 患者发病或肾穿刺活检时的临床与病理表现不相同，但绝大多数患者的临床进展均呈慢性化过程，因此 AAN 实质上均为慢性肾小管间质肾病。

4. 肿瘤

慢性马兜铃酸肾病合并泌尿系统肿瘤的发生率非常高，以输尿管或肾盂癌最多见，少数为膀胱乳头状瘤。

四、诊　断

AAN 的诊断至今尚无国际公认的诊断标准,临床上多依赖服用 AA 类药物的病史及除外其他原因导致的肾小管间质病变来诊断。AAN 的典型的肾脏病理改变也有助于诊断。

五、治　疗

不论急性或慢性马兜铃酸肾病,目前均无有效的治疗方法。因此,马兜铃酸肾病重在预防。主要治疗原则是延缓肾脏病的进展。

1. 一般治疗

及时停用含马兜铃酸的中药,慎用肾毒性药物,针对急、慢性肾衰竭进行治疗。肾衰竭期予以透析等对症支持治疗。对已经进入透析阶段或已进行肾移植的病人,有学者建议行双侧肾脏及输尿管切除术,以减少泌尿系肿瘤的发生概率。

2. 糖皮质激素

可能对改善马兜铃酸肾病患者的肾功能有一定效果,但缺乏对长期预后影响的评价。

3. 血管紧张素转化酶抑制剂或血管紧张素 Ⅱ 受体拮抗剂

不同的动物模型、给药方式和时机得出了不同的结果,故尚需进一步的临床疗效验证。

4. 中药治疗

银杏叶提取物、冬虫夏草及其制剂、丹参、甘草酸、当归、川芎、己酮可可碱等对 AAN 的纤维化有一定延缓作用。还有一些复方制剂、中成药也用于 AAN 的治疗。

5. 其他

肝细胞生长因子不能干预 AAN 的急性阶段,但可减轻肾小管上皮再生阶段的间质纤维化程度,部分减少组织金属蛋白酶-1 抑制剂的表达及增加间质金属蛋白酶-9 的活性,故认为其对 AAN 有效。其他如还原型谷胱苷肽、钙离子拮抗剂、内皮素-1 受体拮抗剂、前列腺素 E_1、辛伐他汀、抗肿瘤坏死因子单克隆抗体、曲尼司特等药物也有研究表示对 AAN 有保护作用。但相关研究尚较少,且缺乏临床研究,需进一步实验探讨。

六、预　防

加强中草药的质量监控。广泛普及马兜铃酸肾病相关知识,特别是对于广大农村地区,使基层医务工作者认识和了解马兜铃酸肾病是从源头防治马兜铃酸肾病的重要措施。

（张冬梅）

参 考 文 献

1 Vanherweghem JL,Depierreux M,Tielemans C,et al. Rapidly progressiveinterstitial renal fibrosis in young women:association with slimming regimenincluding Chinese herbs. Lancet,1993,341:387～391

2 Van Haelen M,Vanhaelen-Fastre R,But P,Vanherweghem JL. Identification of aristolochic acid in Chinese herbs. Lancet,1994,343:174

3 Bieler CA,Stiborova M,Wiessler M,et al. 32P-post-labelling alalysis of DNA adducts formed by aristolochic acid in tissues from patients with China herbs nephropathy. Carcinogenesis,1997,18:1063～1067

4 苏涛,李晓玫. 马兜铃酸肾病的临床与机理研究进展. 药物不良反应杂志,2004,4:217～225

5 周娜,李晓玫. 马兜铃酸肾病研究的新进展. 药物不良反应杂志,2007,9:1～6

6 刘志红,黎磊石. 马兜铃酸肾病:一个虽被认识,但未解决的问题. 肾脏病与透析肾移植杂志,2003,12:501～503

7 李晓玫,杨莉,于洋,等. 木通所致肾小管间质肾病及其临床病理特点分析. 中华内科杂志,2001,100:681～687

8 陈文,甚贻璞,李安,等. 马兜铃酸肾病的临床与病理表现. 中华医学杂志,2001,18:1101～1105

9 甚贻璞,陈文. 马兜铃酸肾病存在四种临床病理类型. 中华肾脏病杂志,2000,16:406～407

10 裘奇,刘志红,印洪林,等. 木通致大鼠肿瘤作用的实验研究. 中国中西医结合杂志,2001,21:291～296

第 2 节　造影剂相关性肾损害

造影剂肾病（contrast induced nephropathy,CIN）是造影剂使用中最严重的并发症之一,随着造影剂的广泛应用,CIN 的发病率也随之增高,已成为当前医院内发生医源性 ARF 的重要原因之一。

一、定义和诊断标准

在造影后 48 小时内,当基础 Scr<1.5mg/dl,而 Scr 较基础水平升高大于 25％时;或当基础 Scr>1.5mg/dl,Scr 基础水平升高大于 1mg/dl 时,可诊断为 CIN。

二、危险因素

1. 原有肾功能不全

原有肾功能不全常定义为 $Scr>1.5mg/dl(133.5\mu mol/L)$。Lautin 等的前瞻性研究认为,慢性肾功能不全病人,肾血流量可能已有减少,自动调节肾小球滤过率、肾血流量的功能已减弱,此时造影剂的使用引起血液动力学变化,导致肾缺血,使肾功能恶化。

2. 糖尿病

糖尿病,特别是伴肾功能不全时,如果存在脱水,则 CIN 的发生率更为增高。说明糖尿病可能不是 CIN 的独立危险因素,而糖尿病合并肾功能损害较单纯肾功能损害者发生 CIN 的危险性增加,若同时合并脱水则更增加 CIN 的危险性。

3. 造影剂的剂量和渗透性

(1)造影剂的剂量:多数研究证明在有肾功能损害和糖尿病等高危因素的人群中 CIN 发生率与造影剂剂量成正相关。

(2)造影剂的渗透性:对正常肾功能($Scr<140\mu mol/L$)的糖尿病及非糖尿病患者,低渗造影剂并无明显的有益作用,而对造影前即存在肾功能不全者($Scr>141\mu mol/L$)的糖尿病及非糖尿病患者,可使 CIN 发生率从 33%降至 21%,表明有明显的有益作用。低渗造影剂在高危病人中比高渗造影剂有较小的肾毒性,但并不能防止 CIN 的发生,且低渗造影剂价格明显高于高渗造影剂,对高危病人使用低渗造影剂能降低 CIN 的发生。

4. 心功能不全

心功能不全也是 CIN 的危险因素。心功能不全时可导致肾血流减少,加上造影剂引起肾血管收缩可增加缺血性肾功能衰竭的危险。

5. 其他

脱水、高血压、高龄、肝功能异常、短期内反复大剂量使用造影剂、低血钾、周围血管病变等均被认为是 CIN 的危险因素。

三、病　理

CIN 的病理表现为髓质升段粗枝小管上皮细胞坏死,细胞凋亡及小管塌陷,小管上皮细胞线粒体肿胀、核固缩,细胞质破坏及细胞内钙化,髓质外层的深度病变最重。

四、发病机制

在 CIN 的发病机制中,肾髓质缺血是发病的关键因素,造影剂对肾小管的直接间接毒性作用,氧自由基损伤及肾小管阻塞均在 CIN 发生中起重要作用。而由于血管扩张与收缩的失衡,使血液分布到皮质,同时内皮素、NO、腺苷等代谢改变,均可导致髓质缺血。在高血压、动脉粥样硬化、糖尿病等患者,由于内皮功能受损,对造影剂尤为敏感,更易发生 CIN。

1. 肾脏血流动力学变化

造影剂对肾血流的改变呈双向性,注射造影剂后首先引起肾血管急性短暂扩张,随后则是持续较长时间进行性血管收缩,引起血液从髓质到皮质重新分布,发生髓质血液盗窃现象,使髓质血流减少。

2. 造影剂对肾小管的毒性作用

造影剂对肾小管的损伤既有直接毒性作用,也有缺血、缺氧的继发性损伤。造影剂对肾小管上皮细胞的直接毒性作用与渗透压的改变无关,造影剂可直接作用于肾小管,引起细胞内钾离子浓度和腺嘌呤核苷酸浓度降低,远曲小管细胞内钠离子浓度增加,缺氧更可加重这些改变,而细胞内环境改变也加重肾髓质缺氧,形成恶性循环。

3. 氧自由基损伤

氧化剂介导的肾损伤在 CIN 的发病机制中起着重要的作用,脂质过氧化物的产生与造影剂渗透性及原发病有关。

4. 肾小管阻塞

造影剂作用于肾小管上皮细胞,引起上皮细胞坏死,脱落的上皮细胞及造影剂可与 Tamm-Horsfal 蛋白(肾小管上皮细胞分泌的黏蛋白)结合,形成胶状沉淀物,造成肾小管阻塞,损害肾脏功能。另外,造影剂可促使尿酸排泄增多,发生尿酸沉积,导致肾小管阻塞。

5. 免疫因素

五、临床表现

造影剂肾病的主要临床表现如下。

(1)注射造影剂后 48 小时内出现一过性蛋白尿。

(2)尿酶(NAG、AAP)等浓度增高,出现 α_2-微球蛋白尿、β_2-微球蛋白尿,尿比重及渗透压下降。

(3)造影后 24～72 小时出现血肌酐升高,3～5 天达高峰,7～10 天恢复至造影前水平,甚至发生 ARF(80％为非少尿型 ARF,少数呈少尿型,甚至无尿)。

(4)停药后肾功能可逐渐恢复,不可逆肾衰较少见,但年迈、原有肾功能不全者多不可逆而呈慢性肾功能衰竭。

六、预后和防治

(一)CIN 的预后

CIN 大多属亚临床型,可不经治疗而恢复,预后相对较好。

(二)CIN 的预防

1. 严格掌握适应证,控制造影剂的剂量

造影前应认真检测肾功能,充分了解病人有无危险因素,对有危险因素的患者,应严格掌握使用造影剂的适应证,并仔细权衡造影的利弊,尽量避免造影,选用核磁共振、超声、核素技术或二氧化碳动脉造影等替代性影像学检查方法。若高危病人必须接受造影,应尽量减少造影剂用量,造影剂剂量每次注入量不超过 30ml,并力争在造影前纠正脱水等危险因素,术前术后监测血肌酐水平。同时避免短期内重复用药,在第一次造影后 3 个月内应避免再次造影,对于需重复造影的病人,必须等血肌酐降至基础水平后再进行下一次造影。

2. 水化疗法

造影前应鼓励病人多饮水,必要时静脉补液。造影前补液可纠正亚临床脱水,造影后补液可减轻造影剂引起的渗透性利尿,故静脉补液一直被认为是预防 CIN 的经典手段。此方法简单易行,一般补液方法采用 0.45％盐水,造影前 1～2 小时开始以 $1ml/(kg \cdot h)$ 的速度静滴,持续至造影后 24 小时,若病人存在负氮平衡可适当增加补液速度。门诊病人可在造影前口服补液并在造影后静滴 0.45％盐水 6 小时,同样起到预防作用。陈文慧等报道,在造影前 12 小时给予 0.45％盐水 1000～1200ml 静脉均速点滴,可减少造影剂所造成的肾损害。

3. 利尿剂

渗透性利尿剂甘露醇和袢利尿剂呋塞米等对 CIN 的预防作用尚无定论,不主张用于 CIN 的预防。

4. 高危病人选用非离子型低渗造影剂

近年来许多学者认为非离子型低渗造影剂的肾毒性较小。因此,对于原有糖尿病等危险因素,特别是多个危险因素共存的患者,主张在造影时选用非离子低渗造影剂。

5. 血管扩张剂

(1)钙通道阻滞剂:近年来的动物实验表明,钙通道阻滞剂能改善造影剂引起的肾血流动

力学紊乱，一些前瞻性试验发现，钙通道阻滞剂可缓解造影剂引起的肾小球滤过降低。

(2)多巴胺：多巴胺不作为常规预防用药，糖尿病病人不能采用多巴胺预防 CIN。

6. 腺苷受体拮抗剂——茶碱

提示茶碱对 CIN 有预防作用。

7. 血管活性因子

(1)心钠素：研究发现，在非糖尿病患者造影前给予肾血管活性药物对 CIN 有预防作用，在糖尿病患者使用肾血管活性药物会增加 CIN 的发生率，可能是糖尿病患者 CIN 的发生与增加肾血管活性有关。

(2)内源性血管舒张因子(NO)：Schwartz 等的动物实验发现，L-精氨酸对 CIN 有预防作用。

8. 血液净化

通过血液净化可有效排除碘造影剂，对 CIN 高危患者不失为一种预防和治疗的有效方法。

9. 其他

(1)抗氧化剂：乙酰半胱氨酸有一定的肾脏保护作用并可以降低 CIN 的发生率。

(2)黄芪：刘毅等的研究发现黄芪对糖尿病造影剂肾损害发生有一定的预防作用，这种预防作用可能与抑制肾脏局部内皮素系统作用有关。

(3)前列腺素 E_1：有研究表明，造影前 1～2 小时给予前列腺素 E_1 20mg/(kg·min)维持 6 小时，可有效预防 CIN 的发生。

七、治　疗

主要的措施是维持水、电解质平衡，造影前后密切监测肾功能指标，积极处理并发症，加强营养支持。合并有急性肾功能衰竭时透析治疗，对于口服二甲双胍的病人在造影前后 2 天应停服该药，待肾功能恢复至造影前水平再重新服药，以免发生乳酸性酸中毒。原用非甾体类药物和利尿剂的患者，造影前应停药，并补足血容量。

（贾　冶）

参 考 文 献

1　Solomon R, Deray G. Consensus Panel for CIN. How to prevent contrast-induced nephropathy and manage risk patients：practical recommendations. Kidney Int, 2006, 100：S51～53

2　Mueller C. Prevention of Contrast-induced nephropathy with volume Supplementation. Kidney Int,2006,69：S16～19

3　Briguori C,Marenzi G. Contrast-induced nephropathy：pharmacological prophylaxis. Kidney Int,2006,69：S30～38

4　蒙兰芬,龚智峰. 造影剂肾病的研究进展. 中国医学文摘. 老年医学,2005,14(1):61～66

第3节　抗肿瘤药物相关性肾损害

抗肿瘤药物可直接造成肾小管中毒性损害,或损伤血管内皮细胞,造成血栓性微血管病。抗肿瘤药物的肾毒性呈剂量依赖性,并且与药物种类密切相关。影响合成和破坏 DNA 结构的药物有烷化剂、抗代谢药、抗肿瘤抗生素、铂类(也有学者将其归入烷化剂类)等,尤易诱导肾脏损害。此类药物作用靶点特异性不强,对全身增生活跃的细胞如血细胞、肠道、肾小管上皮细胞均有广泛影响;而作用靶点特异性强的抗肿瘤药物如性激素、新型单克隆抗体如利妥昔单抗(Rituximab,商品名美罗华),则无明显肾毒性。干扰蛋白质合成的抗肿瘤药物如紫杉醇、长春新碱等,很少有肾损害的报道。药动学特点也与药物肾损害有关,顺铂在肾脏的浓度明显高于其他器官,尤其是近端小管 S3 段,因此,顺铂的肾毒性较大。

合理选用化疗药物和剂量、严格控制累积剂量、化疗前后充分水化、避免合用其他肾毒性药物以及严密监测肾功能,可以有效地减轻和防止化疗药物对肾脏的损害。此外,在进行化疗的同时,给予冬虫夏草也可预防和减轻肾毒性。

一、金属箔类化合物

金属箔类化合物包括顺铂、碳铂(商品名卡铂)、奥沙力铂等,均为细胞周期非特异性药物,作用机制与烷化剂类似,主要是破坏增殖细胞的 DNA 结构,是目前实体肿瘤化疗的首选药物之一。此类化疗药物中,顺铂的肾毒性最大,第2、3代铂类肾毒性较小。

1. 顺铂(Cisplatin,CP)

主要用于治疗泌尿生殖系统肿瘤、头颈部肿瘤和骨肉瘤。本品具有耳毒性、肾毒性、神经毒性、骨髓抑制等。20 世纪 70 年代初应用于临床时,尽管疗效确切,但因其明显的肾损害和胃肠道反应,限制了其在临床的应用。

(1)代谢:顺铂进入体内后,90%以上迅速与蛋白质结合,24 小时后 10%～40%自肾脏排泄(肾小球滤过率和肾小管分泌),半衰期 36 天以上。顺铂在体内主要聚集在肝、脾、肾等实质性器官,顺铂在肾脏的浓度最高,肾小管上皮细胞内的药物浓度为细胞外液的 5 倍以上。因而肾小管上皮细胞易受损害。

(2)临床表现:顺铂肾毒性主要为肾小管功能损害和非少尿型急性肾功能衰竭。肾小管性蛋白尿和肾性糖尿较为常见。顺铂与庆大霉素、两性霉素 B 联合应用时,低镁血症更加常见。约 50% 的患者存在低镁血症。尿钠排泄增加,易出现低钠血症、低血容量和体位性低血压,导致肾前性急性肾功能衰竭。化疗所致的厌食、吞咽困难等,会进一步加重上述症状。某些患者因并发抗利尿激素(也称血管加压素)分泌不当综合征(syndrome of inappropriate antidiuretic hormone secretion,SIADH),在顺铂治疗后数日即出现严重的低钠血症。

肾脏损害的病理改变主要在肾小管间质。肾小管上皮细胞往往有不同程度的损伤,严重者可见刷状缘脱落、坏死、变性,肾间质水肿。顺铂多次化疗后可出现慢性肾间质性肾炎。

(3)预防措施

①在不影响疗效的情况下,减少顺铂剂量和延长给药时间。

②充分水化:给药前 12～24 小时开始补液,然后将顺铂加入等渗盐水中,持续输注 3 小时,继之持续输注等渗盐水或甘露 24 小时,维持尿量在 100ml/h 以上。顺铂剂量大于 100～200mg/m^2 时,易加用小剂量呋塞米。

③输注高渗盐水(3%):顺铂剂量达到 200mg/m^2,GFR 正常时,可将顺铂加入高渗盐水(3%)中输注。

④补镁:因此类患者常常并发低钾、低钙血症,如低镁未得到有效改善,低钾、低钙往往难以有效纠正。

⑤氨磷汀(Amifostine):其是一种有机硫化磷酸化合物,也是唯一被美国食品与药物管理局(FDA)批准用于减少顺铂等化疗药物肾毒性的药物。本品进入体内代谢后产生巯基,后者可以清除活性氧,减轻铂类、环磷酰胺、丝裂霉素等所致的肾脏、骨髓、耳和神经系统毒性,而不降低化疗药物的疗效。由于半衰期短,需在放、化疗前即刻使用才有效。不良反应少,部分患者可出现低血压和(或)消化道症状,因而需卧位静脉滴注。常用剂量为 500～600mg/m^2,溶于 50ml 等渗盐水中,在化疗前半小时静脉滴注,15 分钟内滴完。

⑥丙磺舒(Probenecid)或妥拉唑啉:给予丙磺舒或妥拉唑啉抑制肾小管细胞对顺铂的摄取,减少肾小管上皮细胞内的顺铂浓度。

⑦二乙基二硫代氨基甲酸酯(Diethyldithiocarbamate,DDTC):可以与顺铂竞争性地与DNA 结合,在动物实验中曾取得满意的效果,但临床试验效果尚不尽如人意。

⑧使用新型铂类化合物:如碳铂,抗肿瘤活性较强,肾毒性较低。

2. 碳铂(Carboplatin,商品名卡铂)

碳铂为第 2 代铂类抗癌药物,与顺铂相比,碳铂除造血系统损害外,其他系统毒性反应小,可替代顺铂用于治疗某些癌症。大剂量使用或联用其他肾毒性药物时,仍可能引发肾功能不全。肾脏不良反应往往较为轻微,主要表现为尿酶升高或一过性 GRF 降低。

3. 奥沙力铂(Oxaliplatin)

奥沙力铂为第 3 代铂类抗癌药物。与顺铂相比,奥沙力铂无明确的肾毒性,可用于肾脏损害者,如肾移植后肿瘤患者,但在肾功能不全患者中应用的尚缺乏经验。

二、烷 化 剂

烷化剂类抗肿瘤药包括亚硝基脲类、氮芥类和非氮芥类，均属于细胞毒类药物，在抑制和破坏增生活跃的肿瘤细胞的同时，对其他正常增生较快的细胞也同样有抑制作用，从而引发许多严重不良反应，如恶心、呕吐、骨髓抑制、脱发和肝、肾毒性等。

1. 亚硝基脲类(Nitrosoureas)

亚硝基脲类包括卡莫斯汀(别名卡氮芥)、洛莫斯汀、司莫斯汀、甲环亚硝脲(Semustine,别名尼莫斯汀)、雷莫斯汀、链脲佐菌素(Streptozotocin)和环亚硝脲等，用于治疗脑部恶性肿瘤、黑色素瘤以及其他恶性肿瘤。小剂量时，肾损害轻，尿检异常不明显，可尽表现为剂量依赖性少量蛋白尿。若累积剂量超过 $1200\sim1500mg/m^2$ 时，可在化疗后数月发展至肾功能不全。肾脏病理改变可见肾小球肥大、肾间质纤维化和肾小管萎缩。链脲佐霉素在每周 $1.0\sim1.5mg/m^2$ 给药时安全有效；若累积剂量大于 $4.0g/m^2$，约有 65% 的患者可出现肾损害。链脲佐霉素肾损害以近端肾小管损害和蛋白尿为特点，肾小球损害较轻，临床首先表现为蛋白尿，肾小管性酸中毒、Fanconi 综合征、尿性肾崩征、低磷血症和 SCr 升高等，有时可表现为肾病综合征，甚至急性肾功能衰竭。长时间给药，如累积剂量大于 $1.5mg/m^2$ 时，可出现慢性肾损害，停药后肾脏病变仍持续，最终进展至终末期肾病。甲环亚硝脲累积剂量大于 $1400mg/m^2$、氯乙亚硝脲大于 $1250mg/m^2$ 时，即可引起肾损害，病理改变为肾小球硬化及肾间质纤维化和淋巴细胞浸润。临床表现隐匿，用药后 $3\sim5$ 年方进展至肾功能衰竭。

2. 氮芥类

氮芥类为临床最早应用的抗癌药，包括苯丙氨酸氮芥(Phenylalanine Mustard,别名美法仑、溶肉瘤素)、甲酰溶肉瘤素(Formyl Merphalan,别名氮甲)以及光谱抗癌药环磷酰胺(CTX)和异环磷酰胺(Ifosfamide)等。环磷酰胺和异环磷酰胺主要不良反应是水排泄减少引起的一过性稀释性低钠血症、出血性膀胱炎和慢性膀胱纤维化，大剂量环磷酰胺通过使入球小动脉收缩，影响 GFR 或结晶堵塞远端肾单位，造成肾内梗阻，引发急性肾功能衰竭。化疗时，充分水化、碱化，以稀释和碱化尿中代谢产物。泌尿系保护剂美司钠(Mesna)与二者的毒性代谢产物丙烯醛特异性结合，形成无毒性复合物，由尿中迅速排出，可防止大剂量环磷酰胺或化疗时引起的出血性膀胱炎等泌尿系统上皮细胞毒性反应。

三、抗代谢药

1. 叶酸拮抗剂—甲氨蝶呤(Methotrexate,MTX)

甲氨蝶呤及其代谢产物 7-羟基甲氨蝶呤溶解度甚低，尤其容易在酸性环境中形成结晶，结晶崩解后产生大量尿酸，可在肾小管内沉积，堵塞肾小管，引起肾小管功能损害。患者肾功能正常的情况下,常规低剂量甲氨蝶呤没有肾毒性。大剂量甲氨蝶呤($500\sim7500mg/m^2$)可以阻塞肾小管而引发急性肾功能衰竭,肾损害的发生率为2.5%。应用大剂量甲氨蝶呤治疗急性淋巴细胞白血病,幼稚细胞破坏,蛋白逸出增加,超过近曲肾小管重吸收的能力,形成以小分子为主的蛋白尿。甲氨蝶呤与链脲佐霉素、传统非类固醇消炎药和甲基苄肼联合应用时,肾毒性增加。给予适当水化,以增加尿量,碳酸氢盐碱化尿液,可减少甲氨蝶呤的肾毒性。通常在甲氨蝶呤用药前12小时开始水化,水化量为$100ml/(h \cdot m^2)$,水化液中加入碳酸氢钠(33mmol/l)碱化尿液。常规给予四氢叶酸(THFA)或者羧肽酶-G2(CPD-G2),可以迅速降低甲氨蝶呤血浓度;一旦出现肾损害,可以用阳离子树脂进行血液灌流。

2. 嘧啶拮抗物

(1)尿嘧啶衍生物:氟尿嘧啶(5-Fluorouracil,5-FU)在体内转变为氟尿嘧啶脱氧核苷,可阻断尿嘧啶脱氧核苷酸转变为胸腺嘧啶脱氧核苷,影响DNA合成。此外,还可作用于RNA。单独应用一般不出现肾损害,当与其他肾毒性药物如丝裂霉素、顺铂等合用,则出现肾脏损害。肾脏病理改变为肾小动脉纤维素样坏死、动脉内膜增厚、肾小管萎缩和肾间质纤维化。临床表现为急性肾功能衰竭、血管病溶血性贫血。也有部分患者病情进展相对缓慢,不伴微血管病性溶血性贫血,病理改变较轻。

(2)胞嘧啶衍生物:吉西他滨(Gemcitabine)是一种新型的细胞周期特异性胞嘧啶衍生物,主要作用于肿瘤细胞(S期细胞)DNA合成期,也可以阻止肿瘤细胞从G1期进入S期。临床主要用于治疗非小细胞肺癌、胰腺癌、膀胱癌、乳腺癌及其他实体瘤。吉西他滨治疗后约有50%出现少量蛋白尿和镜下血尿,但极少出现临床症状。偶见血栓性为血管病,SCr与BUN升高。一旦出现,应立即停药。此外,吉西他滨的不良反应有骨髓抑制、肝功能损害以及消化道症状。对已有肾功能损害的患者,吉西他滨应慎用,避免与其他肾毒性抗肿瘤药物合用。

(3)嘧啶类复合物

①阿糖胞苷(Cytarabine):为抗嘧啶类抗代谢药物,通过抑制DNA聚合酶而抑制DNA合成,属于作用于细胞周期S期的特异性药物,主要作用于治疗急性白血病和非霍奇金淋巴瘤。体内在脱氨基酶的作用下转变成无毒性阿糖尿嘧啶,从尿液中排泄。临床上半数以上的患者出现SCr倍增和(或)内生肌酐清除率下降5%。阿糖胞苷肾毒性病理改变为肾间质水肿、肾小管扩张及肾小管上皮细胞扁平。

②阿扎胞苷(Azacitidine,别名5-阿扎胞苷):为嘧啶类化合物,主要用于治疗难治性急性非淋巴细胞性白血病。单独应用阿扎胞苷不出现肾损害,与其他药物联用可出现肾毒性损害,主要为肾小管重吸收功能异常,表现为肾性糖尿、磷酸盐尿、多尿、酸血症和轻度氮质血症,但停药后迅速恢复。

③硫鸟嘌呤(Thioguanine,别名6-硫代鸟嘌呤):抗嘌呤类药物能抑制核酸合成。动物模型研究显示,对多种肿瘤有抑制作用,主要作用于细胞周期的S期。口服硫鸟嘌呤,一般不出现肾毒性损害。大剂量静脉推注,可以导致中度的SCr升高,停药后2周即可恢复。

四、抗生素类

1. 丝裂霉素（Mitomycin，商品名丝裂霉素 C）

丝裂霉素主要用于治疗乳腺癌和胃、胰腺、肠等消化道腺癌以及肺癌等。丝裂霉素治疗5～12个月后，约 10％患者可发生溶血性尿毒症综合征，累积剂量超过 60mg 后更易发生溶血性尿毒症综合征，即使停药，其症状仍可持续加重。目前，丝裂霉素仅给药 2～3 次，且不主张反复多次应用，肾脏损害风险明显减少。丝裂霉素毒性的肾损害临床表现包括高血压、蛋白尿、SCr 升高、肺水肿、贫血、血小板减少等。常在肾功能不全前数周出现微血管病性溶血性贫血，部分患者微血管性溶血性贫血可在肾功能不全发生前自行缓解。17％～25％的溶血性尿毒症综合征伴有神经症状，如癫痫发作、皮质盲（cortical blindness）。肾活检及尸检证实，肾小球毛细血管襻和入球小动脉内见纤维素沉积，或纤维素样坏死。其他病变包括肾小球基底膜增厚，灶状肾小管萎缩，间质小动脉内膜增厚和纤维素沉积等。急性肾功能衰竭者多需行血液净化治疗。

2. 蒽环类抗生素

蒽环类抗生素包括依达比星（商品名去甲氧基柔红霉素）、吡柔比星（别名吡喃阿霉素）、多柔比星（商品名阿霉素）、戊柔比星等。大鼠阿霉素（多柔比星）肾病模型是公认的能较好地模拟人类肾小球疾病模型之一。动物实验中使用大剂量多柔比星（7.5mg/kg 或总剂量 180mg/m^2）可诱发阿霉素肾病。初次以及再次给药，可分别形成类似于人类微小病变性肾病和局灶节段性肾小球硬化模型。阿霉素引起肾毒性剂量，往往会同时引起心脏毒性，故临床应用受到限制，因而阿霉素肾损害报道甚少。

3. 普卡霉素（Mithramycin）

普卡霉素广泛应用恶性肿瘤伴高钙血症的治疗。仅在每天使用和疗程较长的患者才出现肾毒性，其发生率约 40％左右。主要损伤近端和远端肾小管，临床表现为少量蛋白尿和肾小管功能障碍。病理改变为肾小管上皮细胞坏死、肾小管萎缩，而肾小球无明显病变。

五、其他抗肿瘤药和辅助抗肿瘤药

1. 门冬酰胺酶（Asparaginase，别名左旋门冬酰胺酶）

门冬酰胺酶系自大肠埃希菌（E. coli ASI. 357）或欧文菌（Erwinia carotovora）中提取制备具有酰胺基水解作用的酶类抗肿瘤药物。治疗时，由于大量肿瘤细胞迅速被破坏，核酸分解释放，尿酸产生增多，引起高尿酸血症，重者可引起急性尿酸性肾病。一般选用别嘌呤醇来预防和治疗门冬酰胺酶引起的高尿酸血症。

2. 干扰素（Interferon，IFN）

干扰素分为 IFN-α、IFN-β 和 IFN-γ，可以直接抑制肿瘤细胞，增强或启动宿主对肿瘤细胞的免疫反应，通过与免疫反应无关的途径，干扰宿主与肿瘤间的相互作用而具抗肿瘤效应。其中 IFN-α 和 IFN-γ 可导致肾损害。IFN-α 可导致蛋白尿，病理改变为微小病变，少数患者表现为膜增生性肾小球肾炎，罕见导致急性肾功能衰竭。IFN-γ 肾毒性作用主要表现为急性肾功能衰竭，病理改变为急性肾小管坏死。

3. 白细胞介素-2（IL-2）

IL-2 主要用于肾癌、恶性黑色素瘤、结肠癌、直肠癌等晚期肿瘤辅助治疗。大剂量肠外给药时，急性肾功能衰竭的发生率高达 90%。有研究显示，大剂量 IL-2 可导致毛细血管渗漏综合征，即大剂量血浆蛋白渗漏到组织间隙，导致血容量减少、肾脏有效灌注不足，而导致急性肾功能衰竭。也有研究者认为，IL-2 对肾小管上皮细胞有直接毒性。补足血容量、持续缓慢给药、避免与非类固醇类消炎药物同时应用等措施，可减轻 IL-2 的肾毒性。IL-2 与淋巴因子激活杀伤细胞（lymphokine activated killer cell，LAK）共同输注，可显著增强后者的抗肿瘤效应，但可以出现明显的血压下降、GFR 下降和肾脏钠排泄减少。GFR 下降先于血压下降，因此，IL-2 介导的 GFR 下降，并非继发于全身血流动力学紊乱，而是可能与肾小球净超滤压和（或）超滤系数下降有关。非类固醇类消炎药可以加速 GFR 下降。

4. 单克隆抗体

近年来，单克隆抗体尤其是抗 CD20、CD52 和 CD33 单克隆抗体，广泛应用于治疗白血病和淋巴瘤。抗 CD20 单克隆抗体主要应用于治疗非霍奇金淋巴瘤。迄今为止，以 CD20 为作用靶点的抗体主要有 IF5、2H7、B1、C2B8、HI47 等 5 种，不同抗体对 B 细胞影响不同，其中 C2B8-利妥西单抗（rituximab，商品名美罗华）已经美国 FDA 批准应用于临床，可有效清除 B 细胞，达到抑制体液免疫和抗肿瘤的效果。其不良反应小，人多发生在首次注射后 30～90 分钟，常见发热、寒战、恶心、乏力、皮疹等反应，后续治疗中很少出现。偶见呼吸困难、支气管痉挛、血管神经性水肿，仅个别患者会引起外周血中性粒细胞、红细胞或血小板减少，鲜见引起明显的肾毒性。利妥西单抗和传统化疗方案环磷酰胺、多柔比星、长春新碱、泼尼松（CHOP）联合应用，并不增加化疗药物的不良反应。抗 CD52 单克隆抗体主要用于治疗慢性淋巴细胞白血病，在免疫功能被极度抑制时，可引起急性肾功能衰竭和弥散性血管内凝血。吉姆单抗/澳佐米星（gem tuzumab ozogamicin，GO，又名 mylotarg）由人源化的抗 CD33 单克隆抗体与细胞毒药物环孢素的衍生物结合而成。FDA 已批准抗 CD33 单克隆抗体单独应用于 60 岁以上 CD33 阳性急性髓细胞白血病（AML）首次复发患者，国外未见有肾毒性报道。国内吴穗晶等应用抗 CD33 单克隆抗体为主的方案治疗 11 例难治性白血病患者，也无一例出现肾损害。

（罗　萍）

参 考 文 献

1 李晓玫. 药物性肾损害. 见：王海燕主编. 肾脏病学. 第 3 版. 北京：人民卫生出版社，2008，1205～1244
2 侯金花，王金泉. 放射性肾病和抗肿瘤药物所致的肾损害. 见：黎磊石，刘志红主编. 中国肾脏病学. 第 1 版. 北京：人民军医出版社，2008，1425～1434

第 4 节　重金属相关性肾病

金属按比重分为重金属(比重＞4.5)和轻金属(比重＜4.5)，前者如铅、汞、镉等，后者如钾、钠、镁、锂等。大多数重金属均具有肾脏毒性，其中最常见的约 10 余种，重金属所致的肾损害称为重金属中毒性肾病，可表现多种临床综合征，但发生急性间质性肾炎的少见。

一、发病机制

重金属引起的肾脏损害的机制主要有以下三个方面。

1. 中毒反应

多数重金属如汞、铅、镉和砷等具有直接毒性作用，与剂量的关系密切。由于尿液流经近曲小管时被高度浓缩，不少重金属也可在近曲小管被重吸收或排泄，使相关部位细胞常暴露于高浓度重金属下而成为毒(药)物的主要靶部位，从而使小管上皮细胞发生空泡、变性坏死。

2. 免疫性损伤

某些金属如金、汞可损伤肾组织，产生自身抗原引起肾小球免疫性损伤。

3. 缺血反应

重金属的直接肾毒性引起肾小管功能障碍、急性坏死，或其溶血作用引起红蛋白管型堵塞，可使流经肾小管的致密斑部位的尿液流速减慢、钠量增高，从而通过"管球反馈"机制激活肾素-血管紧张素系统，导致肾血管痉挛、肾脏缺血，并通过细胞内钙离子积聚、磷酸酯酶激活、花生四烯酸产物生成、氧自由基产生等环节造成肾损伤。

二、病　理

1. 急性肾小管坏死(ATN)

由于直接毒性作用和肾缺血性肾小管损伤，近端小管上皮细胞变性坏死，管腔扩张、小管周围的间质无血、水肿、炎细胞浸润。

2. 慢性间质性肾炎

肾间质大量淋巴细胞及浆细胞浸润,间质纤维化,肾小管扩张或萎缩;严重者整肾弥漫纤维化;肾血管及肾小球皆受累。

3. 肾病综合征

光镜可见膜性或增生性肾小球改变,电镜下基底膜增厚或系膜区电子致密物沉积,免疫荧光提示 IgG、IgM、C_3 颗粒状在系膜或毛细血管壁沉积。

三、临床表现

重金属所致中毒性肾病临床表现复杂,既有全身症状也有典型的肾脏损害表现。

(一)肾脏表现

1. 肾前性肾功能不全

常发生在肾小管坏死之前,由于重金属直接或间接作用,引起外周循环衰竭、肾血管痉挛而导致肾功能不全。临床表现为肾小球滤过率下降,血清肌酐及尿素氮升高,但肾小管功能一般正常。

2. ATN

由于重金属直接毒性、血红蛋白管型堵塞小管腔、肾缺血等因素可致 ATN。临床表现为急性肾衰及明显的肾小管功能障碍,如尿渗透压降低、尿钠升高、尿比重降低等。

3. 慢性肾小管功能不全

此为低剂量重金属所致慢性肾毒性的常见表现,主要为近曲小管功能障碍,临床上出现低分子蛋白尿、肾性糖尿、氨基酸尿、磷酸盐尿等范可尼综合征的表现。

4. 慢性间质性肾炎

主要见于急性中毒性损伤后遗症或慢性肾小管损伤晚期,临床表现较隐匿,临床有多尿、夜尿增加、烦渴等症状,往往在出现慢性肾功能衰竭时才被发现。

5. 肾病综合征

由重金属对肾小球造成的免疫损伤所致。以汞、镉、金等引起者多见。临床上主要表现为大量蛋白尿、低白蛋白血症,伴或不伴水肿及高脂血症,肾功能多正常。

(二)肾外表现

肾外表现因重金属种类的不同而异,常见的有头痛、发热、口腔炎、胃肠炎、腹痛、肺炎、肺水肿、皮疹、肌肉麻痹、中毒性脑病、贫血、黄疸、肝脏损害等。如慢性铅中毒,其临床主要特点是一种潜在性、进行性疾病,早期难于通过一般的肾功能检查指标发现。

四、诊　断

(一)临床表现

重金属中毒性肾病的诊断主要依靠病人完整的病史,了解中毒情况和环境,肾损害的临床特点。对于有某种重金属的接触史,临床上出现尿检异常,肾功能的改变,尿糖阳性,氨基酸尿,尿钙、尿磷升高及有关重金属中毒的肾外表现,测定尿中某种重金属的含量超过正常值的患者,即可诊断本病。

(二)实验室检查

1. 尿液检查

以蛋白尿,即低分子蛋白尿为主,可有血尿、血红蛋白尿及管型尿,尿酶升高如 NAG,尿微量蛋白如 RBP、α_1-MG、β_2-MG 升高,尿钙、尿磷升高,尿糖阳性,氨基酸尿,尿液呈碱性。

2. 肾功能检查

内生肌酐清除率降低,血尿素氮、肌酐、尿酸升高,核素肾图常呈抛物线型肾图,GFR下降。

3. 生化检查

可有低血钾、酸中毒、高尿钙、高尿磷,血 SGPT 升高,黄疸指数升高等。

4. 各种重金属含量的测定

有条件者作尿铝、尿镉、尿金等测定,以资明确重金属中毒的种类和含量。

(三)其他辅助检查

1. 影像检查

X 线或 B 超检查可发现肾钙化、肾结石。

2. 肾活检

(1)由直接毒性作用和肾缺血性肾小管损伤,引起急性肾小管坏死时,光镜显示近端小管上皮细胞变性、坏死,腔扩张,小管周围的间质充血、水肿、炎细胞浸润。

(2)慢性间质性肾炎时,可见肾间质大量淋巴细胞及浆细胞浸润,间质纤维化,肾小管扩张或萎缩;严重者整个肾脏弥漫纤维化;肾血管及肾小球皆受累。

(3)出现肾病综合征时,光镜可见膜性或增生性肾小球改变,电镜下基底膜增厚或系膜表面有电子致密物沉积,免疫荧光提示 IgG、IgM、C_3 颗粒状在系膜或毛细血管壁沉积。

五、预　防

重金属中毒治疗的关键在于预防,一旦出现症状,应立即停止接触。急性中毒者应立即洗胃,应用解毒剂及紧急透析治疗。

(1)立即离开中毒现场:针对不同重金属给予一般处理,如紧急洗胃、换去污染衣物、全身淋浴、口服碱性药物(碳酸氢钠 8～12g/d),应用泼尼松龙(氢化强的松)200～400mg 静脉滴注等。

(2)解毒药物应用:根据重金属的种类应用依地酸钙钠(EDTA $CaNa_2$,依地酸二钠钙)、二巯丙磺钠、二巯丁二钠等静脉滴注,有助于迅速排毒。

(3)透析治疗:危急病例如急性肾功能衰竭、少尿或无尿、高血钾等危及生命时,需立即进行腹膜透析或血液透析治疗,可以迅速清除毒物。

(4)对症处理:针对重金属中毒的临床表现,积极进行对症处理,如碱化尿液,纠正贫血,保肝,防止消化道出血以及全身支持疗法等。

六、常见重金属的肾毒性及处理

1. 铅

铅(Pb)为灰白色重金属。铅中毒(lead poisoning)是最常见金属中毒之一,有急性与慢性之分。铅盐主要从肺和胃肠道吸收,也可从皮肤吸收(除四乙铅外),其吸收率与该化合物的溶解度有关,醋酸铅、氧化铅、四乙铅等可迅速吸收,铬酸铅、硫酸铅、硫化铅、碳酸铅等则吸收较慢。铅在血浆中与转铁蛋白结合分布至全身组织,主要在细胞核及细胞浆的可溶性部分和线粒体、溶酶体、微粒体结合,最后以不溶性磷酸铅稳定地沉积于骨骼系统,主要经尿逐渐排泄。铅漆是最常见的中毒来源。儿童吮吸污染的手指,铅粉及蒸气吸入,饮水、食物和器皿(尤其是贮酒容器)铅的污染也常引起铅中毒。使用含铅汽油,可使长期生活在交通要道附近的居民发生铅中毒。其主要毒性为引起卟啉代谢及血红蛋白合成障碍、增加红细胞脆性、中枢和周围神经毒性及肾脏毒性,有关铅的肾脏毒性最早为 1862 年 Lancerceaux 报告。

急性铅中毒性肾损伤主要见于误服含铅化合物或药物,吸入大量铅烟亦可引起。临床症状很少,组织学上见近端小管上皮细胞肿胀变性,细胞内出现特征性铅-蛋白复合物构成的嗜酸性核内包涵体,并可随细胞脱落由尿排出。由于损害了氧化磷酸化功能,线粒体肿胀。急性铅中毒尿内有时可见核内包涵体与蛋白质的复合物,尿检有轻度蛋白尿(主要为低分子量的

β_2 微球蛋白）及管型，可出现糖尿及氨基酸尿，尿中 6-酮前列腺素 1α（$PGE_{1\alpha}$）排泄量减少，血栓素（TXB_2）排泄量增加。儿童可发生 Fanconi 综合征，成人少见。严重病例可发生氮质血症，但这些是可逆的，很少进展为肾衰竭。急性铅中毒性肾损伤的程度多不太重，预后多较好，及时停止铅接触，并经驱铅治疗后，多能获得痊愈。

慢性铅中毒性肾损伤可因职业性长期接触铅化合物引起，亦可因生活环境受铅污染、长期服用含铅药物或含铅容器储放的酒类、饮料、食物等原因引起。肾脏早期表现主要为近曲小管功能障碍，若不及时停止接触，使铅的肾脏损伤作用得以长期持续，则可能导致慢性间质性肾炎，甚至发展为慢性肾衰竭。慢性铅肾病诊断标准包括：①双肾缩小；②慢性肾衰竭进行性发展；③排除其他肾脏疾患；④继往有大量铅吸入史；⑤有铅积蓄的证据：血铅超过正常上限值（成人超过 $500\mu g$ 或 $2.41\mu mol/L$；儿童血铅超过 $400\mu g$ 或 $1.9\mu mol/L$）；需注意的是，血铅在停止接触后 $3\sim5$ 天可逐渐降低至正常水平，故尿铅检测对未能及时采血取样进行病因鉴别者有重要意义。尿铅增加的意义与血铅相同，一般而论，尿铅超过 $100\mu g/24h$，即提示有铅性肾损伤的可能；急性过量接触铅时，尿铅多超过 $200\mu g$（$0.96\mu mol$）/24h。但由于尿铅易为环境因素污染，并受尿量和肾功能影响，因此波动较大。为准确判断体内的铅负荷量，临床主张进行"驱铅试验（proocation test）"-使用依地酸二钠钙（$CaNa_2$-EDTA）$1g$ 静脉滴注后，尿铅超过 $400\mu g$（$1.9\mu mol$）/24h 者，可考虑肾损伤与铅中的相关关系；急性过量接触铅时，驱铅结果更高，多在 $1000\mu g$（$4.82\mu mol$）/24h 以上。血清原卟啉（正常上限值 $0.9\sim1.79\mu mol/L$，$4.0\sim8.0\mu g/gHb$（每克血红蛋白））、游离原卟啉（正常上限值 $0.72\sim1.78\mu mol/L$，$40\sim100\mu g/dl$）增加以及尿粪卟啉半定量 $\geqslant2+$，均说明有铅过量吸收。其他肾脏疾病引起肾衰竭时痛风发生率明显低于铅中毒肾病，儿童期发病则常有肾衰竭。

确诊为铅中毒者，其根本疗法为驱铅治疗。急性铅中毒时，可予以依地酸二钠钙 $1g$＋10％葡萄糖液 250ml 静脉滴注，或二巯丁二钠（Sodium Dimercaptosuccinate，Na-DMS）$1g$ 肌内注射，2 次/d，连续 3 天为一疗程，多数可达解毒目的；若末次用药后尿铅值仍在正常值 3 倍以上，可在 4 天后按上述方案开始下一疗程治疗，但每日仅注射一次。慢性铅肾病的治疗，除脱离铅接触外基本上同一般慢性肾功能衰竭的保守治疗。除非有急性铅中毒，否则不用 EDTA 钙，一般剂量是 $1g$ 静滴，每日 1 次，共 $3\sim4$ 天为一疗程。休息 $3\sim4$ 天后可重复使用，可用 $3\sim5$ 个疗程；也可每天肌注 $0.5\sim1mg$（分 2 次）驱铅，剂量应参考肾小球滤过率而作适当调整，还可试用二巯基丁二酸钠和青霉胺（$0.3g$，每天 $3\sim4$ 次口服，用药 $5\sim7$ 天，停药 $3\sim4$ 天，可用 $3\sim5$ 个疗程）治疗。

2. 镉

镉（Cd）为银白色富有延展性金属。镉中毒（cadmium poisoning）主要由工业接触（熔炼含镉矿石及电池工业）及环境污染引起，由于镉生物半衰期长（超过 10 年），长期低浓度接触可导致镉在某些组织中积聚，其中肾脏占全身 1/3 量。

金属镉和硫化镉不溶于水，故毒性较低；水溶性较强的氧化镉、氯化镉、硫酸镉等易为有机体吸收而发挥毒性—主要是刺激作用和肾脏毒性。肾脏毒性的主要机制为过量镉进入血液后迅速与金属硫蛋白（Metallothionein，MT，分子量 $6000\sim10\ 000Da$，含丰富的巯基，主要在肝、肾合成,且可为镉、汞等金属诱导产生,是体内最重要的金属解毒机制之一)结合形成镉金属硫蛋白(MT-Cd)。MT-Cd 复合物经血循环抵达肾脏,在肾小管上皮细胞内被溶酶体分解后释出 Cd^{2+},此游离 Cd^{2+} 迅速与肾细胞内 MT 结合,并为溶酶体吞噬,即得以长期在肾中蓄积,生物半衰期长达 10~25 年,一旦肾中 MT 结合镉的能力饱和,游离 Cd^{2+} 则会置换以金属为辅基的酶类分子中 Zn、Cu 等离子,从而抑制酶活性,并诱发细胞脂质过氧化损伤;镉-血浆蛋白结合物还可沉积于肾小球滤过膜,损伤肾小球功能,导致蛋白尿。造成这一后果的肾镉"阈浓度"(threshold concentration)在人肾皮质为 $200\mu g/g$ 湿重,故有效驱除肾内积镉,保持 MT 的解毒潜力是防止镉中毒的根本措施。在达到此阈值前,尿镉多无升高,一旦尿镉增加($>10\mu g/gCr$),多表明肾内有过量镉积累,并提示有肾损伤可能。

典型慢性中毒发生于与镉接触多年后,出现呼吸道表现(鼻炎、鼻黏膜溃疡、嗅觉丧失、肺气肿)及肾小管功能不全。有时也可出现牙齿黄、轻度贫血和钙代谢紊乱(高钙尿、骨钙软化和肾结石)。有轻度小管性蛋白尿,尿蛋白大部分是 β_2 微球蛋白、维生素 A 结合蛋白、核糖核酸酶,免疫球蛋白的轻链及溶菌酶。停止与镉接触后,蛋白尿仍可继续存在,尿镉排泄增加。无尿蛋白者或不再接触镉后,尿镉排泄可正常,肾小球滤过率降低少见。肾小管功能不全可见氨基酸尿、糖尿、酶尿、浓缩功能损害;晚期常可进展为肾间质纤维化,最终导致肾小管酸中毒和慢性肾衰竭。镉慢性肾损害多不可逆,即使停止接触,病变仍可发展。可发生疼痛性骨软化症。

血镉和尿镉水平明显升高具有重要病因提示意义。连续接触镉化合物 4 个月,血镉即可到达接触水平的平台期,若其持续大于 $5\mu g(45nmol)/L$,则可能引起慢性肾损伤;急性中毒时,血镉水平更高,多在上述水平 3 倍以上。但血镉在停止接触 3~5 天即明显降低,而体内镉的排出甚慢,其生物半减期长达 15 年以上,故使尿镉成为能反映体内和肾内镉负荷量较稳定的指标,尿镉(上限多在 $5\mu g/gCr$(每克肌酐)以下)持续大于 $5\mu g(45nmol)/24h$ 或大于 $5\mu g(45nmol)/gCr$,应考虑与慢性肾损伤的关系;急性中毒时,尿镉多在上述水平 5 倍以上。尚可出现尿-6 酮-$PGF_{1\alpha}$、NAG 等排泄量增多。与铅肾病区别点是本病有高尿钙而无高尿酸血症。

镉中毒尚无特效解毒药物。治疗主要是停止接触镉,及时对症治疗。巯基络合剂对镉虽有很强的亲合力,但形成的复合物不稳定,被肾小管重吸收后反起到向肾富集镉强化其毒性作用,故禁用。EDTA 钙等氨羧络合剂虽可与镉生成稳定的低毒复合物,但不容易进入肾细胞清除其沉积镉,故治疗作用不大。近年研究发现二硫代氨基甲酸盐类(dithiocarbamates)可有效驱排肾镉,但无商品供应,故未见临床应用报告,目前临床仍以对症支持治疗为主。

3. 汞

汞(Hg)为银白色液态金属,常温下即有蒸发。汞中毒(mercury poisoning)以慢性多见。各种形式的汞(包括金属汞、无机汞、有机汞)均有肾毒性,金属汞几乎不为消化道和皮肤吸收,但其蒸气易经肺吸收,无机汞可经消化道和呼吸道吸收,吸收程度取决于其溶解度,有机汞则可经由各种途径吸收入体。汞在红细胞和其他组织中被氧化成 Hg^{2+},并与蛋白尿结合而蓄积,很难再被释放。体内汞主要以 Hg^{2+} 的形式转运、分布并发挥毒性作用。血浆中的汞 99% 与蛋白质结合,肾脏则是体内汞的主要蓄积器官和排泄器官。一般情况下,肾汞主要与肾小管细胞胞浆中金属硫蛋白（MT）结合并为溶酶体吞噬而得到解毒、隔离，并在肾内蓄积；若进入肾脏的汞量过大或速率过快，超出 MT 的结合能力，肾小管细胞内游离的 Hg^{2+} 则得以发挥毒性，造成汞中毒肾损害。Hg^{2+} 容易与巯基结合，使与巯基有关的细胞色素氧化酶、丙酮酸激酶、琥珀酸脱氢酶等失去活性。汞还与氨基、羧基、磷酸基结合而影响功能基团的活性。由于这些功能基团的活性受到影响，阻碍细胞生物活性和正常代谢，最终导致细胞变性和死亡。汞损害以肾近端小管上皮细胞为主。汞还可引起免疫功能紊乱，产生自身抗体，介导肾小球肾炎及肾病综合征。急性大量汞吸收可出现全身循环衰竭和少尿。吸收的汞迅速与肾组织结合，排泄很慢。早期发生少尿、蛋白尿及管型尿。尿红细胞及白细胞增多，有时可出现糖尿及氨基酸尿。急性中毒产生肾小管坏死，引起急性肾衰竭。慢性汞中毒可出现肾病综合征。蛋白尿是小球性的，有机汞肾损害早期指标是小管性蛋白尿，光镜检查正常，电镜示复合物肾小球肾炎，基底膜外电子致密物沉积，上皮细胞足突融合。

肾中 Hg-MT 复合物可随溶酶体排入尿中，既往曾认为这是肾脏排汞的主要途径，但国内近年研究发现，在过量汞摄入情况下，肾小球滤出可占尿汞排出量 40%～80% 以上，且与蛋白尿和肾小球损伤程度有密切关系—血浆中的白蛋白由于与 Hg^{2+} 结合而使负电性明显降低，故较正常白蛋白容易通过肾小球滤过膜的"电荷屏障"进入尿中，或在系膜区和肾小球滤膜内皮下沉积，引起类似 IgA 肾病样病例改变，这些变化构成了慢性汞性蛋白尿的病理学基础。

尿汞和血汞测定在一定程度上反映体内汞的吸收量，但常与汞中毒的临床症状和严重程度无平行关系。慢性汞中毒血中球蛋白和还原型谷胱甘肽增高，以及血中溶酶体、红细胞胆碱酯酶和血清巯基等降低。

常用驱汞药物为 DMPS（二球丙磺酸钠，肌内注射），或 Na-DMS（静脉注射）。急性汞中毒急症处理用含牛奶及蛋清液洗胃以便与汞结合，也可加碳吸附剂吸附未结合的汞化合物。可用 DMPS 5ml 肌内注射，或 Na-DMS 1g＋5％葡萄糖液 50ml 静脉注射，2 次/d，连续治疗 3～5 天；若末次用药后尿汞值仍在正常值 3 倍以上，则可在 4 天后按慢性汞中毒方案开始下一疗程治疗；出现明显肾脏损害者，不宜实施驱汞治疗，但可在血液透析配合下，给予半量上述络合剂进行驱汞。慢性中毒时，可口服 DMSA（0.25～0.5mg，2～3 次/d），3 日为一疗程，两疗程间隔不应少于 1 周；如驱汞后尿汞值尚未超过正常值 3 倍，则可停止下一疗程治疗。

近年有研究表明，抗氧化剂谷胱甘肽和 α-脂酸（α-lipoic acid）可有效对抗汞的肾脏毒性，并可直接与之结合排出。

4. 金

元素金（Au）和不溶性金盐口服几乎无毒。20 世纪中叶，曾广泛使用金制剂如硫代苹果酸金钠（gold sodium thiomalate，myochirysine）、硫代硫酸金钠（sodium aurothiosulfate，auricidine）等用于临床治疗类风湿性关节炎，治疗过程中可引起蛋白尿，发生率约为 30％，尿蛋白排出量一般小于 3.5g/24h，注射途径比口服用药更易引起蛋白尿。此外，GFR 下降者虽不少，但引起 ATN、ARF 的报道十分罕见。

金引起肾损害的原因尚不清楚。金剂注射后先与血浆蛋白结合，继之由于组织中金结合增加，循环中含量逐步降低。金易在肾内沉积，先在近端小管，后存在于远端肾小管及间质巨噬细胞内,可保持长达 30 年。金中毒反应包括皮炎、骨髓抑制或肾毒性。肾脏损害开始表现为镜下血尿和小管性蛋白尿,尿 β-MG 增高,尿中尚可查到肾小管上皮细胞抗原。持续使用金制剂,蛋白尿可减少。肾毒性多见类型是免疫复合物性肾小球肾炎,蛋白尿从轻度至重度,可表现为肾病综合征。它的发生与金制剂剂量无关,病理特征为膜性肾病。停止金盐治疗,大部分患者 1 年内可以缓解,约有 1/3 患者缓解不完全。青霉胺为目前效果最好的排金药,可0.25g 口服,一日 4 次,5 天为一疗程;但金制剂引起的肾损伤临床过程良好,停止金接触后6～12 个月,蛋白尿可逐渐消失,故一般情况下多不行驱金治疗,而以对症支持疗法为主。

5. 铀

铀(U)系天然放射性元素,较汞及金毒性小。人类急性中毒多因含铀药物(如硝酸铀酰)治疗引起,职业接触(如二氧化铀)引起已不多见;患者可出现蛋白尿、血尿、管型尿等,并可因ATN 而迅速导致 ARF。工业生产或使用时多为低水平接触,尿中铀含量大于 $30\mu g/L$ 可提示有过量铀吸收。

急性中毒肾损害可引起蛋白尿、血尿、管型尿等,广泛肾小管坏死可迅速导致急性肾衰竭。慢性中毒主要造成近端肾小管功能障碍,并可致 TIN、肾硬化和 CRF。动物实验证明,大量长期铀接触可导致双肾固缩。肾小管功能异常包括氨基酸尿、糖尿、浓缩功能减退及排酸功能障碍。其特殊驱排药物为 DTPA 或 EDTA,急性中毒仍以对症支持疗法为主。其特殊驱排药物为喹胺酸(Quinamic acid,QA,811),该药为我国首创,其分子结构中有氨基和羧基,易与金属离子结合,并能阻碍放射性元素与水中羟基结合,增加络合物的稳定性,故能减轻其毒性。急性中毒时,可肌内注射 0.5g,一日 2 次,3 天为一疗程,必要时 4 天后可重复注射一疗程。其余络合剂对铀的驱排作用均不强。

6. 铜

铜(Cu)是人体必需微量元素,毒性不大。急性铜中毒罕见,表现为小管变性和坏死,在严重病例可发生急性肾衰竭。但肾衰竭的发生难以鉴别究竟是直接由于铜的肾毒性还是继发于铜中毒所伴发的溶血、血红蛋白尿和休克。铜一般不能通过血液透析排除,腹膜透析可能会有一定效果,但发生肾衰竭时透析能维持生命。

人类慢性铜中毒最常见的是肝豆状核变性(Wilson's 病),这是一种由常染色体隐性遗传的铜代谢障碍引起的家族性疾病。由于血浆铜蓝蛋白(一种铜结合蛋白)减少,铜沉积于肝和肾。豆状核变性表现为肢体震颤、肌强直、构音困难、精神症状及肝硬化、角膜色素环、血铜降低等症状。在肾脏会引起局灶性肾小管坏死,相当于铜沉积最多处,其他可见小管上皮细胞轻度变性、肿胀、间质有纤维组织增生、慢性间质性肾炎和 CRF。出现 Fanconi 综合征时可有小管蛋白尿、氨基酸尿、磷酸盐尿、尿酸盐尿和高钙尿。也可以存在尿酸化缺陷以及肾小球滤过率下降,然而虽有肾功能损害,临床上却很少有肾脏病症状及体征。

慢性铜负荷过多引起的肾小管功能损害,使用青霉胺治疗可逆转。

7. 铋

金属铋(Bi)不溶于水,毒性很小,但可溶性铋化合物如酒石酸铋、枸橼酸铋则具有很强的肾毒性,水溶性铋化合物中毒是由于意外事故引起。铋排泄主要通过肾脏,主要损害近端肾小管。急性铋中毒可引起肾小管坏死,进而造成急性肾衰竭,虽然也有可逆转的例子,但残疾率高,死亡率亦较高。临床上急性中毒主要为铋剂治疗所引起,应予以注意。

慢性少量接触可导致 Fanconi 综合征,并可引起 TIN 及 CRF,有蛋白尿、氨基酸尿和糖尿、尿磷酸盐、尿酸排泄增多,有盐的丢失。可伴有中度肾小球滤过率减少。治疗可试用二巯基丙醇(BAL),但效果有限。抢救重点为防治肝肾衰竭。血液透析有助于恢复,应尽早应用之。

8. 铊

铊(Ti)主要用于杀鼠,具有强烈神经毒性。铊大部分在肾脏排泄及浓缩,肾脏损害在铊中毒中相对并不重要,但肾脏可发生 ATN,尿液检查可见蛋白尿、血尿及颗粒管型。在严重损害时也可发生氮质血症,主要损伤近端小管,曾有报道引起肾病综合征的例子。

治疗应积极利尿加速铊的排泄,透析对清除铊有效,尤其在发生肾衰竭时。一般络合剂排铊效果较差,口服普鲁士蓝或双硫腙有明显效果。

9. 砷

砷(As)金属本身几乎无毒性,砷中毒(arsenic poisoning)主要是砷化合物引起,其中以毒性较大的三氧化砷为多见。砷的毒性作用主要是砷离子与体内酶蛋白分子结构中的巯基和羟基结合,使酶失去活性。砷中毒时剧烈的胃肠道症状可掩盖砷引起的中毒性肾病,临床表现可见蛋白尿、血尿、白细胞尿及管型尿。严重者可在 3~24 小时出现少尿或无尿、氮质血症和急性肾衰竭。慢性中毒可有肾小管功能障碍,严重者可致 TIN 甚至导致 CRF。

肾功能正常者,治疗可用 BAL。血液透析可去除砷,因此少尿及无尿者可采用,或与 BAL 联合使用。换血疗法有利于改善病情,可早期使用。还可使用碱性药物以减轻血红蛋白堵塞肾小管。

10. 硅

过去认为,游离二氧化硅吸入仅引起肺纤维化,近来认识到它也可引起慢性肾小管间质性疾病。临床上有高血压和肾小球蛋白尿,尿沉渣正常,无明显肾小管功能不全。肾小球滤过率正常或减少。肾穿刺活检光学显微镜检查轻度局灶和节段增生性肾小球肾炎,免疫荧光可阴性或见 IgM 和 C_3 局灶沉积,近端小管退行性变。电子显微镜检查示近端肾小管充满大的空泡,有的含有聚集的致密嗜锇颗粒。

11. 铬

铬肾毒性主要是急性肾小管坏死。急性六价铬化合物(铬酸盐或重铬酸盐)中毒可引起溶血、恶心、呕吐、腹泻、肝功能衰竭、血小板减少、出血倾向及中枢神经系统异常、少尿、蛋白尿、血尿等，并很快发展为 ARF、尿毒症。慢性铬肾损害有小管蛋白尿，尿排泄 β_2-MG、β-葡萄糖醛酸增加，尿酶 NAG 及 γ-GT 活性增加，证明小管遭受损害。

组织学检查示近端空泡形成，细胞浆见吞噬物质溶酶体、线粒体变形及空泡变性。即使在细胞坏死后期基底膜仍完整。

在钠负荷情况下较之钠缺失时肾损害小，铬中毒主要是对症治疗，尤其应注意肝肾功能的保护。早期透析（血液透析和腹膜透析）有助于减轻铬毒性。硫代硫酸钠也有一定的驱铬作用。

12. 银

全身性银中毒-银质沉着病由于含银药物或工业接触摄取引起。例如应用硝酸银时，可经鼻、口腔及胃肠道黏膜吸收，皮肤显蓝黑色，银以有机银的形式与体内大多数器官结合，特别是与结缔组织结合，银浓度最高在肾脏。在尸解中发现银主要在小球毛细血管结缔组织内呈颗粒状在内皮下沉积，也沉积于小管周围的间质组织内。小管可发生坏死、变性、间质水肿。临床表现有蛋白尿、血尿、肌酐清除率下降，一般呈良性经过。银沉着无需处理。误服硝酸银可服用氯化钠溶液以生成不溶性氯化银，减少吸收。

13. 铁

肾脏含铁血黄素沉着于慢性血管内溶血和反复输血引起铁过度负荷。含铁血黄素沉积于近端肾小管细胞浆内，少数见于髓襻及间质组织。大多数患者肾功能轻微受影响，但在某些患者可发生中度肾功能受损、小球滤过率降低、蛋白尿和浓缩功能缺陷，这些患者肾活检显示间质纤维化和色素沉着。

在大白鼠，给以重复注射右旋糖酐铁，可引起铁负荷过多肾病，其损害包括肾小球和肾小管。肾小球内系膜细胞和足突细胞有大量铁负荷而内皮细胞较少受影响，近端肾小管吞噬溶酶体（吸收小滴）大大增加。管腔内有渗出水滴、脱落的上皮细胞，偶尔见有铁的吞噬。尿液检查有蛋白尿但无血红蛋白尿或糖尿。儿童摄入大量硫酸亚铁会发生急性肾衰竭。

（吴　曼）

参 考 文 献

1　余毅，谢福安．药物与重金属所致的中毒性肾病．新医学，2005,36(9)：545～546

2　Cronin RE，Henrich WL．Toxic Nephropathies．Brenner BM．The Kidney 6th ed．Philadephia：WB Saunders，2000：1563～1596

3　Van-Vleet TR，Schnellmann RG．Toxic nephropathy：environmental chemicals．Semin Nephrol，2003,23(5)：500～508

4　Jha V，Chugh KS．Nephropathy associated with animal，plant，and chemical toxins in the tropics．Semin

Nephrol,2003,23(1):19~65

5 Dart RC. Medical Toxicology,3rd ed. Philadelphia:Lippincott Williams & Wilkins,2004,1064~1794

6 Klassen CD. Heavy metals and heavy metal antagonists. Hardman JG, Limbird LE, Gilman AG. Goodman and Gilman's:The Pharmacological Basis of Therapeutics,10th ed. New York:Macmillan,2001,1851~1876

7 赵金恒. 职业有害因素引起的泌尿系统损害. 见:何凤生主编. 中华职业医院. 北京:人民卫生出版社,1999,76~93

8 Jinyuan Zhao,Shijun Wang. The experimental study on proteinuria caused by chronic exposure to mercury. Biomedical and Environmental Sciences,1988,1(1):235~246

9 赵金恒. 缓解、职业与药物因素相关的肾损伤第二节金属中毒性肾病. 见:王海燕主编. 肾脏病学. 北京:人民卫生出版社,2008,1192~1200

10 Patrick L. Mercury toxicity and antioxidants:Part 1:role of glutathione and alpha-lipoic acid in the treatment of mercury toxicity. Clin Exp Nephrol,2003,7(6):456~471

第 14 章

老年肾脏病

　　肾脏是维持机体内环境稳定的关键脏器。随着年龄的增长，肾脏的解剖和生化代谢方面都发生了不同程度的退行性变化，进而导致老年肾脏发生老年性功能改变。一般情况下，老年肾脏尚能维持正常的生理功能，使机体内环境处于相对不稳定但仍正常的状态，临床上并没有可察觉的明显异常。但是，当老年人由于某种应激或疾病状态使肾脏的负荷加重时，老年肾脏则往往不能迅速做出反应，从而表现出各种异常。随着年龄的增长而导致的老年性结构、功能改变以及伴随发生的神经、内分泌代谢调节改变，使老年人肾脏具有其生理及病理的特殊性。此外，由于老年人易患或已患多种全身性疾病，如高血压、糖尿病、心脏病以及恶性肿瘤等，而这些疾病往往可以累及肾脏，加重肾损害。因此，医务工作者应正确认识老年肾脏的特点，需要注意对肾脏的各种影响因素，有效防治老年肾脏疾病，尽力延缓老年人的肾功能减退。

　　(1)结构改变：人的肾脏在 40 岁以后大约每 10 年自然缩小并减重 10%，这一倾向男性较女性明显。老年肾组织的丧失主要表现为肾皮质变薄及功能性肾单位数目减少，在肾活检组织中表现为局灶节段性肾小球硬化，肾间质纤维化及小动脉的玻璃样变。随着年龄的增加，肾小球分叶状逐渐消失，其长径亦逐渐减小，镜下可见肾小球基底膜出现皱缩并明显增厚，肾小球局灶节段性硬化，少数呈全球性硬化，部分肾小球代偿性肥大。功能健全的肾小球数目逐渐减少，由于硬化和(或)异常肾小球的增加，最终功能健全的肾小球可减少 20%～30%，甚至减少 50%。老年人肾小管细胞数目减少，肾小管萎缩、脂肪变性，基底膜明显增厚，尤以近曲小管最为明显。远端肾小管的主要变化是管腔扩张，常见憩室或囊肿形成。老年肾伴随局灶节段性肾小球硬化可出现肾间质纤维化，肾间质的细胞外基质积聚增多。老年肾的肾动脉明显硬化，血管内膜增厚及轻度玻璃样变，可同时存在动脉粥样硬化。

　　(2)肾功能变化：由于老年人肾脏组织结构及全身血流动力学、内分泌代谢的改变，从 40 岁以后，约 2/3 人的肾功能逐渐下降。研究证实，无论任何性别，肾血流量从 40 岁以后进行性减少，每 10 年约下降 10%，至 90 岁时仅为年轻人的 50%。其特征是每单位肾组织的血流量进行性减少，以肾皮质外层减少量为明显，同时有部分血液分流至深部肾组织。有研究表明，自 30 岁以后，Ccr 每 10 年下降约为 9～16ml/min，50 岁以上更为显著。除了随年龄增加发生的 GFR 下降以外，有研究表明老年人的"肾脏储备功能"可能下降，即在蛋白质负荷增加的情况下 GFR 增高的能力下降。随着年龄的增加，肾小管的功能逐渐下降，钠转运功能出现异常，在钠负荷增加伴容量过多的情况下,排钠能力明显下降;在摄钠不足的情况下,保钠功能明显下降。肾小管对各种物质的转运功能也下降,下降程度与老年 GFR 的下降相一致。肾小管浓缩及稀释功能异常,对摄水量变化的反应能力明显减退。肾小管的酸化功能减退。

肾脏是体内重要的内分泌器官之一,随着年龄增长,肾脏分泌的各种激素量都有不同程度的减少。

一、水、钠平衡及代谢紊乱

(一)高钠血症

高钠血症一般是指血清钠大于 $148\sim150mmol/L$,可因总体水减少,总体钠增加或二者并存所致。故可见于机体总钠量增多、正常或减少。高钠血症常见于患病的老年人,在 60 岁以上的老年住院患者中,其发生率可为 1.1%,而死亡率可达约 40%。

1. 病因及发病机制

老年人高钠血症有以下四种类型

(1)总体水减少而钠量正常:即浓缩性高钠血症,见于各种原因导致的失水,是老年人高钠的最主要原因,又称为高渗性失水。水摄入不足在健康老年人即已存在,而当患病后环境改变,因脑血管意外、胃肠道疾患等出现拒食、吞咽困难、渴感消失或昏迷时,水摄入不足就更为突出。失水过多在老年人最常见于肺炎及其他感染引起的发热,其次可见于糖尿病控制不良。

(2)总体水、钠均减少但失水多于失钠:在老年人常可见于因病后应用高渗溶液输注(如葡萄糖、甘露醇等)、袢利尿剂而致肾性丢失水和钠;因恶心呕吐、腹泻或胃肠道出血而致胃肠道丢失以及大量出汗而致的皮肤丢失水和钠。

(3)总体钠增多:由于老年人尿浓缩功能明显下降,当口服摄盐或输注钠盐过多时水钠代谢的钠平衡有赖于水摄入增多。老年人口渴减退,摄水减少,因此不能持久的维持此种平衡,当饮食中持续钠盐过高或输注盐水过多时即可出现潴钠性高钠血症,尤其是在患有心功能不全或因纠正酸中毒而大量输注碳酸氢钠的老年患者更是多见。此类高钠血症主要为护理性或医源性因素所致,在临床上并不多见。

(4)由细胞外转移至细胞内,造成一过性血清钠增高:此类高钠血症在老年人偶见于因创伤而致肌肉损伤时。

2. 临床表现

老年人的高钠血症的临床表现以神经系统症状最为明显。常见疲乏无力、意识模糊、定向力障碍、昏睡,严重者可出现肌张力增高,昏迷甚至惊厥。症状轻重与血钠升高的速度和程度有关。因老年人高钠血症多为系统疾病所致,常为缓慢发生,故其症状常被误认为原发疾病的表现而易漏诊。由于衰老可使皮肤干燥、松弛、体态改变,一般脱水体征如皮肤弹性、黏膜湿度、眼球凹陷等不易与衰老本身相区别。临床上怀疑高钠血症存在时应参考静脉充盈度,眼压等体征,并及时检测血清钠血及尿渗透压、血红蛋白浓度、红细胞比容等指标,观察体重及尿量的变化也可有一定的帮助。

3. 治疗

对老年高钠血症患者的治疗与成年患者相同。应积极治疗原发系统疾病并去除诱因,在对老年患者进行治疗时应措施得当,避免不恰当的使用高张盐水、碳酸氢钠等药物,可使高钠血症的发生率减低。对于伴有脱水的高钠血症患者应及时补充液体,可酌情补给 5% 葡萄糖液或生理盐水,能口服者,尽量鼓励其饮水。纠正高血钠的速度不要过快,一般不少于 48 小时,血渗透压下降每小时不要超过 2mOsm/L,血清钠下降速度每小时不要超过 1mmol/L,以免造成脑水肿。在脱水及高血钠未纠正时,应尽量停用或减量应用从肾脏排泄的药物,以免造成肾损害。

(二)低钠血症

低钠血症是指血清钠低于 135mmol/L,反映了血浆中钠浓度的相对或绝对降低。低钠血症时总体钠可以为减少、正常或稍有增加。老年人的低钠血症极为常见。

1. 病因和发病机制

低钠血症可由多种病因引起,根据其对体液渗透压的影响及其与细胞外液比例的不同可分为以下几种类型。

(1)等张性低钠血症:即渗透压和细胞外液量均维持正常范围,主要因高脂血症或高蛋白血症或过多的输注等张液体致使体内不含钠的液量增多所致。

(2)高张性低钠血症:即血浆渗透压高于正常范围,提示血浆内有非钠有效渗透物质存在。此种类型常见于血糖增高或输注甘露醇、甘氨酸等高张液体后。由于细胞外液渗透压增高,细胞内水分外渗并进入血浆,血清稀释,血钠浓度下降。

(3)低张性低血钠:即血渗透压低于正常范围,是临床上最常见的低钠血症。根据细胞外液量的不同又可分为低容量性(缺钠性)、高容量性(稀释性)和等容量性低钠血症。

①低容量性低钠血症:老年人低钠血症以此类最为多见,其主要原因为呕吐、腹泻导致胃肠道消化液的丧失,因持续禁食、流质饮食、严重食欲不佳甚至拒食等致钠摄入不足在老年患者也十分突出。由于老年肾的保钠功能明显减退,因此在限钠状态下可因尿钠的持续丢失引起低钠血症的发生。此外,随年龄增加,由利尿剂应用而引起的低钠血症也逐渐增多。

②高容量性低血钠:可见于心衰、肝硬化、肾病综合征及严重肾功能不全。

③等容量性低钠血症:常表现为抗利尿激素增高,在老年中异常抗利尿激素分泌综合征为此型低血钠最为常见的原因。

2. 临床表现

老年人低钠血症的临床表现缺乏特异性,其严重程度取决于低血钠的病因和程度,也取决于低血钠发展的速度。急性低血钠(24 小时内)可有恶心、头痛、肌肉痉挛、厌食、定向力障碍、抽搐和昏迷。慢性低血钠(几天至几周)一般无明显症状。大多数老年患者常无任何症状,或仅有恶心、食欲下降、乏力、焦虑不安等一般表现,易被误认为由衰老或原发疾病造成。当血清钠低于 120mmol/L 或在 24 小时内突然下降时,患者可出现呕吐、无力、肌肉痉挛、昏睡、谵妄甚至昏迷致死。有时可见癫痫发作,出现病理反射等其他神经系统表现。

3. 治疗

由于老年人大多数为轻度低血钠,常不需要特殊治疗,及时纠正原发病因便可很快缓解,故对老年人低钠血症治疗的关键在于积极治疗原发病,用药慎重,措施得当。可根据低血钠的不同类型给予针对性治疗。对于低容量性低血钠者应鼓励患者进食,不要过分限盐,掌握利尿剂的合理配伍及应用原则,必要时可少量补充等渗盐水,但对老年人尤应注意不要补钠过快以免因渗透压变化过快造成脑细胞的脱髓鞘病变。对于高容量性低血钠者的治疗重点在于改善心、肝、肾功能,提高有效循环血容量,限水限钠有助于纠正此类低血钠,但在老年人应以缓慢适度为宜。对异常抗利尿激素分泌综合征的治疗主要应针对原发病因,限水即可有效,只有当出现昏迷或癫痫样发作时,才需静脉补充高渗盐水,只要异常的抗利尿激素活动持续存在,水的摄入就必须加以适当限制。

二、钾离子平衡及代谢紊乱

(一)高钾血症

1. 病因和发病机制

当血清钾浓度大于 5.5mmol/L 时即为高钾血症,通常是由于肾脏排钾减少,钾摄入过多或因某些原因使组织内钾转移至细胞外而引起。老年人高血症比较常见,这是因为老年人常有:①疾病引起远端肾小管泌钾细胞转运能力下降;②脱水使远端小管尿流率及钠转运量减少,从而使钠钾交换减少;③血浆肾素活性与血浆醛固酮水平降低。引起老年人高血钾的常见原因为各种原因引起的肾小球滤过率下降、脱水、有疾病或药物导致的低肾素低醛固酮血症等。

2. 临床表现

老年人的高钾血症临床表现与青年人相同,早期表现为非特异性的乏力和神经系统症状,随后可出现严重的心律失常。

3. 治疗

注意随时监测血清钾浓度、血浆肾素活性和血浆醛固酮水平,合理配伍应用保钾与排钾利尿剂均有助于预防老年人高血钾。一旦发现高钾血症应及时处理,其措施与通常方法相同。

临床用药技巧丛书

(二)低钾血症

1. 病因和发病机制

低钾血症是指血清钾低于 3.5mmol/L。老年人低钾血症较为常见。主要原因有：①摄入不足：因生活不能自理、牙齿缺失或禁食、拒食等；②胃肠道丢失：因病间断性腹泻、呕吐或服用泻药等；③肾性丢失：主要与长期不适当应用利尿剂有关，如呋塞米及噻嗪类利尿剂等均可使尿钾排除增加。

2. 临床表现

老年人低钾血症的临床表现与青年人相似，通常以体位性低血压、疲乏无力、淡漠、不适及便秘为早期表现，随病情进展可出现肌无力、心律失常、抑郁或痴呆以及意识障碍等严重征象。

3. 治疗

尽管老年人处于低总体钾状态，但对老年人并无需常规补钾。因为老化造成的保钾功能障碍无法改善，故补充的钾无法贮存在体内。对于老年低钾血症患者的关键治疗是去除病因，必要时给予补钾或保钾利尿剂。应鼓励老年患者进食富含钾的食物，慎用静脉滴注补钾，以防出现高钾血症。

三、肾小球疾病

(一)肾病综合征

肾病综合征是老年肾小球疾病最常见的临床类型。

1. 病因和病理类型

原发性肾病综合征病因尚不清楚，继发性肾病综合征最常见的原因为肾淀粉样变性病，其中部分为原发性淀粉样变，另一部分继发于多发性淋巴瘤、慢性炎症感染。各种肿瘤性疾患也是较常见的原因，可见于胃肠道肿瘤、淋巴瘤、白血病、肺癌、乳腺癌等。其他较常见的病因还有糖尿病、血管炎、异常球蛋白血症、系统性红斑狼疮以及某些药物性肾损害。病理类型包括膜性肾病、微小病变肾病、新月体性肾炎、系膜增生性肾炎及膜增殖性肾炎、局灶性肾小球硬化等。

2. 临床表现

老年人肾病综合征的临床表现与成年人基本相同，但高血压和肾功能异常者较成年人多见。病理表现为微小病变肾病的老年患者，蛋白尿选择性检查亦可能出现非选择性蛋白尿，且蛋白尿及低白蛋白血症的程度常比较重，常可伴有因肾间质水肿过重而导致的特发性急性肾衰竭。若尿沉渣中见到白细胞及血尿时,应特别注意是否存在肿瘤性疾患或肾静脉血栓。继发性肾病综合征的老年患者可有其原发疾病的相应表现。

3. 诊断

根据典型的肾病综合征表现做出临床诊断并不困难。但应当积极寻找病因,必要时进行肾活检。

4. 治疗

通常,老年肾病综合征患者的治疗措施及方法与青年患者并无不同,大部分患者仍可达到满意的临床疗效,其预后与不同病理类型有关。在应用糖皮质激素及细胞毒类药物治疗老年肾病综合征患者时,要特别注意这些药物的副作用,如血压升高、肾功能恶化、由于免疫抑制而诱发肿瘤、严重损害以及水电解质紊乱等。在老年患者出现药物副作用的机会要比青年患者明显增加,因此,对老年患者应用这些药物时应持慎重、温和(避免剂量过大)及适可而止(疗程不要盲目延长)的态度。除上述治疗外,对于无禁忌证的老年患者,均应酌情适时给予拮抗血管紧张素的药物以减少蛋白尿、保护肾功能,同时应重视降压及降脂治疗并应达到靶目标。

(二)肾小球肾炎

老年人原发性肾小球肾炎多为急性肾小球肾炎和急进性肾小球肾炎。

1. 急性肾小球肾炎

可因链球菌感染或其他感染导致,老年人皮肤感染者较青少年少见。

老年人急性肾炎的临床表现欲其他年龄组基本相同,其临床症状可主诉为血尿、浮肿、少尿或呼吸困难,常易于以往或当时存在的其他疾病(如心血管疾病、高血压、梗阻性尿路疾病、慢性肾盂肾炎等)表现相混淆,故初诊时诊断率极低。化验检查可见血尿、蛋白尿,红细胞管型较少见,可见血清抗链"O"增高,低补体血症。老年人急性肾炎以急性肾衰竭为表现者明显增多,并常因少尿出现急性肺水肿。老年人急性肾炎的病情通常较重,只要及早诊断,积极控制感染,治疗并发症,必要时及早给予替代治疗,通常可以完全恢复,一般预后较好。

2. 急进性肾小球肾炎

老年人常见,通常病理表现为新月体性肾炎。

老年患者以Ⅲ型新月体肾炎较为多见,常见为 ANCA 相关小血管炎。因此,对于临床表现为急性肾衰竭并伴有明显肾炎综合征或尿沉渣变化者,应注意询问病史并检查全身各系统可能出现的其他临床表现,尽早进行血清 ANCA 的检测并创造条件及早进行肾活检。一旦确诊应尽快给予糖皮质激素及细胞毒类药物的联合治疗,老年人仍可与青年人同样获得治疗反应并部分缓解。因部分患者需要糖皮质激素或细胞毒类药物的冲击治疗,故应特别注意药物并发症的发生。根据病情及时简要并改为维持治疗可以减少严重副作用的发生并改善老年患者的预后。急进性肾炎的预后很差,约 40%～50% 的患者迅速进入终末期肾衰竭,常需要长期维持透析治疗。其余患者常遗留慢性肾功能不全,需要给予慢性肾脏病的常规检测及长期治疗。

四、泌尿系感染

泌尿系感染是老年人的常见病。在老年人感染性疾病中仅次于呼吸道感染而居第二位。

1. 病因及易感染因素

老年人泌尿系感染的主要致病菌株是大肠杆菌和变形杆菌,其次为铜绿假单胞菌、克雷白杆菌等其他格兰阴性杆菌。格兰阳性球菌(如葡萄球菌、肠球菌等)导致的老年人泌尿系感染也较常见。在泌尿系统结构或功能异常的老年人中,真菌(白色念珠菌为主)或 L 型细菌的感染明显增加。体重衰弱或长期卧床的老年患者还可由各种非尿路致病菌或条件致病菌导致严重的泌尿系感染。此外,老年女性的急性尿道综合征部分可由衣原体引起。

老年人易感泌尿系感染的确切机制尚不完全清楚,可能包括以下几个方面:

(1)泌尿道上皮细胞对细菌的黏附敏感性增加:此种现象尤以老年女性最为明显。

(2)尿路梗阻及尿流不长的因素明显增加:老年人常可因前列腺增生或膀胱梗阻以及尿路结石、肿瘤等原因存在尿路不全或完全梗阻,同时其发生神经源性膀胱或无力性膀胱的几率也明显增多,这些因素均可导致尿流不畅,膀胱内残余尿量增多,尿路上皮细胞局部抗菌力减退,因而易发感染。

(3)全身及局部的免疫力下降:由于老化,老年人的体液免疫和细胞免疫功能均明显减退,使其对感染及其他应激因素的反应能力下降。同时,老年肾脏及膀胱黏膜均处于相对缺血的状态,骨盆肌肉松弛,习惯性便秘等可进一步加剧局部黏膜的血液循环不良,老年男性前列腺液分泌减少,这些都使其局部抵抗力减退。此外,老年肾的退行性变化,特别是远曲小管和集合管的憩室或囊肿形成,也是尿路黏膜防御机制下降的原因之一。

(4)其他因素:老年人生理性渴感减退、饮水减少以及肾小管尿浓缩稀释功能的改变均对其易感泌尿系感染有一定影响。同时,老年人常伴有高血压、糖尿病等全身性疾病,营养不良及长期卧床的几率增高,又常因病滥用止痛药、非甾体类抗炎药等,因而易招致泌尿系感染甚至导致慢性肾间质性肾炎或慢性肾盂肾炎。

2. 临床表现

老年人泌尿系感染的临床表现不典型。由于感觉迟钝及表达能力差,发生泌尿系感染时常无尿路刺激症状。部分患者因平时有尿失禁、遗尿、夜尿增多或前列腺肥大所致的尿频,往往易于尿路刺激征相混淆,不易被发现。大部分老年泌尿系感染临床表现为肾外的非特异症状,如发热、下腹不适、腰骶部酸痛、食欲减退等,有些老年人仅表现为乏力、头晕或意识恍惚。因此仅根据临床表现来判断老年人有无泌尿系感染极易误诊或漏诊。此外,老年人泌尿系感染极易并发菌血症、败血症及感染中毒性休克,是老年人败血症的主要原因,应引起临床医师警惕。老年人泌尿系感染多数为慢性顽固性感染,复发率及重新感染率较高。

3. 治疗

首先应注意治疗基础病,去除梗阻因素,鼓励患者多饮水。对老年女性尿道炎患者可试行局部使用少量雌激素,对恢复下尿路的生理状态可能有益。无论有无症状,凡是首次发现细菌尿的患者均应给予单一疗程的抗生素治疗。由于老年人泌尿系感染的复发率和在感染率极高,因此对无症状菌尿者不必长期维持使用抗生素。治疗过程中应随时根据尿培养及药敏试验调整用药,老年泌尿系感染患者难以治愈时应注意耐药菌株或特殊病原体的存在。

五、高 血 压

由于心血管系统的衰老改变,老年人的高血压常见有两种类型,即普通高血压(收缩压(SBP)≥140mmHg 和(或)舒张压(DBP)≥90mmHg)和老年收缩期高血压(SBP≥140mmHg,而 DBP<90mmHg)。

1. 病因

老年人中以原发性高血压最为常见,但需特别注意寻找病因,只有除外继发性高血压后才可以诊断原发性高血压。老年人继发性高血压的常见病因为肾血管性高血压,其中尤以动脉粥样硬化性肾动脉狭窄(ARAS)以及进展性的缺血性肾病最为常见。其他常见的继发性高血压原因包括各种肾实质疾患、梗阻性肾病、肾脏肿瘤、多囊肾、NSAIDs 引起的肾损害以及有关的内分泌疾患(如原发性醛固酮增多症或嗜铬细胞瘤)。

2. 诊断

老年人高血压的诊断并不困难。

3. 治疗

老年高血压者的降压靶目标应为 140/90mmHg 以下,对伴有靶器官损害者应控制在130/80mmHg 以下,而对于老年收缩期高血压患者的降压目标值为 SBP<140~150mmHg,但如果患者无其他并发症存在并可以耐受,可以降至 130mmHg 以下。由于老年人常常存在多种疾病并使用多种药物,故其治疗方案应尽量个体化。

(1)一般治疗:控制体重、戒烟、戒酒、节制饮用咖啡及进行适当锻炼均适用于老年高血压患者。但对严格限制钠盐摄入尚有争议。一般认为,由于老年人肾脏保钠能力下降,摄盐量应保持在 3~5g/d(含钠 50~80mmol/d)范围内,否则容易造成老年人食欲减退及水钠代谢紊乱。此外适当增加含有钾、钙、镁离子及纤维素和多聚不饱和脂肪酸类食物的摄入,可能也对降压有一定效果。

(2)药物治疗:一般说来,如无禁忌证应首选血管紧张素Ⅱ拮抗药物(ACEI 或 ARB 类)以达到降压和器官保护的双重效果,如降压效果不佳可考虑加用噻嗪类利尿药。对于效果仍不明显者或因禁忌证不能应用 ACEI 或 ARB 类药物者,可选用双氢吡啶类钙通道阻滞剂

（CCB）；若降压未达标，对心率超过 84 次/min 者可加用 β-受体阻滞剂或 α/β-受体阻滞剂；对心率小于 84 次/min 者则可考虑加用非双氢吡啶类 CCB 或 α-受体阻滞剂。老年人用药时需注意监测血压及药物副作用，根据病情调整药物种类及剂量。此外要注意降压应适度，尤其不要使舒张压降得过低，以免影响冠状动脉及其他重要器官的血流灌注。

六、急性肾衰竭

急性肾衰竭（ARF）是一组由于各种原因引起的肾功能在短期内突然下降，导致体内氮质产物潴留而出现的临床综合征。在老年患者中极为常见。

1. 病因和临床常见类型

（1）肾前性 ARF：任何引起低血容量、低血压并伴有肾血流量明显减少的因素，均可导致肾前性 ARF。由于老年人生理性渴感减退，尿浓缩能力下降，肾脏的保钠能力减低，故最容易发生这种类型的 ARF。主要诱发因素包括消化道出血、腹泻或呕吐、心功能衰竭、长期或不适当利用利尿剂、联合应用 NSAIDs 及 ACEI 或 ARB 类以及应用环孢素等药物。老年人仅因大量出汗或饮水少就可表现为尿量减少，当上述诱因存在时很快出现肾前性 ARF，若未及时纠正则可迅速进展为肾小管坏死。

（2）肾实质性 ARF：老年人可发生各种病因所致的肾实质性 ARF。

①急性肾小管坏死（ATN）：ATN 是老年人 ARF 常见的类型。常见病因为各种肾前性因素持续存在、手术并发症、严重感染败血症所致的缺血性损伤以及各种药物肾毒性损伤（如造影剂、抗生素、化疗药等）均是导致老年人 ATN 的主要病因。老年人 ATN 的临床表现及病程经过与其他年龄组相仿，但常病情较重。由于老年人全身及肾脏随增龄产生的一系列解剖及功能变化，其心血管、呼吸系统并发症以及高血钾等电解质紊乱的发生率明显增加，并常容易发生较严重的多器官衰竭。对老年人 ATN 重在预防其发生，主要措施包括积极治疗系统疾病；注意维持水电解质平衡；尽量慎用或不用肾毒性药物。在药物治疗时，应严密监测有关生物标志物的变化，随时警惕并控制感染发生。

老年人大手术前后应采取各种措施预防 ATN 的发生。术前应监测水电解质及酸碱平衡，如有不足需及时补充。术前 12 小时对禁食的患者可输注生理盐水以防止麻醉引起的低血压状态。术中及术后应注意维持尿量，及时纠正低血容量及心功能不全，继续维持水剂电解质平衡，若术后短期出现少尿，可根据中心静脉压判断进一步需补液抑或应用利尿剂。

一旦证实老年患者已发生 ATN，首先应积极寻找病因或诱因并予以去除。老年人 ATN 的治疗与成年人基本相同，但需特别注意营养支持以及酌情适时替代治疗。及早有效的透析治疗可使老年 ATN 患者的预后改善，死亡率降低。可选择腹膜透析、间歇性血液透析或持续动静脉血液滤过等方法。

②药物相关性急性肾小管间质肾炎：随着年龄的增加，老年人发生了许多可以影响药物代谢的生理变化，可导致药物的药理作用和毒性发生变化，容易造成对肝、肾等重要脏器的损伤，其中部分严重者可导致急性肾衰竭。老年人的药物肾损害可分为多种类型，以急性肾小管间

质肾炎最为常见。除发生率较高外,其他特征与年轻人无显著性差别。常见的致病药物包括各类抗生素、环孢素、造影剂、利尿药、ACEI/ARB类药物、解热镇痛药以及非类固醇类抗炎药等。

③肾小球及肾血管疾病:可见于老年人的新月体性肾炎、膜增殖性肾炎、增殖性狼疮性肾炎等。此外,ANCA相关的小血管炎以及动脉粥样硬化造成的肾小动脉胆固醇结晶栓塞也是导致老年肾实质性ARF的重要病因。

(3)肾后性ARF:主要与老年人的前列腺肥大、泌尿系解释、前列腺癌、尿道狭窄等疾病的发生率较高有关。此外,其他病因还包括腹膜后纤维化、淋巴瘤导致的尿路梗阻;在患有脑血管意外、帕金森病、阿尔采默病、糖尿病或慢性酗酒的老年患者中,应用抗副交感神经药物或中枢神经系统抑制药物导致膀胱逼尿肌过度收缩,进而导致膀胱出口梗阻;在老年绝经期妇女,由于雌激素水平降低所造成的盆腔脏器下垂,等等。任何原因导致的梗阻若持续存在,都将影响肾功能,因此,在老年ARF患者中,应特别注意强调寻找病史中的可疑梗阻因素,怀疑下尿路梗阻者可通过膀胱超声或输尿管插管引流尿液证实,怀疑上尿路梗阻者应及时进行有关部位的超声及其他影像学检查以助确诊。

七、慢性肾衰竭

随着年龄的增加,老年人因各类系统性疾病或慢性肾脏病(CRD)的慢性进展可发生慢性肾衰竭(CRF)。

1. 病因

在西方国家,导致老年人CRF的主要病因为高血压病、糖尿病肾病、动脉粥样硬化所致的缺血性肾血管疾病、梗阻性肾病,而肾小球肾炎及多囊性肾病等其他原因比较少见。我国老年人的病因分布情况尚缺乏确切的统计。

2. 临床表现

老年人CRF的临床表现与其原发病因有关,往往隐袭起病,进展缓慢,症状不典型,除贫血、代谢性酸中毒、高血压及一般尿毒症症状外,神经精神症状常较突出,水、电解质紊乱和心血管系统损害往往较重,由于受肌肉容积及营养状态不良的影响血清肌酐往往增高不明显,故容易误诊、漏诊或延误诊断。若老年患者出现不明原因的短期内肾功能急剧恶化,有可能是在CKD基础上发生了ARF,应积极寻找并治疗可逆因素。

3. 治疗

(1)非透析治疗:老年人CRF的非透析治疗原则及方法与成年人基本相同。在治疗中应注意根据老年人蛋白代谢及水盐代谢的特点防止治疗的副作用,并使治疗个体化。另外,对老年患者来说,由于GFR下降已被证实是导致新发心血管疾病和增加死亡率的独立危险因素,因此,在治疗过程中应特别注意随时评估其心血管事件的情况并给予积极处理。在施以任何特殊治疗前,应首先注意鉴别除外 ARF 存在的可能性,同时注意找出肾功能恶化的可逆因素(如水、电解质紊乱、血压波动、感染或用药不当等),并应积极治疗伴随存在的其他系统疾病。

(2)透析治疗:对于患有心血管疾病且血流动力学状态不稳定的老年人,可以首选透析方式为 CAPD。

(3)肾移植:老年人能够成功地接受肾移植。在老年患者中,心血管事件及感染是移植肾丧失功能的主要原因,而发生急性排异反应者相对较少,故一直后老年患者的 1 年生存率和同种异体移植肾的存活率与年轻人相似。但由于老年人存在基础心血管疾病者较多,且因免疫功能减退易发生感染,因此对老年人肾移植前各方面情况的评估应更为谨慎。

参 考 文 献

1 李晓玫.老年人的肾脏疾病.见:王海燕主编.肾脏病学.第 3 版,北京:人民卫生出版社,2008,2315~2339
2 赵增翰.概述.见:董坦君,张宗玉.医学老年学.第 2 版,北京:人民卫生出版社,2003,1~12

第 15 章

妊娠相关性肾损害

妊娠性高血压是指妊娠 20 周前血压正常，在妊娠 20 周后新发生的高血压（收缩压≥140mmHg 和（或）舒张压≥90mmHg）。如果收缩压≥160mmHg 和（或）舒张压≥110mmHg，持续 6 小时以上，为病情严重的标志。先兆子痫为妇女妊娠期的一种特殊疾病，是指妊娠性高血压合并蛋白尿（>300mg/24h），常伴水肿和高尿酸血症为特征的一组临床综合征。

一、病　因

1. 异常胎盘形成和胎盘缺血

胎盘血管功能不全，滋养层细胞分化为内皮细胞过程障碍。

2. 松弛素水平下降

妊娠中期松弛素可以上调血管明胶酶活性，激活内皮素 B（ETB）受体—一氧化氮（NO）途径引起肾血管扩张、肾小球高滤过。

3. 促血管形成因子合成减少或功能受抑制

可溶性 FLT-1 和可溶性 Endoglin 水平升高，阻止循环血管内皮细胞生长因子（VEGF）和内源性 VEGF 受体结合，抑制血管扩张和血管形成。

4. 肾素-血管紧张素系统（RAS）激活

蜕膜 RAS 及血管紧张素Ⅱ（AngⅡ）1 型受体被激活，同时机体对 AngⅡ 反应性增加，引起血管收缩，血压升高。

5. 血管内皮细胞损伤和功能紊乱

内皮细胞产生的舒血管因子（PG、NO）减少，其抑制物合成增多，引起内皮细胞损伤，循环巨噬细胞增多，细胞因子合成增加，血管收缩，最终导致子宫胎盘低灌注和全身性高血压。

6. 其他

凝血因子、抗凝血酶Ⅲ、血小板激活因子等引起血小板激活；炎性细胞因子释放增加；低钙血症等因素，均可引起妊娠性高血压和（或）先兆子痫。

二、临床表现

1. 高血压

妊娠 20 周后，收缩压≥140mmHg 和（或）舒张压≥90mmHg。诊断先兆子痫时，应连续监测血压，间隔不得超过 1 周。收缩压≥160mmHg 和（或）舒张压≥110mmHg 时，病情较重，可以出现脑血管意外。

2. 蛋白尿

蛋白尿常在血压升高之后出现，既可以是肾小球性，也可以是肾小管性蛋白尿。肾小球性蛋白尿常为非选择性，波动范围较大，从 300mg/24h 到肾病综合征范围的蛋白尿（≥3.5g/24h）均可出现。

3. 水肿

最初表现为体重异常增加，继之出现面部、双手和双下肢水肿，呈"过度充盈"性水肿，休息后不缓解。

4. HELLP 综合征

先兆子痫患者出现溶血、血小板减少及肝酶升高，称之为 HELLP 综合征。HELLP 综合征常并发胎盘早剥、肝包膜下出血、肾功能衰竭、先兆子痫复发、早产，甚至出现胎儿及孕妇死亡。

5. 中枢神经系统

可有头痛、头晕、呕吐、一过性黑蒙、视物模糊以及反射亢进等症状。严重者可出现抽搐、昏迷等子痫表现。

6. 高尿酸血症

先兆子痫血清尿酸水平常常升高，高尿酸血症可以直接导致血管损伤和高血压，血清尿酸升高程度与蛋白尿、肾脏病理改变及孕妇和胎儿死亡密切相关。

三、诊断及鉴别诊断

(一)诊断

根据孕前无高血压、肾小球肾炎病史,孕 20 周后出现高血压、蛋白尿、水肿及血尿酸升高等症状,诊断一般不难。

(二)鉴别诊断

临床上先兆子痫与慢性高血压、原发性肾小球肾炎鉴别见表 15-1。

表 15-1　先兆子痫与慢性高血压、原发性肾小球肾炎鉴别

	先兆子痫	慢性高血压	妊娠合并慢性肾小球肾炎
发病时间	孕 20 周后	孕 20 周前	孕早期
高血压家族史	无	常有	无
过去史	无肾病及高血压史	有高血压史	有肾病史
年龄、胎次	多为高龄、初产妇	不定	30 岁以下多见
临床表现	高血压、水肿、蛋白尿	单纯高血压	血尿、脱水、水肿、高血压、夜尿增多等
蛋白尿性质	混合性,以小球性为主,常为非选择性蛋白尿	多为小管性蛋白尿	小球性,可为选择性或非选择性,可见红细胞及管型
肾功能	正常或减退,偶可出现急性肾功能衰竭	不定	常减退
肝功能异常	有	无	无
凝血功能异常	有	无	无
血尿酸	升高,肾功能不全时较 BUN、Cr 升高更明显	与血 BUN、Cr 升高平行	与血 BUN、Cr 升高平行
眼底	动脉痉挛,较少出血、渗出	动脉痉挛,可伴动脉硬化	正常、肾功能不全时,可见渗出、出血
肾脏病理	肾小球内皮细胞增生、肿胀	肾小动脉硬化,肾小管萎缩、间质纤维化	肾小球肾炎的病理类型
预后	多数在产后 3 个月内恢复,少数尿检异常长期存在	血压持续升高	尿检异常持续存在

四、治　疗

(一)一般治疗

1. 控制高血压

当血压≥170/110mmHg 时,需迅速降低血压,常常静脉推注肼屈嗪(每隔 20～30 分钟静脉推注 5mg,最大剂量不超过 20mg,然后改为 5～10mg/h 静脉滴注)或拉贝洛尔(每隔 20 分钟静脉推注 5mg,最大剂量不超过 300mg),也可以口服或舌下含服硝苯地平(每隔 20 分钟口服或舌下含服 5～10mg,最大剂量不超过 30mg),以防止孕妇发生脑卒中或抽搐。当血压≥160/90mmHg 时,常用的一线药物包括甲基多巴(0.5～2g/d,口服)、可乐定(0.2g～0.8mg/d,口服)、氧烯洛尔(80～840mg/d,口服)、拉贝洛尔(0.2～1.2g/d,口服),当应用一线药物后血压控制仍不理想时,加用肼屈嗪(25～200mg/d,口服)、哌唑嗪(25～200mg/d,口服)、长效硝苯地平(40～100mg/d,口服)。血管紧张素转换酶抑制剂(ACEI)、血管紧张素 II 受体拮抗剂(ARB)禁用,利尿剂慎用。

2. 子痫处理

当血压≥160/90mmHg 时常规药物控制,血压≥170/110mmHg 时需急诊处理。患者出现抽搐时常常静脉推注地西泮 10～20mg,持续出现神经系统症状时,硫酸镁 4g 缓慢静脉推注(20min 以上),然后以 1.5g/h 速度持续静脉滴注 48 小时。持续少尿患者,补充胶体 500～1000ml,持续 4～6 小时,静脉给予降压药物前或在硬膜外麻醉前补充胶体 500ml。

3. 支持治疗

血小板低于(20～40)×10⁹/L,输注血小板悬液;血栓性微血管病或凝血因子缺乏时,输注新鲜冷冻血浆;持续少尿者,补充液体或使用利尿剂后尿量仍未增多,静脉滴注多巴胺 2～3μg/(kg·min);急性肾功能衰竭者行连续性肾脏替代治疗。

4. 终止妊娠

肝肾功能进行性下降、血小板进一步减少出现凝血功能障碍、难以控制的高血压、胎儿发育迟缓时需终止妊娠。

(二)尿异常治疗

1. 无症状菌尿及尿路感染

妊娠是尿路感染的重要诱因。妊娠早期雌激素和孕酮水平升高引起输尿管平滑肌松弛,之后由于子宫增大、压迫输尿管造成尿路梗阻。妊娠期肾小球滤过率增加,葡萄糖、氨基酸、水溶性维生素滤出也增加,加之妊娠期肾小管对这些物质重吸收减少,尿中营养物质增加,是妊娠期易发生感染的另一重要原因。

妊娠期无症状性细菌尿可诱发肾盂肾炎,甚至可导致菌血症、败血症、急性肾衰竭、流产,因此妊娠期无症状性细菌尿必须进行治疗。

妊娠期妇女无症状菌尿和下尿路感染诊断及治疗同非妊娠期妇女下尿路感染,也选用短程治疗——3天疗法。其不同点在于对婴儿安全性考虑能够选用的抗生素受到一定的限制。妊娠早期可选用磺胺类药物、呋喃妥因、氨苄西林和头孢氨苄。临产期应避免使用磺胺类药物,以免诱发胆红素脑病。喹诺酮类药物与四环素可影响胎儿软骨发育,不宜选用。

2. 无症状蛋白尿及血尿

妊娠期由于肾小球滤过率及肾小球毛细血管对蛋白质通透性增加,尿蛋白排泄率增加约80%,正常妊娠时尿蛋白排泄量少于 300mg/d。尿蛋白排泄增多,提示原有肾脏疾病或先兆子痫加重;日蛋白排泄量超过 2g,应高度怀疑肾小球病变。血尿多提示肾脏器质性病变,尤其先兆子痫患者出现血尿要怀疑肾脏并发症。

(三)急性肾衰竭

1. 急性肾小管坏死(ATN)及肾皮质坏死

妊娠伴发急性肾小管坏死有两个高峰期:①妊娠早期(孕 10～20 周):妊娠剧吐、流产败血症或大出血休克引起;②妊娠晚期(26～30 周)和产褥期:由于先兆子痫、HELLP 综合征、胎盘早剥或隐匿性胎盘后出血所致。

急性肾皮质坏死多发生于高龄产妇、经产妇及多产妇,多见于胎盘早剥、流产败血症、羊水栓塞及严重的先兆子痫。临床表现主要为血尿、腰痛、少尿或无尿,伴有弥漫性血管内凝血及肾脏缺血。

妊娠期 ATN 及肾皮质坏死的发病机制及治疗与一般 ATN 及急性肾皮质坏死相同,需行静脉营养、抗生素及透析治疗等对症、支持治疗。急性肾皮质坏死预后较差,肾功能恢复需数月,部分缓慢进展为慢性肾功能不全。

2. 妊娠急性脂肪肝伴急性肾衰竭

多发生于孕 36 周后,除急性肾功能衰竭外,常伴有黄疸、腹痛及肝功能异常。肝脏损害的病理改变是肝内脂肪微滴沉积,通常无炎症及坏死反应。实验室检查可见高胆红素血症,伴有门冬氨酸转氨酶及丙氨酸转氨酶显著升高、血糖过低、低纤维蛋白原血症及凝血机制异常。如早期发现并及时终止妊娠、对症治疗,大多数患者可痊愈,部分患者需要行肝移植术。

3. 特发性产后肾功能衰竭

此病常发生于正常妊娠产后数天至数周内,通常有不明原因的微血管病性溶血性贫血、血小板减少及急性肾衰竭。肾组织活检病理解剖可见广泛性血管损害,小叶间动脉和入球小动脉内膜增生和纤维蛋白样坏死,管腔内有纤维蛋白血栓及出血性梗死。临床表现主要为不明原因的发热、急性进行性高血压、中枢神经症状(如惊厥、嗜睡)、视网膜病变、心脏扩大、充血性心力衰竭、少尿及急性肾衰竭,常导致死亡,但由于近年来血浆置换(plasma exchange)及血浆除去法(plasmapheresis)的发展,其发病率和死亡率已明显下降。实验室检查可有溶血性贫血、血小板减少和血清纤维蛋白降解产物增加。

(陈 瑛)

参 考 文 献

1 Sibai BM. Diagnosis and management of gestational hypertension and preeclampsia. Obstet Gynecol. 2003, 102:181～192

2 Lafayette R. The kidney in preeclampsia. Kidney Int. 2005, 67:1194～1203

3 Karumanchi SA, Maynard SE, Stillman IE, et al. Preeclampsia: a renal perspective. Kidney Int. 2005, 67: 2101～2113

4 N. Kevin Krane, Mehrdad Hamrahian. Pregnancy: Kidney diseases and hypertension. Am J Kidney Dis. 2007, 49:336～345

5 黎磊石,刘志红主编. 中国肾脏病学. 第1版. 北京:人民军医出版社,2008,997～1014

6 Sharon E, Maynard, Ravi Thadhani. Pregnancy and the kidney. J Am Soc Nephrol. 2009, 20:14～22

7 王海燕主编. 肾脏病学. 第3版. 北京:人民卫生出版社,2008,826～932

第 16 章

肾脏替代治疗

第 1 节　血管通路

　　血液净化用中心静脉导管是血液透析和其他血液净化疗法的血管通路之一。由于血液净化所需要的血流量较大，只有中心静脉能满足所需的足够血流量，因此，此种导管一般应该留置到中心静脉，故称为中心静脉导管。

　　目前均采用双腔导管作为血液净化的中心静脉导管，两个腔呈并排或呈同心圆状（动脉腔包绕静脉腔）排列，将双腔导管的其中一腔作为动脉腔，用于引出血液，另一腔作为静脉腔，用于将净化后血液回输病人体内。一般动脉腔开口在后，静脉腔开口在前，两者有一定距离，以减少再循环，保证血液净化的充分性。体外部分分别对动静脉腔用红蓝两色作出标记，与血管通路的动静脉端相连接。置管方向必须与静脉回流方向一致，否则会增加再循环。这种导管置管方法相对简单，留置时间也相对较短，通常不超过数周，也称为临时导管。

　　导管的常用材料包括聚四氟乙烯（polytetrafluoroethylene，Teflon）、聚氨基甲酸酯（polyurethane）、乙烯（polyethylene）和硅胶（silicone elastomer，silastic）等。这些导管质地光滑、柔软、可弯曲，容易插入，生物相容性好，不易形成血栓，不引起血管损伤，能长期安全留置。导管不能通透X线，通过摄片可确定导管的位置。聚氨基甲酸酯导管硬度适中且易操作，导管进入血管腔后，在体温的作用下又变得柔软，是临时性血管通路的理想选择。

　　导管的置入部位可为双侧颈内静脉、股静脉以及锁骨下静脉，少数单位选用颈外静脉。以右侧颈内静脉作为首选。尽量不使用锁骨下静脉作为置入部位，因该位置较其他位置更容易引起中心静脉狭窄，导致同侧肢体动脉-静脉内瘘失败。

一、临时血管通路

(一)临时导管颈内静脉置管术

1. 适应证

(1)慢性肾功能衰竭动静脉内瘘未成熟者；

(2)紧急血液透析或临时血液透析；

(3)血浆置换；

(4)血液灌流；

(5)免疫吸附治疗；

(6)连续性血液净化治疗；

(7)其他血液净化治疗。

2. 禁忌证

(1)绝对禁忌证：穿刺部位存在破损、感染、血肿、肿瘤等。

(2)相对禁忌证：在预定插管部位有血栓形成史、外伤史或外科手术史、安装有起搏器。

3. 操作方法及程序

颈内静脉起自乙状窦，通过颈静脉孔出颅，全程均被胸锁乳突肌覆盖，上部位于胸锁乳突肌的前缘内侧，中部位于胸锁乳突肌锁骨头前缘的下面和颈总动脉的后外侧，下行至胸锁关节外上方 1.0cm 处，与锁骨下静脉汇合成为头臂静脉，继续下行与对侧的头臂静脉汇合成上腔静脉进入右心房。右颈内静脉、右头臂静脉和上腔静脉三者几乎成一直线；左颈内静脉至上腔静脉的走行呈乙型弯曲，另外右侧无胸导管，且右侧胸膜顶部较左侧低。故临床上首选右侧颈内静脉置管。

颈内静脉穿刺的进针点和方向，根据颈内静脉与胸锁乳突肌的关系，可分为前路、中路、后路三种。

(1)体位：三种路径病人所采取的体位基本一致，一般采取仰卧、去枕、在两侧肩胛骨之间垫高，头后仰 15°～30°角，使颈部充分伸展，头转向穿刺对侧。如有手术床，采取 Trendeleburg 体位。

(2)穿刺点选择

①前路穿刺：前路穿刺点为胸锁乳突肌的中点前缘，相当于甲状软骨上缘水平中线旁开 3cm 处，以左手食指和中指触及颈总动脉搏动，并向内侧推开颈总动脉，在颈总动脉外缘约 0.5cm 处进针，针干与皮肤呈 30°～40°角，针尖指向同侧乳头或锁骨的中、内 1/3 交界处。此路径进针造成气胸的机会不多，但易误入颈总动脉。

②中路穿刺：中路穿刺点为胸锁乳突肌的锁骨头和胸骨头与锁骨围成的三角形的顶点，如

果胸锁乳突肌不明显,可令患者抬头,使该肌肉紧张,然后标记穿刺部位。颈内静脉正好位于此三角形的中心位置,该点距锁骨上缘约 3～5cm,进针时针干与皮肤呈 45°角,针尖向下、向后、稍向外,指向同侧乳头方向,沿胸锁乳突肌锁骨头内缘,在颈总动脉搏动处稍外侧,缓慢进针。一般选用中路穿刺,因为此点可直接触及颈总动脉,可以避开颈总动脉,误伤动脉的机会较少。另外此处颈内静脉较浅,穿刺成功率高。

③后路穿刺:后路穿刺点为胸锁乳突肌的后外缘中,下 1/3 的交点或锁骨上缘 3～5cm处。在此处颈内静脉位于胸锁乳突肌的下面略偏外侧,进针时针干一般保持水平,在胸锁乳突肌的深部指向锁骨上窝方向。针尖不宜过分向内侧深入,以免损伤颈总动脉,甚至穿入气管内。

现以中路插管为例加以具体说明,采用钢丝导入法(Seldinger 法)。

(1)病人仰卧位,去枕后仰 15°～30°角,若病人存在肺动脉高压或充血性心力衰竭则可保持水平卧位穿刺。

(2)肩背部略垫高,头转向穿刺对侧,使颈伸展,颈内静脉充盈变粗。取胸锁乳突肌的锁骨头和胸骨头与锁骨围成的三角形的顶点作为穿刺点。

(3)戴消毒手套,常规消毒皮肤,铺巾。

(4)用细针连接盛有局麻药液的注射器,在穿刺点处作皮丘,并作皮下浸润麻醉,然后针干与体表呈 45°角,针尖向下、向后、稍向外,在颈总动脉搏动处稍外侧,指向同侧乳头方向进针,在进针过程中保持注射器内轻度持续负压,使能及时判断针尖是否已进入静脉。一经成功,认准方向、角度和进针深度后拔出试探针。

(5)用注射器(可含有一定量生理盐水)接上穿刺针,沿局麻针穿刺方向进针,徐徐进针,当针尖进入静脉时,常有突破感,回抽可见暗红色血回流入注射器内,且血流畅通。一般进针深度为 3.5～4.5cm,以不超过锁骨为度。

(6)放低针尾呈 30°,再向前推进少许,手压固定。旋转取下注射器,将导引钢丝插入,退出穿刺针。如导引钢丝插入困难,不能强行置入,以免损伤血管。换针筒时令患者暂时屏气,以免针移位和气栓。

(7)用小尖刀片在穿刺点切开皮肤 2mm,沿导引钢丝插入扩张管,扩张皮肤至皮下,并进入颈内静脉。扩张时一定要确保导引钢丝尾段伸出扩张管末端,并确保扩张管沿导引钢丝移动。如果皮下阻力较大,可以左右捻转扩张管并慢慢推进。

(8)将导管套在导引钢丝外面,导管尖端接近穿刺点,导引钢丝必须伸出导管尾部,用左手拿住,右手将导管与钢丝一起部分插入,导管进入颈内静脉后,边插导管,边退出钢丝,一般成人从穿刺点到上腔静脉右心房开口处约 10cm 左右,退出钢丝,导管动、静脉侧回抽血液通畅。

(9)用肝素生理盐水冲洗导管中的血液,使用纯肝素或肝素盐水按照导管上标注的容量封管。然后将导管的固定翼缝合固定,覆盖无菌敷料。

(10)尽管临时导管属于即插即用,但推荐插管后观察 1～2 小时再使用。

4. 注意事项

(1)体位对颈内静脉置管有重要意义。中心静脉不能用缠止血带的方法使之充盈,加之与心脏距离较近,压力较低,因此,只有摆好体位,使静脉充盈,穿刺才容易成功。

(2)先用细针做试探性穿刺,使术者更直接地掌握穿刺径路,从而避免误穿动脉。正式穿刺时的进针深度往往较试穿时要深,因为正式穿刺时粗针头相对较钝,易将静脉壁向前推移甚至压瘪,尤其是低血容量的病人。有时穿透静脉也未抽得回血,这时可缓慢退针,边退边抽往往可抽得回血。一旦误穿动脉,应立即拔出,并压迫10分钟以上。

(3)应掌握多种进路的穿刺技术,不可在某一进路进行反复穿刺,这样可造成局部组织的严重创伤和血肿。

(4)有条件可以在B超引导下穿刺。

(5)穿刺过程中穿刺针要直进直退,如需改变穿刺方向时必须将针尖退至皮下,否则增加血管的损伤。

(6)送入导丝和导管时,动作应轻柔,勿用暴力,以免引起血管内膜损伤,甚至上腔静脉和右心房穿孔。

(7)穿刺成功后应将导管内的气体抽出注入盐水,以防固定导管时血液在导管内凝固。

(8)固定导管时,缝针的方向一定要与导管的走向平行,不可横跨导管,以免在皮下穿破导管。

(9)可进行X线摄片确定导管在上腔静脉的位置。

5. 特点

近10年来,颈内静脉置管在临床应用越来越广泛,是目前最常用的血液净化的临时血管通路。其具有以下特点:

(1)血流量充分,恒定,不易受体位影响。

(2)与锁骨下静脉置管相比,手术简单、容易定位,穿刺时只通过软组织,周围无狭窄的骨间隙阻挡,导管不易扭曲。

(3)不易损伤胸膜,一般不会发生血、气胸。

(4)因颈内静脉管腔较大,几乎不引起静脉损伤。

(5)与股静脉相比,易固定,便于护理,患者活动自由,可出院。导管相关感染少,可保留数周,可以重复置管。

(6)静脉走行途径较直,血流方向与重力方向一致,血栓形成和血管狭窄发生率低。一般同侧上肢仍可做动-静脉内瘘及血管移植术。

(7)压力低,容易止血。

6. 并发症及处理

(1)急性并发症

①出血和(或)血肿:出血是最常见的即刻并发症,临床上严重出血并发症的发生率少于1%,在危重患者发生率更高。出血可导致血肿形成,并能继发感染。导致出血的内因包括患者凝血功能异常、血小板减少,肝功能障碍和药物等。外因有误穿颈总动脉,压迫止血不充分,只要及时退针局部压迫10～15分钟可止血,再次穿刺需改换穿刺点及穿刺方向。一般血肿可

以很快吸收,较大的血肿有压迫窒息的可能,必要时要紧急行气管插管并请外科处理;导管插入过浅(<5cm),侧孔仍留在血管外,应插入 10～15cm 为宜;昏迷或颈部活动过频过大致导管脱落;肝素用量过大,故试探穿刺时最好不用肝素,肯定进入静脉后再用。

②气胸、血胸或血气胸:颈内静脉穿刺时,为避开颈总动脉而针尖指向过于偏外,往往会穿破胸膜顶和肺尖引起气胸。如果仅为一针眼产生少量气胸不需特殊处理,可自行吸收。如果针尖在深部改变方向使破口扩大再加上正压机械通气,气胸会急剧加重甚至形成张力性气胸,这时应请外科医生紧急处理。如果在扩张或送管时撕裂静脉甚至将导管穿透静脉而送入胸腔内,会造成血胸,如果同时损伤肺组织,则可造成血气胸。若出现上述现象应确诊导管在胸腔内,原导管不宜当时草率拔出,应在外科医生监视下拔除原导管,必要时开胸从胸腔内缝合止血。

③空气栓塞:罕见,在留置穿刺针、导管、连接透析管路、注入肝素、更换输液管、拔管等操作时均可能进入空气,尤其在坐位、半坐位、深吸气、低血压、低血容量(中心静脉压为负值)时更易发生,气栓的致死性与体位、体质、空气进入速度有关,一般进入空气 100ml 足以致死,体弱者 10～15ml 即可致死。气栓的症状为突发胸闷、刺激性咳嗽、心前区不适、心动过速、心绞痛及头痛,若进入大量空气可出现血压下降、发绀、脑性抽搐、昏迷,甚至呼吸心跳停止。穿刺时应注意观察,发现去掉注射器后血液不向外流而是向体内流的时候,应该立即用手指堵住穿刺针末端,并尽快放入导引钢丝。紧急处理:夹住导管,阻止空气继续进入;取头低左侧卧位,使空气停留在右心房而不进入肺部;吸氧或高压氧;对症处理,如升血压、镇静等。

④心肌穿孔:由于导管太硬且送管太深直至右心房,由于心脏的收缩而穿破心房壁(也有穿破右室壁的报道),如不能及时发现作出正确诊断,后果十分严重,常常引起心包填塞,死亡率很高。预防方法是送管不宜过深,右侧颈内静脉导管长度一般为 12～14cm。左侧颈内静脉导管长度一般为 14～16cm。一定要正确选择规格合适的导管,并在插管后立即行胸片检查,如果发现插管过深,可向外适当拔出一部分导管并固定。

⑤导丝断裂或导丝留在血管内:当导丝沿穿刺针送入血管时,如果发现不顺利,常常会抽出导丝,如果动作过猛,有可能穿刺针针尖锋利的边缘会将导丝切断而导致一部分导丝留在体内;导丝送入血管成功后,扩张血管或者放置导管时,一定要确保导丝尾端长出扩张管或者导管末端,否则,再扩张或者送入导管时,会将导丝送入血管内。发生导丝断裂到血管内或者导丝全部进入血管内,应请血管介入科室或血管外科协助解决。

⑥心律失常:操作过程中,插入的导丝或导管可能进入右心房甚至右心室,直接刺激心内膜造成心律失常,因导丝、导管刺激引起的暂时性心律失常约 20％,很少需要药物治疗,但严重的心律失常甚至可以造成病人猝死。因此,操作中要密切观察病人心律的变化。

(2)远期并发症

①导管相关感染:导管相关感染是最主要和最常见的并发症,感染可局限于皮肤出口部位或隧道,表现为出口处局部发红、变硬、脓性分泌物;也可引起菌血症,表现为发冷、高热、寒战,而从病史、实验室、放射线检查未发现其他部位感染,如拔管后 24 小时内临床症状好转可确诊。导管中的微生物主要来自皮肤,经管道进入,也可由注射溶液、管道连接处污染引起,致病菌主要是 G^+ 菌,特别是金黄色葡萄球菌和表皮葡萄球菌,也有 G^- 杆菌或肠球菌。导管感染

的危险因素是长期置管、无菌操作不严、皮肤不清洁等。感染的发生率随导管留置时间延长而逐渐提高。据报道股静脉导管留置 1 周发病率 3.1％，2 周是 10.7％；颈内静脉插管 3 周菌血症的发病率为 5.4％，4 周就增为 10.3％，因此美国透析指南建议导管留置 3 周，即使无全身症状也应拔管。

a. 导管感染的预防：置管前消毒皮肤，可用 2％氯已定，其抗菌效果可持续数小时；同时避免皮肤损伤；采用带 Cuff 的硅管（需长期留置的患者）；每次透析连接导管时护士要严格无菌操作；局部换药应每天或隔日 1 次，每次更换敷料时在导管出口处涂擦抗菌软膏；用干纱布做敷料可减少感染；限制导管留置时间（股静脉 1～2 周，颈内静脉 3～4 周）；尽量避免不必要的导管暴露，只做透析专用，不做采血、输液、肠外营养等用途。

b. 导管感染的处理。出口感染：抗菌治疗 1～2 周，若感染持续存在则拔管；隧道感染：拔管，抗菌 1～2 周，必要时感染区切开引流；伴菌血症：拔管，抗菌治疗 2～3 周，若疗效差，应考虑化脓性血栓性静脉炎或转移性感染；硅胶管感染：长期抗菌治疗 3～4 周；如果 12～24 小时内发热和白细胞增高得到控制，可暂时不拔管，否则应拔管。总之，单纯的出口感染可单用抗菌治疗，一旦扩散到隧道或全身就必须拔管加抗菌治疗。延迟拔除感染性导管可能引起严重并发症，如化脓性中心静脉栓塞性静脉炎、牵涉性感染性心内膜炎、骨髓炎等。因此，插管透析的患者有不明原因发热时就应做出导管相关性菌血症的推测性诊断。

②导管功能障碍：中心静脉导管功能障碍的发生率近 10％。早期的功能障碍主要与机械因素有关，如导管位置不正确、导管打折、固定太紧引起狭窄等。表现为血流不足或没有回血。使用较长时间后（一般超过 2 周）出现的功能障碍常与导管内血栓形成、导管部分或全部栓塞及留置静脉本身血栓形成或狭窄等因素有关。导管插入方向错误一般发生在原有机械损伤或解剖部位异常者。插入方向错误时可在导丝的引导下重新置管，或在超声引导下置管，以避免再次损伤血管。怀疑导管内血栓形成可先用小剂量链激酶或尿激酶溶栓。血流量不足时可先调整导管位置，或将导管的"动静脉"端反向连接，但这样增加再循环率。

③导管血栓形成和血管狭窄：导管血栓形成和血管狭窄是中心静脉置管的严重并发症。发生原因与导管类型、材料及组成、柔韧性、表面处理、管腔内径、置管方法及技术、血流量及留置时间有关。临床表现为导管功能不良，有时发生一侧肢体水肿及局部静脉扩张和不明原因的发热等，也有部分患者无临床症状。可根据中心静脉置管史、临床体征、血管造影、多普勒超声检查进行诊断。强调早期诊断早期治疗。导管血栓的处理：可用尿激酶 5000U/ml 或链激酶 2500U/ml 注入管腔进行管腔内溶栓；也可用导丝穿过有血栓的导管，取出有血栓的导管，更换一个新导管，但须注意血栓脱落引起的肺栓塞。血管狭窄可行球囊血管内扩张治疗，也有报道用血管内形成术、血管内弹性支架治疗，疗效尚待观察。

(二)临时导管股静脉置管术

1. 适应证

(1)参阅临时导管颈内静脉置管术；

(2)急性肺水肿及并发各种呼吸系统疾病，不能平卧的患者；

(3)重症卧床者；

(4)儿童患者。

2. 禁忌证

(1)参阅临时导管颈内静脉置管术；

(2)插管同侧拟行肾移植手术；

(3)同侧肢体有深静脉血栓者。

3. 操作方法及程序

股静脉为腘静脉向上的延续，由收肌腱裂孔处起始，通过收肌管及股三角，终于腹股沟韧带中点稍内侧的后方，再向上即移行为髂外静脉。股静脉在股深静脉汇入处以上有 1 个瓣膜，少数有 2 个，在股深静脉汇入处以下也常有 1 或多个瓣膜，瓣一般为 2 叶，有的为 3 叶。股静脉全程与股动脉伴行，在股三角区，位于股动脉内侧，在腹股沟中点处，易触及股动脉搏动，可作为股静脉穿刺标记。可选用任一侧股静脉，但因右侧股静脉与下腔静脉连接处夹角小，更常选用，如为右利手者操作选右侧股静脉插管更顺手。触诊股动脉最明显点，可采用双指法即食指与中指分开触诊股动脉，可确定股动脉位置及走行。

采用钢丝导入法（Seldinger 法）具体操作步骤：

(1)体位：病人一般仰卧位，臀部垫高，膝稍曲，髂关节外旋外展 45°。特殊的病人，如心衰时的体位不能完全平卧，可采用半卧位。但完全的端坐位甚至前倾坐位则不适宜行股静脉置管。

(2)穿刺点选择：一般多选用右侧，腹股沟韧带下方 2～3cm，股动脉内侧 0.5～1cm 处作为穿刺点。

(3)操作方法：①腹股沟备皮、剃毛，摆好体位；②确定穿刺点；③穿刺针与皮肤呈 30°～50°角，针尖指向正中线上的肚脐进针。④其他步骤同颈内静脉插管。

4. 注意事项

(1)局部必须做皮肤清洁、严格消毒；

(2)肥胖患者腹壁脂肪下垂盖过腹股沟者，插入时应将腹部皮肤绷紧；

(3)如遇病人较肥胖或水肿明显，穿刺针与皮肤的角度可以适当加大，但避免垂直于皮肤穿刺，同时，一定将针头固定好；

(4)需用较长导管，一般股静脉临时导管的长度至少应该 19cm，24cm 导管最合适。短于 15cm 的导管可能无法到达下腔静脉而出现低血流率、高再循环；

(5)股动脉触诊有困难者，可用小探头多普勒超声帮助定位；

(6)开始进针部位应远离动脉，逐步靠近找到动脉，若穿刺时，抽出鲜红色血液即示穿入股动脉，应另换注射器重新穿刺。并应禁用肝素至少 24 小时；

(7)导丝长度应大于导管长度，若插入太多致体外部分短于导管，导丝可能掉进血管内，后果就较严重。拉出导丝时动作要轻柔，避免前端卡住断裂形成导丝栓子；

(8)易感染,如护理不当,易引起导管相关性菌血症。

5. 特点

(1)优点:操作简便、迅速,血流量充分。

(2)缺点:限制活动,患者不适,易出现局部感染。若发生髂外静脉炎可影响移植肾的吻合。

6. 并发症及处理

(1)穿刺部位血肿:穿刺引起静脉穿透伤或误伤动脉,导致出血,形成血肿。局部血肿一般压迫即可。误入股动脉可致大出血及动脉瘤,腹膜后的大血肿可致命,需要外科处理。

(2)股静脉穿刺误入腹腔内、膀胱内:此种并发症需要外科处理。

(3)股动静脉瘘:罕见,多因穿透伤引起,可在术后立即发生,也有迟于7个月后的报道。表现为持续性腹股沟不适,听诊可闻及杂音,超声检查可确诊。一旦发生应及时修补,否则将引起高输出性心力衰竭。

(4)其他的并发症:请参阅颈内静脉置管。

二、半永久性血管通路——带涤纶套深静脉留置导管

经皮下隧道留置的带涤纶套的导管可以使用数月到数年,留置后即可使用,无需穿刺及对血流动力学影响不大,都是其明显的优点。

1. 适应证

(1)有临时导管,但不能满足内瘘成熟或无法建立内瘘。

(2)血管条件差,已经无法在肢体制作各种内瘘。

(3)部分因为心功能较差而不能耐受内瘘的患者。

(4)部分腹膜透析病人,因各种原因需要暂时停止一段时间的腹透,用血液透析过渡一段时间,可以选择长期导管作为血管通路。

(5)一些病情较重的尿毒症患者,或者合并有其他系统的严重疾患,预期生命有限,可以选择长期导管作为血管通路。

2. 注意事项

需要注意的是,对于行过多次临时导管插管的患者需行颈部血管彩超检查双侧颈内静脉的内径,对于内径小于8mm的颈内静脉留置导管需慎重。为预防出血并发症,手术当天不应进行血液透析,如必须行透析治疗,需要无肝素透析。

3. 操作方法及程序

一般首选右侧颈内静脉。前期操作同颈内静脉穿刺,待插入导引钢丝后,在体表标记好长

期管出口位置,使导管的涤纶套在出口里面1~2cm处,并使导管的尖端位于右侧胸骨旁的第三、四肋间。局麻后,在标记好的长期管出口处皮肤做一个约1cm的横行切口,沿切口向上、向内分离皮下组织形成皮下隧道至导丝出口处,并在导丝出口处做1cm切口;用隧道针将长期管的末端从皮肤出口处沿皮下隧道引出至导丝处,调整长期管cuff的位置于离出口约1~2cm处的皮下,沿导丝放入扩张管扩张皮肤及皮下组织后,沿导丝置入带芯的撕脱鞘;拔除导丝和撕脱鞘芯,同时迅速用指腹堵住撕脱鞘口以避免血液流出或空气进入血管,沿撕脱鞘腔放入长期管,向两侧撕开撕脱鞘至长期管全部进入,检查导管没有打折,如有打折,分离打折部位的皮下组织使得导管打折部位消失。用注射器分别在长期管的动静脉端反复抽吸、推注,确保两端皆出血通畅。X线下检查长期管的末端位于上腔静脉接近右心房的开口处,即投影标志位于右侧第三肋间或第七胸椎,按标注的动静脉管腔容积注入肝素钠原液或肝素盐水封管,夹闭夹子,拧上肝素帽。缝合两个切口;缝线固定长期管的体外部分;无菌敷料覆盖伤口。

4. 并发症及处理

带涤纶套导管留置后的主要并发症是感染,包括导管内感染、出口部位感染、隧道感染。

导管内感染的特点是透析过程中或透析后出现寒战、发热,体温可以高达39℃以上,而透析后第二天或第三天体温恢复正常,至下次透析时又再次出现发热。一旦出现感染,要采用敏感的抗生素封管,严重的感染需拔除导管。出口部位感染以及隧道感染一旦发生,多数需要拔除导管才能彻底治愈。预防感染要注意以下措施:

(1)护士上下机时一律戴口罩、手套。

(2)在穿刺处铺无菌治疗巾。

(3)透析操作避免导管扭曲或用力推拉。

(4)接卸导管时禁止与患者交谈。

(5)不要将导管开口空置在空气中。

(6)导管帽卸下后立即接血路管或接上注射器。

(7)肝素帽卸下后放入杀菌液中(如碘伏或戊二醛液)。

(8)使用一次性肝素帽。

(9)每次透析结束后应更换无菌敷料。

(10)透析前后抽尽管腔内封管液及可能形成的血栓。

(11)对病人的宣教也很重要。

除了感染的并发症外,带涤纶套导管的其他并发症还有导管失功能、中心静脉狭窄、导管破损以及局部出血等。

早期的导管失功能通常与插管技术操作有关,多数由于导管尖端位置不正确,顶到上腔静脉管壁,或导管扭曲等原因;晚期的功能丧失通常与血栓形成或纤维蛋白鞘有关。长时间留置导管后会在导管表面形成纤维蛋白袖套,导致导管失功能,这时需要应用尿激酶封管,一般应用尿激酶5万~10万单位封管,保留30分钟左右,如一次封管效果不佳,可采用尿激酶30万单位溶于250ml盐水中持续导管内滴注,但要注意预防出血并发症。

锁骨下静脉留置导管发生中心静脉狭窄的几率较高,因此尽量不采用锁骨下静脉插管。

首选颈内静脉留置导管,其狭窄的发生几率较低。

曾经发生过患者或医务人员不小心将导管皮外段损伤,出现漏气或滴血,如果损伤小,可以修补,如果损伤较大,则需更换导管。

为了预防局部出血,建议手术当天不进行血液透析,局部出血的患者通过压迫止血多数能完全止血,对于肝素化后出血的患者按压时间要比较长才能止血。

三、移植血管内瘘(CAVF)

随着血液透析设备、技术和透析理论的不断发展和完善,血透患者存活时间明显延长,血透通路问题日渐突出,成为影响患者透析质量的重要因素。对于多次直接动静脉内瘘手术失败或部分自体表浅静脉条件较差的患者,难以建立直接动静脉内瘘,不得不寻求血管替代材料如自身、异体及人造血管建立透析生命线。移植血管的长期通畅率远远低于动静脉内瘘的通畅率,故血管移植不作为血液透析血管通路的首选。由于糖尿病、老年患者日益增多,血管移植的需求也不断增加。

1. 血管移植的类型

(1)自身血管移植:常选用直而侧支少的大隐静脉,根据所需长度截取一段,一端与桡动脉(或尺动脉、肢动脉)相连,另一端与肘部的深静脉相连,在前臂的皮下建立一条直的"U"型通道。由于需另做切口取材,静脉弹性差,易于发生栓塞而不易使患者接受。

(2)同种异体血管移植:常选用尸体的股动脉及胎儿连接胎盘的脐静脉。尸体血管一般与取肾同时在无菌条件下采取,常用股动脉,采取后置于乙醚浸泡液中浸泡,待其脱脂后置于95%的酒精中脱水,然后浸泡于75%的酒精中备用。

(3)异种血管移植:主要选用小牛颈动脉,经处理后作血管移植,但易发生血管栓塞等并发症。国外有人采用小牛或猪颈动脉,经溶蛋白酶溶解动脉内膜蛋白,以去除抗原性物质,取材较简便,成本低,制作简单,易保管,植入后组织反应小,具有穿刺方便、血流量充足、止血容易、无感染等特点,但可发生自发性破裂和严重异物反应等并发症。可使用数月至1年。

(4)人造血管:目前使用的是人造材料为聚四氟乙烯人造血管(PTFE),膨体聚四氟乙烯人造血管(E-PTFE),在国内外广泛应用。该血管壁的内外层材料结合成一种纵向、横向都极度牢固的结构,移植入人体后组织细胞贴壁生长形成完整而较薄的新内膜。它具有抗血栓性好、生物相容性好、长度和口径可任选、通畅率高、血流量大、易穿刺等优点,对于难以建立直接动静脉内瘘的血透患者,是再建生命线的理想选择之一。资料显示1年的通畅率63%~90%,2年为50%~77%,3年通畅率小于50%。目前最常用口径为6mm,长度约18cm。此法已成为病人前臂血管缺乏时首选的动静脉内瘘制备方法。

2. 术前准备

术前必须进行详细的检查,尤其是自体血管造瘘失败后,肢体血管已产生不同程度病理变化,常规应检查肘部动脉搏动情况及肘部浅静脉情况,必要时可行彩色多普勒检查,明确血管条件。其次是局部皮肤排除感染、血肿等不利因素，由于肾功能衰竭患者往往合并糖尿病、贫血、低蛋白血症，术前需进行必要的纠正。

3. 手术方法

(1)直线型：适用于动静脉间距较远的血管。

(2)襻型：适用于动静脉间距较近的血管。

①"U"形搭桥术：臂丛麻醉后，在肘窝上方2cm或肘窝处，横跨肱动脉和与之搭桥的静脉切开皮肤，游离一段肱动脉和静脉，阻断血流，纵向切开动脉血管，以肝素盐水冲洗干净，采用人造血管端与肱动脉侧面作端侧吻合，以隧道器在前臂作30～40cm的U形皮下隧道，将人造血管穿过皮下隧道，引向已游离好的静脉并与其做端侧或端端吻合，吻合口直径为0.6～1.2cm，开放血流，检查吻合口无渗漏血后逐层缝合切口。

②"J"形搭桥术：局部麻醉下分别于拟搭桥的动、静脉处做2个切口，暴露游离出动脉和静脉，用隧道器做一长15～25cm直径皮下隧道将人造血管置入，分别与动、静脉做端端或端侧吻合。

(3)间插型：适用于因血管病变作节段性切除的动静脉。

(4)跳跃型：适用于有血管病变时，不切除病变部位，在病变两端的正常血管部位搭桥。在血管病变部位的两端各做一个切口，靠近病变处游离出一段正常血管，人造血管经皮下隧道跨越病变部位与其两端的正常血管做端端或端侧吻合。

4. 注意事项

皮肤切口应远离人工血管，以避免人工血管直接处于缝合线下，人工血管决不可超越肘关节。人工血管放置使用专用的有鞘弯曲型皮下隧道器。血管襻的形成，第一部分从襻尖方向推进，第二部分应从肘前向襻尖方向。人工血管应通过隧道器内腔将外鞘拔出后放置，这样才不会导致人工血管壁的损伤。理想的血管放置部位是最佳透析的保证，血管放置的最佳部位应在皮下脂肪层内，血管放置太深（深筋膜下），难以穿刺，并且由于脂肪层的压迫易导致血栓形成；太浅（皮下）则可产生皮肤缺血、肿胀、潮红、易受感染。术后48～72小时抬高术侧肢体，以促进静脉血液回流，减轻水肿。为了避免组织的排异反应，术后用氢化可的松200mg静脉输注，每日1次，连输3天。口服阿司匹林0.6g，每日1次，持续2～3个月，在预防和治疗血栓形成中有一定的疗效。

5. 血管移植术后并发症

(1)血栓形成：血栓形成的常见原因：①吻合口狭窄，尤其是静脉端吻合口狭窄；②移植血管皮下隧道内扭曲、成角；③术中血管内膜损伤；④术后移植血管周围血肿形成或血清性水肿压迫；⑤高凝状态；⑥各种原因低血压造成的低血流量状态。

(2)感染：常可导致移植血管功能丧失，还可引起菌血症、败血症和细菌性心内膜炎等严重后果而危及生命，应将移植血管摘除。

(3)动脉瘤：包括真性动脉瘤和假性动脉瘤，前者多见于自体或异体血管移植，特别是异体静脉移植,后者则主要发生于人造血管移植,多由穿刺后止血不当造成。对于真性动脉瘤可将其切除做一个间插式血管移植,假性动脉瘤则将瘤体切除做血管修补。

(4)血清性水肿:主要发生于人造血管移植,袢式(U形)移植的发生率可高达90％以上,表现为移植血管周围弥漫性肿胀,血清性水肿多在术后1～3天开始出现,持续3～6周常可自行消退,随着人造血管制造技术的改进和质量的不断提高,血清性水肿持续时间逐渐缩短。

(5)血流量不足:常见原因为所选血管过细、术后充盈不佳、长期固定点穿刺而导致血管内膜增生和纤维化,使GAVF狭窄,通常是内瘘血管杂音存在血透中血流量低于120ml/min,造成透析不充分影响透析质量,处理方法可切除狭窄段作间插式血管移植或进行狭窄段气囊扩张术。

(6)窃血综合征:偶有发生,一旦发现术侧肢体远端有发绀、皮温降低等缺血表现,应尽快结扎或摘除移植血管。

(7)肿胀手综合征:由于静脉回流不足,而动脉吻合口较大,或者患者血压高造成瘘口血液分流比较大,可导致肿胀手综合征,重点检查中心静脉和上臂汇流静脉有无狭窄。血清肿也是肿胀手的原因之一。主要是预防该并发症发生,抬高肢体、加强前臂活动可以减轻症状,必要时采用DSA检查和治疗。

(孙　晶　刘声茂)

参 考 文 献

1　季大玺. 血液透析的血管通路. 见:黎磊石,刘志红. 中国肾脏病学,2008,1459～1467
2　王笑云. 血液透析血管通路. 见:王海燕主编. 肾脏病学. 第3版. 北京:人民卫生出版社,2008,1974～1978

第2节　血液透析

血液透析是血液净化的基本形式,血液透析步骤包括患者与设备之间体外血液循环的建立,血液循环运行中的监护以及血液透析结束的处理。为了患者的安全,建立与遵守血液透析每个环节的操作规范是非常必要的。

一、血液透析原理

血液透析(hemodialysis,HD)是治疗急、慢性肾衰竭的常用方法之一,它是利用半透膜的原理,使溶质通过弥散、溶液对流以及透析膜的吸附作用来完成清除患者体内毒素和水分,达到血液净化,从而替代肾功能的目的。

(1)溶质弥散:溶质溶于溶剂中形成的溶液是一种溶质均匀分布的运动过程,只要溶质在溶剂中浓度分布不均匀,即存在浓度梯度,溶质分子与溶剂分子的热运动就会使溶质分子在溶剂中分散趋于均匀。利用溶质的这种弥散现象,使用一个半透膜(能通透溶质和溶剂的膜)将溶液分隔成二部分,溶质通过半透膜从高浓度侧向低浓度侧弥散,这样一个跨膜弥散过程称为透析过程。在溶剂中溶质弥散进行传质,溶质的传质受到几种阻力影响,扩散系数从某种意义上反映了这种阻力特性。跨膜弥散,即透析过程溶质从血液侧通过半透膜到达透析液侧,溶质要克服血液侧溶剂、半透膜以及透析液侧溶剂的三层介质的阻力,它受以下几种因素的影响。

①透析过程的溶质传质阻力主要在血液一侧,因此增加血液流率,改进血液侧流动状态,有助于降低血液侧的传质阻力。

②半透膜的传质阻力与膜的厚度和孔径呈正相关。

③血液中溶质的浓度与透析液中溶质的浓度梯度越大,则有利于提高透析效率,缩短透析时间。

④膜面积影响透析效率,相同条件下膜面积越大则透析效率高。

(2)溶液对流:对流是在外力作用下溶质、溶剂或溶液传质过程。它的传质推动力并非是浓度差,而是压力差,因此它涉及的是运动流体与界面之间影响传质多种因素综合作用的结果。对流可以在单相内发生,也可在二相或多相间发生。如用一个滤过膜将血液和滤过液分开,膜两侧施以一定的压力差,血液中的血浆水在跨膜压作用下由血液侧对流至滤过液侧,血液中一定范围分子量的溶质也伴随水分传递到滤过液,这样一个跨膜对流传质的过程称作滤过。血液滤过就是基于这个原理发展起来的,血液透析也含有对流因素。溶质的对流传质速率与膜面积、传质驱动力成正比,对于分子量较大但可以通过半透膜的物质,对流传质效率比弥散传质效率高。对流传质速率与下列因素有关。

①溶质传质速率与膜两侧的压力差呈正相关。

②对流传质系数受膜面积、孔径、孔隙率、孔结构、截留最大分子量、膜表面荷电性以及次级膜的形成等参数影响。

③除膜结构外,血液的血球压积、蛋白浓度、血脂的含量均对其有一定的影响。

④不同的补液方式对对流传质速率也有影响,前稀释方式的对流传质速率明显的高于后稀释方式,但前稀释的膜极化现象较轻。

⑤假如膜两侧溶质的浓度基本相等,则对流对小分子物质的传质速率低于中分子物质,这是由于小分子物质弥散速率高于对流。

(3)吸附:由于膜材料的分子化学结构和极化作用,许多膜表面带有不同基团,在正负电荷的作用下或在分子间力的作用下,许多物质可以被膜表面所吸附。如一些膜材料表面的疏水基团可以选择性地吸附蛋白质、药物及有害物质。高分子聚合物都有吸附性,但各种膜也有差异,而纤维素膜一般没有吸附性。

二、适 应 证

(1)急性肾损伤(AKI)开始透析的指征:AKI是指导致肾脏结构或功能变化的损伤引起

肾功能突然(48小时内)下降,表现血肌酐绝对值增加超过 0.3mg/dl 或较基线值增加超过 50%(1.5倍),或尿量少于 0.5ml/(kg·h),持续超过 6 小时。根据血肌酐值和尿量可以分为以下 3 期:

①肌酐(Cr)增加 1.5 倍;尿量少于 0.5ml/(kg·h)×6h;

②肌酐 Cr 增加 2 倍;尿量少于 0.5ml/(kg·h)×12h;

③肌酐 Cr 增加 3 倍;尿量少于 0.3ml/(kg·h)×24h,或无尿。

推荐达到 AKI 3 期标准就可进行血液透析,但对于脓毒症或合并脓毒性休克,建议尽量早期开始血液透析治疗,甚至在有肾损伤风险时,综合评价病情,也可考虑开始血液透析。对于病情严重不能耐受常规血液透析的患者可以改用 CRRT。

(2)慢性肾衰竭开始透析的指征

①通常血浆尿素氮超过 28.6mmol/L(≥80mg/dl),肌酐超过 707.2μmol/L(≥8mg/dl)或 GFR≤15ml/min。

②糖尿病肾病、儿童、老年、妊娠等慢性肾衰竭患者,根据病情可以提前进行血液透析治疗。

③严重尿毒症症状:严重代谢性酸中毒(HCO_3^-≤15mmol/L);严重高钾血症(血钾≥6.5mmol/L);水钠潴留性高血压;高度浮肿、急性左心衰;急性肺水肿;心包炎等;应尽早考虑血液透析治疗。

(3)可经透析清除的药物或毒物急性中毒,可以进行血液透析治疗。

(4)电解质紊乱,如高血钾、高血镁、高血钙、高血钠或低血钠等。

三、禁 忌 证

随着血液透析技术的提高,严格的讲没有绝对的禁忌证。

四、相对禁忌证

(1)颅内出血伴颅压增高。

(2)升压药不能纠正的严重休克。

(3)心肌病变引起的心力衰竭。

(4)不能合作的婴幼儿及精神病患者。

(5)严重活动性出血。

五、血液透析急性并发症

血液透析(hemodialysis,HD)并发症包括急性并发症与远期并发症。急性并发症是指透析过程中发生的并发症,发生快,病情重,需急诊处理。即使在现代化的透析中心,血液透析急性并发症亦难以避免。这些急性并发症可以十分严重,甚至可以导致患者死亡。因此,应最大限度的降低急性并发症的发生率,努力提高透析质量,确保透析患者治疗中的安全。

(一)症状性低血压

血液透析症状性低血压是透析中的并发症之一,症状发生快,常使血液透析不能顺利进行,导致透析不充分,影响透析效果,严重时可直接威胁患者的生命。而良好的血压控制可以提高患者的透析效果,延长患者的存活时间,改善其生活质量。

1. 病因

(1)有效血容量减少:这是透析中发生低血压最常见的原因。脱水量低于干体重或短期内脱出大量水分都会出现低血压。这主要是由于组织间隙的水分进入血管的速度低于脱水的速度,使血容量减少,导致心排出量降低,血压下降。透析早期血压降低是由于患者首次透析对血容量减少不适应,或透析器血液管路的填充量太大,特别是年老体弱患者及儿童容易发生。透析中、后期血压下降多由于超滤过多过快,每次的超滤总量大于体重的 6%~7%。

(2)血浆渗透压的变化:在透析中由于清除尿素,肌酐等溶质,血浆渗透压迅速下降,并与血管外液形成一个渗透压梯度,驱使水分移向组织间或细胞内,有效血容量减少,致血压下降;低钠透析,透析液钠浓度偏低,小于 135mmol/L。

(3)血管收缩功能减弱:血容量减少时,小动脉和小静脉的收缩在维持血压的过程中起着十分重要的作用。而降压药的使用、血管硬化、透析液温度过高、醋酸盐透析等,都会使小动脉和小静脉的收缩功能受损,导致低血压。

(4)心脏功能减弱:心力衰竭、心律失常、尿毒症性自主神经病变、冠心病、心肌病、心包炎、心肌梗死、β-受体阻滞剂的使用等。

(5)失血:出血、透析管路破裂、穿刺针头滑出、管路与穿刺针的连接处滑脱未及时发现,使失血过多。

(6)其他:透析时进食过多,使全身器官血容量重新分布,循环血容量减少;透析器内残留消毒剂过敏;心包积液;心肌梗死;感染;溶血等。

2. 临床表现

症状性低血压可发生在血液透析的早、中、晚各期。早期多见高龄、病情严重者,常因诱导透析期间对血容量的减少不适应、过敏反应或心脏病变等。而中、晚期多是由于脱水过程过快,脱水太多或对醋酸盐透析不耐受等引起。典型症状为出冷汗、恶心、呕吐,重者表现为面色苍白、呼吸困难、心率加快、一过性意识丧失,甚至昏迷。有些特殊表现可能是低血压的早期反应,如打呵欠、便意、后背发酸、出冷汗等,早期引起注意,可减少低血压的发生率。血压常在 12/8kPa(90/60mmHg)以下,有时可听不清。有些患者,特别是老年患者,血压降到很低时才会出现症状,所示透析中应定期监测血压。

3. 治疗

取头低脚高位,停止超滤,减慢泵流速,吸氧。发现血压低或症状明显者,可不必先测血压,立即输入生理盐水 100~200ml,50％的葡萄糖、10％盐水或甘露醇静推。血浆白蛋白低者,可输白蛋白提高血浆胶体渗透压。

4. 预防

(1)定期评估患者干体重,限制透析间期体重的增加,避免透析脱水超率量过大。

(2)应用碳酸氢盐透析。

(3)提高透析液钠浓度,使之不低于血钠浓度。

(4)高血压患者服药后血压骤降及有低血压倾向者,避免透析过程中服用降压药。

(5)餐后低血压者,透析间期不宜进食,应透析后用餐。

(6)为使平均动脉压和心输出量下降减少,可采用低温透析,机温降至 35℃。

(7)应用一氧化氮抑制剂。

(8)采用序贯透析或血液滤过,后者使压力感受器反射弧功能改善。

(9)严重贫血者应使用血液预充管路或在透析开始时输血。

(10)使用生物相容性好的透析膜。

(二)透析失衡综合征

透析失衡综合征(dialysis disequilibrium syndrome,DDS)是一组全身性和神经系统症状,主要是透析患者脑脊液压力和尿素水平高于血液中水平,因而导致继发性脑水肿。诱发因素为高血压、首次透析、透析前有中枢神经系统症状、高效透析等。常常发生在透析过程中、后期和透析完成后不久。

1. 病因

(1)脑水肿:由于受血脑屏障的影响,使透析过程中血液中的尿素氮较脑脊液中的下降快,使血脑之间产生浓度差,根据渗透压原理,使水分由溶质浓度低的一侧向溶质浓度高的一侧移动,这样大量水分进入脑内,形成脑水肿。

(2)脑细胞酸中毒:经快速透析后,大脑皮层细胞内 pH 明显减低。

(3)脑组织中自生乳酸堆积和脑缺氧。

(4)其他:脑组织钙过高,甲状旁腺功能亢进、低血糖及低血钠等也可促发失衡综合征。

2. 临床表现

常见于儿童、老年人和透析前有中枢神经系统症状的患者。早期可表现为恶心、呕吐、烦躁、头痛,常伴有脑电图异常,可发生于透析中或透析刚结束时,常持续数小时至 24 小时,此后症状逐渐缓解。严重者可出现惊厥、意识障碍、昏迷,甚至死亡。上述临床表现常于首次透析后 2~3 小时发生,如果透析前尿素氮水平越高,则发生的可能性越大。亦有些患者透析前可无肺水肿和心衰,但于 1~2 次透析结束后 4~6 小时出现呼吸困难,不能平卧,甚至出现发绀,大汗淋漓,发生急性肺水肿。如果患者透析前有心衰、心肌病变或伴有明显低蛋白、低钠血症等,透析后易发生此类症状。

3. 治疗

失衡综合征呈自限性,轻者不必处理,重者可给予50％葡萄糖溶液或3％氯化钠10ml静脉推注,或静脉滴注白蛋白,必要时给予镇静剂、解痉、吸氧、对症治疗。上述处理仍不见好转者,则应停止透析,静脉滴注20％甘露醇250ml。

4. 预防

最简单的方法就是缩短透析时间,增加透析频率。患者在首次透析时应使用低效透析器、短时、低流量,逐步过渡到规律透析。此外,初次透析的尿素氮最好不超过23.6mmol/L。患者透析中静点甘露醇,高张葡萄糖及提高透析液钠浓度等措施都可有效减少透析失衡综合征的发生。

(三)首次使用综合征

首次使用综合征(first-use syndrome,FUS)是由应用新透析器及管路在短期内产生变态反应而引起的一系列症状。因大量血液与透析器、消毒器、透析液接触所致。Daugirdas等人将首次使用综合征分为A、B两型。

1. 病因

(1)A型首次使用综合征的患者血清抗环氧乙烷IgE抗体滴度显著升高,故可认为可能与透析器、血清管道消毒所用的环氧乙烷有关。体内缺乏环氧乙烷IgE抗体的A型反应患者,其致病原因尚不清楚。

(2)B型首次使用综合征原因目前也不完全清楚。可能由于透析膜的生物不相容性或透析器内含有毒性物质激活补体所致。

2. 临床表现

(1)A型首次使用综合征:发生率为0.04％,是透析中罕见的严重并发症,多数在透析开始5～30分钟内发生。轻者表现为胸痛、皮肤瘙痒、鼻过敏、眼部水肿、腹绞痛或腹泻、血压下降;严重者出现呼吸困难、全身烧灼感、胸腹剧痛、血压骤降、休克,偶有心脏骤停甚至死亡。

(2)B型首次使用综合征:较A型常见,发生率为3％～5％。一般表现为透析开始1小时内,出现胸痛和(或)背痛等非特异性反应,通常不甚严重,多见于使用铜仿膜或其他纤维素膜透析器者。

3. 治疗

(1)A型首次使用综合征:症状严重者应立即停止血液透析,夹住血液管路,丢弃体外循环的血液,必要时可加用肾上腺素、抗组胺药或激素。出现心跳骤停时,立刻给予心肺复苏。

(2)B型首次使用综合征:给予对症处理,不必停止血液透析。

4. 预防

使用新的透析器之前用生理盐水彻底冲洗,可预防首次使用综合征的发生。选择生物相容性好的透析器,也可减少首次使用综合征的发生。

(四)肌肉痉挛

1. 病因

透析中肌肉痉挛的发生率为 $10\%\sim20\%$,发生的原因尚未清楚,可能与以下病因有关。

(1)过度超滤或者超滤过快:多于透析后期出现,好发于下肢。

(2)低血压:许多患者在发生低血压前可能出现肌肉痉挛的症状,应给予重视。

(3)低钠透析液:部分患者透析时伴有高血压,此时调整透析液钠浓度,可因血浆钠浓度的急性下降导致血管收缩,肌肉痉挛。

(4)其他:透析中组织缺氧,血 pH 升高及继发性红细胞 2,3-二磷酸甘油酸降低等。

2. 临床表现

透析中发生肌肉痉挛比较常见,特别是脱水较多和老年患者,多发生在透析中、晚期,以下肢多见,也可发生在腹部。其表现为肌肉痉挛性疼痛,一般持续持续 10 分钟左右。当脱水过多使体重低于干体重时,症状较重,有时可持续到透析后数小时。

3. 治疗

首先应降低脱水速度,同时可输入生理盐水 $100\sim200ml$,或静注 $10\%\sim20\%$ 的氯化钠 $10\sim20ml$ 或高张糖 $40\sim60ml$,也可使用 10% 葡萄糖酸钙 $10ml$ 静注,一般症状可以缓解。

4. 预防

透析过程中经常发生肌肉痉挛的患者应调整其干体重。提高透析液钠浓度,或改变血液净化的方法,均可减少肌肉痉挛的发生率。患者可于每晚睡前服用维生素 E 或奎宁。补充左旋卡尼汀注射液亦可有效减少透析间期及透析过程中肌肉痉挛的发生。

(五)致热反应

1. 病因

部分患者于透析中或透析结束后出现发热,其原因较多,常见原因有感染、致热原反应、输血反应、高温透析等,另外有一些发热原因不明。

(1)感染:无菌操作不严格,病原体感染或原有感染透析后扩散。

(2)致热原反应:透析期间的单次发热常为非感染性,主要原因有透析器和透析管道液细菌超标及透析器复用所产生的细菌、内毒素和变性蛋白质,均可造成致热原反应,引起发热。

(3)其他:输血反应,高温透析及不明原因发热等。

2. 临床表现

透析前无发热,透析前半期(一般在开始1小时左右)出现畏寒、寒战,继而发热,伴头痛、肌肉酸痛、恶心、呕吐、抽筋、低血压或全身不适,体温高达38℃;持续数小时后体温自动恢复正常。

3. 治疗

致热反应通常不用药物治疗,可在24小时内完全恢复。对症状较明显者,主要采用对症处理和抗过敏药物,如地塞米松、抗组胺药等。如寒战不能控制,静注哌替啶是有效的措施。而高热严重或24小时发热不退者,应做血培养,并及时给予抗生素。

4. 预防

水处理系统中应加灭菌消毒设备,如活性炭吸附,反渗膜滤过以及在反渗装置中安装紫外线消毒灯等。水处理系统一般可用4%甲醛或紫外线每3个月消毒一次,对复用的透析器和管路应彻底冲洗和消毒。

(六)出血

1. 病因

常见的原因为肝素化过程中引起的各种出血。同时尿毒症患者由于血小板功能障碍,常有出血倾向,充分透析后,血小板功能得到改善,出血倾向减少。

2. 临床表现及治疗

(1)脑出血:高血压患者在透析过程中使用抗凝剂容易导致脑出血。此外,糖尿病、多囊肾及动脉硬化患者脑出血发生率高。如透析患者伴有脑出血应采用无肝素透析,若存在颅内高压,应采用腹膜透析。

(2)胃肠道出血:尿毒症患者为防止内瘘血栓形成,常服用抗凝剂,加上透析肝素化,胃肠道出血发生率高。对胃肠道出血者除给予常规内、外科治疗外,在透析中要采取低分子肝素、体外肝素化或无肝素化透析。

(3)出血性心包炎:出血性心包炎主要与透析不充分,感染及水钠潴留有关。临床表现为呼吸道感染症状,如右胸痛、咳嗽、气短,有时听诊可闻及心包摩擦音。有心包积液渗出时患者浮肿加重,常发生低血压。透析过程中产生的心包积液比透析前产生的心包积液治疗更加困难。透析后体外肝素化是重要的措施,至少可以减少血性渗出。亦可使患者进行腹透,既可减少血性渗出又可加快渗出液的吸收。

(4)硬膜下血肿:硬膜下血肿的发生率约为3%,易患因素包括头部外伤、抗凝、超滤过度、高血压和透析引起脑脊液压力升高或脑水肿。其症状易与失衡综合征相混淆。后者多发生于初次透析的患者,头痛于透析后不久消失。临床上凡有头痛或表现于类似失衡综合征者,应考虑到硬膜下血肿。脑 CT 是对本病有诊断意义的检查。

(5)其他:如出现血性胸腔积液,或者出现穿刺部位出血或血肿,血路管道断裂或分离。在使用血泵的情况下,由于动脉血路管道内压力较高,可引起管壁破裂或管道连接处松脱,造成大出血。对于具有高危出血倾向的患者,应使用无肝素及枸橼酸抗凝。

(七)心律失常或心脏骤停

血液透析过程中发生心脏骤停并非罕见,根据美国肾脏病数据系统(USRDS)统计发现,心血管事件是猝死的首要原因,占透析患者总病死率的 42%,其中 22.4% 为心脏骤停或心律失常。这与透析间期延长,容量负荷增多和钾蓄积有关,同时由于透析中需清除更多液体,容易导致透析后低血压所致。

1. 病因

尿毒症患者进入透析前一般已出现心肌病变、心力衰竭、心室肥厚及电解质酸碱平衡紊乱等并发症,使其发生心律失常的危险性明显增加,而且血液透析中由于体外循环引起血流动力学改变、生物相容性、电解质酸碱度的波动等,更易诱发心律失常的发生,甚至发生心脏骤停。常见的原因有:①严重溶血引起的高钾血症,或体内缺钾仍然用低钾透析液,所导致的严重心律失常;②心力衰竭、急性肺水肿;③出血性心脏压塞;④超滤过多,血压突然下降或其他原因所致循环功能衰竭未及时发现;⑤空气栓塞;⑥维持性 HD 患者原有低钙血症,透析中快速注入含有枸橼酸的血液,加重低钙血症引起心肌抑制;⑦脑出血、颅内血肿、脑血管意外等;⑧严重透析失衡综合征;⑨睡眠呼吸暂停综合征。

2. 临床表现

(1)室上性心动过速:发生率约 30%,主要为心房纤颤。发生在透析中的心房纤颤多与低钾有关。患者近期腹泻、饮食差、恶心与呕吐或尿量每日大于 1000ml 的患者,应考虑低钾。既往有冠心病的患者,透析引起血容量的急剧变化,生物相容性差导致的低血氧和低血压也是诱发心律失常的因素。

(2)心动过缓和房室传导阻滞:高钾是造成房室传导阻滞最常见的原因,钾对心肌有抑制作用,由高钾引起的心律失常多表现为高度窦房阻滞,房室交界性心律,室性心律和严重房室传导阻滞伴束支传导阻滞。治疗包括及早行血液透析治疗,纠正酸中毒,随着酸中毒的纠正,钾离子可进入细胞内。其他原因如转移性钙化,高钙血症等。

(3)透析患者因服用洋地黄也可诱发心律失常。

3. 治疗

通常房性早搏不产生严重后果,可不予处理,如遇频发或多源性房性早搏,尤其伴有心包炎、缺血性心肌病可能是产生房性快速心律失常的先兆,必要时使用奎尼丁。如发生多源性或频发(>30 次/min)或呈二联律时应警惕。应用抗心律失常药物,应根据肾功能及是否透析调整剂量。如遇病窦综合征者可放置起搏器后继续透析治疗。针对病因,低钾者补钾,高钾者应立即给予钙剂,碳酸氢钠或乳酸钠及葡萄糖加胰岛素等,并进行紧急透析。

4. 预防

避免透析前高血钾,减少透析中钾的波动。提醒患者控制饮食中的钾,严格监测血钾。对有严重贫血、心脏扩大、心力衰竭者,在透析过程中患者突感胸闷,往往主诉"全身说不出的难受",心动过速或过缓,呼吸急促或不规则,血压下降,在静脉壶内血液颜色变暗红等,应及时停止透析,积极寻找原因。心脏骤停时,按心肺复苏处理。

(八)空气栓塞

空气栓塞是血液透析十分常见的并发症。由于目前使用血液透析机具有完善的空气监测装置,故血液透析中发生致死性空气栓塞的机会很少,但是,空气栓塞是血液透析中致命的并发症之一,若处理不及时可导致患者的死亡。

1. 原因

(1)血泵前的管道破损。
(2)透析液内有气体扩散至血液内。
(3)肝素泵漏气。
(4)空气捕捉器倾倒。
(5)驱血时,将气体驱入体内。
(6)连接管道或溶解动静脉瘘内血栓时,空气进入体内。

2. 临床表现

因空气多少、栓塞部位而不同,并在一定程度上与患者的体位有关。少量空气呈微小泡沫进入血液,可溶解于血或由肺排出,不出现任何症状。若气泡较大,进入速度较快,如一次进入5ml 以上时,可发生明显空气栓塞症状,出现胸痛、咳嗽、呼吸困难、烦躁、发绀、神智不清;如一次快速进入 100～300ml 空气,可造成患者死亡。如患者处于坐位时,进入体内的空气可不经过心脏而直接进入脑静脉系统,引起脑静脉栓塞,出现意识丧失,昏迷,甚至死亡;处于卧位时,空气进入右心房和右心室,可导致急性肺动脉高压,气泡流至左心,可引起心、脑动脉系统空气栓塞,出现呼吸困难、急性的神经和心脏功能失调。

3. 治疗

本症治疗极为困难,强调一旦发生要立即夹住血液管道,取左侧卧位,以头低脚高 20 分钟或以上,使气体停留在右心房,并逐渐扩散到肺部,吸纯氧(面罩给氧),右心房穿刺抽气。气体未抽出前,禁止心脏按压,注射脱水剂及地塞米松。或采用高压氧舱治疗,通过氧气的压力和物理作用,降低血管通透性,保护血脑屏障的完整性,减轻脑水肿,同时可以避免白细胞与受损的内皮细胞发生黏附,以免进一步加重脑损伤。

4. 预防

透析结束回血时,禁用空气回血,以防空气误入体内。

(九)透析相关的低氧血症

血液透析时,动脉血氧分压下降 5～30mmHg,并持续到血透结束后 2 小时。在氧分压正常的患者,这种改变在临床上影响不大,而在重症患者中,由于透析前即存在低氧血症,此时氧分压的降低可能会造成非常严重的后果。

1. 原因

血液透析中出现低氧血症的原因非常复杂,与通气不足及肺弥散功能障碍有关。主要原因有:①醋酸盐透析:醋酸盐代谢为碳酸氢盐的过程中大量耗氧,以及透析中丢失 CO_2,同时醋酸盐对心肌及呼吸中枢直接抑制作用;②通气不足;③肺弥散功能障碍。

2. 临床表现

因低氧血症程度、复发的速度和持续时间不同,对机体影响亦不同。临床脑缺氧症状轻者,表现兴奋、烦躁;重者昏迷、全身抽搐。缺氧时可致心律失常,心率增快、心排血量增加等心血管系统症状。

3. 治疗

吸氧治疗为主要方法,对伴 CO_2 潴留者,可采用面罩吸氧。

4. 预防

原有心肺功能不良的患者透析时吸氧、供给葡萄糖、使用碳酸氢盐透析液、提高透析膜生物相容性均可减少透析相关低氧血症的发生率。

六、血液透析的远期并发症

(一)钙磷代谢紊乱及肾性骨病

钙磷代谢紊乱及肾性骨病是慢性肾功能不全特别是透析病人的重要并发症之一。大量的证据表明:高磷血症、增高的钙磷乘积和甲状旁腺功能亢进可以导致血管钙化和发生心血管事件的危险性增加,与透析病人增加的患病率及死亡率相关。2005 年在 KDIGO 召开的矿物质代谢及其骨病的会议上明确提出慢性肾脏病(CKD)时的矿物质和骨代谢异常(chronic kidney disease-mineral and bone disorder,CKD-MB)是全身性(系统性)疾病,常具有下列一个或一个以上表现:①钙、磷、PTH 或维生素 D 代谢异常;②骨转化、矿化、骨容量、骨骼线性生长或骨强度的异常;③血管或其他软组织钙化。

1. 发病机制

终末期肾功能不全患者肾脏的外分泌及内分泌功能均受损。前者表现为肾脏排泌磷的障碍，引起磷的潴留；后者表现为肾脏 1α-羟化酶的活性成分减少，导致 $1,25$-二羟维生素 D_3 ($1,25(OH)_2D_3$) 缺乏。现认为以上两点是引起继发性甲旁亢（SHPT）的基础原因。甲状旁腺素（PTH）是由 4 个甲状旁腺腺体分泌，由 84 个氨基酸组成的单链多肽，其代谢主要在肝脏（61%）和肾脏（31%）。PTH 的释放受到各种因素的制约，任何增加细胞内环化腺苷酸（cAMP）的因素，均可增加 PTH 的释放，如低钙血症、β-肾上腺素能药物、多巴胺等。而高钾血症、高镁血症、α-肾上腺素能药物等减少细胞内 cAMP 的因素，可抑制 PTH 的释放。其中主要的离子化钙（Ca^{2+}），即使 $0.025\sim0.05$mmol/L 血中这样轻微的 Ca^{2+} 的降低，亦可刺激 PTH 分泌增加。尿毒症综合征的发生机制，几乎与 PTH 的异常相关，故 PTH 被认为是尿毒症毒素之一。CKD 病人特别是当 GFR 值低于 60ml/(min·1.73m²) 时会发生甲状旁腺的继发性增生及 PTH 水平升高。在肾脏病进展中发生的低钙血症和/或 $1,25(OH)_2D_3$ 的缺乏。随着肾功能的持续下降，甲状旁腺维生素 D 受体和钙敏感受体（CaR）的数量下降，加重了它们对维生素 D 和钙的抵抗。此外，高磷血症的发生也直接影响甲状旁腺的功能和增生。这些情况会导致继发性甲状旁腺亢进症的进一步加重。

2. 临床表现

临床上，终末期肾衰血透患者几乎均有骨病，主要表现在近端肌无力、酸痛及骨痛，皮肤瘙痒，可出现骨折。骨折多发生于肋骨和骨盆骨，患者身高缩短，小儿发生发育障碍，关节痛，可有假性痛风表现，有转移性钙化者引起钙化性关节周围炎症状，皮肤钙化可引起顽固性皮肤瘙痒，血管钙化可引起肢段缺血性溃疡。骨活检是诊断 SHPT 骨病的重要手段之一。它在组织形态学上表现为类骨质表面增加，成骨细胞及破骨细胞数目和表面增加，骨形成率和骨矿化率增加，外周骨小梁纤维化面积超过 0.5%。

生化指标上血钙浓度降低或正常，血磷浓度升高，血全段甲状旁腺激素（iPTH）水平升高。近年来作了许多血、尿生化指标及其他指标与骨组织形态学相关性研究，试图选择敏感性、特异性较高的无创性检查能较好地反映骨组织形态学变化。研究证明，血 iPTH、骨钙素（BGP）、骨特异性碱性磷酸酶（BAP）等是较好的反映骨代谢的指标。具有生物活性的 iPTH 能反映从甲状旁腺分泌、释放至血中的 iPTH 水平，不受肝脏、肾脏代谢的影响，所以它比测定血清中某些片段 PTH（包括中段 PTH，C 末端 PTH）的敏感性、特异性更高。BGP 由成骨细胞分泌，它与骨形成指标及骨吸收指标均有一定程度相关性，但与骨形成指标相关性更好。而与 PTH 一样，全段 BGP 比某个片段的 BGP 具有更好的敏感性、特异性。50 多年来，血碱性磷酸酶（ALP）一直被作为可反映骨代谢的指标，它有许多同功酶，存在于体内不同组织和器官，如小肠、肝胆系统、肾脏、白细胞、成骨细胞，这使得血清中总 ALP 水平不能准确反映骨代谢情况。近年来分离纯化出骨特异 ALP-BAP，并制备了 BAP 特异抗体，使测 BAP 成为可能。所以，测定血清中 BAP，能排除其他因素干扰，使其与骨代谢变化更相符。总之，目前尚无一种生化指标能准确无误的诊断 SHPT 骨病，但联合应用几种生化指标可提高诊断的准确性。

其他诊断措施包括普通 X 线检查、双能 X 线吸收术(DEXA)、甲状旁腺 B 超等。有学者发现,X 线手指骨皮质内骨吸收征象有助于鉴别骨软化和 SHPT 骨病,而且发现不同程度的皮质内骨吸收与 iPTH 水平有相关性。应用 DEXA 技术发现,头颅骨局部骨密度与 iPTH 水平存在负相关。X 线检查对某些类型的骨病有一定诊断价值,但敏感性较低。B 超发现甲状旁腺增大有助于诊断 SHPT,但是它必须结合病史、症状、临床生化指标等综合作出判断。

3. 治疗

(1)透析疗法很难纠正钙磷代谢紊乱和肾性骨病,主要原因有:①透析疗法不能替代肾脏的内分泌功能,患者血中 $1,25(OH)_2D_3$ 明显降低,导致低钙血症;②透析患者多已无残余肾功能,排磷减少造成高磷血症;③长期透析患者摄入高蛋白饮食造成高磷血症,如减少蛋白质摄入来降低血磷,则又可导致钙摄入减少而出现低钙血症。用含钙较高的透析液进行长程透析又可导致高钙血症而带来各种危险。

(2)限制磷的摄入及使用磷结合剂:研究表明,高血磷可促进甲状旁腺组织的增生,并且通过稳定 PTH mRNA 和促进其信号传导增加 PTH 的合成。同时持续的高血磷还会抑制肾脏 1α-羟化酶的活性,拮抗活性维生素 D 对 PTH 的抑制作用,因此充分控制高血磷是十分重要的。临床上在未控制好血磷的情况下就匆忙使用活性维生素 D,不仅不能使 PTH 水平有效降低,还常常由于应用活性维生素 D 后出现的升高血钙、加重高磷血症,而不得不减量、甚至停用活性维生素 D,这样使得继发性甲状旁腺功能亢进难以控制。因此美国 NKF K/DOQI 在《关于慢性肾脏病的骨代谢及其疾病的临床实践指南》中建议应用维生素 D 之前,当 GFR 为 $15\sim59ml/(min \cdot 1.73m^2)$ 时应将血钙、磷水平维持在正常范围内;GFR 小于 $15ml/(min \cdot 1.73m^2)$ 或行透析治疗的病人应尽可能将血钙水平维持在正常值范围的低限($8.4\sim9.5mg/dl$),血磷水平最好不超过 $5.5mg/dl$,钙磷乘积应小于 $55mg^2/dl^2$。控制高血磷首先要限制磷的摄入,一般每日不要超过 $800\sim1000mg$。如果通过饮食中磷的限制不能将血磷控制在目标值,则应使用磷结合剂。常用含钙的磷结合剂有碳酸钙(含钙 40%)及醋酸钙(含钙 25%)。存在高钙血症的病人应使用不含钙的磷结合剂,如 sevelamer 及 Lanthanum Carbonate,临床多中心随机对照研究已证明:它们能有效降低血磷,而高钙血症发生率低。如果病人血清磷水平大于 $7.0mg/dl$,可以短期应用含铝的磷结合剂(4 周),然后换用其他制剂。同时对这样的病人应增加透析频率或延长透析时间。

(3)血钙:透析患者每天应摄入 1500mg 元素钙,可服用钙磷结合剂和增加饮食中钙入量,如果血清总钙低于正常值,临床有低钙症状或血清 iPTH 高于目标值,可给予钙盐或维生素 D 制剂。透析液中钙含量应根据患者血钙水平决定,服用活性维生素 D 制剂品亦可升高血钙。如果血钙高于目标值,应该对可能引起血钙水平升高的治疗进行调整如减少或停用含钙的磷结合剂,减少或停用维生素 D 制剂,应用低钙透析液等。

(4)活性维生素 D_3 及其代谢产物的应用:CRF 患者,血清活性维生素 D_3 水平较正常低,或者即使位于正常范围,也不能满足尿毒症患者的需要,即存在获得性维生素 D_3 抵抗。目前研究表明,活性维生素 D_3 除具有促进肠道吸收钙,增加血钙,从而间接抑制 PTH 分泌的作用外,对甲状旁腺还有如下直接作用:①减少前 PTH 原的基因转录,减少前 PTH 原 mRNA 的水平,从而减少 PTH 的分泌;②增加甲状旁腺细胞内钙浓度;③抑制甲状旁腺细胞的增殖。慢性肾功能不全引起 SHPT,甲状旁腺可呈弥漫性或结节性增生。甲状旁腺上 $1,25(OH)_2D_3$ 受体数目下降或甲状旁腺对 $1,25(OH)_2D_3$ 敏感性下降。充分抑制 iPTH 分泌,需要超生理剂量的 $1,25(OH)_2D_3$。给予活性维生素 D_3,能逆转或减轻骨的病理学变化,改善患者症状。口服剂量为 $0.25\sim1\mu g/d$,对顽固性甲旁亢采用间歇性活性维生素 D_3 冲击治疗,可满意地控制继发性甲旁亢,又很少出现高钙血症,冲击剂量每次为 $1,25(OH)_2D_3\ 1\sim3\mu g/d$,每周 $2\sim3$ 次。

(5)甲状旁腺切除术:重度顽固的继发性甲旁亢经保守治疗、活性维生素 D 冲剂治疗均无效时,可考虑甲状旁腺切除术。术后短程口服维生素 D_3 或采用大剂量间歇冲击治疗,使血 AKP 低于 150IU/L 时做手术。

(二)透析相关性淀粉样变性

透析相关淀粉样变(dialysis related amyloidosis)是维持性血液透析患者常见的远期并发症。透析相关淀粉样变的发生率随患者年龄及透析时间增加而增加。淀粉样沉积物的主要成分是 β_2-微球蛋白(β_2-MG),故也称为 β_2-MG 相关淀粉样变。淀粉样物质主要沉积在关节和关节周围软组织,可以导致腕管综合征、侵蚀性或破坏性骨关节病及囊性骨损害等致残性病变。

1. 发病机制

透析相关淀粉样变的发病机制尚不清楚,循环中 β_2-MG 潴留是透析相关淀粉样变发生的基础。透析液的内毒素污染及透析膜的生物不相容性所致的补体激活,致使白介素 1 升高后的炎症反应均可使血中 β_2-MG 升高沉积于骨、关节及肌腱外,引起骨的囊性损害,弥漫性脱钙及腕管综合征。

2. 临床表现

淀粉样变性骨关节病是由于 β_2-MG 广泛沉积于骨组织所致,骨组织破坏并出现囊性的骨破坏区;多同时伴有骨外组织的 β_2-MG 沉积,如关节、关节周围软组织及肌腱,重者可见肌腱断裂。β_2-MG 亦可沉积于骨及关节以外的组织,如血管壁、胃肠道、心肌、肝脏、肺脏、肾上腺、前列腺及睾丸等处。主要表现为腕管综合征,骨囊性变及骨外组织 β_2-MG 沉积所致的疾病症状,腕管正中神经受压迫可引起手痛、麻木、肌肉萎缩和功能障碍,关节疼痛、僵直、肿胀、功能丧失。β_2-MG 沉积破坏消化道组织及黏膜下血管可引起消化道大出血,沉积于心肌可导致心肌功能障碍、心律失常、心力衰竭。血中 β_2-MG 显著升高,骨及受累组织活检可助确诊。

3. 治疗

为防止透析相关淀粉样变的发生,必须采用合理的透析方案。透析对 β_2-MG 的清除取决于透析器膜的结构性能和方式。铜仿膜不能清除 β_2-MG,高分子合成膜如聚砜膜、PAN 膜、BK-PM-MA 膜可使 β_2-MG 透析后的血浓度明显降低。高通量透析较低通量透析显著增加中分子物质及 β_2-MG 的清除。CAPD 者由于腹膜的膜孔大,清除 β_2-MG 多于常规血液透析器膜。使用合格的反渗水及透析液,减少透析过程诱导 β_2-MG 产生增加。成功的移植肾可使血

β_2-MG 降至正常,但不能逆转由于长期 β_2-MG 沉积所至的骨、关节病或腕管综合征。腕管综合征的治疗可采用糖皮质激素腕管内注射、理疗,可以暂时缓解症状。对腕管综合征症状持续存在的患者,必须立即进行手术减压。

(三)高血压

高血压是维持性血透患者的常见并发症,大多数尿毒症患者在透析前已有不同程度的高血压,高血压直接影响着透析患者的生存率。

1. 发病机制

维持性血透病人的高血压基本可分为容量依赖性和肾素依赖性两类,除此之外,交感神经、钙离子、利钠激素等也可能参与作用。

血透病人若不控制水钠摄入量,或透析不充分,几乎不能避免容量依赖性高血压的发生。体内钠的增高可使细胞外液和体液容量增加,心输出量增高,导致血压升高和周围血管阻力增加。

2. 临床表现

5％～10％有高血压病的血透病人,其肾素-血管紧张素的活性增高,通过中枢神经系统使交感神经兴奋性增加,外周血管阻力增加,或者直接作用于外周小动脉引起血管收缩,还可促使醛固酮分泌增加,导致钠水潴留引起血压升高。

尿毒症患者常伴有自主神经系统异常,透析后多数可以改善。有些学者发现患者血管压力感受器或传入神经反射弧有缺陷,血浆儿茶酚胺增多,主要是去甲肾上腺素和多巴胺,去甲肾上腺素水平增高和压力反射敏感性减弱,将会增强尿毒症性高血压容量因素的作用。

另外,尿毒症时,肾脏分泌前列腺素-激肽酶减少,前列腺素除调节肾素分泌和交感神经张力外,还通过抗利尿激素影响血压。还有学者发现,尿毒症患者体内存在细胞 Na^+-K^+-ATP 酶的抑制物—利钠激素,导致外周血管平滑肌细胞内 Na^+-K^+-ATP 酶活性下降,引起细胞内钠离子浓度增加,导致小动脉的紧张性或平滑肌对血管收缩剂的敏感性加强。

3. 治疗

(1)限制水钠摄入量:每日水入量以 600～1000ml 为宜,氯化钠摄入量每日不超过 2g。

(2)脱水:每次透析的脱水量应达到病人的干体重,这是控制血压的主要措施之一。所谓干体重是当病人血浆白蛋白正常情况下脱水至这种体重以下时就会出现低血压,而若超过这种体重时则会出现高血压和明显水肿。每个患者的干体重不是恒定的,应该定期重新评估和调整。对透析时已发生低血压的患者可试做单超或续贯透析。单超液体动力学较稳定,因为超滤时没有发生渗透压的改变,避免了脱水时的低血压,特别适用于容量负荷性高血压引起心力衰竭或急性肺水肿病人的抢救。

(3)血液滤过:血液滤过能较好的清除中分子物质和血管收缩活性物质,可以迅速去除体内过多液体,因此血液滤过更容易控制高血压。血液滤过对小分子物质的清除率低,需与血透交替。

(4)持续不卧床腹膜透析(CAPD):CAPD 在控制血压方面比血透好。CAPD 可通过改变透析液糖的浓度调整每日超滤率,更大减少了细胞外液容量,因此可以较温和地达到干体重。CAPD 病人左心室肥厚明显轻于血透病人。

(5)药物:血透后舒张期血压在 13.3kPa(100mmHg)以上时应给予降压治疗,常用的降压药均可被血透或腹膜透析所清除,所以降压药常在透析后给药,这样不会引起透析过程中发生低血压,又可维持给药后的血药浓度。

常用的降压药有:①利尿剂:可应用襻利尿剂如呋塞米等,需大剂量才能有降压作用,对听神经和肾有毒性作用,尿量每天在 500ml 以下者禁用。②β-受体阻滞剂:该药可减少肾素的释放和降低中枢性肾上腺素样活性。应用该药应注意对心功能、支气管、血糖的影响。③血管紧张素转换酶抑制剂(ACEI):ACEI 对血中肾素活性高的高血压降压作用强。主要副作用有高钾血症、顽固性咳嗽等。常用药如疏甲丙脯酸、依那普利等。④钙通道拮抗剂:常用药物有硝苯地平等,硝苯地平对血透病人有迅速和持续的降压作用,对血透病人常出现的心绞痛、心动过速和血管性头痛有防治作用。新一代钙通道阻滞剂络活喜具有扩张血管作用强、作用时间长、副作用小等优点。⑤血管舒张剂:有哌唑嗪、肼苯达嗪,其可引起心动过速,可用于急性高血压或透析中出现的高血压。硝普钠用于严重高血压特别是急进性高血压、高血压心力衰竭或高血压脑病,注意避光。⑥肾切除是最后一个控制血压的办法,很少采用。

(四)低血压

血液透析中的低血压是指平均动脉压比透析前下降 4kPa(30mmHg)以下。患者常有恶心、呕吐、头痛、抽搐及嗜睡等症状。透析中低血压多数与过量脱水使血容量急剧下降有关。

1. 发病机制

(1)应用醋酸盐透析液:由于血浆醋酸盐浓度迅速上升,引起周围血管扩张和组织缺氧导致低血压,改用碳酸氢盐透析后可明显改善。

(2)用非容量控制的透析机:用非容量控制的透析机,医护人员缺乏经验,超滤过快,使有效循环血容量急骤减少,导致低血压。

(3)透析间期体重增加过多或透析时间缩短:每次透析需要超滤过多水分,而若透析时间缩短,则需增加超滤率,所以应控制患者透析间期体重增长低于 1kg/d。

(4)超滤过多,体重低于干体重:患者接近干体重时,体液由周围组织回到血管中的速度减慢,此时超滤就会发生低血压。

(5)低钠透析液:当透析液浓度低于血浆时,从透析器回流的血液与周围组织相比呈低渗性,为维持血清渗透压平衡,水分从血中进入组织间隙,造成血容量骤减而出现低血压。

(6)降压药物的影响。

(7)其他:心功能不全、心律失常、心包炎、肺动脉栓塞、出血及感染等,均可导致低血压。

2. 预防

低血压的防治应根据不同的原因而采取不同的防治措施。由于醋酸盐不耐受可改用碳酸氢盐透析,还可改用血液滤过或血液透析滤过;精确计算脱水量及干体重防止超滤过量,透析间期体重增长应小于1kg/d,每小时超滤不宜超过患者体重的1%,采用容量控制型血液透析机,定期调整患者干体重;应用含钠140～142mmol/L透析液,也可适当提高透析液钠浓度,透析当天的降压药应在透析后服用;改善心功能,充分透析,改善贫血,治疗心包炎和冠心病。

3. 治疗

一旦发生低血压,应将患者平卧,减慢血流速度,输入50%葡萄糖注射液100ml,或3%的氯化钠30～50ml,或输白蛋白、血浆或全血。

七、血液透析抗凝剂的应用

血液净化抗凝目的主要有两个,一是为了使血液净化能顺利进行,防止凝血,维护血管通路和透析器的有效性,尽量减轻透析器膜和血管通路对凝血系统的激活作用。另一方面是使抗凝血作用局限在体外循环的透析器与滤器和血路中,减少机体出血的发生率。目前有多种抗凝剂选择,可根据病患具体情况加以选择。

1. 全身肝素化法

首先给予全身肝素化抗凝,然后给予肝素持续泵入,调整肝素用量。肝素相对分子质量为1000～15 000,半衰期为(37±8)min。肾功能衰竭患者,肝素的半衰期可达60～90分钟。透析患者清除肝素困难,肝素用量过大可发生出血。使用肝素的标准方法为:先5000～10 000U的负荷剂量,再持续以300～800U/h速率注入。要监测全血部分凝血活酶时间(WBPTT),后者须延长80%,透析结束前30分钟停止使用肝素。滤器先用2L,含2400U肝素的生理盐水预处理。再予5～10U/kg负荷剂量,然后以3U/(kg·h)～12U/(kg·h)的速率注入滤器前,以保持滤器后激活凝血时间(ACT)大于200～250秒(正常为150～170秒),这种抗凝法使体循环内部分凝血酶原激酶时间(PTT)变化不大,也不会缩短滤器的使用寿命。

全身肝素化法优点是使用方便,过量时可用鱼精蛋白迅速中合。缺点是出血发生率高,药代动力学多变,血小板减少等。

2. 小剂量肝素化法

血液透析开始时,肝素负荷为25～50U/kg,透析开始后即以50U/(kg·h)的速度连续注入,直至透析结束。此法对有出血倾向,甚至有出血情况者,出血的危险性小于局部肝素化法。

3. 边缘肝素化法

对于有出血倾向或有出血病史者适用。首次肝素剂量按62.5～85.5U/kg首注。以后自动泵入动脉管道中 600～800U/h 的速度持续注入,保持透析器内血液的凝血时间在 30 分钟以上。

4. 低分子肝素化法

普通肝素的抗凝活性在于它能特异地与抗凝血酶Ⅲ结合,抗凝血酶与凝血酶与至少 18 糖单位糖链结合,才能发挥抗凝血酶Ⅲ的抑制作用。低分子肝素(LMWH)分子量为 4000～7000,只有 25%～40%的低分子量肝素含有 18 糖单位,较短的糖链不能催化凝血酶的抑制,但仍能保留与抗凝血酶Ⅲ的结合能力及对凝血因子Ⅹ的抑制作用。LMWH 主要通过较强的抗Ⅹa因子活性而达到抗凝效果,抗凝血酶活性较弱,血小板计数降低少见,凝血时间延长不显著,所以出血危险也相对较低。加上 LMWH 用量较小,因而部分凝血活酶时间和凝血酶时间很少延长,对有出血危险的患者能够在不加重或不诱发出血的同时,起到较好的体外抗凝效果,是一种较安全的抗凝剂。但对于有活动出血的患者使用的安全性还有待进一步观察。一般首剂给 3000～4000 抗 Xau/L,维持量为 750 抗 Xau/h。或单次剂量 5000 抗 Xau/L 注入,可使血液透析 4 小时内不发生凝血。

5. 体外肝素化法

近年来已被小剂量,无肝素及低分子肝素法取代。其操作技术复杂,需鱼精蛋白中合肝素,鱼精蛋白与肝素的中合比约是 0.9：1。但剂量不容易掌握,鱼精蛋白代谢比肝素快,透析结束时易反跳,具体使用时应注意。

6. 无肝素透析

对于危重患者及合并有凝血机制障碍的患者可采用无肝素透析,无肝素透析要求采用生物相容性好的透析器。首先用含肝素 5000U/L 的生理盐水预冲体外循环管路和透析器 15～20 分钟,透析前用生理盐水冲洗透析器及血路,血流量保持在 250～300ml/mim,每隔 15～30 分钟用 100～200ml 生理盐水冲洗透析器,同时加大除水量,除去冲洗中的生理盐水,透析中须避免在血管通道中输血,以免增加凝血的危险。

7. 局部枸橼酸盐抗凝法

该技术的顺利进行需以强大的弥散作用清除枸橼酸钙为基础。一般枸橼酸盐的使用法是通过在体外循环动脉端输入枸橼酸盐,结合血中的离子钙,使用无钙透析液,防止透析器内凝血。然后静脉端输入氯化钙,补充血循环中的钙离子,以达体外局部抗凝的目的。枸橼酸抗凝与常规肝素,低分子肝素相比,对凝血机制的激活最少,有助于改善体外循环的生物相容性。血流量也不需要很大,透析器凝血发生率低。具有较高的尿素清除率,治疗器有效时间长。缺点是碱中毒发生率高达 26%,需监测游离血钙、血气等。

8. 前列腺素抗凝法

前列环素为花生四烯酸的代谢产物,它可增加腺苷酸环化酶活性使血小板 C-AMP 浓度增加,从而抑制血小板聚集和黏附功能,使血液与非内皮细胞膜表面接触(如透析膜)便不发生血小板的脱颗粒和血小板聚集,从而发挥强大的抗凝血作用,有人认为它比肝素抗凝法安全,半衰期极短(2min),但其抗血小板活性在停用 2 小时后仍存在,且无中和制剂;其剂量调整需依靠血小板聚集试验。前列腺素抗凝法的剂量依赖性低血压发生率也很高,限制了它在临床上的应用。

9. 水蛭素抗凝法

水蛭素(hirudin)是一种由 65～66 个氨基酸组成的天然抗凝剂,由水蛭唾液腺分泌。水蛭素是凝血酶最强的特异性抑制剂。水蛭素已成功用于间歇性血透抗凝。最近 karl Georg 等将水蛭素成功用于危重急性肾衰患者 CBP 的抗凝治疗。

到目前为止,CBP 已有多种抗凝方法,但尚无一种非常理想的抗凝剂,目前的研究致力于寻求具有抗凝作用的生物膜。

八、血液净化血管通路与维护

血管通路(vascular access)是指将血液从体内引出,进入体外循环装置再回到体内的途径。血液净化的血管通路有动脉-静脉、静脉-静脉两种径路。

(一)动静脉血管直接穿刺建立血管通路

动静脉血管直接穿刺建立血管通路是一种简便快速的建立临时性血管通路的方法。但其并发症相对较多,只用于患者极度血容量负荷,血压不低,伴严重心衰、肺水肿等致命性并发症的患者。由于中心静脉插管技术的广泛应用,该方法在维持性血液透析中应用越来越少。但在急性肾衰毒物中毒、人工肝治疗中,经常使用。

1. 周围静脉穿刺

周围静脉相对较细,血流量不充足,一般只能将周围静脉作为血液回路。作为血液出路时肘正中静脉血流量可达 50～120ml/min。作为回路的周围静脉有肘正中静脉、头静脉、贵要静脉、大隐静脉、小隐静脉,颈外静脉。其中最常用的是肘正中静脉。因是上肢最粗大的静脉,穿刺易成功,固定也容易。

2. 深静脉穿刺

通常选择股静脉,可作为血液出路或回路,作为出路时,血流量可达 150～250ml/min。一般首选右侧股静脉。另选一前臂静脉作为回血静脉。有时同时穿双侧股静脉作为血液出路及回路。

股静脉穿刺的优点是方法简要便捷、迅速、易于掌握、穿刺损伤小、止血容易。缺点是由于处于会阴部,有感染的机会。穿刺针不易固定、有时易脱出、肢体活动受限,不能长期使用。

3. 动脉穿刺

常用动脉穿刺的血管有桡动脉、肱动脉、足背动脉、股动脉等。

(1)穿刺方法:常规消毒,铺无菌孔巾、术者带无菌手套。1%利多卡因局麻,术者用食指和中指固定动脉两侧,进针角度约为 30°～40°,有鲜红血液涌入针管后将针尾略放低,继续小心向前推进约 0.5cm,用胶布固定针头。连接血路开始治疗。治疗结束拔针后,必须充分压迫穿刺部位。用手压迫至少 15～20 分钟。此后加压包扎并用沙袋压迫 4～6 小时。股动脉穿刺因使用抗凝剂,具有出血的危险,应该慎重操作。

(2)优点:为操作简便,血流量充足。

(3)缺点:止血困难,易出血,形成血肿和假性动脉瘤。

(二)中心静脉置管建立血管通路

1953 年 Seldinger 为了做动脉造影,采用通过导丝经皮插入导管的方法,后来称为 Seldinger 技术。

1961 年 Shaldon 等首次用该技术行动、静脉置管,建立血液透析的血管通路。随着技术的发展,经皮中心静脉置管越来越广泛,并成为血液净化的首选。中心静脉插管最常用的部位是股静脉、锁骨下静脉及颈内静脉。

1. 导管结构

分单腔导管和双腔导管两种类型。

2. 导管材料

常见材料包括聚四氟乙烯(polytetrafluoroethylene,Teflon)、聚氨酯(polyurethane)、聚乙烯(polyethylene)和硅橡胶(silicone elastomer,Silastic)等。这些导管质地光滑、柔软、可弯曲,容易插入,生物相容性好,不易形成血栓,不引起血管损伤,能较长期安全留置。导管不能通透 X 线,通过摄片可确定导管位置。聚四氟乙烯、聚乙烯导管质地较硬,容易操作,但易引起血管机械性损伤,继而血栓形成。聚氨酯导管硬度适中且易操作,导管进入血管后,在体温的作用下又变得柔软。

如导管需要留置更长时间(3～4 周),可选择柔软的硅橡胶导管,可留置在右心房,而无贯穿心脏的危险,并能获得充足的血流量。聚氨酯和硅胶血栓形成率低,是最理想的导管材料。

3. 置管部位

常选择股静脉、锁骨下静脉和颈内静脉,少数单位选用颈外静脉。在重症患者,主要强调其安全性和操作简便性。颈内静脉置管操作相对简单,并发症少,并可较长时间保留,是非气管切开患者的最佳选择。股静脉置管操作虽然简单,但患者活动受限、易感染,一般不作留置导管,但非常适用于 ICU 中需心脏、呼吸支持的患者。

（三）感染的预防与护理

置管时无菌操作和置管后的管理，是预防感染的重要措施。

1. 术前皮肤抗菌处理

导管的插入破坏了皮肤的完整性，皮肤上存留的细菌常引起导管的感染。因此置管前必须仔细消毒皮肤，同时避免皮肤损伤。消毒液清洁穿刺部位周围皮肤，然后再用 0.5％碘伏消毒皮肤。置管时要求穿手术衣、戴无菌手套、帽子和口罩。这样有助于减少穿刺后感染的机会。

2. 导管护理

导管使用时间的延长使感染明显增加。通过正确护理和及时处理可降低感染发生率。局部换药应每天或隔日一次；清洁干燥的密闭性敷料可使用一周；一旦敷料潮湿或被污染，必须立即更换。最近也有人报道，用干纱布包裹比软膏湿敷更能降低导管感染率。

在进行 CBP 使用双腔导管时，由于使用和开放的缘故，大大地增加了感染的风险。开放导管时应予以一定的保护。尽量避免不必要的开放导管，包括采血、注射、肠外营养、反复静脉输血等。

（刘庆鑫）

参 考 文 献

1　王质刚主编．血液净化学．第 1 版．北京：科学技术出版社，2003，409～655

2　何长民，张训主编．肾脏替代治疗学．第 1 版．上海：上海科学技术文献出版社，1999，89～90

3　Michinori H，Kyoko K，Koichi E，et al. In subtotally nephrectomized rats oxacalcit riol suppresses parathyroid hormone with less risk of cardiovascular calcification or deterioration of residual renal function than 1, 25-dihydroxyvitamin D3. Nephrol Dial Transplant，2003，18：17702～17706

第 3 节　血浆置换

血浆置换（plasma exchange，PE）是一种常用的血液净化疗法，方法就是将全血分离成血浆和细胞成分（红细胞、白细胞和血小板），血浆遗弃，细胞成分以及置换液再输回体内，以达到清除致病介质的治疗目的。随着 PE 技术的不断发展，目前不但可以分离出全血浆，还可选择性地分离出某一类或某一种血浆成分，从而能够选择性或特异性地清除致病介质，进一步提高了疗效。

一、适 应 证

1. 肾脏疾病

(1)抗肾小球基底膜(GBM)抗体性肾炎；

(2)寡免疫复合物型新月体肾炎；

(3)IgA 肾病和紫癜性肾炎；

(4)肾移植排异反应及移植肾原发病复发。

2. 血液系统疾病

(1)血栓性血小板减少性紫癜(TTP)；

(2)免疫性血小板减少性紫癜(ITP)；

(3)冷凝集素病；

(4)高黏综合征；

(5)溶血性疾病。

3. 风湿性疾病

(1)系统性红斑狼疮(SLE)；

(2)原发性小血管炎。

4. 神经系统疾病

(1)急性炎性脱髓鞘性多发神经根病；

(2)重症肌无力(MO)；

(3)多发性硬化(MS)。

5. 各种病因导致的严重肝衰竭

6. 代谢性疾病

(1)高脂血症；

(2)甲亢危象。

7. 自身免疫性皮肤病

8. 重症中毒

(1)有机磷农药中毒；

(2)河豚中毒；

（3）毒蘑菇中毒。

二、相对禁忌证

（1）严重活动性出血或 DIC；

（2）对血浆、人血白蛋白等有严重过敏史者；

（3）严重低血压或休克等全身循环衰竭；

（4）非稳定期的心、脑梗死患者；

（5）重度脑水肿伴有脑疝等濒危症状。

三、血浆置换方法分类

目前膜式血浆分离法的关键部位是膜式血浆分离器，由高分子聚合物制成的空心纤维型或平板型滤器，其截流率较高，其滤过膜孔径为 $0.2\sim0.6\mu m$，最大截流相对分子质量为 $300\sim400$ 万道尔顿。该孔可允许血浆滤过，但能阻挡住血液的细胞成分。临床上膜式血浆分离法又分为一级膜血浆分离法和二级膜血浆分离法及冷却滤过法等特殊治疗方法。

1. 一级膜分离法（plasma exchange，PE）

PE 也称为单滤过法，单次膜分离法，用血浆分离器一次性分离血细胞与血浆，将分离出来的血浆成分全部除去，再输入相同去除量的新鲜冷冻血浆或新鲜冷冻血浆加少量白蛋白。

一级膜分离法的优点是可补充凝血因子（使用新鲜冰冻血浆时），能排除含有致病物质的全部血浆成分。其缺点是因使用他人的血浆而有感染和过敏的可能性，因混入微小凝聚物而有产生相应副作用的可能。

一级膜分离法的适用范围是重症肝炎、严重的肝功能不全、血栓性血小板减少性紫癜、溶血性尿毒性综合征、多发性骨髓瘤、手术后肝功能不全、急性炎症性脱髓鞘性多发性神经病、系统性硬化病等。

2. 二级膜分离法（double filtration plasmapheresis，DFPP）

DFPP 也称为双重滤过血浆置换法。先用血浆分离器分离血细胞和血浆，再将分离出的血浆引入根据不同疾病选择不同膜孔径的血浆成分分离器，致病的大分子物质被滞留于血浆成分分离器内而弃去，而血浆中小分子物质与白蛋白则随血细胞一起输回体内。白蛋白的相对分子质量为 69 000Da，当致病物质分子量大于白蛋白 10 倍时，采用二次膜分离法可选择性除去致病的大分子物质。

二级膜分离法的优点是对患者血容量改变较小，特异性高，故所用置换量少，既节省了开支，又减少了感染等并发症的发生机会。二级膜分离法可以根据血浆中致病物质的分子量，选择不同孔径的血浆成分分离器以治疗不同的疾病。二级膜分离法的缺点是因利用分子量大小进行分离,可能会除去一些必要的蛋白质。

二级膜分离法适用于多发性骨髓瘤、原发性巨球蛋白血症、家族性高胆固醇血症、难治性类风湿性关节炎、系统性红斑狼疮、移植前后的抗体去除、重症肌无力、系统性硬化病、炎症性脱髓鞘性多发性神经病等。

3. 冷却滤过法(cryofltration)

用于清除血浆中的冷凝集蛋白成分。从全血中分离出血浆后,使血浆通过一个温度设定在 4℃的装置,冷球蛋白、免疫复合物、补体、内毒素、纤维蛋白原等会发生沉淀,不能通过滤过膜而被弃掉,而白蛋白及其他低分子量蛋白经 37℃复温后,回输入患者体内。

冷却滤过法适用于慢性类风湿性关节炎、冷球蛋白血症、系统性红斑狼疮等疾病。

四、血管通路

血流量充分并易于控制的血管通路是成功完成血浆置换的先决条件。目前多选择中心静脉留置导管,也可以选择动脉直接穿刺、静脉穿刺以及动静脉内瘘。

五、血浆容量的估算

人体的血浆容量(plasma volume,PV)可按下面的公式来估测。

$$PV=(1-Hct)(b+cW)$$

式中:Hct:血细胞比容;W:体重(kg);b:常数,男性为 1530,女性为 864;c:常数,男性为 41,女性为 47.2。

一般而言,血细胞比容正常(0.45),则血浆容量大约为 40ml/kg。这样对于一个 70kg 体重的人,PV 应当是 70×40=2800ml。血细胞比容较低的患者 PV 将会高一些,这是因为其血容量并不和血细胞比容成比例地减少。

六、补充液的种类

补充液包括晶体液和胶体液。晶体液为生理盐水、葡萄糖生理盐水、林格氏液,用于补充血浆中各种电解质的丢失。晶体液的补充一般为丢失血浆的 1/3～1/2,大约为 500～1000ml。胶体液包括血浆代用品及血浆制品,血浆代用品包括中分子右旋糖酐、低分子右旋糖酐、羟乙基淀粉,补充量为弃去血浆量的 1/3～1/2;血浆制品有 5%的白蛋白和新鲜冰冻血浆。一般含有血浆或血浆白蛋白成分占补充置换液的 40%～50%。原则上补充置换液时采用先晶体后胶体的顺序,即先补充电解质溶液或血浆代用品,再补充蛋白质溶液。目的是使补充的蛋白质尽可能少丢失。

(1)置换液的补充原则:等量置换,保持血浆胶体渗透压正常,维持水电解质平衡,适当补充凝血因子和免疫球蛋白,减少病毒污染的机会。

（2）应根据患者病情选择置换液：①血栓性血小板减少性紫癜/溶血性尿毒症综合征（TTP/HUS）：推荐使用一级膜分离法，单用新鲜冷冻血浆作为置换液。原因是新鲜冷冻血浆自身对本病具有治疗作用，同时对维持低血小板患者的血液凝固性也有好处。②肝功能衰竭：推荐使用一级膜分离法，置换液最好给予新鲜血浆或新鲜冷冻血浆，因这种替换液含有多种凝血因子、补体、免疫球蛋白。③高黏滞综合征：包括骨髓瘤、巨球蛋白血症、冷球蛋白血症等高黏滞综合征，应增加晶体和低分子右旋糖酐的补充量。

单次置换总血浆量的1～2倍为宜，置换的效率最高。一般每次血浆置换量为2～4L。血浆置换后血管内外蛋白浓度达到平衡约需24～48小时。因此，一般血浆置换疗法的频度是间隔1～2天，一般5～7次为一个疗程。而半衰期较短的物质（如 IgM、LDL），则疗程需适当延长。

七、抗 凝 剂

根据患者病情选择普通肝素、低分子肝素或枸橼酸盐作为抗凝剂。血浆置换的抗凝剂用量通常是血液透析患者用量的1.5～2倍。肝素首量0.5～1.0mg/kg，追加量3～12mg/h，低分子肝素首量约4000U，维持活化凝血时间（ACT）在正常值的2～2.5倍。采用枸橼酸抗凝时，ACD-A 液（acid citrate dextrose-A，每100ml 含葡萄糖2.45g，枸橼酸钠2.2g，枸橼酸730mg）与血流量的比例1：（12～30），为防止低钙血症，建议每30分钟嚼入500mg 碳酸钙。不同患者对抗凝剂的敏感性和半衰期的变化很大，因此要个体化掌握剂量，根据凝血时间来调整。有出血倾向的患者，应适当减少抗凝剂剂量，避免出血。

（1）严格掌握血流速度，通常流经血浆分离器的血流速为80～150ml/min，流经血浆成分分离器的血流速为30～40ml/min，每小时分离血浆1000ml 左右。

（2）控制血浆分离流量/血流量的比率（FP/BP）不超过30%，弃浆量/分离血浆量（DP/FP）不超过17%，返浆流量/血液分离流量的比率（RP/FP）一般为100%。

八、注意事项

（1）不同疾病应选用不同的血浆置换治疗方式、滤器以及疗程。

（2）预冲分离器时注意不要用血管钳敲打排气，防止血浆分离器、血浆成分分离器破膜的发生，如发生破膜及时更换滤器。

（3）观察滤器有无凝血现象。

（4）严密观察病人生命体征变化，监测血压、脉搏、呼吸。

（5）严格掌握血浆出入量防止低血压发生。

（6）观察病人穿刺部位有无渗血、血肿、有无寒战、发热等过敏反应，发生病情变化，及时处理。

九、并发症及处理

1. 低血压

抽血过快或抽液和补液不平衡可出现血容量过少，出现低血压，症状为频脉、头晕、恶心、呕吐、出汗等。多由于置换与滤出速度不一，滤出过快，置换液补充过缓；体外循环预冲血量多；应用血制品引起过敏反应；补充晶体液时，血渗透压下降。预防及治疗：血浆置换术中血浆交换应等量，即血浆出量应与置换液入量保持平衡，当患者血压下降时可先置入胶体，血压稳定时再置入晶体，避免血容量的波动。其次，要维持水、电解质的平衡，保持血浆胶体渗透压稳定。治疗过程中密切观察患者生命体征。出现头晕、出汗、恶心、脉搏、血压下降时，立即补充白蛋白，加快输液速度，减慢血浆出量，延长血浆置换时间。

2. 变态反应

血浆、白蛋白、药物以及管路溶出物质等常可诱发过敏反应。表现在治疗中或治疗后出现皮肤瘙痒、皮疹、畏寒、高热、呼吸急促、胸闷等，严重病例可出现休克及意识障碍。在血浆输入前，常规应用少量肾上腺皮质激素或异丙嗪等抗过敏药物。轻度过敏反应可暂时减慢或停止血浆泵，给予肾上腺皮质激素、抗组胺药或钙剂，稳定后继续治疗。重度过敏者应立即关闭血浆泵并吸氧，应用适量抗过敏药物。过敏性休克按照相关措施进行抢救。

3. 低钙血症

新鲜血浆含有枸橼酸钠，输入新鲜血浆过多、过快容易导致低钙血症，患者出现口麻、腿麻以及小腿肌肉抽搐等低钙血症表现，严重时发生心律失常。治疗过程中血浆置换最大血流速度不宜超过 150ml/min，血浆分离量/血流量的比率（FP/BP）不超过 30％，避免枸橼酸盐过多过快地进入，引起血清游离钙急剧下降。治疗过程中严密观察患者有无低钙血症表现及血液生化改变，适量应用葡萄糖酸钙。

4. 出血

血浆置换过程中血小板破坏、抗凝剂输注过多以及疾病本身导致。治疗前常规检测患者的凝血功能，根据情况确定抗凝剂的剂量和用法。治疗中观察皮肤及黏膜有无出血点，监测凝血功能。有出血倾向者治疗结束时适当应用鱼精蛋白中和肝素。

5. 体温异常

由于体外循环回路或大量置换液不加温，室内温度过低都可引起低体温。反之，加温部位温度调节异常，循环血液温度升高，血液蛋白变性，引起意识障碍甚至死亡。自从引进自动加温设备仪后体温异常发生率极低。

（刘庆鑫）

参 考 文 献

1　王质刚. 血液净化学. 第2版. 北京:科学技术出版社,2003,246～247

2　李钧. 血浆置换在老年人中的应用进展. 国外医学·老年医学分册,1997,11(18)251～252

3　Ohta T,Kawaguchi H,Hattovi M,et al. Effect of pre-and postoperative plasmapheresis on posttransplant recurrence of focal segmental glomerulosclerosis in children. Transplantation. 2001,71:628～633

4　Han HJ,Lee J H,Park SH,et al. Effect of bee venom and its melittin on apical transporters of renal proximal tubule cells. Kidney Blood ress Res,2000,23:393～399

第4节　血液灌流

血液灌流(hemoperfusion,HP)将患者血液从体内引到体外循环系统内,通过灌流器中吸附剂(常用的吸附材料是活性炭和树脂)与体内待清除的内外源性毒物、药物以及代谢产物间的吸附结合,达到血液净化的目的,是目前常用的一种血液净化手段,特别是在急性药物或毒物中毒方面十分重要。此外,近年随着灌流技术的发展,该技术有望在重症感染、严重肝衰竭,以及各种自身免疫疾病等多种临床严重疾病的抢救与治疗方面得到更为广泛的应用。

一、适 应 证

(1)急性药物或毒物中毒。

(2)尿毒症,特别是顽固性瘙痒、难治性高血压、高 β_2-微球蛋白血症并淀粉样变倾向。

(3)重症肝炎,特别是暴发性肝衰竭导致的肝性脑病、高胆红素血症。

(4)脓毒症或系统性炎症综合征。

(5)银屑病或自身免疫性疾病。

(6)其他疾病,如海洛因成瘾、精神分裂症、高脂血症、甲状腺危象、肿瘤化疗等。

二、操作方法与程序

1. 血管通路

(1)临时性血管通路:主要适用于短期进行血液灌流者如急性药物或毒物中毒或多脏器功能衰竭;首选颈内静脉插管,次选股静脉、锁骨下静脉,如果上述部位存在问题无法进行操作时,也可以选择其他静脉或模式,如桡动脉-贵要静脉、足前动脉-大隐静脉模式等。

(2)永久性血管通路:主要适用于需要长期进行血液净化治疗的患者,特别是慢性肾功能衰竭尿毒症患者,首选为桡动脉-贵要静脉内瘘,失败或失功后可以选择其他部位的制备动静脉内瘘,或人工血管内瘘。

(3)半永久导管通路:血液灌流治疗时间长于 3 个月时可考虑应用半永久导管通路(带 cuff 管),血管部位的选择同临时性血管通路。

2. 血液灌流的操作程序与步骤

(1)灌流器与血路的冲洗

①开始治疗前将灌流器以动脉端向下、静脉端向上的方向固定于固定支架上。

②动脉端血路与生理盐水相连接并充满生理盐水,然后正确连接于灌流器的动脉端口上,同时静脉端血路连接于灌流器的静脉端口上。

③启动血泵,速度 200～300ml/min,预冲肝素生理盐水总量 2000～5000ml(每 500ml 生理盐水加 20mg 肝素)为宜。预冲洗过程中可用手术钳反复多次短时性钳夹静脉端血路以增加灌流器内压力,从而达到生理盐水均匀预冲。如果在预冲过程中可以看到游离的炭粒冲出,提示已经破膜,必须进行更换。也可以在上述肝素生理盐水预冲前,首先应用 5％葡萄糖 500ml 冲洗,然后再进行上述肝素生理盐水冲洗。

④预冲即将结束前,采用肝素生理盐水充满灌流器与整个体外血路,最后将灌流器反转至动脉端向上、静脉端向下的固定方式,准备开始治疗。

如果患者处于休克或低血容量状态时,可于灌流治疗开始前进行体外预冲,预冲液可采用生理盐水、代血浆、新鲜血浆或 5％白蛋白,从而降低体外循环对患者血压的影响。

(2)体外循环体系的建立:冲洗结束后,将动脉端血路与已经建立的灌流用血管通路正确牢固连接(如深静脉插管或动静脉内瘘),然后开动血泵(以 50～100ml/min 为宜),逐渐增加血泵速度。当血液经过灌流器即将达到静脉端血路的末端出口时,与已经建立的灌流用血液通路正确牢固地连接。

(3)抗凝处理与方法

①当正确连接好动脉端血路并启动血泵后,在血液即将进入到灌流器前,注入首剂负荷量肝素。

②首次剂量一般为多数为 1.0～2.0mg/kg 体重,主要是因为灌流器的表面积与常规透析器比面积大,故首剂负荷量也较大;开始灌流后,视情况肝素的追加剂量为 8～10mg/h。由于目前灌流器的种类不同、患者个体差异较大,所以在治疗过程中最好用 APTT 监测,使其延长 1.5～2.0 倍,借以调整肝素的应用剂量。

(4)体外循环血流量的调整:一般以 100～200ml/min 为宜。研究表明,体外循环中血液流速与治疗效果显著相关,速度过快所需治疗时间相对较长,而速度太慢则需要治疗的时间相对较短,但速度过慢易于出现凝血。

(5)治疗的时间与次数:灌流器中吸附材料的吸附能力与饱和速度决定了每次灌流治疗的时间。常用活性炭吸附剂对大多数溶质的吸附在 2～3 小时内达到饱和。灌流到 2 小时后发现有已吸附溶质的解离现象,特别是部分吸附能力较差的树脂类灌流器。因此,如果临床需要,可每间隔 2 小时更换一个灌流器,但一次灌流治疗的时间一般不超过 6 小时。

（6）结束治疗与回血：建议应用空气回血为宜，因为生理盐水回血有可能导致吸附剂结合毒物的解离并进入到患者体内。由于治疗过程中所应用的肝素剂量较大，为安全起见，可于灌流结束后静脉缓慢注射鱼精蛋白 25～50mg，以防止治疗后发生出血现象。

三、注意事项

1. 凝血指标的监测

良好的抗凝可以保证灌流有效进行，在治疗开始后应每 0.5～1.0 小时测定一次凝血指标，维持体外凝血时间在 45～60 分钟，或 APTT 和（或）ACT 延长至基础值的 150%～180% 为宜。由于治疗过程中所应用的肝素剂量较大，为安全起见，可于灌流结束后静脉缓慢注射鱼精蛋白 25～50mg，以防止治疗后发生出血现象。

2. 系统监测

采用专用设备进行灌流时，要密切观察动脉压、静脉压的变化。动脉管端出现低压报警时，常见于各种原因导致的血流量不足现象；动脉压端出现高压报警则常见于灌流器内血液阻力增加，多见于高凝现象，应追加肝素剂量；静脉压端出现低压报警，多见于灌流器内凝血；静脉压端出现高压报警时多见于除泡器内凝血、滤网堵塞。

在依靠自身血压驱动的非外源动力灌流体系中，由于没有完善的压力监测系统，无法直观监测体外循环中的血液流动情况。应定期测定患者血压，一旦患者出现低血压休克，由于灌注压力低下，有可能导致血液灌流不足而影响疗效；动脉或静脉端除泡器内出现纤维蛋白沉积时，提示抗凝剂量不足，患者处于凝血倾向，追加肝素剂量；如果动脉端除泡器内血液平面逐渐升高，提示灌流器内阻力升高，多见于灌流器内凝血，此时静脉端除泡器血液平面会逐渐下降，必要时需要更换灌流器。

3. 生命体征的监测

患者进行灌流过程中应密切观察呼吸、心率、血压的变化。如果患者出现血压下降，则要相应地减慢血泵速度，适当扩充血容量，必要时可加用升压药物；如果血压下降是由于药物中毒所致而非血容量减少所致，则应当一边静脉滴注升压药物一边进行灌注治疗，以免失去抢救治疗的时机；严重循环衰竭，经相应处理仍无效，应终止血液灌流，改用其他方法治疗。

4. 反跳现象的监测

部分脂溶性较高的药物（如安眠药或有机磷类）中毒经过灌流后，可以很快降低外周循环内的药物或毒物水平，患者临床症状与体征得到暂时性地缓解，治疗结束后数小时或次日外周组织中的药物或毒物再次释放入血，导致患者二次症状或体征的加重；也可因为没有进行彻底洗胃而在治疗结束后药物再次经胃肠道吸收入血所致。因此，对于这些药物或毒物灌流治疗结束后应进行密切的观察，一旦出现反跳迹象可以再次进行灌流治疗。

5. 注意影响 HP 疗效的因素

影响 HP 疗效的因素有毒物毒性的强弱、两种或以上毒物同时中毒、HP 治疗的时机。HP 治疗过早则药物尚未形成血药浓度高峰，过晚则药物过多地与外周组织结合；一次 HP 治疗时间不宜超过 3 小时；特异性解毒药物的应用与 HP 同时进行，但要注意吸附剂对解毒药的吸附作用，必要时可加大相应剂量；HP 结束回血时应提倡应用空气回血法，因为生理盐水回血有可能增加毒物与吸附剂解离而再次进入血液的风险；最大限度地降低药物的后续吸收是十分重要的手段，如胃肠道中毒者应积极进行洗胃和（或）导泻，皮肤中毒者积极清洗皮肤等；强大的综合性内科综合处理是抢救药物中毒的关键性措施。

6. 应尽早进行 HP 治疗的情况

毒物中毒剂量过大或已达致死剂量（浓度）者，经内科常规治疗病情仍恶化者；病情严重伴脑功能障碍或昏迷者；伴有肝肾功能障碍者；年老或药物有延迟毒性者。

四、并发症及其处理

1. 生物不相容性及其处理

常见于早期生产的吸附柱，近来由于吸附材料的不断改进，生物相容性得到很大改善。吸附剂生物不相容的主要临床表现为灌流治疗开始后 $0.5\sim1.0$ 小时患者出现寒战、发热、胸闷、呼吸困难、白细胞或血小板一过性下降（可低至灌流前的 $30\%\sim40\%$）。一般不需要中止灌流治疗，可静脉推注地塞米松、吸氧等处理；如果经过上述处理症状不缓解并严重影响生命体征（如休克或意识障碍等）而确系生物不相容导致者应及时中止灌流治疗。

2. 炭粒栓塞

治疗开始后患者出现进行性呼吸困难、胸闷、血压下降等，应考虑是否存在炭粒栓塞现象。目前灌流器所用活性炭粒一般均采用了微囊包裹技术，配以大剂量的生理盐水冲洗，一般而言很少出现炭粒脱落而导致肺栓塞者。但如果出现滤网破膜现象，则极有可能出现栓塞现象。在进行灌流治疗过程中一旦出现炭粒栓塞，必须停止治疗，吸氧或高压氧治疗，同时配合相应的对症处理。

3. 出凝血紊乱

活性炭进行灌流吸附治疗时很可能会吸附较多的凝血因子如纤维蛋白原等，特别是在进行肝性脑病灌流治疗时易于导致血小板的聚集而发生严重的凝血现象；而血小板大量聚集并活化后可以释放出大量的活性物质，进而诱发血压下降。因此，在进行灌流前可以应用抗血小板药物处理如双嘧达莫、阿司匹林、阻断血小板与吸附剂的黏附。

4. 发热

采用未包裹的活性炭进行灌流时有可能导致发热并发症,可能与生物不相容性有关,目前常用包裹型活性炭灌流很少出现发热现象;如果体外循环系统受到污染也可导致明显的寒战、发热。因此,在进行灌流前一定要注意灌流器与体外血路是否超过保质期、是否发生包装破损等。

5. 贫血

通常每次灌流治疗均会导致 $3\sim7ml$ 血液丢失。因此,长期进行血液灌流的患者,特别是尿毒症患者,极有可能诱发或加重贫血现象。

6. 患者体温下降

患者体温下降与灌流过程中体外循环没有加温设备、设备工作不正常或灌流过程中注入了过多的冷盐水有关。

7. 空气栓塞

空气栓塞主要源于灌流治疗前体外循环体系中气体未完全排除干净,或治疗过程中血路连接处不牢固,或出现破损而导致气体进入到体内。患者可表现为突发呼吸困难、胸闷气短、咳嗽,严重者表现为发绀、血压下降,甚至昏迷。一旦空气栓塞诊断成立,必须立即停止灌流治疗,吸入高浓度氧气、必要时可静脉应用地塞米松,严重者及时进行高压氧治疗。

(孙广东)

参 考 文 献

1 何长民,张训. 肾脏替代治疗血. 第1版. 上海:上海科学技术出版社,1999,199~218

2 曾繁忠主编. 急性中毒的现代救治. 第1版. 北京:中国科学技术出版社,1996,95~123

3 张建国,刘晓莉. HA型血液灌流器与透析器串联治疗尿毒症患者的临床观察. 中国血液净化. 2002,1 (1):31~34

4 Xia CY, Zhou JG, Xie JP, et al. Correlation of plasma endothelin and multiple organ dysfunction syndrome caused by acute organophosphorus pesticide poisoning. Chin J Emerg Med. 2004,13(5):328~330

第 5 节　免疫吸附

免疫吸附(immunoadsorption,IA)是将抗原、抗体或某些具有特定物理化学亲和力的物质作为配基与载体结合,制成吸附柱,利用其特异性吸附性能,选择性或特异性地清除患者血液中内源性和外源性致病因子,从而达到治病的目的。

免疫吸附疗法是在血浆置换的基础上发展起来的新技术。从单纯血浆置换到双重血浆滤过,再从双重血浆滤过到免疫吸附,对血浆中致病因子清除的选择性达到更高,血浆中有用成分的丢失范围与数量更小,免疫吸附疗法对致病因子的清除达到了高度选择性。

免疫吸附疗法的基本操作程序是将患者血液引出体外建立体外循环并抗凝,血液流经血浆分离器分离出血浆,将血浆引入免疫吸附器与免疫吸附剂接触,以选择性吸附的方式清除致病物质,然后将净化的血浆回输体内,达到治疗目的。

一、适 应 证

1. 免疫性相关疾病

(1)系统性红斑狼疮。
(2)重症肌无力。
(3)Guillain-Barre 综合征。
(4)抗基底膜性肾炎。
(5)血管炎。
(6)免疫性肝病。

2. 血脂代谢紊乱

(1)家族性高胆固醇血症、高三酰甘油血症、脂蛋白性肾病。
(2)严重的或药物治疗不能有效控制的高胆固醇血症、高三酰甘油血症。

3. 肝功能衰竭

重症肝炎,严重肝功能衰竭尤其是合并高胆红素血症患者。

4. 器官移植排斥

肾移植和肝移植排斥反应,PRA 升高,移植后超敏反应。

5. 药物或毒物的中毒

化学药物/毒物,生物毒素。对于高脂溶性而且易与蛋白结合的药物或毒物,可选择血浆灌流吸附,或与血液透析联合起来治疗效果更佳(常用的吸附方法有活性炭和树脂血浆灌流吸附,见相关血液灌注章节)。

6. 其他疾病

牛皮癣、慢性肾功能衰竭合并有并 β_2-MG 腕管综合征。特发性血小板减少性紫癜、血栓性血小板减少性紫癜、冷球蛋白血症、类风湿关节炎等。

二、禁　忌　证

(1)严重失代偿的心功能衰竭。

(2)对血浆分离器、吸附柱或管道等材料有过敏反应者。

(3)5岁以下儿童或60岁以上患者要慎重。

(4)体重小于20kg或严重超重者。

(5)不稳定性心绞痛。

(6)有出血倾向或难以寻找血管通路的患者。

三、常用的免疫吸附治疗

免疫吸附通常分五种类型：抗原抗体结合型、补体结合型、Fc结合型、静电结合型和疏水结合型。常用的载体有琼脂、糖凝胶、丙烯酰胺凝胶、羟基乙基丙烯酰胺凝胶、活性炭等。免疫吸附具有高度选择性和特异性，能清除循环中的自身抗体，循环免疫复合物和炎症因子，并能清除凝血因子及其他影响血液动力学的致病介质，还能调节免疫功能，对缓解一些活动期免疫性疾病的临床症状有一定的作用。

免疫吸附疗法的不良反应相对较少，80％以上的并发症与血管穿刺相关，抗凝剂引起的出血少见，少数可有恶心、皮疹等反应。由于免疫吸附治疗的患者大多必须与免疫抑制剂联合应用才能更好地控制一些自身免疫性疾病活动期对组织器官的损害，使患者安全地渡过危险期，而经过免疫吸附治疗后患者多伴有免疫球蛋白的缺乏，故感染的发生率增高，常见呼吸道、泌尿道感染等。有学者报道补充免疫球蛋白可以降低患者的感染发生率。免疫吸附最常见的代表是蛋白A免疫吸附、脂蛋白吸附等。

1. 蛋白A(Protein A)吸附疗法

蛋白A是某些金黄色葡萄球菌株细胞壁的一种蛋白成分，将蛋白A与基质按一定的比例和密度混合后制成吸附柱，当患者的血浆通过时，基质中的蛋白A可与血浆中的致病性抗体，特别是IgG型抗体结合，这是一种可逆性，pH敏感的结合，将pH降至2.3～2.5时，蛋白A与所结合的抗体解离，抗体被洗脱清除，将pH值恢复到7.0时，蛋白A又恢复吸附能力，这样可以不断通过调节基质的pH值重复循环吸附抗体，从而达到治疗疾病的目的。

蛋白A吸附系统主要由血浆分离装置和免疫吸附装置组成，利用血泵将血液引出体外，通过血浆分离装置分离血浆，并将血浆送入免疫吸附装置，免疫吸附过程依次按预冲、吸附、洗脱、平衡等顺序完成一个治疗循环。蛋白A吸附通常需要二个吸附柱交替进行，一个吸附柱吸附治疗时，另一个吸附柱自动洗脱再生。二个吸附柱的不断循环，经过多个治疗循环后达到治疗剂量。

2. 血脂吸附疗法

目前血脂的分离技术主要有免疫吸附(包裹有抗 Apo-B 抗体的吸附柱)、糖酰脂纤维素吸附法(dextran sulfate coupled to cellulose beads,DSC)和在低 pH 条件下(pH 值为 5.2)由肝素介导的体外低密度脂蛋白及纤维蛋白原沉淀系统(HELP)等。这些方法可以直接将低密度脂蛋白(LDL)和 Lp(a)从血浆中清除出去。其中,糖酰脂纤维素吸附法的原理在于带负电荷的聚丙烯与带正电荷的 LDL 和 Lp(a)相互作用,从而将血浆脂蛋白直接清除出去。脂蛋白免疫吸附则是将抗脂蛋白 B100 抗体耦合在琼脂上,通过抗原抗体反应结合 LDL,该方法使得血脂的清除更为有效和特异。

3. 内毒素吸附疗法

内毒素(LPS)已被认为是脓毒血症及感染性多脏器衰竭的重要致病因素。内毒素是大分子脂多糖物质,类脂质 A 是 LPS 的生物活性成分。由于多黏菌素 B 纤维柱(PMX-F)与 LPS 的脂质 A 有很强的亲和力,故能特异性结合吸附内毒素,从而降低血浆中内毒素水平,并且降低由 LPS 介导的细胞因子(TNF-α,IL-1)的释放。此外,PMX-F 的安全性和生物相容性较好。目前,临床应用于全身性重症感染患者的治疗。一般认为,符合以下 3 条标准的患者即可实施该治疗,包括:①内毒素血症或怀疑为 G 阴性杆菌感染;②临床表现为全身炎症反应综合征(SIRS);③感染性休克需要血管活性药物支持。

其他内毒素吸附技术有微粒解毒系统(microsphere-based detoxification system,MDS),MDS 是一种对流的血液净化系统,同时存在超滤和返超滤。血液经血浆分离器分离成分后,血浆进入一密闭的二次循环系统,通过高速离心泵和微球颗粒吸附后从滤器的另一端回输入血,吸附剂的性能评价主要有三个参数:吸附率、吸附容量和吸附选择性。微球吸附剂通过改变其携带的不同颗粒即可达到不同的清除效果。

此外,Lixelle 纤维柱可特异性地吸附 β_2-微球蛋白和内毒素,故可用于 β_2-微球蛋白相关性淀粉样变和脓毒血症患者。

4. 血浆灌流吸附疗法

主要用于清除尿毒症中分子毒素(如 β_2-MG 等)、药物和毒物。其操作方法比较简单,需要一部体外循环机器,首先用膜式血浆分离器制备血浆,然后将血浆经过吸附柱吸附后再回流至患者体内。

临床常用的吸附剂有活性炭和树脂两种。活性炭和树脂对中小分子物质(分子量少于5000 道尔顿)和与蛋白结合物质的吸附能力较强,但是由于活性炭直接与全血细胞接触会发生凝血和生物不相容性反应,故通常用生物材料包裹。目前新的合成聚合材料有很强的吸附能力,其吸附分子量不受材料本身的影响,仅受材料表面包裹层孔径和结构的影响。

5. 配对血浆滤过吸附

配对血浆滤过吸附(coupled plasma filtration adsorption,CPFA)是指全血先由血浆分离

器分离出血浆,血浆经吸附剂吸附后与血细胞混合,再经血液滤过或血液透析后回输到体内。CPFA 具有溶质筛选系数高、生物兼容性好、兼有清除细胞因子和调整内环境功能等特点,因此 CPFA 主要是用于非选择性清除血液透析、血液滤过等血液净化治疗不能清除的中大分子物质。目前已广泛应用于急性肾衰竭、败血症等重症感染患者以及 ICU 的非肾性急重症患者等。

CPFA 需要血浆分离器、吸附柱和血滤器三种。治疗是将血浆分离、血浆吸附和血液透析(或血液滤过)联合在一起。故 CPFA 集合了血浆吸附和血液透析滤过的优势,既可以用血液透析清除小分子物质又可以用血浆吸附清除大中分子物质,目前主要应用于危重症感染患者,吸附主要用树脂吸附。

四、肝素化的方法

首次剂量按 $0.5\sim1.0mg/kg$ 体重,在治疗前 10 分钟一次性静脉注入。静脉给肝素 10 分钟后,才能开始血浆吸附系统的体外循环,以后每半小时一次追加肝素 $8\sim12mg$。吸附治疗结束前 30 分钟停止用肝素。

因个体对肝素的敏感性及肝素的效价差异较大,为了不发生凝血,最好根据凝血时间调节肝素用量,使体外循环 ACT 和 APTT 保持在正常值的 $150\%\sim200\%$。冬季室温过低时应对血路管路适当保温,以防凝血。

如使用低分子肝素,可用首剂 $6000\sim8000$ 抗 XaIU,治疗过程中可根据体外循环的情况,适当增加剂量。但免疫吸附治疗时考虑到吸附剂对低分子肝素的吸附作用,一般不推荐用低分子肝素。

枸橼酸抗凝在 CPFA 中广泛应用,尤其是在有出血性倾向的重症患者疗效确切,安全性优于肝素,但目前国内未有正式批准的药字号商品,故应用受到限制。

五、吸附治疗处方

初始时全血流量从 $50ml/min$ 逐渐至 $100\sim150ml/min$,经膜式血浆分离器行血浆分离,分离的血浆再以 $25\sim50ml/min$ 血浆流量经血浆吸附柱吸附,吸附后回流体内。如蛋白 A 吸附时,需要进行吸附柱再生,利用 pH2.2 洗脱液 500ml 进行缓慢洗脱($30\sim50ml/min$),再用 500ml pH7.0 缓冲液进行缓慢冲洗($30\sim50ml/min$),恢复吸附功能。

一般单次吸附治疗的剂量为 $2\sim3$ 个血浆容量,治疗持续时间为 $2\sim3$ 小时为宜。若有必要可更换一只吸附柱继续吸附,或定时、定期再进行吸附,具体疗程可根据患者的治病行抗体水平或免疫球蛋白 G 水平来评定。

但是,每种治疗模式的血浆容量是不同的,因此,要根据治疗模式和患者情况而定。

六、注意事项

(1)血浆吸附前一定要做血常规、出凝血功能等相关检查。

（2）血浆吸附时应严格遵守无菌操作原则，以防污染，尤其是穿刺和管道连接时。

（3）尽量准备中心静脉置管，正确安装血浆分离器、吸附柱和管道并复查。

（4）正确预冲洗：预冲和排气时禁用止血钳等金属硬物敲打血浆分离器和吸附柱，以防损坏。预冲的葡萄糖和生理盐水要充分，免疫吸附需要更多的生理盐水预冲，严禁将高浓度的肝素盐水输入患者体内。

（5）治疗过程中密切观察患者血压、脉搏、体温、呼吸等生命体征以及患者治疗过程中的反应，并根据各项情况调节治疗处方。如低血压、过敏反应、溶血、凝血、肌肉痉挛、空气栓塞、失衡综合征等。

（6）治疗过程监护：确保静脉回路通畅，防止静脉压高引起分离器破膜；跨膜压（TMP）过高时可以予每次 0.9% 的生理盐水 100ml 冲洗血浆分离器，或追加肝素。

（7）抗凝剂的应用个体差异较大，应根据 ACT、APTT 来调节。

（8）回血时密切观察循环管路，尤其是用空气回血，以防空气进入患者体内。

（刘庆鑫）

参 考 文 献

1 谢红浪. 吸附疗法. 见：黎磊石,刘志红主编. 中国肾脏病学. 第 1 版. 北京：人民军医出版社,2008,1604～1627

2 季大玺,龚德华,等. 免疫吸附疗法. 肾脏病与透析肾移植杂志,2002,5(11)：463～467

第 6 节　连续性肾脏替代治疗

连续性肾脏替代治疗(continuous renal replacement therapy,CRRT)是指所有缓慢、连续清除水和溶质的治疗方式。1977 年 Kramer 等首次将连续性动静脉血液滤过（CAVH）应用于临床，克服了传统的间歇性血液透析（IHD）所存在的不足。标志着一种新的连续性血液净化技术诞生，在临床上迅速推广应用。CRRT 技术不断发展，相继出现了包括动脉-静脉缓慢连续超滤（AVSCUF）、连续性动脉-静脉血液滤过（CAVH）、连续性动脉静脉血液透析滤过（CAVHDF）等技术；随着中心静脉双腔导管在临床中普及，又衍生了静脉-静脉血液滤过（CVVH）、连续性静脉-静脉血液透析滤过（CVVHDF）等技术。这些技术已广泛应用于急性肾衰（ARF）重症监护病房（ICU）的治疗。

一、CRRT 的特点

目前，临床及实验研究均证实在 CRRT 治疗中，血流动力学稳定、溶质清除率高、利于营养支持及清除炎症介质,从而改善了重症 ARF 患者的愈后。

1. 血流动力学稳定

CRRT 与传统的间歇性血液透析(IHD)相比,其优点为连续性治疗,可缓慢、等渗地清除水和溶质,容量波动小,净超滤率明显低,胶体渗透压变化程度小,基本无输液限制,能随时调整液体平衡、对血流动力学影响较小,更符合生理情况。而 IHD 治疗时,短时间内清除大量液体,常会引起血流动力学不稳定,不利于肾功能的恢复,使生存率降低。尤其是血流动力学不稳定的患者,通常难以在 IHD 治疗中清除较多的液体。CRRT 也可能导致容量大量丢失,故在治疗中要严密监测出入量。CRRT 时血液温度可能降低,是否有利血流动力学稳定,尚无定论。一些血管活性物质(如肾上腺素、去甲肾上腺素等)均是小分子物质,它们在 IHD 治疗中容易通过弥散方式清除,继而加重 IHD 治疗相关的低血压。然而,已经证实在 CRRT 治疗中,超滤可引起代偿性的血管收缩,从而利于血压的稳定。重症患者不能耐受低血压,有心脏停搏的危险,并可能导致内脏缺血,引起内脏酸中毒,而这些在 CRRT 治疗中均能避免。

2. 溶质清除率高

CRRT 时溶质清除率高,尿素清除率高于 30L/d(20ml/min),而 IHD 很难达到,并且,CRRT 清除中、大分子溶质优于 IHD。CRRT 能更多地清除小分子物质,清除小分子溶质时无失衡现象,能更好地控制氮质血症,有利于重症急性肾功能衰竭或伴有多脏器功能障碍、败血症和心力衰竭患者的治疗。

3. 清除炎性介质

严重感染和感染性休克患者血液中存在着大量中分子的炎性介质,这些介质可以导致脏器功能障碍或衰竭。CRRT 使用无菌/无致热原溶液以消除通常在 IHD 中潜在的炎性刺激因素,并且使用高生物相容性、高通透性滤器,能通透分子量达 300 000Da 的分子。大部分细胞因子分子量为 10 000～300 000Da 的中分子物质,可被对流机制所清除。CRRT 通过对流或吸附可以清除细胞因子和细胞抑制因子,特别是在高容量血液滤过的情况下。Bellomo 等证实,CRRT 使用的高通透性滤器可清除大量细胞因子,如肿瘤坏死因子-α(TNF-α)、白细胞介素-1(IL-1)、白细胞介素-6(IL-6)、白细胞介素-8(IL-8)、补体 C_3a、D 因子、血小板活化因子(PAF)等。De Vrise 等应用 AN69 膜进行 CVVH,治疗 15 例感染性休克合并 ARF 患者,结果显示 AN69 膜能有效地清除循环中的细胞因子,但是对细胞因子的清除必须吸附与对流两种方式相结合。滤器中不同的生物膜清除细胞因子的能力不同。高通透性合成膜如聚丙烯腈膜(PAN)、聚砜膜(PS)等,有一疏水性表面,这不仅使细胞因子产生减少,而且可通过滤过或吸附机制使之清除。生物相容性差的膜与血浆接触后,会使一些补体活化产物如过敏毒素 C_3a、膜攻击复合物 C5b-9 及一些细胞衍生物浓度明显增高。纤维素膜可通过激活补体和白三烯导致炎性肾脏损伤,直接影响患者的预后。故选择一个生物相容性好、高流量以及有较高的吸附特性的膜是非常重要的。

4. 营养改善好

大多数肾衰、急性危重病患者消化吸收功能差,加之反复感染,极度消耗等,一般都伴有营养不良。传统的透析治疗对水清除的波动较大,制定的热卡摄入量往往不能达到要求,蛋白质摄入量常需控制在 $0.5g/(kg \cdot d)$ 以内,常出现负氮平衡,所以影响患者的营养支持,而 CRRT 能满足大量液体的摄入,不存在输液限制,有利于营养支持治疗,保证了每日的能量及各种营养物质的供给,并维持正氮平衡。

5. 纠正酸碱紊乱

危重患者的酸碱紊乱决定于患者的肾、肺、肝功能和分解代谢状态。应用 CRRT 治疗时,治疗方式、置换液及透析液成分也是重要因素。需要纠正机体的液体和酸碱平衡紊乱时,自超滤液中丢失的 HCO_3^- 必须在置换液中如数补充;需纠正代谢性酸中毒时,除补充丢失量外,还需额外补给,以达到 HCO_3^- 的正平衡。

二、CRRT 的缺点

与 IHD 相比,CRRT 有诸多优势,但是也有不足:①需要连续抗凝;②间断性治疗会降低疗效;③滤过可能丢失有益物质,如抗炎性介质;④乳酸盐对肝功能衰竭患者不利;⑤能清除分子量小或蛋白结合率低的药物,故其剂量需要调整,难以建立每种药物的应用指南;⑥费用较高;⑦尚无确实证据说明 CRRT 可以改善预后。

重症 ARF 患者常伴有 MODS,这些患者都存在血流动力学不稳定、高分解代谢和容量负荷,CRRT 是最理想的治疗方式。

三、适 应 证

1. 肾脏疾病

(1)重症急性肾衰竭(ARF):伴血流动力学不稳定和需要持续清除过多容量或毒性物质的情况,如 ARF 合并严重电解质、酸碱代谢紊乱、心力衰竭、脑水肿、肺水肿、急性呼吸窘迫综合征(ARDS)、血流动力学不稳定、外科手术后、严重感染。

(2)慢性肾衰竭:合并急性肺水肿、尿毒症脑病、心力衰竭、血流动力学不稳定。

2. 非肾脏疾病

(1)多器官功能障碍综合征;

(2)全身炎症反应综合征;

(3)ARDS;

(4)挤压综合征;

(5)乳酸酸中毒;

(6)急性坏死性胰腺炎;

(7)心肺旁路;

(8)慢性心力衰竭;

(9)肝性脑病;

(10)药物或毒物中毒;

(11)严重液体潴留;

(12)需要大量补液;

(13)电解质和酸碱代谢紊乱。

四、CRRT 治疗的指证

在临床上,通常建议当重症 ARF 患者出现以下情况时,即开始 CRRT 治疗

1. 少尿/无尿

重症患者如发生对利尿剂拮抗的少尿时(尿量<200ml/12h),则应开始 CRRT 治疗,尤其当患者大量静脉输液(如血或血制品等),且血管内充盈压中度升高时。由于 CRRT 治疗中血流动力学稳定,患者对治疗的耐受性和安全性较好,因此就可以尽可能早地开始 CRRT 治疗。

2. 高钾血症

由于肾功能衰竭,患者血清钾浓度将快速升高,尤其是在多发性肌肉损伤、消化道出血、输血时更加明显。内科常规给予葡萄糖加胰岛素、碳酸氢钠、钙离子吸附树脂、钾离子吸附树脂,可以降低血清钾浓度,但如果患者肾功能衰竭持续不缓解,则血清钾浓度将持续上升,最终只有行 CRRT 治疗。一般当血钾升高至 6.5mmol/L 以上时,即应立即行 CRRT 治疗。

3. 重度酸中毒

轻度呼吸性酸中毒对维持急性肺损伤或 ARDS 患者的通气是有利的,且患者对轻度呼吸性酸中毒易耐受,不会导致明显的副作用。但是当患者出现严重代谢性酸中毒时,则应积极纠正酸中毒,因为严重代谢性酸中毒(pH<7.1),可以造成心肌收缩力和代谢异常,因此需要用 CRRT 来预防和治疗重度酸中毒。

4. 氮质血症

尿毒素的蓄积可能导致免疫功能异常,而 CRRT 可以有效地清除尿毒素。在 ICU 中,氮质血症发展至什么程度才开始行 CRRT 治疗尚无定论,但是对于 ESRD 患者,研究证实如氮质血症控制不佳,则患者死亡率和发病率均上升。对于重症患者的治疗,通常当患者 BUN>30mmol/L 或 SCr>500μmol/L 时,就开始行 CRRT 治疗,并且使患者的 BUN 水平保持在 20mmol/L 以下。

5. 水负荷/器官水肿

在 ICU 中防止水负荷和器官水肿对预后是至关重要的,患者在心肺复苏过程中输入较多的液体、机械通气和生理学应激反应易造成水钠潴留以及治疗需要输入大量液体重症患者常出现水、盐负荷,造成外周及内脏等渗性水肿,内脏水肿将直接危及患者生命安全。CRRT 是清除等渗性水肿而同时又不影响血流动力学的最有效治疗方式。

6. 尿毒症并发症

对于 ICU 患者,应极力防止发生尿毒症并发症(如尿毒症脑病、神经病变、心肌病变或心包炎),一旦发生这些并发症,应立即 CRRT 治疗,且尽可能控制好氮质血症。

7. 重度低/高钠血症

当患者肾功能正常时,轻至中度低/高钠血症可以通过内科治疗而痊愈。然而,当患者出现重度或致命性的低/高钠血症,且常伴有肾功能异常时,则 CRRT 是最好的治疗措施。

8. 高热

严重的高热可导致中枢神经系统损伤、加剧脑水肿、加重血管扩张和低血压,从而危及患者生命。重度败血症、中枢神经系统出血或其他体温调控异常患者,常发生严重的高热,患者对常规降温处理疗效差,CRRT 能十分有效地降低任何病因所致的高热。

9. 药物过量

水溶性药物(尤其是有效血循环内药物浓度决定中毒程度的药物)可以通过 CRRT 来清除,如锂、普鲁卡因酰胺代谢产物、氨基甙类等,因此 CRRT 也可以用于治疗这些药物过量。

五、CRRT 治疗的具体实施

1. 置换液

CRRT 置换液因人而异,原则是电解质接近人体细胞外液成分,碱基根据需要调节,常用的有乳酸盐和醋酸盐,对 MODS 及败血症伴乳酸酸中毒或合并肝功能障碍者,不宜用乳酸盐,过量应用醋酸盐会导致血流动力学不稳定,故现推荐用碳酸氢盐作缓冲碱。内含钠 140mmol/L、钾 0～4mmol/L、氯 108～112mmol/L、葡萄糖 0～1500mg/dl、钙 1.5～1.75mmol/L、镁 0.5～0.7mmol/L。一般要求钾大于 1mmol/L,尤其在高通量血液滤过治疗过程中。置换液输入有前、后稀释法两种,目前多采用前稀释法。

前稀释法进入滤器的溶质浓度虽低于血浆,但超滤量大,足以弥补。另外,肝素用量小,出血发生率低,滤器使用时间延长。大量置换液输入及较长时间体外循环可引起体温下降及能量丢失(大约 4.184MJ/d),故需应用加热装置,使置换液接近人体体温。

2. 血管通路

根据病情需要和 CRRT 方式不同,血管通路可选择动静脉直接穿刺(足背动脉、股动脉、肱动脉、桡动脉、股静脉、肘静脉等)、深静脉插管(股静脉、颈内静脉、锁骨下静脉),动脉置管大多首选股动脉。近年随着血泵的应用,多采用双腔导管颈内静脉或股静脉留置导管,既保证了稳定的血流量,又避免了动脉穿刺的潜在危险;慢性肾功能衰竭急性恶化,需作 CAVH 治疗时,可采用动静脉内瘘穿刺作动脉端,而穿刺外周静脉做回路,血流量可达股动脉插管的 1/4。

3. 抗凝

CRRT 治疗的一个主要缺点是治疗中需抗凝,从而增加了出血和血栓性血小板减少的发生。

现有的抗凝剂种类很多,包括肝素、低分子肝素、前列腺素、枸橼酸盐等,其中肝素抗凝最常用。抗凝技术包括肝素抗凝法、低分子肝素抗凝法、前列腺素抗凝法、局部枸橼酸盐抗凝法等。最常用的是从体外循环的动脉端连续应用肝素抗凝,其出血并发症与标准血液透析相似(20%~30%)。通常首剂 1000~2000U,以后每小时追加 400~800U,监测凝血酶原时间(PT)或活化凝血时间(ACT)在正常的 1.5~2 倍,对于有肝功能损害或血小板低于 5×10^9/L 者,治疗过程中可少用或不用肝素抗凝。

低分子肝素阻断 Ⅹa 因子的作用强于阻断 Ⅱa 因子,常用于出血危险性大的患者,首剂 2000U,应用过程中患者抗 Ⅹa 活性应控制在 0.2~0.3U/ml;无出血危险性的患者,首剂 5000U,抗 Ⅹa 活性应控制在 0.5~1.0U/ml。

体外枸橼酸抗凝法引起的出血危险最小,滤器堵塞的危险最小,但偶有发生代谢性碱中毒,可通过使用盐酸或提高透析液流速纠正。

CRRT 抗凝技术的应用应根据患者情况而加以选择,做到个体化。需考虑血管通路、是否使用泵、膜特性、超滤是否增加、患者临床情况和是否存在凝血异常等因素。

4. 血滤器

CAVH 由于低血流量、低滤过压力,易发生凝血,故在超滤面积相同的滤器中应选择短而通透性高、生物相容性好、不易激活补体、对凝血系统影响小,预冲量小、血流阻力小的高分子聚合物膜所制的滤器。粗短口径滤器可降低循环阻力,降低凝血危险。高分子聚合物膜的生物相容性好,不易激活补体,且对水通透性高,超滤系数(kuf,指跨膜压为 1mmHg 时,每小时超滤的毫升数,以 ml/(h·mmHg)表示)达 10~50ml/(h·mmHg)较符合治疗需要。CVVH 由于有血泵驱动,这些指标相对就不那么重要了。CVVHD、CVVHDF 的滤器都有两个相同的滤液口,适于透析液交换。目前 CRRT 应用的产品主要有瑞典金宝公司的 FH55、FH66(聚酰胺膜)及美国 Amicon 公司的 Diafilter20、30(聚砜膜)等。

5. 透析液

CAVH 和 CVVHDF 治疗过程中,需用透析液,可选择置换液,但临床上常用无菌腹膜透析液。腹透液中含糖量较高,可能引起血糖增高,治疗中应予监测。有些腹透液含钠量低于140mmol/L,在这种情况下应予补充而避免低钠血症。透析液流速一般为 10～30L/d,无残余肾功能或高分解代谢患者流速应高一些。

六、CRRT 治疗的并发症

1. 技术性并发症

CRRT 作为一种侵入性的治疗,技术性并发症的发生率与所应用治疗方法密切相关,常见的最严重的并发症是与动脉通路相关的,而采用静脉-静脉通路时相应的并发症的发生率降低。

(1)血管通路不畅:血管通路不畅是一严重并发症,可导致体外循环中血流量下降。CAVH 中动脉通路畅通是保证足够血流量的关键。动脉内径减小,插管长度增加或扭曲都可导致血流量急剧下降。CVVH 中因为有血泵辅助,这种并发症减少,但双腔导管可致再循环,增加体外循环中血流的黏滞度,使滤器凝血,超滤停止。精确地监测循环压力,采取措施恢复正常的血管通路功能可以克服这一缺陷。

(2)血流量下降和体外循环凝血:由于 CAVH 中依靠动静脉压力差驱动血液循环,常出现血流量不足和凝血。管道内径减小或扭曲,也会使血流停止导致体外循环凝血。血泵的应用使此类并发症的发生大为减少。

(3)管道连接不良:体外循环中,血流量范围 50～350ml/min。血路中任何部位突发连接不良,如在血泵作用下偶尔因压力变化使管道破裂,都可以立即危及生命(尤其在无报警和监测条件下),因此整个管道必须在可视范围(未被遮避),确保整个管道连接密闭完好。

(4)气栓:现代使用泵辅助的 CRRT,由于有特殊的监测和报警系统,可以预防气栓的发生,除非有机械缺陷,否则一旦有气体进入系统中,机器即会立即停止工作。在 CAVH 中,虽然无血泵,但由于持续正压的存在,亦可以避免形成气栓,但当静脉通道连接不良时,吸气相负压还是可以将气体吸入静脉系统形成气栓。

(5)水、电解质平衡障碍:CRRT 的另一危险因素是容量负荷突然增多,电解质紊乱。现在机器一般有液体平衡系统,精确调控容量负荷,此并发症的发生率正在逐渐降低。关键是对每一患者都应准确评估其临床情况和危重程度,严密监测液体进出量。另外要避免配置大量置换液时出现差错导致的容量和电解质失衡。

(6)滤器功能丧失:CAVH 滤器是在低血流量及超滤压力平衡的条件下工作的,这使得CAVH 中滤器凝血的发生率高,膜功能低下,通透性能显著下降,对溶质的筛选系数趋于减低,系统的有效性减弱。此时,即便可以维持高水平的超滤,但对溶质的有效清除比预期的要低。使用血泵则避免了此问题,使滤器阻力不在成为循环中的一大问题。

2. 临床并发症

(1)出血:皮下穿刺和应用 Seldinger 技术置管均可导致出血甚至使静脉穿孔,特别是局部动脉粥样硬化,由于损伤血管壁和斑块,可出现严重出血。故怀疑局部有严重的动脉粥样硬化时须选择其他通路。在 CRRT 过程中,抗凝剂应能立即达到最大的体外抗凝作用,而对体内循环系统无作用或作用较小;对有出血倾向的重症患者,可采取特殊疗法以维持体外循环中的抗凝作用,如采用局部肝素化、前列环素、低分子肝素、枸橼酸盐、前稀释及其他抗凝技术,可以减少出血的风险。CAVH 后拔除动脉端导管时必须小心持续按压,以防出血;如果持续出血,需尽早手术,一旦出现股部大血肿继发感染所致脓肿,难以治疗。

(2)血栓:动脉局部血栓的发生较为常见(约 3%),特别是在动脉硬化者,局部血栓更易于发生,有时可影响腿部的血液灌注,需立即手术。在 CVVH 时,静脉局部亦可出现血栓,并有可能扩展至腔静脉。因此,应常规监测血管灌注情况(多普勒超声),持续监测体循环中静脉压力,有助于早期发现血栓并发症的出现。

(3)感染和败血症:局部感染(特别是血肿感染)是严重的并发症。ICU 中患者由于应用免疫抑制剂,易发生感染。体外循环可成为细菌感染源,管道连接、取样处和管道外露部分常成为细菌侵入的部位。一旦细菌侵入,患者即可发生败血症,导致体内内毒素水平升高,内毒素也可由污染的透析液从透析膜上小孔径进入体内。因此,行体外循环时需高度谨慎,严格无菌,避免打开管道留取血标本,避免出血和血肿。CRRT 治疗超滤液中抗生素浓度与血浆相近,表示水溶性抗生素丢失,这对重症感染或脓毒血症患者来说十分危险,应调整抗生素剂量,以达到有效血药治疗浓度。

(4)生物不相容性和过敏反应:血液长期与人工膜及塑料导管接触,由于塑料颗粒的碎裂,血、膜的反应及残存消毒液的作用可产生一系列不良反应,激活多种细胞因子、补体系统,甚至发生全身性炎症反应综合征,对机体造成严重损伤。目前 CRRT 中多使用高度生物相容性的生物膜,最大限度地避免这种并发症的出现。另外,用血管紧张素转换酶抑制剂(ACEI)治疗时,由于缓激肽积聚,也可使循环中细胞因子水平增加,需特别加以注意。

(5)低温:超滤时大量液体交换可致体温下降,计算热量摄入及评估营养和能量平衡时需考虑体温的负平衡作用,加热置换液可纠正此并发症。

(6)营养丢失:CRRT 治疗时,平均每周丢失 40～50g 蛋白质,并不比腹透及间歇治疗时多,而且不会明显改变总蛋白和白蛋白浓度,但在肝合成蛋白障碍及长期治疗时,营养成分丢失就会显得比较突出,而维生素丢失目前尚无报道,真正的缺乏综合征也不常见。经常监测超滤液和血液中一些电解质、营养成分及药物浓度,及时在置换液中加以补充,即可避免这些物质的不平衡。

(7)血液净化不充分:CAVH 由于超滤不足,对有高分解代谢的患者,不能充分清除体内的毒素,随着技术的发展,CVVH、CVVHD、HVHF 等的广泛应用,血液净化不充分已不构成制约 CRRT 应用的理由。

(刘庆鑫)

参 考 文 献

1 王质刚主编．血液净化学．第 2 版．北京:科学技术出版社,2003,310～343

2 王海燕,王梅主译.慢性肾脏病及透析的临床指南.北京:人民卫生出版社,2003,297~306

3 季大玺,龚德华,徐斌.连续性血液净化在重症监护病房中的应用.中华医学杂志,2002,82:1292~1294

4 Uchino S,Kellum JA,Bellomo R,et al. Acute renal failure in critically ill patients:a multinational,multi-center study. JAMA,2005,294:813~818

5 Ronco C,Brendolan A,Dan M,et al. Adsorption in sepsis. Kidney Int,2000,58:148~155

第7节 血液透析的护理

一、血液透析的护理操作

(一)血液透析前的护理

1. 心理护理

透析加剧患者不良情绪,引起紧张、恐惧、不安甚至绝望,常常不配合医护人员工作,个别患者甚至拒绝透析,尤其首次行血液透析的患者,甚至有自杀倾向。因此,作为护理工作者,要从生理、心理、社会三个方面对患者进行护理,对其进行有目的、有针对性的指导,解除其心理障碍。长期血透病人容易产生焦虑、紧张不安、多疑忧郁、厌烦情绪,甚至厌世想法,认为自己是家庭和社会的累赘,对疾病治疗丧失信心。对这类病人,医护人员应满腔热情,关心体贴病人,耐心解释病情,用科学的语言消除病人的心理恐惧,减轻心理负担,及时将病情好转的消息告知患者,使他们保持乐观、愉快的心境,用美好的语言与患者谈论生存的价值,树立正确、豁达的生死观,让患者认识到只有以积极乐观的态度对待自己的生命,才能真正理解生存的意义,真正安慰家人,使患者的生命在不断的希望中延续。教育患者只要坚持用药,锻炼身体,充分透析,保持良好的生活习惯及健康向上、乐观的态度,必能战胜病魔。

2. 病史的询问

了解病人肾功能衰竭的原因、过程、重要器官功能状态及有无感染、出血史、皮肤颜色、浮肿程度、尿量、观察病人的一般状态,注意心、肝、肺、脑的功能。

3. 透析前检查

血透前必须对病人进行全面的检查,包括体温、脉搏、呼吸、血压、神志、心、肝、肺、脑和必要的神经系统检查,以及心电图、血液生化、血常规、红细胞压积、血液渗透压、血小板计数、凝血时间、纤维蛋白原、凝血酶原时间、3P试验等检查,并测量体重,做好记录,以便观察透析效果和判断病情的变化。

4. 透析房间准备

血透室要求清洁整齐,严格执行消毒隔离制度,每日紫外线照射空气消毒 0.5～1 小时,地面、物体表面用 5% 含氯消毒剂擦拭,室温在 18～26℃,注意通风,保持室内空气新鲜,认真检查透析液供给装置、监视装置、机器的运转及工作效能是否正常,备好氧气、心电监护机、抢救物品及药品。

5. 透析前机器准备

准备好透析液,打开透析机的总开关,进行自检,检查并连接透析血路、透析器,冲洗透析器具(血路管和透析器)30 分钟后,解除警报,准备透析。

6. 血液肝素化

血液肝素化有全身肝素化、边缘肝素化、无肝素透析。

(1)全身肝素化:为最常用的抗凝方法,血透前先静脉注射肝素,首剂 62.5U/kg～125U/kg 抗凝,血透过程中用肝素泵以 500～2000U/h 的速度追加,透析结束前 30 分钟停止使用肝素。

(2)边缘肝素化:本方法主要适用于有中低度出血危险、活动性出血刚控制的患者。

(3)无肝素透析:本方法主要适用于有高危出血危险、外科手术合并出血、脏器移植以及有颅内出血的患者。透析前先用肝素盐水预冲管路和透析器,闭路循环之后,用生理盐水将肝素盐水全部排掉。在无肝素透析时,需密切观察透析器及管路中血液的颜色变化;保证血液循环的畅通;应尽量避免输入血液及血液制品、脂肪乳剂,防止血液透析器凝管,对血流动力学不稳定的患者,行无肝素透析时,应根据患者的耐受程度调节血流速度及对透析器的冲洗速度。

(4)低分子量肝素:由于低分子肝素具有使用方便,在血透中不需要追加;出血危险减少;对脂质代谢及血小板功能影响小等优点,更适宜维持性透析患者长期应用。一般一次注入3000～6000U,维持 4 小时透析,不需要追加。

(二)血液透析中的观察和护理

1. 严密观察透析机的工作状态

连接各处管道时,必须确实可靠,并保持最佳通畅位置,防止接头松脱导致大量出血。

2. 观察血透机各部运转是否稳定正常

如血流量、透析液流量、温度、动脉压、静脉压、跨膜压、漏血气泡探测装置等,如有异常应及时调整。

3. 透析监护系统观察

透析液流量,应保持在 450～500ml/min,温度应控制在 36.5～39℃之间,如过高可发生溶血,低于35℃会引起患者寒战,血管痉挛,使血流减慢,甚至凝血。跨模压根据病人除水量的多少而自动调节,血流量对透析效果具有重要影响,血流量过小,则透析效果较差,一般情况下血流量应在每分钟200～300ml。

4. 密切观察生命体征的变化

定时测量体温、脉搏、呼吸、血压,同时观察神志、瞳孔、超滤等,防止超滤过多引起严重脱水。

5. 观察出血倾向

血透病人常存在出血的危险,这是因为尿毒症病人血小板功能异常,毛细血管脆性增加,出凝血时间延长,以及肝素化的作用,故病人可有自发性出血,轻者则表现皮肤黏膜的出血点、淤斑、穿刺点周围血肿;重者则发生胃肠道出血、硬膜下血肿。皮肤黏膜上的出血点和淤斑,是发生出血的潜在信号,一经发生,应及时报告医师进行处理。

6. 注意监测血压

低血压是血透中常见的并发症。过度超滤使水分丢失或透析液含钠较低,导致有效循环血量不足,以及出血等是引起血压降低的主要原因。其表现为无法解释的焦虑、面色苍白、恶心和短暂的呕吐。应每隔15～30分钟测血压、脉搏1次,若发现血压下降,脉搏增快和变细弱等症状时,应立即采取有效措施。

7. 正确应用肝素

由于肝素钠的半衰期为2小时,因此随着肝素在体内的灭活,抗凝作用也逐渐减弱,为了避免发生凝血,必须定时追加肝素。一般是每小时追加5～10mg,透析前30分钟停用,如血流减慢,分层、静脉壶滤网内气泡增多,有纤维物析出,说明有凝血先兆,可适当体外追加肝素,如静脉压过高,说明透析器内或血路管道有血块或纤维蛋白阻塞,应及时更换,保持静脉压相对稳定,是保证透析顺利进行的基本保证。对于有出血倾向的患者,应行无肝素透析。

8. 密切观察病人的意识变化

对早期发现和早期治疗血透并发症有重要意义。失衡综合征、空气栓塞均可引起病人意识上的改变,如病人出现烦躁不安、头痛、视力模糊、嗜睡、昏迷、应严密观察,做好护理记录,为医师诊断和治疗提供可靠依据。

9. 注意病人血液生化的动态变化

在血透过程中,可由于技术或人为因素造成透析液成分比例异常,最严重的后果是造成低钠和高钠血症。二者均可产生惊厥、昏睡、肌无力、肌痉挛、非蛋白氮、血球压积、血红蛋白及酶水平,以便及时发现,及时纠正。

10. 检查器械是否安全

动、静脉瘘连接处要固定牢靠,防止血路管扭曲、移位、影响血流,如急症病人神志不清、躁动、不能配合者,可适当约束,或夹板固定,以防止连接处松脱造成大出血。

(三)血液透析后的护理

1. 下机准备

带好手套,在患者穿刺处放好止血带及纱布,结束透析治疗后,将血流量减至 100ml/min 左右,将动脉穿刺针拔出,插入生理盐水瓶中,固定好管路,打开动脉端和穿刺针的夹子,放入生理盐水冲洗管路及透析器中的残血。冲洗干净后关闭静脉穿刺针夹子,同时关闭血泵,拔出静脉穿刺针,压迫止血。

2. 体征观察

患者结束透析后,密切观察生命体征的变化。及时测量脉搏、血压直到平稳,注意有无头痛、恶心、呕吐等,以便及早发现有无失衡综合征的发生,记录出入量,注意水、电解质的平衡。

3. 病房管理

如果住院,透析患者应集中在同一病房内管理,房间光线要充足,通风朝阳、严格执行消毒隔离制度,每周用 0.5% 过氧乙酸喷雾消毒,每天用紫外线照射消毒 1~2 次,地面、物体表面用含氯消毒剂每天擦拭 2 遍,患者要保持清洁,勤换内衣,床铺干燥、整齐,维护一个安静、清洁、舒适、安全、良好环境,为病人康复创造有利条件。

4. 饮食管理

应指导患者遵守饮食原则,有些患者认为,透析是万能的,吃什么、喝多少都不必限制,这是错误的,透析只是对肾功能衰竭的间歇性治疗,饮食和液体量的控制才是持续性治疗,内源性或摄入的蛋白质代谢等含氮物质,在每次透析中可大量清除,而在两次透析之间又会蓄积,这些在患者体内水平如果大幅度升降,对机体是有害的,因此对病人的饮食,应加以科学管理,才能保证病人获得充足的营养。辅助治疗疾病,提高透析效果,饮食则应是高热,优质高蛋白,高维生素饮食。水钠要适量,在正常情况下,患者需要摄入多少热量,取决于疾病的轻重、年龄、性别、身高、理想体重、活动量和其他医学方面的情况,需每天测体重,限高钾饮食,如橘子、香蕉、土豆等。

二、血液透析血管通路的护理

血液透析是治疗急慢性肾功能衰竭、抢救药物中毒的有效措施,而建立一个良好的血管通道是进行血液透析治疗的基础,因此,建立一个理想的血管通道具有重要的临床意义。

一个理想的血管通道应当具备以下几点要求：①血流量达到 150～300ml/min。②同治疗设备的连接和分离操作简单，能重复使用。③对病人循环系统的负担要轻。④不易发生栓塞、感染、出血等并发症。⑤不易破损，安全可靠。⑥能长时期应用。⑦尽可能不影响病人的日常生活。

(一)动—静脉瘘的使用与维护

动—静脉内瘘是指动—静脉在皮下吻合建立的血管通道，它的出现推动了血液透析技术的发展，是一种安全地为慢性血液透析患者提供长期使用的永久性通路，才能保证足够的血流量，达到满意的透析效果。因而对患者来说，血管通路就是透析患者的"生命线"。这种血管通路通畅时间长，可发生感染及出血等并发症，这些并发症的发生除取决于患者自身因素外，绝大部分与护理水平的高低有着密不可分的关系。

1. 血管选择

通常选择的血管为左上肢的桡动脉与头静脉，因为该处血管在解剖条件上最适宜建立 AVF 且术后使用方便。选择桡动脉搏动良好，头静脉充盈正常的部位，按压桡动脉，末梢循环良好，无缺血改变，尽量选在远心端。术前 1 周应严禁在该侧上肢输液、穿刺、注射、采血、测血压，同时经常热敷手术区域，保护局部皮肤，保持个人卫生，避免感染、血肿等状况发生，以利术后静脉内瘘通畅。

2. 皮肤护理

备皮，刮除毛发，用肥皂水清洗，再用 0.1‰新洁尔灭溶液擦洗，然后用无菌敷料包扎好，以防术后感染。

3. 术后观察

术后切口切忌包扎过紧，无菌纱布覆盖切口后，胶布粘贴不宜超过手腕半周，并协助患者抬高患肢，一般 30°为宜，以防止术后局部肿胀导致环形压迫，引起血流不畅甚至闭塞。术后 24 小时内严密观察刀口及麻醉穿刺点有无出血现象，术后注意伤口换药和拆线。观察患者的心率、心律、呼吸、血压等各项指标是否正常，询问患者有无胸闷、心悸，手指有无发冷、麻木、疼痛等现象，如发现有变化应及时通报主管医生，予以及时处理。每天检查内瘘是否通畅，发现问题及时处理。

4. 术后用药

内瘘术后使用抗凝剂 3～5 天，如口服双嘧达莫、阿司匹林，以防止血管内凝血，同时应用抗生素预防切口感染。

5. 功能锻炼

术后 3 天可进行局部功能锻炼，促使瘘管成熟。方法是手握橡胶握力球，每日 3～4 次，每次 10 分钟,也可以用手、止血带或血压袖带在吻合口上方轻轻加压至静脉中度扩张,每 15~20 分钟松开 1 次,每天可重复 3 次。术后可用红外线照射的方法促使 AVF 的成熟,由于红外线产生的热效应使血管扩张,血流加速,照射距离一般 30~40cm,每次 20 分钟,每日 2~3 次。

6. 如何判断内瘘是否通畅

每天检查内瘘通畅情况,发现异常及时处理。术后 1 周内由专业人员负责,指导患者如何判断内瘘是否通畅。每日 3 次观察局部血管杂音和震颤强弱,若扪及震颤或者听到血管杂音提示通畅;如发现异常,应立刻寻找原因,如包扎是否过紧,局部是否有血肿,患者是否有血压下降的情况。患者如正在使用促红细胞生成素,应警惕促红细胞生成素导致的血液黏度增大,如非上述原因,应考虑血栓形成的可能,应告知医师,应尽快给予溶栓治疗。

7. 如何保护内瘘

术后早期应尽量穿袖口宽松的内衣,避免造瘘侧肢体受压,不可戴手表,不可负重,不可测血压。禁止在造瘘侧肢体做各种注射、采血,并嘱患者注意睡眠姿势,避免向造瘘侧肢体侧卧,压迫造瘘侧肢体,也不能用力过猛,防止瘘吻合口撕裂。

8. 动—静脉瘘应具备的条件

(1)每分钟能有 100~300ml 的血流量;
(2)与透析机连接、解脱方便;
(3)对循环系统没有负担;
(4)不容易闭塞,能多次使用;
(5)不容易破裂出血;
(6)对运动、洗澡等日常生活无妨碍。

9. 内瘘

一般需 4~6 周成熟,首次穿刺时,力求穿刺技术熟练、准确,争取一次穿刺成功,并尽量不用止血带,因血管内压力增高,易引起瘘侧肢体胀痛或内瘘吻合口破裂出血。可用食指阻断血流、拇指绷紧皮肤,快速准确进针。

10. 绳梯式穿刺

穿刺点均匀分布在造瘘血管上,使整个血管均有轻度扩张,不产生狭窄,对于静脉护张欠佳者宜采用此方法穿刺,等血管扩张好就可从使用纽扣眼法穿刺。

11. 纽扣眼穿刺

此法适用于血管扩张好的内瘘,它可延长内瘘使用寿命,即每次穿刺的部位、方向、角度几乎一致,久之形成一通路。利用此法,穿刺次数可达近千次,不发生感染、静脉瘤及血栓。

12. 穿刺方法

穿刺时,针尖不宜过深、过浅或紧贴血管壁,以免形成活瓣,导致血流量不足,一般针尖离吻合口 2～4cm,动—静脉穿刺点应尽量相距 8～10cm 以上,以减少再循环,提高透析效率。

13. 透析结束后

穿刺点可做点状压迫,针眼处敷盖创可贴或消毒棉球,将一弹性适当的无菌小纸卷沿血管走行准确压在针眼上,不要来回摆动,拔下穿刺针,取 2 条胶布呈 X 字型将小纸卷绷紧,固定在血管穿刺部位即可放手,注意压迫时用力要适当,时间不宜过长,一般 10～20 分钟,必要时用 5cm 宽的松紧带压迫止血。

14. 严格无菌技术操作

避免感染、出血,嘱病人不要用手挠抓穿刺部位,如发现穿刺点有溢物或肿胀应及时给予喜辽妥外敷等处理。

(二)深静脉置管的使用与维护

1. 深静脉置管的使用

(1)长期置管患者在置管第一天给予沙袋压迫皮下隧道处止血。置管后,前 7 天,每天用碘酒、酒精消毒换药一次;7 天后,每次血液透析前用碘酒、酒精消毒导管与皮肤的出口后,用金霉素眼膏封闭此处,更换敷料。

(2)在透析时,先用碘酒、酒精消毒肝素帽与导管的衔接处,再拧开肝素帽,用碘酒、酒精消毒导管的动、静脉导管口,用 5ml 注射器分别抽出动、静脉端导管内的肝素盐水,血液至导管口,改用 20ml 注射器,动、静脉端分别抽出 10ml 血液,确定导管的动、静脉通畅后,消毒导管口,接血路管道透析。20ml 注射器内的血液从血路管道的静脉陷阱处回输给病人,以减少血液丢失。在操作过程中,尽量避免导管接口在空气中的暴露。

(3)留置导管自在透析结束后,用含 2500U/ml 的肝素盐水封管。

(4)在排除导管扭曲和患者体位不当的情况下,如从导管回抽血液不畅或阻塞时,应用尿激酶溶栓。一般使用 5U/ml 的尿激酶,溶栓一次时间为 30 分钟,如第一次溶栓,导管回抽血液仍不畅时,应再次溶栓;如溶栓开始时,血流量小于 180ml/min,应做溶栓处理;溶栓后的尿激酶不可注入体内。

(5)导管外端,用无菌纱块包缠,并用胶布交叉、蝶形固定。固定力度方向向导管与皮肤的出口处。胶布的固定部位要每次变换。

(6)如出现留置管道感染,按医嘱给药,必要使用抗生素封管。

2. 深静脉置管的维护

(1)预防感染,严格无菌操作是避免感染的关键。置管初期经常清洁皮肤,定期换药,保持局部干燥;在透析前、后,导管接口尽可能缩短在空气中暴露时间,避免被空气污染,导管接口可用肝素帽或注射器封闭保护;肝素帽改用消毒好的内瘘穿刺针帽一次性使用,反复消毒使用的肝素帽有可能黏有未清洁干净的血迹和蛋白,增加了导管的感染几率,使用内瘘穿刺针帽也可以减少患者的经济费用;如患者透析后发烧,在除身体其他部位感染外,应首先考虑导管感染,及时应用抗生素,控制感染。

(2)防止导管阻塞。告诉患者切勿挤压导管及皮下隧道处,封管时,切记用抗凝剂封管;当透析血流不畅时,应给于抗凝、溶栓治疗,恢复导管的畅通。造成长期深静脉置管导管阻塞的主要因素是导管前端周围纤维蛋白鞘的形成以及血栓。在长期的护理中发现导管的阻塞多数为不完全性阻塞,当透析时血流量小于 180ml/min 时,就开始导管溶栓,以避免导管的纤维蛋白鞘过厚,增加溶栓难度;同时,随着长期深静脉置管的使用时间的延长,导管的溶栓的几率越大,这可能与导管内壁的抗凝膜的损耗和光滑度的下降,造成蛋白容易黏附在导管内壁有关。

(3)固定好导管。置管初期缝合固定好导管,可以防止脱管;随着长期深静脉置管的使用时间的延长,由于导管上的涤纶套与皮下组织的粘合,导管不容易脱出,但如果患者消瘦,皮下脂肪少,导管上的涤纶套与皮下组织的粘合不好,由于导管的重力作用和肢体活动对导管的牵动,可导致导管的慢慢退出。

(三)临时颈内静脉置管的使用与维护

1. 插管方法

(1)患者去枕仰卧位,将两肩胛骨间垫高,头后仰 15°~30°,并转向穿刺对侧。

(2)取胸锁乳突肌内缘和喉结水平交叉点作为穿刺点。

(3)常规消毒铺巾,穿刺点局部麻醉,用手指将颈内动脉向内推开,穿刺针连接于装有肝素生理盐水的注射器上,沿穿刺点刺入,与体表呈 45°,向下、后外进针,边进针边抽吸,保持注射器轻度负压。

(4)一旦刺入颈内静脉,即有暗红色血液抽出,然后,轻轻将血液推入,如没有阻力,表示血流通畅,再轻轻将针头推进少许,固定好穿刺针,迅速去除注射器,送入导丝 20cm,拔除穿刺针,将颈内静脉导管插入,有回血后拔除导丝用肝素生理盐水封管盖上肝素帽。

(5)用细丝线将颈内静脉导管与周围皮肤固定两针以防导管脱落。

(6)肝素帽必须拧紧,以免脱落引起出血、空气栓塞或感染。

(7)透析前先抽出导管内肝素生理盐水和血凝块,再上机透析。

2. 导管护理

(1)透析期间导管护理:每次透析时严格无菌技术操作,用碘酒、酒精消毒肝素帽上的穿刺点。透析引血时将导管内的肝素盐水和可能形成的血凝块抽出,并注意切勿将气体留在导管内。透析结束时导管口用肝素盐水反复冲洗干净,再用纯肝素封两管口,碘酒、酒精消毒两管口后,用无菌纱布包好固定,准备下次透析时使用。

(2)留置期间导管护理:①预防局部感染:每天观察覆盖敷料,及时换药,保持清洁,嘱患者不要弄湿、弄脏纱布,如怀疑导管有感染时,应及时拔管或换管。若遇导管不完全滑脱时,不应企图推入,以防感染。②预防导管脱出:导管应以丝线固定于皮肤上,并嘱咐病人避免剧烈活动,尤其是夜间睡眠期间,严格注意导管被意外拉出。一旦导管意外脱出,应压迫穿刺点15~20分钟,并给予无菌包扎。

3. 优点

(1)操作方法简单,操作过程安全,成功率高。置管后可立即使用,并可长期留置反复使用。

(2)不限制患者的四肢活动,减少了患者的痛苦,不影响患者的日常生活。

(3)血流量大而稳定,能保证满意的透析效果。

(4)只要严格操作规程,并发症较少,很少有严重的并发症发生。

(5)可减少对四肢血管的损伤,为内瘘的形成创造更多的机会。

三、血液透析室的感染监测与管理

随着现代血液透析水平的不断提高,生存期的延长,感染血液性传染病的危险性也不断增加,尤其是病毒性肝炎。由于血液透析室是医院感染的高危区之一,所以透析室内的感染监测与管理是提高医疗护理质量的重要环节。

1. 感染原因

(1)CRF患者免疫功能紊乱,低蛋白血症,重度营养不良。

(2)CRF患者重度贫血,反复接受输血及各类血液制品。

(3)临时、长期置管术,维护性透析患者反复动静脉内瘘血管穿刺,无菌操作不严,也有可能导致感染。

(4)透析器的重复使用,隔离消毒不严有可能引起交叉感染。

2. 医护人员的检测和防护

(1)工作人员进入和离开透析室以及为病人操作前、后都要进行严格认真的洗手。凡上机、下机、穿刺、抽血等操作均需戴手套,防止医护人员的手作为传播媒介将血液污染其他环境或者造成交叉感染。

(2)工作人员定期检查肝炎病毒全套和肝功能。对乙肝易感者(表面抗原和抗体均显阴性者)应给予注射乙肝疫苗。

3. 患者的监测和防护

(1)新患者在接受血透治疗前需测免疫常规,对乙肝、丙肝阳性患者行血液、体液隔离,采取专用透析机和固定床单位。

(2)做好饮食指导,加强营养,改善贫血,提高机体免疫功能,对贫血患者尽量动员应用"促红细胞生成素",最大限度减少血液制品的使用。

(3)医护人员严格执行无菌操作,严禁在感染处穿刺,内瘘穿刺时严格消毒做到一人一治疗盘、一治疗巾。

4. 透析室的消毒管理

(1)血透室布局合理,保持室内清洁、干燥、通风、安静,控制进出人员,治疗和护理操作时绝对禁止探视,减少室内污染的机会。

(2)设有专用笤帚与抹布,用1∶200施康拖、擦桌椅、机器表面,每日2次,每天用紫外线消毒空气不少于1小时,空气净化器动态使用。床单位一人一透一更换。

(3)除每日的常规清洁工作并行有效的通风外,每周1次大扫除,彻底做到血透室地面、墙面卫生,每周2次更换消毒容器和消毒液。

5. 透析设备的消毒管理

(1)透析机每透析一人次均根据透析机的型号和要求选择不同的消毒液进行消毒清洗。

(2)沙滤器每周进行多次反冲,防止沙滤器阻塞,影响出水压和过滤器。

(3)每个月对反渗水作1次细菌培养,反渗机半年用福尔马林消毒1次,3个月作1次清洁,使反渗水各项指标都符合标准。

6. 透析用品的管理

(1)对透析用1次性物品,认真执行1次性医疗用品的使用规定,使用前检查物品的有效期及外包装的完整性,使用后(如废弃的血路、穿刺针、透析器及带血的注射器、敷料等),经消毒处理后装入黄色垃圾袋,送焚烧室。

(2)血路管必须专人专用,透析结束后,血路管连接反渗水,冲洗后灌满2%次氯酸钠溶液12小时后,然后用反渗水冲洗30分钟后,将血路内灌满0.25%过氧乙酸溶液,各开口均密封存放于柜中备用。

(3)肝炎患者的血路管应在专用水池中冲洗、处理。

7. 微生物检测

(1)每月检测血透室、治疗室的空气培养,空气细菌数不超过200CFU/m^3。

(2)每月检测透析液,进口、出口的细菌计数及消毒液、物体表面菌数。透析用水细菌数少于200CFU/ml。物体表面细菌数不超过5CFU/m^2。

(3)每月检测医护人员手指的细菌数。医护人员的手细菌数不超过5CFU/m^2。

(4)灭菌医疗器械不能检出任何微生物。经血液传播的疾病对医、护、患者均构成很大威胁,必须重视透析单位的感染管理,每天均严格执行透析单位的终末消毒,使用正确浓度的消毒剂,对复用的透析器要保证消毒剂量。加强科普宣教,增强医护及患者的自我防护意识,并且还应注意感染管理制度的实施和完善。

四、血液透析患者的康复护理

(一)维持性血液透析患者康复的概念

终末期肾衰是一种不可逆的疾病,30 年前,一个无肾脏功能的患者要长期生存是不可能的。由于早期国家的贫穷和落后,人们对透析专业技术的认识不足,血液透析机缺乏,血管通路的难以建立以及腹膜透析的严重感染等都造成了肾功能衰竭患者在尚未治疗前或短短的治疗过程中就死亡。随着医疗科学技术的不断发展,新型的血液透析设备的问世,水处理系统的不断完善、血管通路技术的提高、腹膜透析的感染率的下降、专业技术人员的业务水平不断提高。在我国,依靠透析存活 15 年以上的患者占 10% 左右。据报道,日本一患者从 25 岁开始血液透析,目前已 63 岁。

对透析患者而言,治疗的目的已不再是延续生命,他们需要活得更有意义,并且拥有更好的生活品质,这也是血液透析专业技术人员要努力和奋斗的目标。目前有学者提出对维持性透析患者的生活质量评定用"康复"一词来加以概括,这是透析领域的一大进步和发展,也是衡量医疗质量和护理质量的一个重要标志。若肾衰患者得到了及时的治疗并重返了工作岗位或能从事力所能及的工作,他对生活会充满信心并心情舒畅,相反则可能愁眉苦脸,生活不能自理。因此,他们需要广大医务人员进行帮助,指导他们在透析这个漫长或终身的治疗中摆脱困境,消除心理负担,掌握透析自我护理的基本知识和方法,尽快进入透析的康复。当然,透析患者的康复与一般疾病痊愈以后的康复有不同的含义。

透析患者的康复包括医学(身体)康复、心理与社会康复、职业康复三方面内容。

1. 医学(身体)康复

指患者不存在尿毒症状态及透析引起的各类并发症的状态。患者患尿毒症后,经过医务人员的积极治疗,特别是通过充分的透析治疗后疾病有了很大的好转,如尿毒症引起的浮肿、贫血、食欲减退、乏力等基本症状有了改善,除了存在少尿或无尿现象及生化指标的异常外,患者的感觉如同正常人,不存在因为透析引起的各类并发症,这就是尿毒症状透析患者医学(身体)方面的康复。有了以上的基础,患者社会生活完全可以自理,可以如同正常人一样从事工作,并具有一定的运动能力。

2. 心理、社会康复

良好的治疗使患者对生活充满了信心,患者的心理状态好,不存在疾病压力,认为自己不是残疾人;疾病的康复使他们具有参加工作的体力,能感受工作的乐趣,为自己劳动能创造价值而高兴,并能消除悲观的情绪,能经常参加一些社会和社交活动,了解社会,融入社会。有些透析中心的某些患者曾自愿参加了 2002 年在上海召开的残疾人运动会的自愿者队伍,透析之余参加社区的旅游、健身、卫生宣传等社会工作,陶冶了情操,扩展了眼界,使身心得到了康复。

3. 职业康复

指透析患者重新走上工作岗位,具有与正常人相同的工作权利。职业康复不但能改善患者的情绪和心理状态,更能调节情操,有利于疾病的治疗。职业康复使患者和家庭增加了经济收入,改善了生活条件,使他们融入了社会体现出了自我价值,心理上更接近正常人。有些透析中心的某些维持性血液透析的患者已依赖血液透析数十年,但仍旧继续工作,某些患者在工作岗位中显有成效,并多次升职。有人曾对透析患者的生活质量进行调查,发现职业康复的患者心态比较好,处事比较理智,很少与他人发生冲突,且透析过程中并发症的发生率较低。

(二)康复的条件

1. 医疗保证

患者患病后能得到及时、合理、充分的治疗是最重要的也是最基本的医疗保证。同时,医务人员积极热情的态度,良好舒适的治疗环境也直接影响着患者的生存质量。

2. 家属的支持、理解和鼓励

在疾病的早期,患者对疾病缺乏足够的认识,心理上存在很大的负担,家属应配合医务人员进行积极的疏导或承诺,使患者在疾病的早期心理状态稳定,使疾病早日康复。同时,家属应做好长期的心理准备,当发生病情变化或疾病对家庭造成一定影响时,应理智对待,避免出言不逊,给患者带来伤害。由于技术的进步,老年血液透析患者的生存率明显提高,20世纪80年代,60岁以上是血液透析的禁忌证,但目前各大血液净化中心老年维持性血液透析患者达到$50\%\sim65\%\%$,人们将面临的是老年患者的生活护理,特别是家庭护理。据临床观察,家庭的支持是维护性透析患者得以长期生存和提高生活质量的关键。

3. 经济基础

对肾功能衰竭患者实施血液透析或腹膜透析(如果患者今后实施肾脏移植手术,仍需终身服用抗排异药)是一项长久或终身的治疗,往往造成家庭经济负担加重,在没有实施医保政策前,患者因为经费问题不能得到充分的治疗,如每周进行2~3次血液透析的只能每周透析1次,血液滤过因价格问题无法继续,有些患者因为经费原因甚至停止了治疗。患者与家属的心理上、精神上背上了沉重的包袱,常常为经费而苦恼,所以根本谈不上透析的充分性和提高维持透析患者的生活质量。目前我国大多数城市实行了医疗制度的改革,并对维持性血液透析患者实施减负政策,社会的关心和家庭的和睦直接提高了患者对疾病的治疗信心,提高了患者的生活质量。

(三)康复的措施

维持性透析患者"康复"需要患者的自身保护和认知,同时也需要家庭、社会的积极帮助,更需要医务人员的积极治疗、耐心护理。

1. 加强心理护理

由于角色的转变,患者的心理状态明显改变,从开始患病到接受治疗,患者往往经历了悲观失望(个别患者抗拒治疗)—接受—认知—积极配合治疗的一个复杂的心理变化过程。对患者的复杂心理反应过程,医务人员应给患者特别的关心和帮助,从心理上安抚患者,并与家属和患者加强交流,了解患者的实际困难(经济问题、透析时间安排等),取得患者的信任,也可以请患者参观一下透析的环境,请透析效果比较好的患者谈谈自己的体会,简单介绍透析的原理、透析对患者的重要性,鼓励患者从患病的困境中走出来,让患者知道随着医学技术的发展,尿毒症患者的治疗会不断提高,生活质量得到改善,患者可以长期存活并得到康复。

2. 加强与患者及家庭的沟通

医务人员首先应了解患者的基本情况(包括家庭结构及家庭角色、婚姻状况、学历、所在单位及单位的角色、患者的生活习惯等),转变患者对治疗的态度。当患者出现不良情绪应进行心理疏导,必要时邀请家庭其他成员或患者的亲密朋友一同进行疏导。讲解有关疾病与透析方面的常识,提高患者对疾病的认知,使患者对现代医疗水平充满信心,调整心态,积极配合治疗。在透析患者中经常举行"肾友会",举行各种类型的讲课,指导患者控制饮食、自我护理血管通路以及防止透析过程中的并发症等,同时请患者或家属登台演讲,谈谈患病后的感想、自我护理以及家庭对患者的呵护和帮助。在日本血液净化中心有些专职医务人员,他们的工作就是指导维持性透析患者的生活和治疗,称"尿毒症学校"。"学校"为一间 10 平方米的房间,悬挂着一些与疾病和治疗相关的示意图,每次有新患者来,就对患者和家属进行系统培训和讲解,并进行心理护理。对为腹膜透析治疗患者进行腹膜透析治疗和护理的培训,考试合格后转为家庭腹膜透析时,由医务人员将患者送到家中,安排治疗环境,指导家庭腹膜透析的护理,如患者在家庭治疗中发生并发症医务人员即随时上门进行诊治。目前国内有些透析中心也有类似的服务和机构。

3. 建立良好的护患关系

随着时间的推移和医务人员的积极努力,患者的疾病得到了控制,特别在接受正规的透析治疗 4～6 周后,患者食欲改善,贫血得到纠正,多余的水分得到清除,脸色逐渐红润,如同一个正常人,有人将这个时期称为透析的"黄金阶段"。患者的情绪随着疾病的改善逐渐稳定,医务人员应加强宣教,鼓励患者,让患者看到光明,患者也会从心底里感谢医务人员的治疗和帮助,并达成合作联盟。在临床中不少患者刚刚开始血液透析时脾气暴躁,经常无名发火,甚至谩骂医务人员和家属,但在一个阶段的治疗后,患者的脾气性格有了转变,逐渐尊重医务人员,听从医务人员的指导。建立良好的护患关系会使患者的心情舒畅,为疾病的康复、重新走上工作岗位提供基础。

4. 提高透析质量

医疗技术是患者透析质量提高的基础,透析过程中要倾听患者的主诉,尊重患者的意愿,合理使用各种药物和辅助治疗,避免透析过程中各类并发症的发生;血液透析的用水质量监控、透析机的超滤性能、动静脉内瘘的护理和穿刺水平、腹膜透析感染率等均体现透析技术水平,直接影响患者的康复;对维持性血液透析患者除充分的血液透析外,可开展血液滤过治疗,防止和减少远期并发症的发生;积极治疗贫血是提高患者活动能力和生活质量的关键。

5. 营养管理

营养管理的目的是通过饮食治疗使饮食摄入既满足患者营养需要,而又不超出其排泄能力。营养管理的意义在于合理的营养可以降低因营养不良造成的急慢性并发症,降低感染率,降低心血管并发症和透析中急性并发症的发生,同时能提高患者机体的免疫力,提高患者的自我约束能力,提高慢性透析患者的生存质量。

6. 血管通路的自我维护和护理

健康通畅的血管通路是维持性透析患者得以有效透析、长期生存的基本条件,保护好血管通路、延长其使用寿命就是延长患者生命。医务人员应指导患者进行血管通路的自我护理,在操作过程中减少患者的痛苦,努力提高穿刺水平及护理水平。

7. 患者家属的积极配合和支持

维持性透析患者家属的职责主要为及时与医务人员沟通,合理配制患者饮食,督促患者卫生情况,理解、同情、鼓励患者。患者的背后有一个关心他、爱护他的温馨家庭,他的生活质量是高的;反之则身心受到创伤,心理压力过大,往往表现为水分增长过多、营养状况差、贫血不能纠正、自我约束力下降,有时患者会出现过激的语言和行动。

8. 指导患者动静结合

对维持性透析患者来说,静是基础,包括身体的休息和心理上的平衡;动是辅助,指按照肾功能的情况、心脏功能以及自己的感觉选择适当的文娱、体育和社会活动。适当运动可提高神经系统的调节能力,增强心肺功能,提高活动耐受能力,减少脂质蓄积,适当的运动和社会活动能使患者的身心得到平衡,有利于治疗,有利于康复。

五、特殊血液透析患者的护理

(一)小儿患者的护理

1. 一般护理

(1)做好透析患儿的心理护理。医务人员穿着白色的服装,每次透析都由护士做血管穿刺,血液透析的不舒适及透析中没有家长的陪伴,这些往往使患儿感到恐惧、紧张。作为医务人员可以通过与透析患儿交谈,努力成为他们的朋友;用温柔的言语和娴熟的技能缓解患儿恐惧、紧张的心理;通过与透析患儿交谈,努力成为他们的朋友;用温柔的言语和娴熟的技能缓解患儿恐惧、紧张的心理;通过做好生活护理,及时发现和满足患儿的需求,拉近与患儿的距离,提高患儿在透析过程中的依从性。另外,要做好患儿家属及年龄较大患儿的宣教工作,告诉他们疾病的相关知识,透析间期血管通路的护理及饮食控制的知识,以及自我护理对疾病预后的重要性。

(2)小儿一般选择容量控制型的透析机,应根据患儿的情况采用不同的透析处方,包括透析方式、透析液的温度和浓度;了解患儿的一般情况,如体重、年龄、血压、体温、有无出血倾向、有无并发症等,确定使用抗凝剂的种类及剂量;决定选用透析器型号、超滤量及透析时间。

(3)患儿的血管条件较成人差,穿刺技术不佳可以引起血肿,诱发动静脉内瘘闭塞,加重患儿对血液透析的恐惧,不利于治疗。因此,护士应操作娴熟,可以由资深的护士进行血管穿刺,做到"一针见血",提高穿刺的成功率,有利于动静脉内瘘的成熟并减轻患儿的恐惧心理。

(4)在透析过程中加强观察,包括穿刺处有无渗血;管道安置是否妥当,有无扭曲和折叠;透析机运转是否正常;管路内血液的颜色是否正常;血流量是否正常;血压、脉搏和体温情况。应经常询问患者有无抽筋、头痛、头晕和胸闷等不适。患儿年龄小,往往对不良反应敏感度较低,不能做到出现不适时及时告知医护人员,因此应通过对生命体征的密切观察,及早发现一些不良反应的早期征象,及时处理。

(5)对于有低蛋白血症的患儿,可以在透析中通过使用人体白蛋白或输注血浆提高血浆胶体渗透压;对于严重低血压或严重贫血患儿,可以增加预冲液量或使用新鲜血预冲体外循环系统,或在透析中使用升压药;对于因体重增长过多使心脏前负荷过重或伴有急性肺水肿的患儿,应减少预冲液量;对急性左心衰竭但不伴有高钾血症的患儿可以先行单纯超滤;对合并高钾血症的患儿可以先用胰岛素、葡萄糖酸钙、降钾树脂等药物,使高钾症状有所缓解,再行透析。

2. 饮食管理

小儿处于生长发育期,其代谢速度较成人快。但因疾病的原因,患儿食欲较差,且由于饮食控制使食物过于单调,因而患儿容易发生营养不良。因此,可选择患儿喜爱的食物,经常变换烹饪方法,以保证患儿的营养需求。

血液透析患儿的营养需求如下:优质高蛋白饮食,蛋白质摄入量为 $1.0 \sim 1.2g/(kg \cdot d)$;男性患儿热量摄入为 $251kJ/(kg \cdot d)[60kcal/(kg \cdot d)]$,女性为 $201kJ/(kg \cdot d)[48kcal/(kg \cdot d)]$,要求其中 35% 来自糖类。

3. 并发症

小儿血液透析的远期并发症和急性并发症与成人基本相同。远期并发症有严重贫血、高血压、肝炎、心包炎和肾性骨营养不良等,急性并发症有低血压、失衡综合征、心血管并发症和抽搐等,其中低血压和失衡综合征较为常见。

(1)低血压:小儿透析低血压一般多发生在开始透析后的 30 分钟内,主要原因为血液在短日时间内进入透析器和透析管路以及超滤过多、过快,导致外周循环血量骤减,引起低血压。

(2)透析失衡综合征:在婴幼儿透析中的发生率较成人高,患儿因年幼常不会表达,多表现为恶心、呕吐、烦躁甚至抽搐。主要原因为血液中的溶质(主要为尿素)浓度急速下降,而脑细胞、脑组织溶质由于血脑屏障未能及时清除,使血液和脑组织间产生渗透压差,使大量水分进入脑组织,造成脑水肿或脑脊液压力增高。

(3)特殊并发症:如生长发育迟缓、性成熟延迟、精神情绪障碍等,引起这些问题的主要原因为营养摄入不足、酸碱平衡失调、电解质紊乱及生长激素、胰岛素等激素水平的紊乱。

(4)心理问题:由于疾病因素,患儿长期需要依赖机器生存,不能正常地进行学习和生活,同时每次治疗时穿刺的痛苦、透析过程中的不适使患者对血液透析的恐惧加深,这些均可导致患儿产生消极的心理,以致患儿在治疗中不合作。

4. 护理

(1)患儿大多年幼,不会清楚表达自身不适,护士应通过密切观察其表情、神态、生命体征,及早察觉患儿在透析中出现的异常情况,采用相应的措施,使患儿能顺利完成治疗。

(2)早预防,积极做好诱导透析,根据患儿的体重合理选择透析器和透析管路。小儿透析最好选用配有血容量监控装置的机器,调节血流量和透析液流量,控制超滤量,降低透析失衡综合征和低血压的发生。回血时,控制生理盐水入量,以不超过 100ml 为宜。对经常出现低血压的患儿,可以根据具体情况增加预冲液或用新鲜血液预冲管路。

(3)保持呼吸道通畅,防止窒息。患者发生呕吐,应立即将其头侧向一边。如伴有神志不清,牙关紧闭,应用张口器撬开牙关,清除口腔内呕吐物,保持呼吸道通畅。

(4)指导和督促患儿按时服药,定期注射重组人红细胞生成素,定期检查血常规、肝肾功能和电解质等。

(5)关心和指导患儿做好饮食控制,加强与患儿及其家属的沟通,提高透析质量,缓解患儿的恐惧、紧张心理,鼓励患儿根据自己的具体情况参加适量的体育锻炼,以增进食欲,改善睡眠,提高生活质量。

总之,在小儿透析过程中,早发现、早处理是防治血液透析急性并发症的关键;加强对患儿及其家属的宣教工作、做好饮食管理及采用个体化透析,是防治远期并发症、提高透析患儿的生存率和生活质量的前提;医务人员高超的透析技术、穿刺技术在缓解小儿不良心理情绪方面起着至关重要的作用。

(二)老年患者的护理

1. 一般护理

(1)病室环境应保持清洁,地面保持干燥,阳光充足,每天定时开窗通风,保持室内空气清新,保持室温在 18~20℃,湿度 50%~60%为宜。

(2)根据患者的病情及需求让其采取舒适的卧位,保持床单位清洁、干燥,床单做到一人一用一更换。

(3)做好基础护理,满足患者的合理需求,对生活不能自理的患者,应帮助其进食和饮水。

(4)做好心理护理,仔细耐心地向患者及家属讲解关于血液透析的基础知识,让患者了解血液透析的意义及注意事项,消除患者紧张、恐惧的心理,使患者能配合治疗。生活上给予患者无微不至的关心,用温柔的言语、和蔼的微笑感染患者,对患者的每一点微小进步都予以鼓励,使老年患者感到医院的温暖,保持健康、乐观的心情,增强战胜疾病的信心和勇气。

(5)老年患者的记忆力减退,往往在季节变换时由于衣物增减弄错了自己的体重。护士应陪同患者测量体重,并做好详细记录,对透析间期体重增长过快的患者应提醒其注意控制饮食。

(6)透析前仔细询问患者有无出血倾向,合理选择抗凝剂;了解患者有无感染、发热,如有异常,先通知医生处理后再上机;根据患者体重增长情况及疾病的特点设定超滤模式、超滤量、血流量和透析液的浓度等,给予患者个体化透析。

(7)加强永久性血管通路和临时性血管通路的护理。老年患者因某些慢性病,如糖尿病、肿瘤、慢性支气管炎等食欲下降,而分解代谢增加,消耗了体内的蛋白质和脂肪的储备,引起营养不良,同时因尿毒症导致体内代谢和激素水平紊乱,故伤口不宜愈合。老年患者大多伴有高血脂和肥胖,且疾病因素使患者血管条件较差,血管细、脆,易滑动,穿刺失败时易引起血肿,管壁修复较慢,这些给内瘘穿刺带来一定的难度。因此,穿刺时,要选择年资较长、技术较熟练的护士进行操作,有计划地选择动静脉内瘘穿刺点。老年人因精力不足、经济条件的限制、自身照顾不周而不能做好个人清洁卫生,容易引起动静脉内瘘感染。因此,护士对其进行动静脉内瘘穿刺前,应先做好皮肤的清洁,观察有无血肿、内瘘是否通畅、周围皮肤是否完好;穿刺时,应严格执行无菌操作技术,认真执行操作规程,防止并发症的发生。使用临时血管通路前,护士同样要做好皮肤的清洁消毒,观察伤口有无渗血、管道固定处有无缝线脱落、固定是否妥当。此外,还要做好患者动静脉内瘘及临时性血管通路的宣教工作,让其进行自我保护。

(8)给予吸氧。对伴有心肺疾病者,在透析开始时就可给予吸氧。

(9)保持呼吸道通畅。对于透析中出现恶心、呕吐者,应及时清理呼吸道道,保持呼吸道通畅。

(10)在透析过程中严格执行操作规程,避免发生不必要的医疗差错,造成患者身体上和心理上的痛苦。

2. 密切观察病情变化,做好记录

(1)在透析过程中加强观察,包括穿刺处有无渗血;管道安置是否妥当、有无扭曲和折叠;透析机运转是否正常;管路内血液的颜色是否正常;血流量是否正常;患者的血压、脉搏和体温情况。经常询问患者有无抽搐、头痛、头晕、胸闷等不适。有些老人对不良反应的敏感度较低,出现不适时及时告知医护人员,因此护士应通过对生命体征的密切观察,及早发现不良反应的早期征象,及时处理。

(2)在透析中,患者如需输血、输液,应严格掌握输液速度。为了使血液中的钾离子清除充分,输血应控制在透析结束前2小时结束;输液时根据不同的药物调节滴速,避免过快,一般控制在每分钟30滴为宜。用药时,密切观察患者有无输血反应、输液反应、药物过敏反应,以及用药后有何不适,如有异常应及时通知医生。

（3）透析结束后，对止血有困难的患者，应该帮助止血；告诉患者起床速度不要太快，避免发生直立性低血压；严密观察生命体征，待患者一切正常后才能护送出血透室。

3. 饮食护理

护士应关心患者透析期间的饮食、起居情况，加强与患者的沟通，讲解有关的营养知识，告诉患者饮食多元化的方法，把握机会和患者家属沟通，告知家庭支持的重要性。对合并其他慢性病的老年患者，在饮食上要结合患者的不同情况，做出相应的调整。如患者伴有糖尿病，则应避免摄入含糖量过高的食物，主食以米、麦类为宜。

4. 并发症的护理

老年血液透析患者的急性并发症及远期并发症与常规透析患者的并发症基本相同，但由于年龄及疾病的特殊性，他们更易发生透析失衡综合征、心血管系统疾病、感染、营养不良、脑血管意外、肾性骨病及肿瘤等并发症。

（1）透析失衡综合征：多见于首次进行血液透析的患者，在透析过程中或透析后 24 小时内发生以神经系统症状为主的一系列综合征，如头痛、失眠、恶心、呕吐和血压升高等。初次血液透析的患者应缩短血液透析时间，以 3～4 小时为宜；血流量不宜过快，一般控制在 150～180ml/min。若患者在透析中出现上述症状，在无糖尿病的情况下，可以静脉推注高渗糖水。

（2）心血管系统并发症：心血管系统并发症是 60 岁以上的老年血液透析患者的常见并发症，也是最常见的致死原因之一。老年患者多患有缺血性心脏病、高血压和心脏传导系统疾病，导致心脏功能储备减弱；体外循环破坏了血流动力学的稳定性，增加了心脏的负担；透析中的低血压、体液及电解质的急剧变化、动静脉内瘘的形成均是构成老年血液透析患者心血管系统并发症的诱因：①低血压：老年患者由于机体耐受力下降，多伴有心血管系统慢性病，在透析过程中极易发生低血压，应根据产生的原因认真分析，采取相应的防治措施。患者如在透析开始就出现血压下降，可能与伴有心血管系统疾病或体外循环的建立、血流量过大致患者不能耐受有关。可通过减慢血流量、减缓超滤、增加预冲液量或使用新鲜血液预冲管道等方法减轻患者的不适，使患者顺利完成血液透析。如在透析过程中或在透析结束前突然出现血压下降、打哈欠、恶心、呕吐、出冷汗、胸闷或伴有下肢肌肉痉挛，可能与患者透析间期体重增长过多，以致在透析时超滤量过多、速度过快有关，也可能是透析中进食过多所引起，应立即减慢血流量，减慢或停止超滤水分，补充生理盐水，待症状缓解后继续透析。但要注意控制补液量，避免因补液过多造成透析结束后体内仍有过多水分潴留，诱发急性左心衰竭。对于在透析中经常出现低血压、抽搐的患者，通过适当调高透析液钠浓度能使患者顺利地完成透析治疗。做好饮食宣教工作，让患者知道因饮食控制不佳而导致透析过程中出现各种并发症的危险性，使患者自觉遵守饮食常规，同时宣教患者在透析过程中避免过多进食。②心绞痛：由于体外循环的建立，在透析过程中患者突然出现胸骨后疼痛、胸闷，心电图检查可见 ST 段压低，T 波平坦或倒置，应立即减慢血流量及超滤量，或停止超滤，吸氧，并通知医生。根据医嘱给予硝酸甘油舌下含服，待情况好转后继续透析。如症状不缓解，应立即停止透析治疗。③心律失常：在透析过程中，患者感觉心慌、胸闷，出现心动过速，心律不齐，严重者可以出现室性或房性心律失常。应立即减慢血流量及超滤量,或停止超滤,吸氧,针对病因给予抗心律失常的药物,严重者应停止透析。④高血压:多见于患者饮食控制欠佳,摄入过多水、钠;患者过于紧张;肾素依赖型高血压;透析液浓度过高;超滤不足;失衡综合征;降压药被透出;药物因素,如重组人红细胞生成素的使用等。加强宣教工作,使患者了解饮食限制的重要性,严格控制水、钠的摄入;每次透析都应完成透析处方;鼓励患者在透析间期按时服药,使高血压能得到有效控制;或改变透析方式,如进行血液滤过治疗;检查透析液的浓度是否过高;对在透析中有严重高血压的患者可以使用药物加以控制。⑤心力衰竭:患者突发呼吸困难,不能平卧,心率加快,血压升高,在排除高钾血症的情况下可以先给患者实行单纯超滤,然后改为血液透析,这样可以减轻心脏负担。给予患者半坐卧位,吸氧或必要时用50%乙醇湿化给氧。积极控制贫血,平时注意充分超滤,及时拍胸片以了解心胸比例,特别在发热或患其他疾病后,应警惕因体重减轻引起的水分超滤不足,预防透析后未达到干体重而诱发心力衰竭。

(3)感染:老年患者由于疾病及年龄因素,免疫力低下,加上营养不良,易发感染性疾病,特别是呼吸系统、泌尿系统感染及结核门上呼吸道感染易并发肺炎。老年血液透析患者感染的发生率仅次于心血管并发症。因此,应鼓励患者平时注意饮食的合理均衡,进行适度的锻炼,注意在季节变换时及时增减衣服,防止呼吸道感染。一旦发生感染应立即去医院就医,按时服药,使感染得到有效控制。同时,在透析过程中,应注意严格执行无菌操作技术,防止医源性感染。

(4)营养不良:长期血液透析的老年患者大多合并其他慢性疾病,由于消化吸收能力减弱,对蛋白质的吸收和利用能力降低,更易发生营养不良。很多患者独居,不愿给儿女带来负担,因此缺乏照顾,而疾病因素使其精力有限,不能做到饮食的多元化;因饮食需要控制,故饮食单一乏味;或由于缺乏营养知识,蛋白质、能量摄入减少,这些都会营养不良。

(5)脑血管意外:老年患者由于高血压、高血脂、脑动脉硬化的发生率较高,反复使用肝素后,在动脉硬化的基础上,更易发生脑溢血。患者往往表现为持续头痛、无法解释的痴呆、神智的改变,严重的出现偏瘫、死亡。有些患者因脑动脉硬化、降压幅度过大,诱发脑循环障碍,脑血栓形成,引起脑梗死。因此,对高血压患者应鼓励其在透析间期严格做好自身防护,定期测量血压,按时按量服药,严格控制水分摄入,注意劳逸结合,避免过度疲劳。严重高血压的患者,应避免短时间内降压幅度过大。对已出现脑血管意外的患者,应避免搬动,在透析中严格控制血流量及超滤量,严密观察生命体征。因病情需要进行无肝素透析的患者应注意血流量、静脉压、跨膜压的变化,防止体外凝血。

(6)肿瘤:老年血液透析患者因其免疫功能低下,恶性肿瘤的发生率是正常人的3～5倍,且预后差。对于患有恶性肿瘤的患者,做好心理护理极为重要。在透析过程中更要给予无微不至的关怀,密切观察病情;尽量减少急性并发症的发生。

因此,由于患者在透析过程中出现不适时会紧张、焦虑,尤其是老年患者,医护人员若能准确、快速、沉稳地做出处理,缓解患者的不适,既能减轻患者的痛苦,又能增加患者的信任感,提高患者在治疗过程中的依从性,改善透析质量和生活质量。随着血液透析技术的不断成熟,年龄不再是血液透析考虑的首要因素,但如何提高老年血液透析患者的透析质量及生活质量,仍然是我们继续要探讨的话题。

(三)糖尿病患者的护理

糖尿病血液透析患者的护理与非糖尿病血液透析患者大致相同。由于原发病的特殊,因此其在透析过程中或透析间期的并发症略有不同,这里主要介绍糖尿病血液透析患者并发症的护理。

作为从事血液透析护理工作的护士,应了解每一位患者的原发病,针对患者的不同特点采取积极有效的护理措施,对患者治疗过程中的并发症能做到早发现、早预防、正确诊断、早处理。

1. 低血压

糖尿病肾病患者在接受血液透析治疗时急性并发症及长期并发症的发生率较非糖尿病患者高,透析过程中以低血压最为常见。

(1)原因:糖尿病患者在透析过程中,血糖下降,血浆渗透压降低,导致低血压;饮食控制不好,体重增长过多,导致单位时间内超滤过多;使用无糖透析液透析,刺激糖原异生和分解,造成负氮平衡;高血压患者透析前服用降压药等,这些都是其发生低血压的原因。

(2)护理:①定时巡视,密切观察患者有无出现神志恍惚、脉搏细速、皮肤湿冷、出冷汗、面色苍白,如有异常,紧急情况下应立即停止超滤,减慢血流量,迅速输入生理盐水,同时告知医生。②密切观察患者的血压、脉搏,若脉压差小于 3.99kPa(30mmHg),说明循环血量不足。还应注意患者脉搏力度与节律的变化,观察有无心律不齐、脉搏加快而且无力等低血压的先兆,以及时处理。③对于糖尿病患者在透析过程中出现的低血压,应区分是何种原因,可以通过患者体重增长的情况、超滤量的设定情况及低血压的出现时间来判断,通过血糖仪的测量可确诊是否为低血糖。一般情况下,低血糖引起的低血压出现在透析开始后的 1~2 小时,输入生理盐水不易缓解,静脉推注高渗糖水可立即缓解。因体重增长过多,单位时间内水分超滤过多导致循环血量不足引起的低血压,发生于透析结束前 1 小时左右,通过补充生理盐水、减少超滤量可迅速缓解。④加强与患者的沟通,及时了解患者有无不适,告诉患者有任何不适应都应告知护士。

2. 高钾血症

(1)原因:透析间期,糖尿病肾病患者胰岛素缺乏及抵抗、醛固酮不足及高血糖时细胞内外液转移,使其更易发生高钾血症。

(2)护理:①加强对患者的健康宣教,特别是新患者的宣教工作,告知患者饮食及胰岛素治疗的重要性,要求患者严格做好饮食控制,每天根据血糖浓度调整胰岛素剂量,按时完成胰岛素治疗;②定期查糖化血红蛋白,了解胰岛素治疗的效果。③告知患者如出现口角四肢发麻,应警惕高钾血症,立即来医院进行紧急透析。

3. 高血压

(1)原因:由于全身血管病变,糖尿病肾病患者高血压的发生率较非糖尿病患者高,且此类患者多为容量依赖型高血压。

(2)护理：①严格控制透析间期体重的增长；②正确评估患者的干体重；③加强透析管理，使患者做到透析充分；④对服用降压药的患者应告诉患者透析当天避免服用；⑤对服用血管紧张素转换酶抑制剂或血管紧张素受体拮抗剂的患者，应警惕高钾血症的发生；⑥降压治疗的同时应防止降压幅度过大导致低血压。

4. 感染与营养不良

(1)原因：糖尿病胃瘫患者进食差；血糖控制不良导致的糖原异生和肌肉分解；蛋白质合成障碍；透析液及尿液中蛋白质的丢失使患者更易发生营养不良，伤口愈合延迟，易发生感染；长期高血糖引起周围血管硬化，而且穿刺后血管的修复也较为缓慢，易引起穿刺失败、血肿、动静脉内瘘闭塞和感染。

(2)护理：①严格执行无菌操作；②血液透析当天要求患者将穿刺部位洗净，穿刺时应进行严格消毒，防止感染；③糖尿病患者伤口愈合较慢，血管条件较差，为防止动静脉内瘘伤口裂开大出血，可以延长拆线时间；④为了减轻患者的痛苦，提高穿刺的成功率，穿刺前护士要做到看清、摸清，对于血管条件较差的患者，可以选择年资高的护士进行穿刺；⑤要求患者做好个人卫生，勤洗澡、勤更衣，饭前饭后漱口，防止皮肤及口腔感染；⑥季节变换时应注意冷暖，防止上呼吸道感染，避免去人多拥挤的公共场所；⑦加强营养的摄入，少尿、无尿的患者同时应控制水分、钠盐及钾的摄入。

5. 视网膜病变

由于糖尿病患者的血管病变，许多患者存在因视网膜病变导致的失明，活动极为不便，应给予患者生活上细致的照顾，如帮患者喂饭，透析结束后护送患者出病房。同时应加强与患者沟通，发现患者各种心理问题，给予开导，帮助患者树立战胜疾病的信心，以良好的状态接受治疗。以往有学者认为血液透析会加速糖尿病患者的视网膜病变，现在的观点是血液透析和腹膜透析的糖尿病患者视网膜病变进展情况无差异。曾经有人认为血液透析开始后，应用肝素可导致失明，这种观点目前已被否定，只要高血压和血糖控制好，失明会明显减少。

除此之外，应指导患者加强饮食控制，透析间期遵医嘱严格执行胰岛素治疗，告知患者饮食及胰岛素治疗对于预防和减少并发症的重要作用。

糖尿病透析患者饮食原则同非糖尿病透析患者，特别应注意患者大多伴有高脂血症，故应限制单糖及饱和脂肪酸的摄入，同时要增加纤维素的摄入，它可降低患者餐后2小时的血糖浓度及不饱和脂肪酸的浓度，应占总热量的30%～50%。早、中、晚三餐热量的分配依次为1/5、2/5、2/5，或1/3、1/3、1/3。食物提倡用粗制米、面和适量杂粮，忌食葡萄糖、蔗糖、蜜糖及其制品，忌食动物脂肪，少食胆固醇含量高的食物(动物内脏、海鲜等)，对伴有糖尿病性胃轻瘫的患者应鼓励其少量多餐。

糖尿病肾病患者使用胰岛素治疗时，护士应指导患者使用血糖测定仪测定指端末梢血葡萄糖水平，通常每日至少1次，一般2～3次。根据测得的结果调整胰岛素剂量。定期测量糖化血红蛋白，了解胰岛素治疗的效果。指导患者注射胰岛素的正确方法，包括注射时间、部位、注意事项及药物的不良反应。

(四)无肝素透析患者的维护与护理

部分患者有出血倾向,或者透析当天行血管通路的建立,应尽量行无肝素透析,这样既保证了患者安全,又达到了治疗目的。

1. 透析器的选择

应选择人工合成高分子聚合物制成的透析器,属无毒、无热源、通透性好、消毒范围广,既不影响滤过率,又与血液有良好的相溶性。透析膜多为血仿膜、面积大、超率系数高。对发生失衡综合征风险大的患者,如身材小,透析前血尿素氮浓度很高的患者不能用高通量的透析器。

2. 肝素预冲

用 4‰(20mg/500ml)的肝素盐水 500ml 充盈透析器和透析管路,然后再闭路循环 10~20 分钟,再在建立体外循环前,用生理盐水将透析管路和透析器,将预冲液全部放掉。

3. 建立良好的血液通路,保证透析时有充分的血流量

在选择血管通路时要保证足够的血流量,以确保透析的效果和防止凝血。血流速度应超过 250~300ml/min,血流量少于 250ml/min 发生凝血的几率增加。

4. 定时用生理盐水冲洗透析器和管路

透析过程中每 30 小时用生理盐水 100~200ml 在泵前快速冲洗透析器和管路,阻断动脉管端,见透析器中无血迹再继续进行血液透析,应随着冲洗生理盐水增加不断调整脱水量。

5. 透析期间护理

在进行无肝素透析的同时,不应输入血液及血液制品、脂肪乳剂,以防透析器发生凝血,对血流动力学不稳定的患者,行无肝素透析时,应根据患者的耐受性调整血流速度及对透析器的冲洗速度。

(1)做好心理护理:心理因素对患者的治疗配合以及血透效果起着重要的作用。建立良好护患关系是心理护理有效的关键。血透病人每月来医院治疗 9~13 次,与护士接触时间较多,透析前护士应用亲切的语言及和蔼的态度了解病情,安慰患者,用熟练准确的技术为患者治疗,使其从心理上获得安全感、亲切感、信任感,消除恐惧,配合透析治疗。

(2)对神志不清的患者,要妥善固定穿刺侧肢体和血管通路,避免血管不通畅,血流量不足而引起体外循环凝血。

(3)严格掌握透析过程中冲洗生理盐水的时间和剂量,并做好记录。

(4)透析过程中严格执行无菌操作和查对制度,预防感染及差错事故的发生,做好透前、透后的管路、透析器、透析机的消毒工作。透析过程中严密观察病情变化,每隔 30~60min 记录

1次生命体征,观察有无出血、出汗、头痛、恶心、呕吐、发热及失衡综合征的发生,对透析中发生的并发症给予对症处理,可随时调整透析方案。行无肝素透析时,要加强巡回,严密观察透析机设置的各种参数。密切观察透析器及血路管中的血液是否分层、颜色是否加深、静脉壶是否变硬,透析器是否出现黑线条、动脉压、静脉压及跨膜压的高低等。如出现凝血现象要尽早更换透析器和血路管,以防发生凝血致血液丢失。所以无肝素透析对活动性出血和高危出血者是安全、有效的治疗方法。

(常晓敏　田淑霞)

参 考 文 献

1　李青,楼翰琦,陈静.透析者的护理.见:何长民,张训主编.肾脏替代治疗学.第2版.上海:上海科学技术文献出版社,2005,668～679

2　Harwood L,Locking-Cusolito H,Spittal J,et al. Preparing for hemodialysis:patient stressors and responses. Nephrol Nurs J,2005,32(3):295～302

3　Compton A,Provenzano R,Johnson CA. The nephrology nurse's role in improved care of patients with chronic kidney disease. Nephrol Nurs J,2002,29(4):331～336

第8节　腹膜透析

　　腹膜透析(peritoneal dialysis,PD)其操作简单、实用,一般情况下不需特殊设备,可以在家中进行,对中分子物质清除效果好,对血流动力学影响小。腹膜透析具有简单、方便,相对价廉等优点,因而获得了广泛的临床应用,目前腹膜透析已成为肾脏替代疗法的一个重要组成部分。

一、腹膜透析的优点

　　(1)设备简易,有利于基层医院就地抢救病人;

　　(2)不需全身性使用肝素,有利于严重创伤病者或有出血倾向的病者;

　　(3)不似血透需要体外循环,在透析过程中内环境改变不急速,循环动力学改变少,亦不会发生透析失衡综合征;

　　(4)控制水电解质失调平稳确实,安全有效,对水钠潴留、高钾血症,疗效满意;

　　(5)在低血压病人也可使用。

二、腹膜透析的原理

腹膜透析是利用腹膜作为透析膜,向腹腔内注入透析液,腹膜一侧毛细血管内血浆和另一侧腹腔内透析液借助其溶质浓度梯度和渗透梯度,通过弥散对流和超滤的原理,以清除机体内潴留的代谢废物和过多的水分,同时通过透析液补充所必需的物质。不断更换新鲜透析液反复透析,则可达到清除毒素,脱去多余水分,纠正酸中毒和电解质紊乱的治疗目的。

反复发生腹膜炎或腹膜炎长期不愈,则腹膜因慢性炎症而增厚,腹膜通透性降低;腹膜因慢性炎症而粘连,减少了能供透析的面积。如果腹膜透析效能严重损害,则病人必须停止腹膜透析,改做血透治疗。

三、腹膜透析的适应证

1. 急性肾功能衰竭适应证

(1)已有尿毒症症状,如恶心、呕吐、精神神经症状等;

(2)有较明显的水钠潴留表现或心力衰竭迹象;

(3)血钾高于 6.5mmol/L;

(4)血尿素氮≥28mmol/L(80mg/dl),血肌酐≥530.4~707.2μmol/L(6~8mg/dl)。

2. 慢性肾功能衰竭适应证

(1)可逆性尿毒症:慢性肾功能不全者,有些原发病属可治性,大多数虽属原发病不可治性,但由于感染、水和电解质失调、心力衰竭等额外负荷,亦可导致迅速发生尿毒症。此时可用透析疗法帮助病人渡过难关,争取到时间纠正其可逆因素,缓解尿毒症状。

(2)不可逆转的慢性肾衰:为了减少长期透析后的心血管营养不良等并发症,目前提倡早期透析,不要等到有尿毒症严重的并发症时才做透析。当肌酐清除率小于 10ml/min 或血肌酐浓度大于 707μmol/L(8mg/dl)时:①病人已有明显的尿毒症症状,如疲倦、恶心、呕吐等;②有较明显的水钠潴留,如明显水肿、血压较高或有高血容量心力衰竭迹象;③较严重的电解质失调,如血钾大于 6.5mmol/L;④较严重的代谢性酸中毒,HCO_3^-<6.74mmol/L(即血 CO_2 结合力小于 15)者,均宜开始做透析治疗。

3. 肾移植的术前准备

尿毒症病人在等待做肾移植时,需透析来改善和维持其健康状态,以等待适合的肾脏进行移植,可用腹透或血透,其效果相同。

持续性腹膜透析(continuous ambulatory peritoneal dialysis,CAPD)特别适用于:①糖尿病肾脏病,CAPD 的循环动力学改变不大及不需全身使用肝素,可减慢糖尿病的视网膜病的进展和减少视网膜出血,也可减少透析病人的心血管并发症;②心脏病或者严重高血压者,做血透有相当大的危险性,而做 CAPD 时心脏负担少,甚至有心绞痛的冠心病者亦可做;③老年人;④建立血透的通路有困难的病人;⑤小儿做家庭透析;⑥不适宜全身性使用肝素的病人。此外,在做血透的病人,如出现了与透析有关的症状较严重时,如头痛、呕吐、循环功能不稳定等,或与使用肝素有关的出血,如消化道出血等,亦宜做 CAPD。

4. 急性药物和毒物中毒急救

在急性药物和毒物中毒时,如该种物质能从腹膜透出者,应立即进行腹透。一般来说,毒物的分子量如小于 5000,则较易从腹膜透出。如可可巴比妥(速可眠)、苯巴比妥等巴比妥类药物;甲丙氨酯、氯氮䓬、水合氯醛等镇静药和安定药;阿司匹林、对乙酰氨基酚等退热止痛药;苯丙胺、异卡波肼(闷可乐)等兴奋药;乙醇等醇类;汞、金、铅等金属;溴化物、碘化物等卤化物。此外,砷、硼酸、地高辛、四氯化碳、环磷酰胺、甲基多巴、西咪替丁、毒蕈类、来苏儿(lysol)、奎宁、X 线造影药均可透出。毒物能否从腹膜透出,除分子量大小外,还要看毒物是否大部分以游离的形式存在血循环中,若为游离存在,则较易从腹膜透出。

5. 水、电解质失调和酸碱平衡失调

(1)高钾血症:血钾大于 6.5mmol/L 宜透析治疗。腹透每小时能清除钾 14mmol 左右,远不及血透清除快。下述因素有助于腹透较快地降低血钾:①透析液内葡萄糖吸收,进入细胞内可降低血钾;②纠正酸中毒后,钾进入细胞内,血钾降低;③采用高渗透析液和短周期透析,可增加钾的排出。

(2)严重代谢性酸中毒:适用于严重酸中毒而因循环超负荷又不宜由静脉补充碱性药物者。此外,有学者报道可用腹透治疗乳酸性酸中毒,此时不能选用乳酸钠透析液,最好用含碳酸氢钠透析液,除有纠酸的作用外,还能从腹膜清除乳酸,其清除率为 8～24ml/min。亦有学者报道用腹透治疗糖尿病酮酸中毒症。

(3)高钙血症:腹透可治疗高钙血症危象,自行配制无钙透析液,并使用高张透析液,离子钙的清除率可达 29ml/min。血清总钙的清除率均为 14ml/min,总钙包括离子钙和蛋白结合钙,后者在腹膜透析时不易清除。但清除体内钙,血透较腹透快。

(4)严重水中毒:可用于限制水分见效太慢而补充高张氯化钠溶液又有危险者。

(5)严重潴留性高钠血症,临床上难于处理者。

6. 高尿酸血症

在高尿酸血症,因尿酸结晶堵塞肾小管而发生少尿的病人(急性尿酸性肾脏病),可用腹透治疗,疗效颇为满意。

7. 其他

(1)充血性心力衰竭:顽固充血性心力衰竭,伴有较明显水肿者,用利尿剂和洋地黄无效时,可用腹透排除过多的液体。

(2)急性广泛性腹膜炎:据文献报道,因腹膜透析液内有抗生素可直接接触腹膜炎症组织,

且腹透可起引流作用,故疗效佳。此外,愈后亦可减少腹膜粘连。但腹透应在炎症局限以前便开始进行。如已形成脓肿或局限性包裹,或有胃肠道穿孔,则不宜做腹透。

(3)急性胰腺炎:国外文献报道,用腹透治疗者与对照组相比,存活率高,并发症少,病程短。可能与腹透能直接清除胰腺周围的脂肪酶有关,能缩短胰腺坏死过程。据文献报道,腹膜的脂肪酶清除率为 $5\sim13.5ml/min$。有学者报道做透出液的酶浓度测定,有助于监测胰腺炎的病情发展。不少学者认为,严重的急性胰腺炎或急性胰腺炎经内科治疗 24 小时不见好转者,可做腹透治疗,特别如果同时有氮质血症时,更为合适。

(4)肝性昏迷:腹透有助于清除氨和胆红质,故有人用之于肝昏迷。

(5)甲状腺功能亢进:对有甲亢的病人,腹透能显著地清除血中的 T_4,故有学者用之治疗甲状腺功能亢进危象。

(6)冻伤:腹透对抢救冻伤病人有一定疗效,但要用加过热的透析液。因其注入腹腔内后,能温暖内脏和大的血管,虽然对四肢没有温暖作用,但等到心律增加和心输出量充分时,自然能改善四肢的缺血状态。

(7)通过腹腔给予药物:①腹腔内有恶性肿瘤,经腹腔内注入化学治疗药物,则局部可获得高浓度,全身毒性较低。②糖尿病人可在腹透液内加入胰岛素以控制糖尿病,每日的需要量可较皮下注射量大,因为透析装置可能黏住小量胰岛素,而不能全部进入腹脏内。有些学者认为,由门静脉途径吸收胰岛素,较之从皮下组织吸收能更好地利用。③很多抗生素能从腹膜吸收。

(8)牛皮癣:不少病人经其他各种疗法积极治疗无效者,做间歇性腹膜透析(intermittent peritoneal dialysis,IPD)4 个星期,有半数以上病人的症状可获得显著改善或完全缓解。

(9)其他用途:腹透还可用于治疗高胆红素血症(如可用于完全性阻塞性黄疸病人的术前准备)、精神分裂症、多发性骨髓瘤(用腹透清除其血中的异常免疫球蛋白)、原发性高草酸尿症(腹透能每日从其血中清除酸 43mg)。

四、腹膜透析的禁忌证

1. 绝对禁忌证

(1)存在可使腹膜清除率严重减少的情况,如多次或长期的腹膜感染之后的腹膜广泛性粘连或纤维化超过 50％、曾做大部分肠系膜切除或由于肠梗阻使肠管扩张引起腹部膨胀。这些解剖和功能上的异常会使可供透析的腹膜表面积减少和(或)透析液流动不良,从而不能达到充分透析;

(2)腹膜缺陷;

(3)严重慢性阻塞性肺部疾病,当腹腔灌入透析液时会出现急性呼吸衰竭危险的病人。

2. 相对禁忌证

(1)新近的腹膜手术者:最好能在腹部手术 3 日后做腹透,因腹部手术后 3 日内便可愈合。

但如病情上十分需要,在腹部手术后,仔细地缝合好各层组织的切口,即可做腹透。如果输入透析液的量不多,新鲜缝合良好的伤口一般不会漏液。

(2)横膈有裂孔者:手术的横膈切口,一般于数日内愈合,可做腹透,但入液量宜少些,并应密切注意胸积液情况。此外,因种种原因而致横膈有裂隙者,如在腹透时突然发生大量胸水,引起呼吸困难者,则不宜做腹透。

(3)腹部有外科引流管者:常为腹腔内有炎症,不但会引起透析液漏出,同时也易发生腹膜炎。

(4)全身性血管疾病者:如多发性血管炎综合征、全身性硬皮病、严重的动脉硬化症等,均会降低腹膜透析效能。

(5)凡由于种种原因不能摄入足够的蛋白质和热量者:不宜做长期的慢性腹透。

(6)晚期妊娠或腹内巨大肿瘤者:腹腔容积减少,做腹透的效果不好。但多数多囊肾病人并不是腹透的禁忌证。

(7)局限性腹膜炎的病人:不宜做腹透,以免炎症扩散。

(8)严重肥胖:由于重度肥胖皮下组织很厚,使透析管植入相当困难,而且透析液亦易渗漏。

(9)肠或尿路造瘘术者:这两种状况有增加腹膜感染的危险性,这些病人应该避免腹透。但在病人不能行血透时,可以腹透,关键是要将透析管的皮肤出口和造瘘管隔开。

(10)各种腹部疝未修补者:可暂行血透或 IPD,并进行疝修补术后,才可改为 CAPD。

(11)存在自我透析的禁忌证者:如精神病或大脑发育不全者。

(12)易发生腹膜炎者:肠道憩室病、结肠切除后、主动脉修补术后等,做腹透要小心。

(13)有慢性下背部疼痛者:可通过腹肌锻炼而得到有效预防。

五、腹膜透析的方法

1. 间歇性腹透(intermittent peritoneal dialysis, IPD)

适用于急性肾衰或慢性肾衰作 CAPD 的初始的 3～10 天阶段。每次腹腔保留透析液 1 小时,每日交换 10～20 次不等、每周透析时间不少于 36～42 小时。

2. 持续性非卧床腹透(continuous ambulatory peritoneal dialysis, CAPD)

适用慢性肾衰长期需透析者,每日交换 4～5 次,每次 2L,在此期间患者可以下床走动甚至正常活动,是目前最广泛应用的一种透析方法。

3. 持续循环性腹透(continuous cyclicperitoneal dialysis, CCPD)

患者夜间睡眠时应用循环自动式腹透机由计算机操作交换腹透液 4～6 次,白天腹腔内放置 2L 腹透液,患者可自由活动和工作。适用于需人帮助的腹透患者或需白天工作者。

4. 夜间间歇腹透(nocturnal intermittent peritoneal dialysis,NIPD)

夜间 10 小时内透析 8～10 次,由机器操作,不同于 CCPD 之处是白天腹腔内不留置腹透液。适应证:①做 CCPD 或 CAPD,白天或夜间腹透液长时间停留于腹腔内,由于糖回收过多,使透析液的渗透梯度降低及淋巴回流使超滤量减少者;②作 CAPD 出现腰背痛不能耐受者;③有疝气或腹透管周围有漏液者。

5. 潮式腹透(tidal peritoneal dialysis,TPD)

将 NIPD 放在白天进行,第一次腹透灌入大量加大至患者能耐受的最大量,一般为 3L,放出时只放半量,其余 1.5L 留在腹腔内,以后每次灌入 1.5L,放出 1.5L。每次交换周期不超过 20 分钟,每次停留 4～6min,每 8～10 小时需腹透液 26～30L,至腹透 10 小时时将全部腹透液放空。这种高流量的腹透液交换可提高溶质清除。

六、透析管及透析管的插植

1. 透析管的种类

(1)短期急性腹透管:即一次性管心针透析管。一般使用没有涤纶毛质袖套的硅胶管,即用内径 0.5cm 的医用硅胶管 30cm,在管的末端 7cm 内钻多排小孔约 50～60 个,直径约 0.5mm,一般可将 18 号针头挫平,四边磨利后进行凿孔。然而,亦有学者推荐用有一个涤纶的 Tenckhoff 急性透析管,目前这种管子已经很少使用。许多临床观察表明,即使在急性肾功能衰竭,亦以用慢性透析管为佳,因为这可避免反复穿刺,透析方便,进液不需特殊体位,避免透析中腹痛,易被患者接受。

(2)慢性腹透管:现时有多种慢性透析管可供选择。其中标准 Tenckhoff 直管长 35～40cm,内径 3cm,双涤纶套,两套间距 5～7cm。两个涤纶套将透析管分三部分,腹腔度长 20cm,末段 10cm 上有许多小孔。套间度 5～7cm,外度 20～30cm。其他管道主要是防止标准直管三种并发症而设计的,即:①出口感染和隧道炎;②皮下涤纶套露于皮肤外;③透析管移位。其中为减少移位或大网膜包裹的可能而设计透析管的末段呈卷曲状(coil-cath 管)、碟状物(column disc 管)或球状物(oreopoulus zellerman 管)。为防止出口处感染及隧道炎常设计皮下有一圆盘(core-tex 管),或隧道部分为固定的弯曲状(鹅型颈管)。我们主要选择标准的 Tenckhoff 直管和 coil-cath 管,目前的 Tenckhoff 管是不透过 X 线的。在 X 线透视下可清楚地见到有否移位。

2. 透析管的插植方法

可用 Tenckhoff 管的套管针插植,也可用外科手术插管,特别在有鼓肠、昏迷、极度衰弱及以前曾做过腹部手术者。外科手术插管法的术前准备与一般下腹部手术的准备相同。切口选择在正中线或正中线旁脐下 3cm 处,切口长 2～4cm。如病人以前做过外科手术,应避开原切口,可选择右下腹麦氏点或左下腹相应位置,以避免瘢痕下肠粘连。在局麻下切开皮肤,钝性分离皮下组织,剪开腹直肌前鞘,用直角拉钩牵开腹直肌,剪开腹直肌后鞘,即可见腹膜前脂肪或腹膜,用直钳钳起腹膜,在辨明无误钳肠管或大网膜后,在腹膜做一小切口,以仅能通过透析管为度,并在其周围作荷包缝线,暂不结扎。

导管植入前,应将涤纶套充分地用无菌生理盐水浸湿,并先以少量肝素溶液冲洗管腔,向腹腔内灌入透析液 500～1000ml(有腹水者例外),用金属管芯插入透析管内,以协助透析管从手术口向膀胱直肠窝(女性为子宫直肠窝)徐徐放入。插入腹腔内长度,约相当于脐至耻骨联合距离(如用 Tenckhoff 直管,腹腔处的涤纶套至末端为 15cm,过长者可适当将末端剪去少许,不够长者可降低切口)。在放入导管时,要问病人的自我感觉,如病人感觉会阴部有坠胀感或便意,则表示放入的透析管位置是对的。如病人感觉会阴部疼痛明显,表示导管插入过深,可缓慢退出 0.5～1cm,以会阴部无明显不适感为宜。如果放入透析管中遇到阻力,可能是网膜缠绕或透析管触到肠襻,此时应退出,改用不同角度再插。然后拔出管芯,由导管快速注入透析液 50ml。如导管位置恰当,则患者仅感有便意而无痛苦,且回抽液体顺畅,引流呈线状。此时便可收紧腹膜的荷包缝线,结扎腹膜切口,然后荷包缝合腹直肌后鞘,固定涤纶袖套于腹直肌后鞘前。缝合腹直肌前鞘。再顺着透析管的自然走向,于腹壁脂肪层下,紧贴腹直肌鞘上,分离一长约 10cm 的皮下隧道,并在其出口处切开皮肤作一小出口(以仅能通过透析管为宜),从隧道出口拉出透析管,上端的涤纶袖套以离皮肤出口 2cm 左右为宜,放置于皮下脂肪组织处。造隧道时,注意勿使导管扭曲和移位。为了减少创伤,便于手术,笔者采用一手术用的隧道针,其弯曲度如手术造隧道的要求,将透析管缚在其末端,隧道针顶端尖锐,沿腹直肌前鞘表面斜穿出口处,从出口处拉出。导管放置妥当后,即缝合皮肤切口。如使用没有袖套的自制的透析管,其插管方法相同。但由于它很易手术后滑脱,故宜在导管出口处用缝线将导管固定于皮肤上。术后 3 日内如无渗液、出口,则无需更换敷料。以后每日视伤口情况定时更换敷料。透析管插植后,应即开始透析。

3. 插管的主要并发症

用手术方法插管,罕见引起肠、膀胱、主动脉等穿孔,主要的并发症有:①出血。最常见的是腹壁小血管出血,加压包扎,沙袋压迫,冰敷等均可促进止血。②插管后直肠、阴道、膀胱或阴茎基部有不适或疼痛,往往是因插管太深,透析管尖部刺激有关脏器所致,在 2 周内不适感会自动消失。③皮肤出口处漏液。由于手术时未将透析管的腹膜入口处结扎好,或开始透析时输入液量太多,可停透 2～3 天,待腹膜愈合后再作透析。④透析管皮肤出口处发炎。通常由葡萄球菌引起。在培养及药敏结果未获得时,可口服氯唑西林 0.25g,每日 4 次,并局部涂抹碘软膏)。

4. 透析管的护理

手术后出口处以无菌方纱布覆盖,如无渗液、出血,则术后 3 天内无须更换敷料。以后每日视出口情况而定时更换敷料。Tenckhoff 透析管植入后,可供长期使用,必须良好护理。透析管的皮肤出口处任何时候都应保持干燥和清洁,如敷料潮湿,应立即更换。宜每日观察出口处有否炎症。每日透析前后出口处都应用碘氟或过氧化氢溶液消毒。4~8周后,当切口愈合应每日进行出口处护理及观察出口处。患者可进行淋浴,淋浴前宜将透析管用冰箱用的保鲜纸包扎好;淋浴后将透析管及其周围皮肤轻轻拭干,再用碘溶液消毒透析管及其周围皮肤,然后用敷料包扎好透析管。

5. 透析管的拆除

需要拆除透析管的常见情况是:①皮下隧道内难以控制的化脓性炎症;②难以治愈的透析管出口处严重感染;③不能纠正的透析管流通障碍;④真菌性或结核性腹膜炎;⑤反复发生由同样细菌引起的腹膜炎,用致病菌敏感的抗菌药治疗7天后,腹膜炎没有好转,这暗示隐匿的隧道感染,或由导管内附着的纤维素感染引起。此外,有些可逆性尿毒症病人经治疗解除了尿毒症后,也需予以拆除透析管;有些改行血透治疗或肾移植患者也需拆除透析管。拆除没有感染的透析管比较简单,两个涤纶套的透析管,只需在每个袖套上方各作一个切口,先拆除深部的涤纶套,然后从腹腔中轻轻地拉出透析管,缝合腹膜和窦道,以后再拆除皮下的涤纶套。如导管的皮肤出口处有感染,则在拆除透析管前先将含有恰当的抗菌药物的500ml透析液输入腹腔内,再做拆管手术,并且透析管的皮肤出口不要缝合,应引流数日,并给予适当的抗菌药治疗。急性透析管仅有一个皮下袖套,更易于拆除。

6. 透析管的重插

透析管拆除后,有时要重插。例如透析管的皮肤出口处感染、隧道炎、透析管流通障碍等情况时。重插方法与首次插植透析管的方法相同,但仍要使用原来的腹膜进口,只是皮下隧道应造在另一侧腹壁。旧导管的皮下隧道和出口,在旧管子拔除后,应该使用杆菌肽30 000U,溶于20ml注射用生理盐水中,冲洗伤口和皮下隧道。透析管重插术后的处理,与首次插植透析管相同。

七、透析操作技术

1. 腹膜透析技术的种类

腹膜透析技术有多种,有单纯手工操作的,有用腹膜透析机进行透析的,也有两者混合使用的。在我国常用的是用手工操作,可分为IPD和CAPD两种。IPD通常每透析周期是1小时,CAPD则是4~8小时。

2. CAPD的操作

传统CAPD的操作 CAPD的透析前准备,透析管连接(或卸除)输液管的操作等透析方法与上述IPD完全相同,病人于插透析管后,一般先做IPD14天,才改做CAPD。CAPD与IPD的操作不同之处为:每日交换透析液仅3~4次,每次液量为1500~2000ml。日间通常4~6小时交换透析液1次,晚上透析液在腹腔内停留8小时。每周透析7天,即1周透析168小时,用透析液 56L(大多数学者认为应该使用塑料袋装的透析液)。透析管与塑料袋之间有一软质塑料输液管连接,输液管与透析管之间通常有螺旋型连接器,如 β 接头,有些甚至在塑料袋与输液管之间,也有螺旋型连接器,但通常是用一尖头管状连接器,深插入塑料袋中。输入透析液后,卷起塑料袋和输液管置于腰包内。数小时后,需要放出透析液时,可将塑料袋展开并置于低位,腹腔内液就随重力而流入袋中,待其流完,将旧袋卸除弃去,换上新袋,再重新输入透析液,开始下一个透析周期。如感到透析不够充分,可尽量增加每次的透析液量,尽可能不要增加透析次数。在没有条件用塑料袋装透析液的单位,只能使用瓶装透析液,每次交换透析液时,均应严格按消毒常规连接或卸除输液管。输液管卸除后,病人可佩带透析管自由活动。

八、腹膜透析的并发症

(一)膜透析性腹膜炎、腹透后腹膜炎

近年随着透析技术的不断完善,腹透装置的不断改进,腹膜炎的发生率有所下降,但至今仍是腹透的主要并发症,也是腹透导管拔除和透析失败的主要原因,仍是影响腹透广泛开展的原因。

1. 腹膜炎的种类

大致可分为细菌性腹膜炎、真菌性腹膜炎、结核性腹膜炎和化学性腹膜炎。以细菌性腹膜炎最常见(占 70%～95%),化学性腹膜炎(即非细菌引起的腹膜炎)占 3%～30%,真菌性腹膜炎占 3%左右,结核性腹膜炎更少见。通常所说的是指细菌性腹膜炎。

2. 腹膜炎的发病机制

(1)致病菌入侵的途径:包括经透析管腔、经出口处-皮下隧道、肠道细菌经过肠壁;血中细菌随血流至腹腔;经子宫-输卵管。临床上最常见感染入口是进行透析袋(瓶)交换过程中,透析袋(瓶)和输液装置之间的连接处受污染,这是腹膜炎最常见的原因。腹膜炎的致病菌多为常见的细菌,革兰阳性球菌占 55%～80%,常见于皮肤的革兰阳性球菌。

(2)腹透中腹腔对腹膜炎的防御作用:首先尿毒症使病人的免疫功能受损,还有腹透过程中存在着削弱腹膜防御机制的因素,如透析管的植入,非生理性透析液(pH、高渗透压,高浓度葡萄糖等)的频繁使用等。

3. 临床表现

腹膜炎的临床表现取决于许多因素,如病菌的种类和致病力,透析管感染的存在与否,腹腔局部防御功能,诊断和治疗是否及时和有效等。细菌性腹膜炎的症状常于细菌侵入腹腔后 12～24 小时出现,透出液变浊是最早出现和最常见的症状(发生率 95%),甚至可于腹痛之前出现。其特点为突然出现而并不是逐渐浑浊。通常透出液中的细胞数超过 50/mm^3 则透出液

为轻度混浊,当大于 $100/mm^3$ 则可见明显混浊。腹痛亦是常见症状。腹痛多为急性发作,开始为轻度,局限性,若未及时治疗,则会逐渐加剧。也可表现轻微隐痛、腹部不适或烧灼感等。有少数病人可伴有恶心、呕吐,多数病人有发热。数天以后,可发生腹胀和胃肠功能障碍。在CAPD 中,一向畅通的透析管忽然梗阻,应注意腹膜炎的可能。腹膜炎的症状和体征无一个具有高度特异性,均需化验透出液以协助诊断。

4. 实验室检查

(1)腹膜液常规检查:腹膜炎透出液蛋白含量增加,黏蛋白反应阳性,白细胞数增加,如送CAPD 4～6 小时后的透出液做检查,其白细胞数正常应少于 $100/mm^3$,而单核细胞多于50%。但在腹膜炎时,白细胞数常远高于 $100/mm^3$,分类以多形核为主(>50%)。

(2)涂片:取出透析液 50～100ml 离心,取沉渣做革兰染色。本法虽然阳性率低,仅 9%～37%,但省钱、快速,对早期治疗有指导作用。

(3)细菌培养:确诊有赖于透出液的细菌培养阳性。腹膜炎的致病菌多为一般常见的细菌,常见于皮肤的革兰阳性球菌,例如葡萄球菌为多见,但亦有报道以革兰阴性杆菌为多见者(主要致病菌为大肠杆菌)。多数学者的报道,革兰阳性细菌约占 60%,革兰阴性细菌约占40%。每 1～2 周常规地做细菌培养 1 次,有助于及时发现腹膜炎。如临床上出现可疑的腹膜炎征象,应立即做培养,即做普通细菌培养、厌氧菌培养,必要时还同时做真菌培养和结核菌培养。病情较重者,还做血白细胞计数和血培养。

5. 诊断

CAPD 患者腹膜炎的诊断标准必须具备有下列 3 项中的两项:①有腹膜炎症状和体征,尤其是腹痛和(或)发热或(和)透出液混浊;②透出液常规检查示白细胞大于 $100×10^6/L$,且中性分叶核粒细胞占 50%以上,尤其是后者更有意义;③透出液革兰染色细菌培养找到致病菌。

判断腹膜炎时要排除一些干扰因素,如:①腹腔内活动性炎症如活动性结肠炎、阑尾炎、女性盆腔炎等,在这些炎症时中性粒细胞也明显升高;②腹腔内脏器的损伤,如肠梗阻、胃穿孔、疝嵌顿等;③感染性腹泻;④嗜酸性细胞数增多性腹膜炎,引流液亦浑浊,细胞数大于$100/mm^3$,但中性粒细胞小于 50%,嗜酸性细胞大于 20%,多次细菌检查要无致病微生物,病人无症状,原因未明,可能是腹膜的过敏性或化学性损害;⑤女性病人的月经期或近期做过盆腔检查,也会出现腹透液细胞数增多,中性粒细胞增多。

为了便于早期治疗,有下列情况之一,即可疑为腹膜炎:①经几个透析周期后,透出液仍混浊;②不明原因的局部或整个腹部疼痛、压痛;③不明原因的发热;④透出液中的白细胞数增加;⑤迟发性透析管引流不畅。

6. 治疗

必须强调及早治疗,提高腹膜炎的疗效,减少腹膜炎的不良后果。对于有腹痛和(或)发热,且伴透出液混浊者,在送透出液做培养后,应立即给予治疗。对于仅有腹痛或仅有透出液混浊者,可先看透出液的白细胞及中性粒细胞是否达到腹膜炎诊断的标准。若达到,在留取标本做培养后即开始治疗。若未达到标准，可行透出液培养，若阳性，则开始根据药敏治疗，若培养阴性，则应继续观察。但由于腹膜炎症状出现后若超过24小时才接受治疗，部分会变为慢性腹膜炎，导致腹膜纤维化，被迫改变透析方式或降低腹膜的透析效能，故笔者推荐的做法是：凡是出现腹膜炎疑是征象的患者，在留透出液做细胞记数和分类及细胞培养后应立即给予治疗。

(1)排出腹内透析液，留作检查，更换透析连接口管道。

(2)冲洗腹腔：首先用1.5％葡萄糖透析液1000～2000ml，每升加肝素1000U，输入腹腔内，不停留即放出，连续3次，以清除炎症产物，缓解症状。

(3)选用抗生素：腹膜炎的治疗强调腹腔内给药，并需给予首剂负荷量。在未获细菌学检查结果时，按经验给药，即用头孢唑啉(Cefazolin)，负荷量为500mg/L，以后每次换液的维持量为125mg/L。同时联用氨基糖苷类抗生素，如庆大霉素(Gentamycin)、妥布霉素(Tobramycin)、奈替米星(Netilmicin)，负荷量为8mg/L，维持量为4mg/L。此外，肝素1000U/L，也应加入腹透液中。在初始治疗24～48小时后，可得到细菌培养的结果，此时应按细菌学结果调整抗生素。如细菌培养为真菌(这是一种严重的腹膜炎)，多数学者主张尽快拔管，因为透析管的存在使真菌较难消灭。根据1996年国际腹膜透析学会关于处理腹膜炎的建议，在确诊后即予5-氟胞嘧啶和氟康唑联合治疗同时仍继续CAPD。5-氟胞嘧啶首剂为2g，维持量为每日口服1g。氟康唑可口服或腹腔内注入200mg，每日1次。两性霉素B由于其毒性大，故不再推荐使用。若治疗4～7天，症状有改善，则继续用药4～6周；若无效，则立即拔管，而后继续上述抗真菌治疗10天。如细菌培养是结核性腹膜炎，应立即拔管，同时给予积极抗结核治疗。

(4)腹膜炎时，蛋白重新增加，应注意蛋白的补充。

(5)一般治疗应直至临床症状消失，透出液变澄清，透出液细菌培养结果连续3次均阴性，才能停止治疗，一般需2周左右。

(6)停止治疗后，应每周作1次透出液培养，连续数周，以观察腹膜炎有否再发。腹膜炎的再发一般是在停用抗菌药1周以后。

(7)腹膜炎特殊问题的处理

①顽固性腹膜炎：指已选用合适的抗菌药治疗3～5天，临床表现仍然无明显改善者，占腹膜炎的5％～15％。可能与抗生素应用不合理或量不足；伴隧道炎；腹腔内脓肿形成或脏器穿孔；细菌在腹腔内吞噬细胞中生存；细菌在透析管内繁殖等因素有关。有些学者认为对顽固性腹膜炎，应该停止腹膜透析，拔去透析管，改做血透，并由其他途径继续使用抗生素。据临床体会，停止透析，特别是拔除腹透管，有时腹膜炎情况会迅速改善，其原因未明。据笔者有限的临床经验，腹膜炎经恰当的抗菌药积极治疗7天，仍不能解决问题的，不宜继续腹透，因这样继续用抗菌药长程治疗，不但很少可能治愈腹膜炎，而且还有耐药性细菌继发性感染的危险。此外，长期腹膜炎还会增加从透析液里丢失蛋白以及增加病人体力的消耗和精神的负担。

②复发性腹膜炎：指停用抗生素后4周内发生同一种致病菌引起的腹膜炎，其原因与顽固性腹膜炎相似，治疗一般认为选用前次治疗方案，无效应封管或拔管。

7. 预防

CAPD并发的腹膜炎一般均较轻，如能早期发现，及早治疗，预后多良好。如处理不当或不及时,每导致腹透失败,需改作血透。为了降低腹膜炎的发病率,目前许多学者研究改进CAPD的技术,例如,近年来新设计的双联(双袋)一体化系统,或用紫外线灭菌系统以消毒输入的透析液以及新型透析管等。另外,还有改善患者营养状态的,提高机体的免疫功能,及早防治透析管的出口感染及盆腔炎症,都是减少腹膜炎发生的措施。

(二)PD 管外口及隧道口感染

1. 临床表现

(1)外口充血,皮肤炎症,有脓性分泌物。
(2)急性期感染:局部疼痛,皮肤变硬,分泌物外流,肉芽组织长出外口。
(3)慢性期感染:有液体外渗,肉芽长出外口,但无疼痛、充血及皮肤变硬。

2. 防治

(1)术中彻底止血,防止出现伤口血肿。
(2)导管外口向下,术后早期小剂量透析防止漏液。
(3)保持伤口干燥、清洁。

3. 治疗

局部及全身应用抗生素。

(三)丢失综合征

由于长期行 PD 治疗,从 PD 液中丢失蛋白质、氨基酸、维生素等营养物质而引起的临床综合征。

在 CAPD 开始 2 周,每日经 PD 液丢失蛋白质 15～20g,以后丢失量减少,平均每日丢失5～11g。IPD 每日丢失 10～40g,腹膜炎使丢失量增加 1～30 倍。氨基酸每日丢失约 2g,同时丢失大量的维生素,主要是水溶性维生素。

1. 临床表现

患者可出现全身不适、虚弱、食欲不振乃至嗜睡、昏迷、抽搐等。

2. 防治

适当补充蛋白质、氨基酸及维生素。

(四)腹膜透析其他并发症

(1)体液平衡失调
①低容量血症。
②高容量血症。

(2)代谢紊乱

①高糖血症。

②蛋白质缺乏。

③高三酰甘油血症。

(3)腹壁有关并发症

①腹壁疝。

②阴囊或阴唇水肿。

③胸膜瘘。

④背痛。

(4)腹膜透析中嗜酸粒细胞增多。

(5)腹膜硬化、腹腔超滤和溶质清除障碍。

(贾　冶　刘庆鑫)

参 考 文 献

1　王质刚主编．血液净化学．第1版．北京:科学技术出版社,2003,662~831

2　张立本,梅长林主编．透析手册．上海:上海科学普及出版社,1992,383~387

3　季大玺．腹膜透析现状．国外医学泌尿系统分册．1995,15(3):137~140

4　叶任高,等．腹膜透析疗法．见:叶任高等著．肾脏病诊断与治疗学．北京:人民卫生出版社,1994,563~601

5　张树新,叶任高,李惠群,等．腹膜透析的临床综合研究13年总结．中山医科大学学报,1993,14(2):81~86

6　Brenner BM. The Kidney. 5th ed. Philadelphia:W B Saunders,1996,2424

7　Bunhart JM, Nolph KD. Peritoneal dialysis. in:Brenner BM, Rector FC (eds). The Kidney. 5th ed. Philadelphia:WB Saunders,1996,2507~2575

8　Coles GA, Williams J D. Infectious and noninfectious complications of perito-neal dialysis. in:Brady Wilcox (ed). Therapy in Nephrology and Hypertension(A companion to brenner and rectors the kidney). Philadelphia:WB Saunders,1999,579~588

9　Curtis JJ. Treatment of irreversible renal failure. in:Goldman L,Bennett JC(ed). Cecil Textbook of Medicine. 21st ed. Philadelphia:WB Saunders,2000,578~582

10　Jassal SV, Ch B, Oreopoulos DG. Techniques in peritoneal dialysis. in:Brady Wilcox(ed). Therapy in Nephrology and Hypertension(A companion to brenner and rectors the kidney). Philadelphia:WB Saunders,1999,569~578

11　Lazarua JM. Medical aspects of hemodinlyais. in:Brenner BM(ed). The Kidney. 5th ed. Philadclphia:WB Saunders,1996,2424

12　Mchta R,McDonald BR,Aquilar Jr. Regional citrate anticoagulation for continuous arterivenous hemodialysis in critically ill patients. Kidney Int,1990,38:976

第9节 肾脏移植

肾脏移植开始于 20 世纪 50 年代末期,至 70 年代末 Calne 将环孢素(cyclosporineA,CsA)应用于临床,使移植肾的存活率显著提高。

一、组织配型

在肾移植中需要考虑匹配的组织相容性系统有 ABO 血型系统和人类白细胞抗原(HLA)系统。由于 ABO 血型系统的不配,可导致大多数移植受者发生超急性排斥或急性排斥。HLA 系统是人类主要组织相容性系统(MHS),HLA 作为个体组织细胞的遗传标志,在抗原识别、提呈、免疫应答与调控、破坏外来抗原靶细胞等方面起重要作用,是导致移植物排斥反应的主要抗原。

1. ABO 血型系统

人类的红细胞血型有多种,其中以 ABO 系统最重要,ABO 血型抗原是一类糖蛋白,遗传上受第九对染色体控制。ABO 血型不合,有可能导致超急性排斥或急性血管性排斥。

2. HLA 系统

表达 HLA 抗原的基因密码位于第六对染色体的短臂上,由一群密切连锁的基因组成。HLA 复合体至少包括四个与移植有关的基因区(或位点),即 HLA-A, HLA-B, HLA-C, HLA-D。其中 HLA-D 区又分为 HLA-DR, HLA-DP, HLA-DQ 等亚区。它们分别编码七个系列的抗原。

(1)HLA I 类抗原:HLA I 类抗原包括 HLA-A,HLA-B,HLA-C 抗原。I 类抗原分布十分普遍,广泛分布于全身有核细胞表面,包括血小板和网织红细胞,以外周血液中白细胞和淋巴结、脾脏细胞所含的抗原量最多,其次是肺、肝、肾、皮肤,主动脉、肌肉和神经组织抗原含量最少。在改善同种肾移植存活率方面,HLA I 类抗原的配对重要性相对不如 II 类抗原,I 类抗原配型重点依次为 HLA-B,HLA-A,HLA-C 位点。

(2)HLA II 类抗原:HLA II 类抗原包括 HLA-DR,HLA-DQ 和 HLA-DP 抗原,或称为 D 区抗原。II 类抗原的组织分布限定在内皮细胞和大多数非淋巴组织的树突状细胞上。在肾脏,II 类抗原主要在小管间毛细血管以及肾小球毛细血管内皮细胞和系膜细胞,大血管内皮细胞部分表达,但在肾移植后可诱导 II 类抗原表达,这种诱导可能和排斥有关。在淋巴组织中,II 类抗原在 B 细胞及激活的 T 淋巴细胞上表达。

3. HLA 基因水平的配型

分子生物学技术的发展,使 DNA 水平的 HLA 研究获得重大进展,血清学表型相同,DNA 核苷酸序列不一定完全相同。HLA 个体遗传差异的本质不是在血清学方法所检测的基因产物,而是在编码基因产物的 DNA 水平上。

4. 淋巴细胞毒交叉配合试验

几乎每个移植单位都在肾移植前做该项检查。方法是受者血清＋供者淋巴细胞＋补体＜10%蓝染细胞为阴性反应。该项试验是检查受者血清中是否预存在抗供者 HLA 细胞毒抗体。对 HLA 抗原的敏感性,可以通过淋巴细胞毒试验反映。有下例情况时,受者血清中可出现淋巴细胞毒抗体:妊娠、输血、移植史。

5. MLC 配型试验

混合淋巴细胞培养法(mixed lymphocyte culture,MLC)分双向法和单向法。双向 MLC 是将供者与受者的淋巴细胞混合在一起进行体外培养。单向 MLC 时,试验系统中的刺激细胞用丝裂霉素处理,使之失去活化能力,仍保留其激发对方淋巴细胞(反应淋巴细胞)活化的能力,反应细胞不加处理,两种淋巴细胞做混合培养。MLC 强弱可通过形态学观察计数淋巴细胞转化百分率,或用 H3TdR 掺入的量表示。MLC 可反映出供受者间已知和未知的、主要的和次要的 HLA 抗原的相容程度,MLC 试验所需时间较长是其缺点。

二、肾脏移植供受者的选择与准备

肾移植供者及受者的选择、合理的组织配型以及术前准备是提高移植人/肾长期存活的关键。

(一)肾移植供者的选择

1. 活体肾供者

活体供肾有两种来源:一种为供受者之间有一定血缘关系的,如父母亲、兄弟姐妹或儿女之间供肾;另一种供肾是没有血缘关系的个人捐赠,值得注意的是这种供肾方式在道德伦理上尚有争议。

(1)供者年龄:一般以 20~50 岁之间为佳,年龄太小则思想尚未成熟,年龄高于 55 岁常有潜在的病变发生,如心血管疾病或肾功能代偿已减退,且对手术耐受力差。

(2)供者的健康状况评估:①病史及体格检查:无慢性病及全身性疾病;②实验室检查:血、尿、粪常规检查均需在正常值范围;③感染方面检查:尿、痰、粪细菌、霉菌以及口咽部分泌物涂片和培养,血中病毒感染化验如 CMV-IgG、IgM,EB 病毒等检查。EB 病毒感染以及免疫抑制剂的应用可引起淋巴组织增生异常——B 细胞淋巴瘤。人类免疫缺陷病毒(HIV)阳性不应作为供体。肝炎病毒，目前常规做 HBV、HCV，一般供者不应呈阳性。有关结核菌感染的测定有抗 PPD 及 PCR 检查；④血液生化检查：血电解质（钾、钠、氯、钙、磷等）、肾功能测定（肌酐、尿素氮、肌酐廓清试验）、血气分析（二氧化碳结合力）、血糖、肝功能测定（转氨酶、碱性磷酸酶）等；⑤放射学检查：胸腹部平片、肝肾 B 超检查、心电图检查；⑥泌尿系统检查：可对供肾及余留的肾功能良好与否进行估计，可进行双肾泌尿系静脉造影，肾动脉造影。男性供者一般采用左肾，因左肾动脉易暴露，静脉较长，易摘取，女性供者以取右肾为宜，因女性妊娠时右肾易发生肾盂积水，而摘取右肾可减少供者泌尿系发病。

2. 尸体肾供者

尸体肾供者是以脑死亡作为供者的条件。

(1)供者年龄：供者的年龄与活体供肾者相仿，也应在 20～50 岁之间。

(2)脑死亡之前供者的健康状况：①死亡之前有全身性疾病应不考虑为供肾者，而以脑外伤供者最为适宜。②脑死亡前影响器官质量的因素：死亡前休克时间过长会影响肾脏供血，将导致不可逆转的肾功能损害；热缺血时间不宜超过 10 分钟；取出肾脏立即进行冷却灌注，冷缺血时间应在 24 小时以内；有条件时在"脑死亡"后仍需进行人工呼吸供氧，以维持正常血压，直至取出肾脏为止。

(3)尸体供肾的生前检查：①血型：ABO 血型应相容的原则；②供者：肝炎病毒的检查如为阳性的供者应与对活体供者的要求相仿，以及进行肝、肾功能检查。

(4)供受者组织相容性检查。

(二)肾移植受者的选择

1. 受者的年龄

移植肾受者的年龄对移植人/肾的长期存活有较大的影响。目前移植受者的年龄范围较以往有所扩大，一般认为以 12～50 岁较佳，儿童做肾移植较维持性透析为佳。年龄的上限虽无明显限制，但随着年龄增大，尤其是 60 岁以上患者常伴有动脉粥样硬化、肺气肿等，60 岁以上患者做肾脏移植的风险增加，应根据患者的情况全面分析，综合评价。

2. 原发病种类

引起慢性肾衰竭尿毒症的病因较多，但并非所有患者均能作为肾移植受者，常见的病因有以下几种。

(1)肾小球肾炎：最常见的适合做肾移植受者的原发病以肾小球肾炎为主。对于移植后有复发倾向的肾脏疾病，大多数学者建议延缓移植，如抗肾小球基底膜（GBM）病变，应在抗 GBM 抗体阴性后 6～12 个月后再做移植；局灶性肾小球硬化、IgA 肾病、系膜增殖性肾小球肾炎、膜性肾炎应在病情稳定非活动期做肾移植；移植后如出现复发性肾小球肾炎，常难与慢性排斥反应相鉴别。

(2)慢性肾盂肾炎：移植前必须彻底控制感染，肾盂肾炎有反复发作者，可考虑在移植前切除无功能的双肾。

（3）间质性肾炎：应查清何种原因，如感染、药物过敏、毒性物质损害、缺血、代谢异常、物理因素、尿路梗阻、肿瘤、遗传性疾病等，原发病控制后才考虑移植，以防移植肾复发。

（4）遗传性肾炎：包括 Alport 综合征。多囊肾体积较大易感染，因而术前应切除原肾，多囊肾发展至肾衰竭时年龄较大，移植后存活率相对下降。

（5）血管性疾病：根据近年来长期随访患者的情况，高血压性肾硬化在移植后复发不多。

（6）代谢性疾病：糖尿病性肾病近十余年来移植数已逐渐上升，且有不少移植中心已同时做胰肾移植，年轻糖尿病性肾病患者肾移植后存活率并不比其他原发病种为低，但高龄晚期糖尿病肾衰竭患者由于糖尿病并发症较多，因而选择透析治疗比移植效果更好。

（7）自身免疫性疾病中狼疮性肾炎所致肾衰竭：当全身其他脏器病变被控制后再做移植，而且移植的患者数逐年增加，原发病的治疗与肾移植后应用免疫抑制剂相一致，移植后复发率并不多见，但存活率低于原发性肾小球疾病移植肾存活率。

（8）药物中毒致肾衰竭：移植效果较差。

（9）肿瘤病：应切除原发肿瘤，且在没有转移至其他脏器、身体健康时。

3. 受者健康状况及其并发症

在选择移植受者时，应注意患者全身各方面的健康状况，以减少移植后的并发症。

（1）心血管系统：①高血压：大多数晚期透析患者患有不同程度的高血压，其中 90% 以上为水钠潴留型，5% 左右和肾素活性增高、前列腺素分泌减少有关，若患者经足够透析不能被纠正，考虑为肾素血管紧张素增高所致，移植前需做自体双肾切除；②心脏与血管疾病：移植前如有脑血管意外、心肌梗死、远端肢体缺血、心力衰竭等症状未完全治愈，应慎重对待，基本不予考虑移植。

（2）溃疡病：移植后应用大量免疫抑制剂，可引起消化性溃疡出血、内脏穿孔，增加移植受者的死亡率。因此，对准备做移植的受者必须详细了解病史，做好消化道检查，如发现溃疡应先治愈，必要时可做溃疡切除再考虑移植，对轻度胃溃疡可于移植前预防性应用保护胃黏膜、降低胃酸分泌的药物。

（3）感染：移植后需应用大量免疫抑制剂，使患者的免疫功能减低，易发生感染。因而移植前必须详细检查患者的呼吸道、泌尿道等有无感染病灶存在，如细菌培养呈阳性，应用抗生素治疗；如有结核史，至少应抗痨治疗 1 年后确已彻底治愈方可考虑；如系腹膜透析患者，需详细检查腹膜液及腹透管周围有无感染；血液透析患者应注意动静脉瘘处有无炎症，如发生感染，应予以治愈。巨细胞病毒（CMV）抗体测定，受者若呈阴性，最好给予巨细胞病毒阴性的供肾。对肝炎病毒感染的受者，当无活动性肝炎、肝功能试验正常、HLA 位点配合较好的情况下，可考虑做肾移植，且术后应慎重使用硫唑嘌呤和环孢素。

4. 肾移植受者的禁忌证

患者散在性恶性肿瘤、严重的全身性疾病（如血管性疾病）、顽固性心力衰竭、慢性呼吸衰竭、活动性结核病、慢性难治性感染、凝血机制紊乱、精神病患者。

(三)移植前受者的准备

1. 透析

终末期肾病患者,大多数体质较弱、贫血明显、水钠潴留,经过透析治疗患者病情好转,水钠潴留纠正,心胸比例及血压趋于正常,患者能起床活动,生活自理,这样才有条件进行肾移植。常规血液透析患者,在移植术前 24 小时内必须透析一次,腹膜透析患者,一般持续腹膜透析至术前,以保证体内电解质平衡,并保持患者的净体重,以使患者能耐受手术。

2. 移植前输血

对于移植前输血对受者移植肾的存活率变化尚有争议,输血可促使受者产生免疫耐受。但也有学者认为输血会导致受者产生细胞毒抗体,尤其是输入组织相容性不同的血细胞会导致受者产生细胞毒抗体,加速移植肾排斥,且输血易使肝炎传播。输供者血对 HLA 错配的受者有提高移植肾存活的作用。

三、排斥反应类型、临床表现及其处理

(一)超急性排斥

发生于肾移植开放血管后的数分钟至数小时内,其原因有以下两种:

(1)主要因为受者体内预存的细胞毒抗体与供者 T 淋巴细胞表面的 HLA 抗原或 B 淋巴细胞发生反应所致。

(2)ABO 血型不配合、冷凝集素、抗血管内皮细胞抗体、葡萄球菌 A 毒素、抗 B 淋巴细胞抗体存在等也可引起超急性排斥反应。

超急性排斥无有效的治疗方法,一旦确定诊断应做移植肾切除。

(二)加速排斥

通常发生于移植后 24 小时到 7 天内。排斥反应涉及体液和(或)细胞免疫机制。根据发病机制可分为 4 种亚型:①血管性排斥反应。原因未明,针对供者 HLA-Ⅰ类抗原的细胞毒 IgG 抗体预形成水平低,淋巴细胞毒交叉试验呈阴性反应,移植前难以发现;②由针对 HLA-Ⅱ类抗原的抗体引起的血管性排斥;③由针对供者的血管内皮细胞抗体引起的血管性排斥。这种类型排斥多见于 HLA 相同且混合淋巴细胞培养无刺激反应的活体亲属供肾的受者;④由一种原始 T 细胞反应而导致的细胞性排斥反应。

1. 病理组织学特点

加速排斥主要为血管病变,表现为淋巴细胞浸润至血管内皮细胞,并造成损害。血小板性血栓形成,纤维蛋白样坏死,肾皮质不均匀坏死,间质出血及局灶性间质细胞浸润。

2. 临床表现

发热、尿少、血压升高、移植肾显著肿大、质硬、压痛明显、血肌酐迅速上升。

3. 治疗

(1)大剂量皮质类固醇激素冲击,1.0g/d,连续 3 天,以后逐渐减量;

(2)ATG 治疗,持续 2～3 周;

(3)血浆置换或抗凝治疗。加速性排斥反应一般预后较差,仅第 4 型细胞性加速排斥反应对治疗反应较好。

(三)急性排斥

常发生于移植术后 1～3 个月内,其频度、强度、发生时间和临床表现因供受者间组织相容性程度、移植术后免疫抑制剂方案及是否有免疫抑制剂的突然更换或撤离有所不同。急性排斥反应是临床上最多见的排斥反应。

1. 病理组织学特点

血管周围及间质单核细胞浸润,破坏近端肾小管细胞(小管炎),伴间质水肿。浸润细胞主要是巨噬细胞及 T 细胞(CD_4^+,CD_8^+ 细胞)。

2. 分类

(1)轻度及中度细胞排斥,以 T 淋巴细胞为主;

(2)重度排斥,60％巨噬细胞,20％～30％多形核细胞,15％ T 淋巴细胞(大多数是 CD_8^+ 细胞)。如是血管性排斥反应,为程度不同的血管内膜炎、坏死性小动脉炎或纤维蛋白样坏死或栓塞。

3. 临床表现

发热,以低热多见,尤其是应用 CsA 的移植受者,高热较少见。尿量减少,血压升高、移植肾肿大、变硬、伴压痛,但均较加速排斥为轻。血肌酐上升较快,外周血 T 淋巴细胞亚群测定,CD_4^+/CD_8^+ 比值上升,IL-2R,TNF,IFN 等细胞因子升高。

急性排斥需与 CsA 肾中毒反应相鉴别,后者常显示血药浓度高,尿量一般无明显减少、移植肾无肿大、质硬及压痛,血肌酐上升较缓慢,减 CsA 剂量后(逐渐少量减量),血肌酐可下降。

4. 治疗

(1)皮质类固醇激素冲击:价格低廉,约 75％～80％急性排斥有效。剂量为 6mg/(kg·d)或 500mg/d 静注,连续 3 天。

(2)对难治性排斥患者(约占 20％～30％)可改用 ATG 或抗 CD_3 单克隆抗体治疗,疗程约 2 周左右。监测外周血 T 淋巴细胞亚群动态变化可作为单抗或多抗治疗是否有效的简单手段。其他方法包括应用 FK506 及 MMF3.0g/d 的治疗，部分病人有效，可作为救治性治疗的选择。

(四)慢性排斥

开始于移植后的第 3 个月，是导致移植肾后期失功的最主要原因，是影响移植肾长期存活的主要因素。病因可能是多方面的，包括免疫和非免疫因素。

1. 危险因素

(1)供肾热缺血、冷缺血时间延长；

(2)急性排斥(1 次以上)；

(3)HLA 不匹配；

(4)高脂血症；

(5)CMV 感染；

(6)免疫抑制剂长期相对不足。

2. 病理组织学特点

主要表现间质纤维化、肾小管萎缩及特征性葱皮样动脉免疫病变，包括动脉狭窄，可累及到叶间动脉及弓状动脉和肾小球毛细血管、肾小球基底膜增厚，并逐渐导致透明样变和肾小球硬化。

3. 临床表现

缓慢渐进发展的移植肾功能减退、高血压、蛋白尿及逐渐加重的贫血。

4. 诊断及鉴别诊断

可通过 CsA 浓度检测、移植肾彩色多普勒超声检查、肾血管造影等检查方法，确定诊断须根据移植肾粗针穿刺活检的病理结果。

慢性排斥须与下列疾病作鉴别诊断，以免失去治疗时机。鉴别诊断包括：①尿路梗阻，及早手术可挽救移植肾功能；②慢型 CsA 肾中毒；③移植肾动脉狭窄；④慢性高血压的肾脏影响；⑤复发性肾小球肾炎。

5. 治疗

目前尚无有效治疗方法，调整免疫抑制剂对早期发现的慢性排斥，部分患者可起到延缓移植肾功能减退的作用。多数病例对免疫抑制治疗反应不明显。保存残余肾功能，减慢病情发展过程为处理原则，条件适合者，可等待第 2 次肾移植，其中部分病例仍可获得长期移植肾存活。

四、肾脏移植后常见内科并发症

(一)肾移植病人的感染

感染依然是导致死亡的主要原因。移植病人的治疗方案必须强调两方面,即免疫抑制防止排斥和抗感染治疗。

1. 移植病人的感染危险性

移植病人的感染,尤其是机会性感染,取决于两种因素的相互作用,即个体所处的流行环境和自身免疫抑制状态。

2. 肾移植病人特别重要的感染

(1)疱疹病毒遗传特点:①巨细胞病毒:已证明移植病人CMV感染率高于50%,临床表现为发热、间质性肺炎、肝炎、胃肠道溃疡、白细胞减少、血小板减少,均发生在移植后1~4个月,脉络膜视网膜炎在移植后期出现。CMV传播有三种模式:原发性感染,当血清学阳性供者潜伏的感染细胞传给血清学阴性受者时,这些个体60%发病;复发性感染,移植后血清学阳性个体内源性潜伏病毒复发,其中10%~20%发病;重复感染,当移植物供者和受者均血清学阳性,供者来源的病毒复发,这些个体中20%~40%发病。治疗:更昔洛韦,剂量5mg/kg。每天2次(根据肾功能损害情况调整)持续最少3周,对治疗临床CMV疾病十分有效。用预防性大剂量免疫球蛋白和大剂量阿昔洛韦预防CMV已有一定疗效。近年来,已证明在用抗淋巴细胞抗体治疗期间给予小剂量更昔洛韦(所谓预排空疗法)可显著减少CMV发病的危险。②EB病毒:EB病毒主要作用在于B淋巴细胞增殖性疾病的发病机制中。在移植病人,免疫抑制治疗,特别是环孢素(与剂量有关),阻断了机体的免疫监视机制,于是有可能发生淋巴细胞增殖性疾病。该病的临床特征包括:不能解释的发热、扁桃体炎、胃肠道出血、梗阻或穿孔,肝细胞功能损害,局灶性脑病和甚至侵犯移植物。有些病人对终止免疫抑制有效。③带状疱疹病毒:在移植病人有近10%发生带状疱疹病毒复发感染,引起沿神经分布皮区的带状疱疹。大剂量口服阿昔洛韦(800mg,每天4次)治疗很有效,相反,在病人发生原发性带状疱疹病毒感染则是灾难性疾病,可引起肺炎、脑炎、肝炎、胰腺炎、DIC和胃肠道溃疡。这需要及早认识和大剂量阿昔洛韦(10mg/kg,每8小时1次,肾功能损害者减量)。④单纯疱疹病毒:在移植病人的单纯疱疹病毒感染几乎无例外的有皮肤黏膜的复发感染(口唇的由HSV-1引起,肛门生殖器的由HSV-2引起)。口服阿昔洛韦200mg,每天5次,治疗7~14天有良好疗效。抗HSV也有预防作用。

(2)肝炎病毒:乙肝和丙肝在肾移植病人中有重要作用。移植时原发性、获得性乙肝病毒(HBV)有发生急性肝坏死的高度危险,可导致肝硬化和(或)肝细胞癌的发生。患者有丙肝病毒(HCV),很少引起急性发病,但HCV是移植病人发病率和死亡率的一个重要原因。

3. 尿路感染

早期感染常涉及移植物(无泌尿道异常),菌血症不少见。常规抗菌治疗 10~14 周后常常复发。后期感染,除非有泌尿道异常如结石或狭窄,大多数尿路感染很少伴有菌血症或肾盂肾炎,治疗容易控制。近年来已证明小剂量复方新诺明或环丙沙星可基本根除移植病人的尿路感染,目前大多数移植中心都给予小剂量预防用药(如睡前 1 片复方新诺明或 250mg 环丙沙星),至少持续 6~12 个月。

4. 移植病人抗微生物治疗原则

当今免疫抑制治疗的基础是环孢素,许多抗微生物制剂与环孢素有相互作用,或是影响该药物的代谢(许多药物对肝内细胞色素 P_{450} 有调节作用,该酶是环孢素代谢的关键步骤),或是加速其肾毒性。对临床医师来说这些相互影响有两方面作用:首先,使抗感染治疗和免疫抑制治疗复杂化,需高度注意感染的预防;其次,如果需要抗感染治疗,尽可能选用肾毒性低的 β-内酰胺类药物和氟康唑,避免使用氨基糖苷类和两性霉素。通常在抗微生物治疗 7~14 天后起作用,需密切监测环孢素血浓度,并适当调整剂量。

(二)肾脏移植后肝脏疾病

肝脏疾病是肾移植后比较常见的并发症,其发病率在 9%~34%,病毒性肝炎是肝病最常见的原因。

1. 急性肝病

移植后急性肝功能衰竭主要由病毒和药物毒性引起。

(1)急性病毒性肝炎:在不同的 3 天中,连续 2 次谷丙转氨酶(ALT)超过正常值 3 倍以上,且排除任何其他引起肝病的原因,可确诊为急性病毒性肝炎。①甲型肝炎:在现代人群中甲肝病毒(HAV)感染不常见。抗 HAV IgM 抗体试验阳性可诊断为近期感染,而抗 HAV IgG 持续阳性代表有强免疫性。②乙型肝炎:现有的乙肝病毒血清学试验是降低乙肝发病率的关键。肾移植病人仅偶尔有急性肝病发作,一般来说这种急性发作是自限性的。少数例外病人可死于急性暴发性肝衰竭。HBV 的病人更常见的是发展成慢性肝炎。③丙型肝炎:目前可通过检出抗 HCV 阳性抗体来诊断丙型肝炎。临床上,HCV 很少引起急性肝炎,也没有暴发性肝炎的报道。正常情况下,急性肝炎是自限性的,60% 以上的病人将发展成慢性肝病。大多数病人无症状,肝功能异常是 HCV 肝病最常见的临床表现。④巨细胞病毒性肝炎:许多肾移植病人常在肾移植几周内出现 CMV 感染。临床上有发热、寒战、白细胞减少和转氨酶升高,但没有黄疸。感染常常是自限性的,预后良好。仅当 CMV 感染严重和播散时,且病人同时伴有机会性感染,才导致致死性的急性肝衰竭。在治疗和预防这些严重临床情况时,更昔洛韦非常重要。

(2)药物毒性:肾移植病人移植后接受多种药物治疗,很多药物对肝脏有毒性作用。在免疫抑制病人,最常引起肝病的药物是硫唑嘌呤和环孢素,其他还有 FK506 等。

2. 慢性肝病

肝功能异常,主要是 ALT 升高持续 6 个月或更长,是诊断慢性肝病的基础。乙肝和(或)丙肝病毒感染是肾移植病人慢性肝病的主要原因。

(1)慢性乙型肝炎:移植后绝大多数乙肝病毒感染呈慢性发展。典型的临床表现是无症状的中性转氨酶升高,HBsAg 携带者移植后几年可发展成肝细胞肝癌。目前还没有治疗慢性乙肝的有效方法,减少免疫抑制药物是有益的措施。

(2)慢性丙型肝炎:HCV 是肾移植后慢性肝病最常见的原因。最突出的临床特征是抗 HCV 阳性病人 60% 发展成慢性肝病。肾移植病人感染 HCV 目前没有有效的治疗方法,干扰素可促使急性排斥,利巴韦林可能有效,减少免疫抑制治疗可能是另一有效措施。做肝活检很重要,如有慢性损害应调整移植后的免疫抑制方案,如有硬化现象,可进行肝肾联合移植。

3. 肝病的诊断

肝酶水平异常是诊断肾移植病人肝病的基础。急性肝功能异常的病人,病因探查应包括病毒性肝炎的血清学检查,主要是 CMV,以及用药史回顾。当出现慢性肝病时,若临床方法不能确诊或怀疑有硫唑嘌呤引起的血管性肝病,肝活检是必要的。

4. 预防措施

预防措施对改善肾移植肝病是重要的。必要对所有等待移植的病人推荐接种乙肝疫苗。

下列措施对减少 HCV 感染是重要的:①透析期间避免输血;②血清学阳性的 HCV 病人应单独透析;③移植前这些 HCV 血清学阳性的病人应该用干扰素治疗;④不用 HCV 血清学阳性供者的器官。

(三)肾移植病人的肿瘤

肾移植病人移植后肿瘤发病率在 4%～18%。

1. 肿瘤的来源

(1)转移性癌:已证实接受癌肿病人的器官作移植后可发生移植物或全身性的癌肿。
(2)再发性癌:移植受者癌的发病率随地理分布而异。

2. 病因

可能因素包括:①免疫监护的减退;②致癌原性病毒的作用;③慢性抗原性刺激及免疫调节机能减退;④免疫抑制剂的直接致癌作用;⑤尿毒症免疫缺陷,增加了透析病人发生癌的危险性。

3. 恶性肿瘤的类型

(1)恶性淋巴瘤:最多见的肿瘤发生于网状内皮系统,恶性淋巴瘤占 30%。各种类型的网状内皮恶性肿瘤均可发生,包括淋巴肉瘤、浆细胞淋巴瘤、淋巴网状细胞肉瘤、霍奇金病及一些分化不良的网状内皮恶性肿瘤,除来自网状细胞的恶性肿瘤外,其他类型恶性肿瘤占全数的2%～6%。

(2)皮肤癌:同种肾移植受者最易发生恶性变的器官是皮肤。皮肤恶性变包括博温(Bowen)病、基底细胞癌、鳞状细胞癌及恶性黑色素瘤,最常见的是鳞癌。

(3)其他肿瘤:卡波济(Kaposi)肉瘤占再发性癌的3.2%,为多中心来源,多见于非洲,致癌病毒中的疱疹型可能是主要致病原因。

4. 肿瘤出现时间

从移植至肿瘤发生的时间较其他致癌因素,如抽烟、紫外线、离子射线、阿尼林等引起肿瘤的时间要短。

5. 处理

当患者出现鳞癌或全身多处出现皮肤癌性变化时,必须考虑改换或停用免疫抑制药。大多数患者停药后再切除移植物可获得皮肤病灶的痊愈。环孢素是多发性鳞癌患者有用的替代治疗药物。对皮肤及子宫颈以外的恶性肿瘤,一般做局部病灶切除或放射治疗。在免疫抑制治疗中出现转移则停用,切除移植物及用抗癌药治疗。

(四)肾移植后高血压

高血压是加重动脉硬化的重要因素,是移植病人后期死亡的最常见原因。此外,高血压增加移植物失败的危险,血压增高导致移植物功能减退。

1. 特点和原因

在许多移植中心至少50%以上的病人有高血压,可在任何时候发生。病人残留自体肾和(或)接受尸体肾是发生肾移植后高血压的最大危险。肾移植后高血压和移植物失功是有密切联系的。环孢素有肾毒性和高血压等副作用。环孢素毒性的可能机制是诱导血管收缩。糖皮质激素治疗也加重高血压。激素在增加钠盐重吸收方面与环孢素有协同作用。

2. 移植肾动脉狭窄

手术并发症所致的移植肾动脉狭窄(TRAS)是引起移植后高血压的另一原因,占5%～10%的病例,伴有肾动脉狭窄的血压升高常更严重和顽固,疗效差。其最常出现在肾移植后6～12个月,表现为伴有轻度(或重度)肾功能减退的严重高血压。后期发生的高血压,尤其是以前血压稳定的病人,提示TRAS。明确诊断应做血管造影。

移植肾功能稳定的高血压病人,药物治疗的目的是使血压正常。治疗措施是以改善移植后高血压的病理生理为理论依据。对确诊为TRAS的患者,手术治疗的近、远期疗效都很好(分别为92%和82%)。

(贾 冶)

参 考 文 献

1　Crespo M，Pascual M，Tolkoff-Rubin N，et al. Acute humoral rejection in renal allograft recipients：
I. Incidence，serology and clinical characteristics. Transplantation，2001，71：652～658

2　季曙明，唐孝达．肾移植排斥反应及处理．见：黎磊石，刘志红主编．中国肾脏病学．第 1 版．北京：人民
军医出版社，2008，442～464

3　Biere BE，Hollander G，Fruman D，et al. Cyclosporin A and FK506：molecular mechanisms of immunosup-
pression and probes for transplantation biology. Curr Opin Immunol，1993，5：763～773

图书在版编目(CIP)数据

肾脏疾病临床治疗与合理用药/苗里宁主编 . -北京:科学技术文献出版社,2010.10
(临床用药技巧丛书)

ISBN 978-7-5023-6732-9

Ⅰ.①肾… Ⅱ.①苗… Ⅲ.①肾疾病-治疗 ②肾疾病-用药法 Ⅳ.①R692.05

中国版本图书馆 CIP 数据核字(2010)第 161505 号

出　版　者	科学技术文献出版社	
地　　　址	北京市复兴路 15 号(中央电视台西侧)/100038	
图书编务部电话	(010)58882938,58882087(传真)	
图书发行部电话	(010)58882866(传真)	
邮购部电话	(010)58882873	
网　　　址	http://www.stdph.com	
E-mail:stdph@istic.ac.cn		
策划编辑	李洁	
责任编辑	李洁	
责任校对	唐炜	
责任出版	王杰馨	
发　行　者	科学技术文献出版社发行　全国各地新华书店经销	
印　刷　者	富华印刷包装有限公司	
版(印)次	2010 年 10 月第 1 版第 1 次印刷	
开　　　本	787×1092　16 开	
字　　　数	632 千	
印　　　张	27.5	
印　　　数	1～3000 册	
定　　　价	56.00 元	